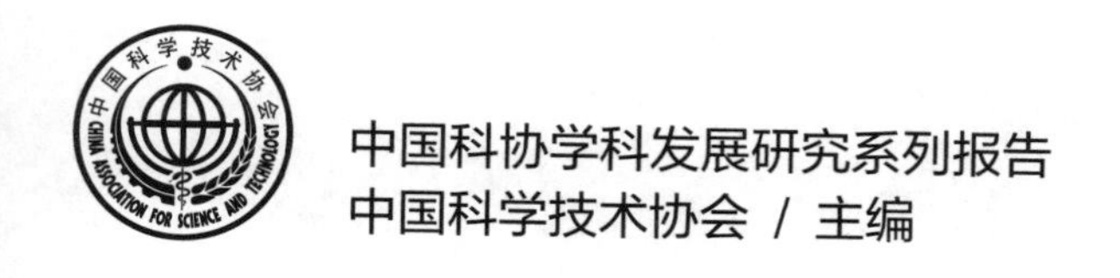

中国科协学科发展研究系列报告
中国科学技术协会 / 主编

2022—2023
恶性肿瘤
学科发展报告

中国抗癌协会　编著

中国科学技术出版社
·北　京·

图书在版编目（CIP）数据

2022—2023 恶性肿瘤学科发展报告 / 中国科学技术协会主编；中国抗癌协会编著 . -- 北京：中国科学技术出版社，2024.6

（中国科协学科发展研究系列报告）

ISBN 978-7-5236-0729-9

Ⅰ. ①2… Ⅱ. ①中… ②中… Ⅲ. ①癌 – 研究报告 – 中国 –2022–2023 Ⅳ. ① R73

中国国家版本馆 CIP 数据核字（2024）第 089491 号

策　　划	刘兴平　秦德继
责任编辑	王　菡
封面设计	北京潜龙
正文设计	中文天地
责任校对	焦　宁
责任印制	徐　飞

出　　版	中国科学技术出版社
发　　行	中国科学技术出版社有限公司
地　　址	北京市海淀区中关村南大街16号
邮　　编	100081
发行电话	010-62173865
传　　真	010-62173081
网　　址	http: //www.cspbooks.com.cn

开　　本	787mm × 1092mm　1/16
字　　数	602千字
印　　张	27.5
版　　次	2024年6月第1版
印　　次	2024年6月第1次印刷
印　　刷	河北鑫兆源印刷有限公司
书　　号	ISBN 978-7-5236-0729-9 / R · 3274
定　　价	148.00元

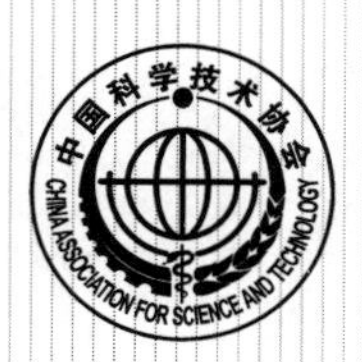

2022—2023
恶性肿瘤学科发展报告

首席科学家 樊代明

项目负责人 赵 勇

编写专家组

主编（按姓氏笔画排序）

马文斌 王 欣 王 俊 王小虎 王西墨
王红霞 王国年 王建祥 王锡山 牛晓辉
毛友生 石汉平 石远凯 叶定伟 包 郁
朴浩哲 朱卫国 任国胜 刘艳辉 刘端祺
孙 莉 纪春岩 李 玲 李小梅 李亚平
李国辉 李建勇 杨 辉 杨学军 吴 灵
吴小华 邱录贵 应建明 沈 琳 沈靖南
张宏权 张艳桥 张清媛 陈 亮 陈小兵
陈可欣 陈志南 陈忠平 邵志敏 周彩存

序

习近平总书记强调，科技创新能够催生新产业、新模式、新动能，是发展新质生产力的核心要素。要求广大科技工作者进一步增强科教兴国强国的抱负，担当起科技创新的重任，加强基础研究和应用基础研究，打好关键核心技术攻坚战，培育发展新质生产力的新动能。当前，新一轮科技革命和产业变革深入发展，全球进入一个创新密集时代。加强基础研究，推动学科发展，从源头和底层解决技术问题，率先在关键性、颠覆性技术方面取得突破，对于掌握未来发展新优势，赢得全球新一轮发展的战略主动权具有重大意义。

中国科协充分发挥全国学会的学术权威性和组织优势，于 2006 年创设学科发展研究项目，瞄准世界科技前沿和共同关切，汇聚高质量学术资源和高水平学科领域专家，深入开展学科研究，总结学科发展规律，明晰学科发展方向。截至 2022 年，累计出版学科发展报告 296 卷，有近千位中国科学院和中国工程院院士、2 万多名专家学者参与学科发展研讨，万余位专家执笔撰写学科发展报告。这些报告从重大成果、学术影响、国际合作、人才建设、发展趋势与存在问题等多方面，对学科发展进行总结分析，内容丰富、信息权威，受到国内外科技界的广泛关注，构建了具有重要学术价值、史料价值的成果资料库，为科研管理、教学科研和企业研发提供了重要参考，也得到政府决策部门的高度重视，为推进科技创新做出了积极贡献。

2022 年，中国科协组织中国电子学会、中国材料研究学会、中国城市科学研究会、中国航空学会、中国化学会、中国环境科学学会、中国生物工程学会、中国物理学会、中国粮油学会、中国农学会、中国作物学会、中国女医师协会、中国数学会、中国通信学会、中国宇航学会、中国植物保护学会、中国兵工学会、中国抗癌协会、中国有色金属学会、中国制冷学会等全国学会，围绕相关领域编纂了 20 卷学科发展报告和 1 卷综合报告。这些报告密切结合国家经济发展需求，聚焦基础学科、新兴学科以及交叉学科，紧盯原创性基础研究，系统、权威、前瞻地总结了相关学科的最新进展、重要成果、创新方法和技术发展。同时，深入分析了学科的发展现状和动态趋势，进行了国际比较，并对学科未来的发展前景进行了展望。

报告付梓之际，衷心感谢参与学科发展研究项目的全国学会以及有关科研、教学单位，感谢所有参与项目研究与编写出版的专家学者。真诚地希望有更多的科技工作者关注学科发展研究，为不断提升研究质量、推动成果充分利用建言献策。

前　言

肿瘤学是研究肿瘤发生发展规律、预防、诊断和治疗的学科。当前，恶性肿瘤已成为严重威胁我国居民健康的重大公共卫生问题，特别是随着老龄化程度不断加深，其发病率和死亡率逐年上升。抗癌事业是关系国计民生的重大健康问题，关乎人民终极福祉。

党的二十大报告中提出，推进健康中国建设，把保障人民生命健康放在优先发展的战略位置，这是党和国家对 14 亿人民健康的高度关注。随着科学技术的发展，我国肿瘤医学领域在基础研究、应用研究和交叉学科研究方面取得了很多突出性的科研成果，学科建设投入不断增长，学科队伍不断优化和成长，但同时学科发展也存在一些问题，如学科发展不均衡、科技成果转化难、学科划分存在一定局限性等，需要进一步创新发展。

为了让肿瘤临床医务工作者对专业信息和前沿动态有更好的了解，中国抗癌协会（CACA）在中国科协的统一部署和领导下，组织不同专业领域的专家，对近 5 年来中国恶性肿瘤学科的发展情况进行调研和总结，撰写完成了《2022—2023 恶性肿瘤学科发展报告》。本报告凝聚了 30 余个不同细分领域的 700 余位专家学者的经验与智慧，从学科发展的高度，全面梳理、归纳肿瘤医学各领域（常见瘤种、诊疗技术、基础研究）的国内外研究现状与进展；依托临床经验，对学科的发展困境以及未来的发展趋势进行了深度解析，并提出解决方案与建设性意见，体现权威性、前瞻性、时效性和全局性。

本报告强调了多学科的融合参与以及学科间的交叉合作，贯彻了"MDT to HIM"（指运用整体观念和整合思维提升多学科协同诊疗的质量与成效）的整合理念，系统回顾、总结和科学评价了我国近几年恶性肿瘤学科的新进展、新观点、新理论以及新方法、新技术、新成果等发展状况，研究比较评析了国内外学科的发展状态，提出了本学科未来的发展趋势预测和研究方向建议，涵盖整合医疗、精准医学、转化医学、人工智能、多学科协作团队建设以及国产抗肿瘤新药的创新等多个方面，展示了中国医学界的敏锐洞察力、整合全局观和前瞻性思维。

本报告在首席科学家和项目负责人带领下，组织编写成稿，汇聚了5年来中国恶性肿瘤学科的卓越成果，凝聚了肿瘤学专家学者的智慧心血。在此，我们由衷地感谢所有关心、支持、建议和帮助中国恶性肿瘤学科发展研究工作开展的单位和个人。其中或有疏漏偏颇之处，还望各位专家学者对本报告多加批评指正，以期共同提高。

相信本报告的出版将极大助力中国肿瘤领域的发展。

中国抗癌协会

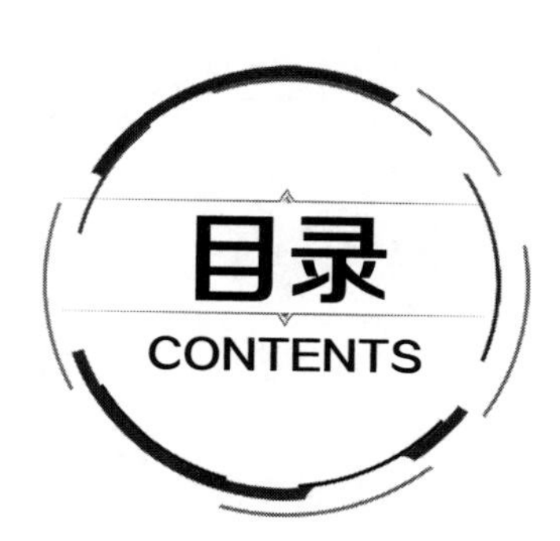

综合报告

专题报告

ABSTRACTS

Comprehensive Report

Report on Special Topics

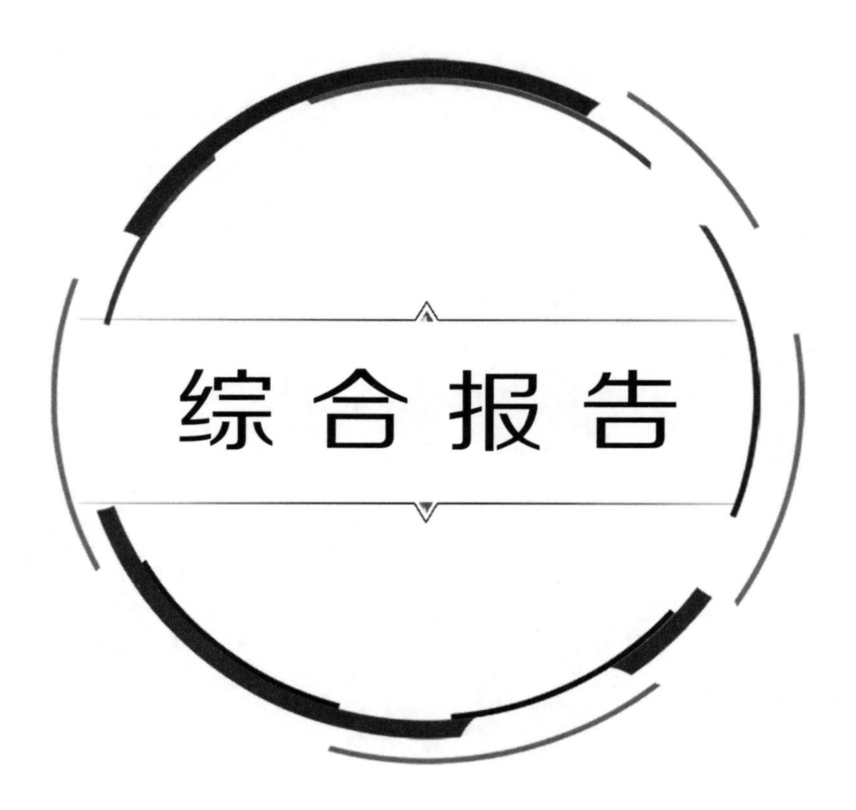
综合报告

恶性肿瘤学科发展研究

一、引言

恶性肿瘤是以细胞分化异常、增殖异常、生长失去控制为特征的一类疾病。肿瘤细胞直接侵袭周围组织或经淋巴和血循环形成远处转移，累及正常器官，影响其功能，导致器官功能衰竭，引起空腔脏器如胃肠道、泌尿生殖道梗阻或因恶病质而导致机体死亡。恶性肿瘤的发生是一个多因子、多步骤、复杂、漫长的生物学过程。肿瘤学是研究肿瘤发生发展规律、预防、诊断和治疗的学科，是一门相对年轻的学科。自 20 世纪 40 年代以来，随着科学技术的发展，以及恶性肿瘤发病和死亡率的增高，人们对肿瘤危害性认识的提高和重视，对肿瘤研究加大力度，肿瘤的基础理论和临床研究都有了迅速的发展。它不仅成为一门独立的学科，且逐渐形成许多分支学科。研究的范围涉及与肿瘤相关的基础医学、临床医学、预防医学、生理学、生物化学、心理学、社会学、经济学等多个学科领域。

当前，恶性肿瘤已成为影响人类生命健康的重大疾病之首，全球恶性肿瘤负担不断加重。我国随着人口老龄化持续深化，生态环境和生活方式的改变，癌症发病率、死亡率呈现持续上升的趋势。据统计数据，2020 年中国新发癌症病例 457 万例，死亡 300 万例，约占该年全球癌症发病和死亡总数的 23.7% 和 30.2%，全球每新增 4 个癌症患者中，就有 1 个是中国人；每死亡 3 个患者，就有 1 个是中国人；在中国，每天有约 8000 人，每分钟约有 5 个人死于肿瘤，因此肿瘤防治，任重道远。近 5 年，我国的恶性肿瘤研究与实践工作，得到了党中央、国务院的高度重视，党的二十大报告中作出“推进健康中国建设”“促进优质医疗资源扩容和区域均衡布局”等重要部署，进一步宣示“把保障人民健康放在优先发展的战略位置”，为卫生健康行业在新的赶考之路上持续优化医疗卫生服务体系，不断增强广大人民群众的改革获得感、就医安全感和健康幸福感，提供了行动指南。中国的恶性肿瘤患者 5 年生存率已经从十年前的 30.9% 提升到目前的 40.5%，提高了近 10 个百分点。中国肿瘤专科医院和床位数量、肿瘤专业技术人员数量均不断增加，以肿瘤医院、综合医院肿瘤科、基层医疗卫生机构、康复医院、安宁疗护中心为主体的癌症诊疗和康复体系初步形成，肿瘤诊疗模式更加优化，多学科诊疗的模式正在积极推进，恶性肿瘤诊疗水平得到显著提升。

对肿瘤这类高度异质性疾病，规范化诊疗的推广是提高整体诊治水平的关键，也是肿瘤诊疗高质量发展、提升患者 5 年生存率的重要举措。《健康中国行动——癌症防治实施方案（2019—2022 年）》明确指出，要实施癌症诊疗规范化行动，加强诊疗规范化管理。近 5 年来，中国抗癌协会积极践行健康中国战略，秉承“肿瘤防治，赢在整合”的核心理念，进一步促进了我国恶性肿瘤研究和防治工作的快速发展。

本报告系统性总结了我国 2018 年 1 月 1 日至 2023 年 6 月 30 日期间恶性肿瘤学科在技术方法、学术理论、研究进展、人才培养、学术建制、研究团队等多方面的重要学科发展概况。同时，对国内外研究进展进行了比较，提出学科未来发展趋势及展望。综合报告主要涵盖以下常见恶性肿瘤病种的最新研究进展：肺癌、乳腺癌、胃癌、结直肠癌、食管癌、原发性肝癌、胰腺癌、胆道恶性肿瘤、胃肠间质瘤、泌尿系恶性肿瘤、宫颈癌、卵巢癌、子宫内膜癌、骨与软组织肉瘤、血液系统肿瘤、多原发肿瘤、神经内分泌肿瘤、头颈恶性肿瘤，以及肿瘤内镜、肿瘤标记。

二、恶性肿瘤学科近年的最新研究进展

（一）肺癌

肺癌是我国及全球范围内发病率和死亡率最高的恶性肿瘤。近年来，随着靶向、免疫治疗的发展及基因检测、放疗技术的创新，肺癌 5 年生存率有所提升，为 17%～32%。肺癌靶向治疗方面的进展主要集中于适应证扩展、常见突变靶点耐药后治疗选择及少见突变靶点新药研发，免疫治疗方面的进展主要集中于适应证扩展、与放疗有机结合的多学科诊疗模式等。

1. 早期可手术非小细胞肺癌（NSCLC）治疗进展

（1）围手术期新辅助 / 辅助免疫治疗

根治性切除手术是早期 NSCLC 患者的主要治疗方式。然而，超过 50% 仅接受手术的患者 5 年内出现复发或转移，为 NSCLC 围手术期管理带来极大挑战。随着免疫治疗的到来，围手术期治疗策略发生改变，主要分为三种治疗模式：以 Impower-010/KeyNote-091 为代表的辅助免疫治疗；以 CheckMate-159/ CheckMate-816 为代表的新辅助免疫治疗；以 NADIM 为代表的围术期免疫治疗（术前免疫联合化疗，术后免疫治疗）。此外，RATIONALE-315（可切除 NSCLC 铂类化疗 ± 替雷利珠单抗新辅助后替雷利珠单抗或安慰剂辅助治疗的Ⅲ期临床研究）首次在Ⅱ－ⅢA 期中国人群中取得 MPR 和 pCR 阳性结果，

有望提供国产原研药物围术期免疫治疗方案。对于 NSCLC 围手术期免疫治疗治疗策略、优势人群尚需进一步探索。在围手术期，如何将新辅助治疗和辅助治疗有机结合，最大程度提高患者生存获益，仍然是未来需探索的问题。

（2）NSCLC 患者术后精准分层

2022 年 7 月发表在《癌症发现》（*Caner Discovery*）关于分子残留病变（Molecular Residual Disease，MRD）的研究指出，MRD 可以鉴别存在术后复发风险的患者。通过 MRD 可将患者分为 MRD 阳性和 MRD 阴性两大类，其中 72.8% 为 MRD 阴性，随访近两年的结果显示，不论分期如何，大部分 MRD 阴性患者（96.8%）不复发，即使一直认为高复发风险的Ⅲ期患者也是如此。而 MRD 阳性患者为高危人群，大部分患者都会复发，这部分患者必须进行积极的治疗。然而，MRD 检测需要良好的敏感性和特异性，需要建立统一标准。

2. 局部晚期不可切除 NSCLC 治疗新模式

Ⅲ期不可切除 NSCLC 目前的标准治疗模式是同步放化疗后度伐利尤单抗巩固治疗（PACIFIC）。部分患者无法耐受同步放化疗，序贯放化疗是这部分患者的替代治疗选择。GEMSTONE-301 研究在 2022 年世界肺癌大会（WCLC）上公布了中位无进展生存期（mPFS）的最终数据，舒格利单抗组 mPFS 为 10.5 个月，安慰剂组为 6.2 个月，其中序贯放化疗后两组的 mPFS 为 8.1 个月 vs 4.1 个月，同步放化疗后两组的 mPFS 为 15.7 个月 vs 8.3 个月。研究结果填补了序贯放化疗后免疫药物巩固治疗的数据空白。

3. 晚期 NSCLC 内科综合治疗

（1）EGFR-TKI 耐药后 NSCLC 治疗新选择

免疫治疗 EGFR-TKI 耐药后非鳞 NSCLC 依然是 2022 年的研究热点，如何优化免疫联合化疗 ± 抗血管生成治疗策略成为研究热点。ORIENT-31 研究结果显示，在意向治疗（ITT）人群中，信迪利单抗 + 贝伐珠单抗联合化疗组较标准化疗组的 mPFS 为 7.2 个月 vs 4.3 个月。2022 年 ESMO IO 会议上报道了 BGB-A317-2001- Ⅱ T 研究队列 1（替雷利珠单抗 + 白蛋白紫杉醇 / 卡铂治疗伴 EGFR 敏感突变且既往 EGFR-TKI 治疗失败的非鳞 NSCLC 患者的疗效及安全性）的结果。62 例患者进入疗效分析集，客观缓解率（ORR）为 56.5%，mPFS 为 7.6 个月，1 年总生存期（OS）率为 74.5%。

（2）ALK 突变人群靶向治疗

恩沙替尼是我国第一个用于治疗 ALK 突变晚期 NSCLC 的国产 1 类新药，其开展的 eXalt 3 研究亚裔数据在 2022 中美联合研讨大会（MSK-CTONG）上报道，研究结果充分证明了恩沙替尼在亚裔人群中应用于一线治疗的疗效。2022 年美国肿瘤研究协会（AACR）上公布了洛拉替尼一线治疗 ALK 阳性 NSCLC 的Ⅲ期随机对照研究（CROWN）随访 36.1 个月的研究数据，洛拉替尼与克唑替尼组的 mPFS 为 NR vs 9.3 个月。洛拉替尼在颅内的治疗效果也令人满意，两组的中位至颅内进展时间为 NR vs 16.6 个月。2022 年欧洲肿瘤内科学会（ESMO）公布了 CROWN 研究亚裔人群的数据，洛拉替尼同样显示出显著的 PFS 获益。

（3）ROS-1 突变人群靶向治疗

2022 年 8 月 15 日，NMPA 正式批准恩曲替尼用于治疗 ROS1 阳性的局部晚期或转移性 NSCLC 成人患者，主要依据 3 项Ⅰ/Ⅱ期临床研究（ALKA-372-001，STARTRK-1，STARTRK-2）的合并分析结果。2022 WCLC 数据更新，在 ROS1 阳性 NSCLC 患者的一线治疗中，恩曲替尼总体的 ORR 达 68.7%，mPFS 及 mOS 分别为 17.7 个月、47.7 个月。同时，恩曲替尼展现了优秀的脑保护效果，基线无脑转移患者经恩曲替尼治疗 12 个月的颅内转移风险仅为 1%，基线有可测量脑转移病灶的患者的颅内 ORR 达 80.0%。

（4）MET 突变人群靶向治疗

2023 年 3 月 7 日，1 类新药谷美替尼片获得 NMPA 正式批准上市，成为首个获批 MET14 号外显子跳读突变晚期 NSCLC 的全线治疗药物，突破了国内 MET14 号外显子跳读突变 NSCLC 患者一线适应证空白。

（5）NTRK 突变人群靶向治疗

2022 年 7 月 29 日，NMPA 正式批准恩曲替尼用于经充分验证的检测方法诊断为携带 NTRK 融合基因且不包括已知获得性耐药突变，患有局部晚期、转移性疾病或手术切除可能导致严重并发症，以及无满意替代治疗或既往治疗失败的成人和 12 岁及以上儿童实体瘤患者。三项单臂、开放性临床试验（ALKA-372-001，STARTRK-1，STARTRK-2）的 NTRK 融合基因阳性实体瘤成人患者进行整合分析数据显示，无论基线脑转移状态，成人患者 ORR 达到 61.3%，DOR 高达 20.0 个月。2022 年 ELCC 大会发布的 STARTRK-2 研究中恩曲替尼在中国人群中的疗效数据显示，BIRC 评估的 NTRK 融合基因阳性患者 ORR 达 81%，颅内 ORR 高达 100%，mPFS 高达 30.3 个月。

（6）免疫治疗

免疫检查点抑制剂在晚期肺癌一线和后线治疗中均展现出了较传统治疗更优的疗效。近年来，肺癌免疫治疗的进展体现在以下四个方面：一是免疫治疗从后线到前线，从晚期到局部晚期、早期肺癌不断发展。二是免疫治疗已从泛人群转向精准检测的人群，PD-L1 是目前筛选肺癌免疫治疗获益人群的重要参考指标。三是免疫治疗已从单纯的免疫单药过渡到免疫联合化疗、放疗、靶向治疗等。四是免疫治疗从单靶点药物向多靶点药物发展。

（7）抗体偶联药物（ADC）

新型抗体偶联药物（ADC）掀起了肿瘤治疗领域的一股风暴。ADC 药物兼备单抗药物的“靶向制导”作用和化疗药物的强效抗肿瘤效应，被广泛用于多种肿瘤治疗，在肺癌治疗领域同样备受关注。2022 年 8 月，FDA 加速批准德曲妥珠单抗（DS-8201，T-DXd）用于经治 HER2 突变转移性 NSCLC 患者，为 HER2 突变晚期 NSCLC 带来了首款 ADC 药物，改变了治疗格局。国内、多中心 DESTINY-Lung05 研究正在进行中，将进一步验证德曲妥珠单抗在经治 HER2 突变晚期 NSCLC 中国人群中的疗效和安全性。目前针对 Her3、TROP2、B7-H3 等靶点的 ADCs 药物临床研究正在进行中，其与免疫治疗的联合已显示出较好的初步疗效，在肺癌中有较好的应用前景。

4. 小细胞肺癌（SCLC）治疗进展

（1）广泛期 SCLC 一线治疗策略优化

免疫治疗联合依托泊苷铂类化疗已成为广泛期 SCLC 一线标准治疗，多项中国的 PD-（L）1 一线治疗广泛期 SCLC 的Ⅲ期临床研究相继取得成功，推进 SCLC 进入免疫治疗黄金时代。CAPSTONE-1 采用阿得贝利单抗联合化疗一线治疗广泛期 SCLC，取得了 OS 与 PFS 的双重获益，并于 2023 年 2 月 28 日由 NMPA 批准上市。斯鲁利单抗联合化疗的 ASTRUM-005 是首个由中国研究者牵头开展的针对 ES-SCLC 最大规模的抗 PD-1 单抗国际多中心临床研究。2023 年 1 月 NMPA 批准斯鲁利单抗联合 EC 方案一线治疗广泛期 SCLC，是全球首个获批用于 ES-SCLC 一线治疗的抗 PD-1 单抗。RATIONALE-312 研究使用替雷利珠单抗联合化疗一线治疗广泛期 SCLC。一线免疫联合放疗的新治疗模式是 SCLC 研究领域的热点方向，Ⅱ期 Match（ML42391）研究在 2022 年 ASCO 大会公布初步数据，探索了广泛期 SCLC 阿替利珠单抗一线同步联合放疗模式。

（2）局限期 SCLC 免疫治疗联合治疗的新模式探索

目前局限期 SCLC 患者中免疫治疗联合同步放化疗的临床研究是临床一大热点。程颖教授牵头发起的阿得贝利单抗联合同步放化疗治疗局限期 SCLC 患者的全国、多中心、Ⅲ期临床研究已完成入组，期待研究结果发布。可手术局限期 SCLC 患者中，也探索了围手术期免疫治疗的效果。北京胸科医院刘喆教授牵头的局限期 SCLC 的新辅助免疫治疗在 2022 年 ASCO 大会公布初步数据。研究显示新辅助化疗和阿替利珠单抗治疗显著提高了 SCLC 的 PCR，无未知不良事件，无手术延迟。

（3）SCLC 新药进展——曲拉西利

曲拉西利是短效 CDK4/6 抑制剂，可诱导造血干/祖细胞及淋巴细胞短暂停滞在 G1 期，降低化疗药物对骨髓细胞的损伤，于 2022 年 7 月获得 NMPA 批准上市适用于既往未接受过系统性化疗的 ES-SCLC 患者。研究证实在中国 ES-SCLC 患者中，化疗前给予曲拉西利可降低化疗引起的骨髓抑制，提高化疗的耐受性。

（二）乳腺癌

乳腺癌是中国女性发病率最高的恶性肿瘤。尽管目前中国乳腺癌患者的 5 年生存率已经达到 83% 左右，但是与经济发展水平较高的国家相比（如美国乳腺癌患者 5 年生存率达到近 90%），中国乳腺癌诊治水平仍存在一定的差距。目前中国乳腺癌的总体流行病学特征包括发病率高、患者年龄低、乳腺致密性高以及普查筛查率低等。

1. 乳腺癌病因学研究

乳腺癌的病因和发病机制十分复杂，全球地理分布差异巨大，是遗传因素、生活方式和环境暴露等多种因素及其相互作用的结果。BRCA1/2 基因是目前发现的与家族性乳腺癌发病关系最为密切的两个易感基因，北京大学肿瘤医院基于中国 BRCA1/2 突变乳腺癌患者人群建立了 BRCA-CRisk 预测模型，用于预测 BRCA1/2 突变乳腺癌患者对侧乳腺癌发病风险，具有较好的预测能力。

2. 乳腺癌筛查

在我国，由于多数女性乳房腺体致密，加之筛查标准、规范路径不够普及、公众肿瘤防治意识薄弱等因素，女性乳腺癌筛查参与率较低，同时乳腺癌的早期发现率也较低，通过筛查的发现率不及 5%。为更好地推动我国乳腺癌筛查工作的规范化和标准化，中国抗癌协会乳腺癌专业委员会制定了《中国乳腺癌筛查和早期诊断指南》，为我国乳腺癌的筛查工作提供了重要的参考。

3. 乳腺癌病理诊断

近年来，我国乳腺癌病理诊断规范不断优化，诊疗技术不断提升，为临床治疗提供更好的指导和依据。近年来人工智能技术逐渐应用于乳腺病理诊断，一定程度减少了病理医师烦琐的工作量，提高了病理诊断的效率和准确性，可提供精准的预后和治疗反应信息。目前，有多种人工智能平台（算法）可用于乳腺癌组织学病理诊断和分级，其中 GALEN 算法能够很好地区分乳腺浸润性癌和原位癌的亚型 / 分级。深度学习神经网络可以提高组织学分级评估的准确性。

4. 乳腺癌外科治疗进展

国内研究显示，保乳术占所有乳腺癌手术比例的 14.6% ~ 21.9%，相较欧洲、美国、日本等国家和地区仍有较大的增长空间（欧洲、美国 >50%，日本为 40%）。近年来，腔镜手术及机器人辅助手术等微创手术已被用于乳腺癌治疗。张毅团队研究结果显示，微创手术与传统开放手术相比，在 10 年局部无复发生存率、区域无复发生存率以及无远处转移生存率均相似，证明了乳腺癌的腔镜、机器人微创手术和开放手术在长期肿瘤治疗效果上没有差异。

5. 乳腺癌内科治疗进展

（1）激素受体阳性乳腺癌

中国医学科学院肿瘤医院徐兵河院士牵头的国内多中心 DAWNA-1 研究旨在评估达尔西利联合氟维司群治疗既往接受内分泌治疗后出现疾病进展的激素受体阳性 /HER2 阴性晚期乳腺癌的疗效。DAWNA-2 研究是一项多中心、随机对照、双盲的Ⅲ期临床试验，旨在评估达尔西利联合芳香化酶抑制剂（来曲唑或阿那曲唑）一线治疗激素受体阳性 /HER2 阴性晚期乳腺癌的效果和安全性。其研究结果显示，达尔西利联合芳香化酶抑制剂后线及一线治疗激素受体阳性 HER2 阴性晚期乳腺癌具有较好的中位 PFS 和 ORR。

解放军总医院第五医学中心江泽飞团队的一项多中心、双盲的Ⅲ期临床试验结果显示，西达本胺联合组较安慰剂联合依西美坦组显著改善了患者 PFS（7.4 个月 vs 3.8 个月）。西达本胺是我国自主研发的首个口服 HDAC 抑制剂，与内分泌治疗联合应用显著改善内分泌耐药晚期患者的预后。基于该结果，2019 年中国国家药品监督管理局已批准西达本胺应用于 HR+/HER2– 晚期内分泌耐药乳腺癌患者。

MIRACLE 研究是一项国内多中心、开放标签的Ⅱ期随机临床试验，入组了 199 例他莫昔芬进展的激素受体阳性 HER2 阴性晚期绝经前乳腺癌患者，结果显示，与单独接受来曲唑治疗的患者相比，接受依维莫司联合来曲唑治疗的患者获得了更长的 PFS（19.4 个月 vs 12.9 个月），可显著降低 36% 的疾病进展和死亡风险（$P = 0.008$）。

（2）HER2 阳性乳腺癌

HER2 阳性乳腺癌因其恶性程度高、侵袭性强、患者预后差，一直是乳腺癌治疗中的重点和难点。抗 HER2 靶向药物贯穿 HER2 阳性乳腺癌治疗的全程，包括新辅助治疗、术后辅助治疗及晚期解救治疗，极大地改善了此类患者的预后。

PEONY 研究结果显示，帕妥珠单抗 + 曲妥珠单抗与安慰剂 + 曲妥珠单抗相比，tpCR 显著提高了 17.5%（39.3% vs 21.8%），且安全性与既往已知的帕妥珠单抗安全性数据一致。该研究验证了双靶联合多西他赛在亚洲人群中的有效性和安全性，基于该研究帕妥珠单抗被批准用于 HER2 阳性乳腺癌新辅助治疗。PHEDRA 研究是国内首个将 TKI 类药物用于 HER2 阳性乳腺癌新辅助治疗的临床注册研究，旨在探究吡咯替尼联合曲妥珠单抗和多西他赛新辅助治疗 HER2 阳性局部晚期乳腺癌的有效性。吡咯替尼组与安慰剂组 tpCR 率分别为 41.0% 和 22.0%，吡咯替尼联合曲妥珠单抗和多西他赛新辅助治疗方案可有效地提高 HER2 阳性乳腺癌患者的 tpCR 率和 ORR，为 HER2 阳性乳腺癌患者提供新的治疗选择。

PHOEBE 研究是一项全国多中心随机对照临床研究，纳入 HER2 阳性晚期乳腺癌患者，结果显示，吡咯替尼 + 卡培他滨的中位无进展生存期（PFS）为 12.5 个月，较拉帕替尼 + 卡培他滨组延长 5.7 个月。成为晚期乳腺癌治疗选择。

（3）三阴性乳腺癌

三阴性乳腺癌以恶性程度高、患者预后差为特点，是乳腺癌治疗的难题。因缺乏特异的治疗靶点，目前晚期三阴性乳腺癌一线治疗仍以化疗为主，治疗选择有限，靶向治疗、免疫治疗联合化疗在晚期三阴性乳腺癌一线治疗中可能具有重要价值。

中山大学肿瘤防治中心袁中玉、王曦、王树森三位教授开展了“可手术三阴性乳腺癌标准治疗后卡培他滨节拍维持治疗的Ⅲ期开放标签、多中心、随机临床研究（SYSUCC–001）”。PATTERN 随机Ⅲ期试验比较了 6 个周期的紫杉醇加卡铂（PCb）与 3 个周期的环磷酰胺 / 表柔比星 / 氟尿嘧啶序贯 3 个周期的多西他赛（CEF–T）的疗效和安全性。一项多中心、单臂、前瞻性Ⅱ期临床试验旨在探究卡瑞利珠单抗联合阿帕西尼和艾立布林对晚期三阴性乳腺癌的治疗效果。研究发现，三联疗法在经过多线治疗失败的晚期三阴性乳腺癌中具有良好的效果和可控的安全性。FUTURE-C-Plus 2 研究是一项单中心、开放标签、单臂Ⅱ期临床研究，旨在评估法米替尼、卡瑞利珠单抗和白蛋白结合型紫杉醇联合治疗晚期免疫调节型三阴性乳腺癌（CD8 IHC 染色≥ 10%）的效果和安全性，证实三联疗法作为免疫调节型晚期三阴性乳腺癌一线治疗的有效性和安全性，是免疫调节型晚期三阴性乳腺癌患者治疗的新选择。

6. 乳腺癌基础研究进展

在肿瘤代谢方面，复旦大学肿瘤医院邵志敏团队发表关于三阴性乳腺癌代谢组学图谱研究，拓展了三阴性乳腺癌队列的代谢组维度，从代谢物角度阐释了三阴性乳腺癌的代谢特征。邵志敏团队进一步综合三阴性乳腺癌队列的代谢组与转录组数据，深入探讨了三阴性乳腺癌各亚型的铁死亡特征。肿瘤微环境（TME）包括瘤内微环境和转移微环境。宋尔卫院士团队揭示成纤维细胞亚群调控肿瘤干细胞新机制，两个细胞表面分子 CD10 和 GPR77，定义了与乳腺癌和肺癌患者的多个队列化疗耐药性和差的生存相关的 CAF 子集。寻找乳腺癌靶向性骨转移的关键因素，一直是乳腺癌研究的重要问题，我国学者阐明了 FOXF2 调节乳腺癌细胞发生上皮 - 骨转化，获得嗜骨转移潜能，形成溶骨性骨转移的作用机制，是该研究方向的突破性进展。

（三）胃癌

胃癌是中国最常见的恶性肿瘤之一，2022 年 2 月国家癌症中心发布的全国癌症统计数据显示，胃癌新发人数和死亡人数均高居我国第 3 位，其中新发总人数 48 万、死亡病例 37 万，癌症新发与死亡人数均远超世界其他国家。我国胃癌患者具有分期晚、肿瘤负荷大、异质性强及预后差的特点，近一半的患者确诊时已为晚期，即使接受手术治疗的患者 5 年生存率仅有 35% ~ 40%。近年来，我国胃癌年龄标化发病率和死亡率呈下降趋势，胃癌 5 年相对生存率有所升高，但总体依然较低，明显低于日本（80.1%）和韩国（75.4%）。我国胃癌诊治工作仍任重道远。

1. 胃癌发病机制研究

胃癌的发生是多因素参与、多步骤演变的复杂过程，是遗传和环境等因素相互作用的综合结果。胃癌危险因素的研究不仅有利于胃癌的一级预防，更为准确区分胃癌高危人群，有针对性进行二级预防提供重要依据。基础研究方面，胃癌的发病过程涉及基因组、转录组、蛋白质组及表观遗传修饰等多层面的异常变化。近年来，对胃癌发病机制的基础研究不再局限于某个基因的突变或表达改变，而是已经转变到多基因 / 多位点，甚至全基因组水平。研究的内涵亦从突变和表达变化延伸到空间构象动态变化的层次。在胃癌相关环境致癌物的作用机制、细胞基因组 / 表观遗传修饰变化、细胞代谢改变等方面不断取得新成果，并进一步转化为新的治疗靶点和策略。

2. 胃癌筛查与早诊早治

胃癌高风险人群接受筛查和早诊、早治能够有效降低胃癌的发病率和死亡率。由国家癌症中心发起，联合多学科专家，整合胃癌筛查与早诊早治领域的国内外研究进展，同时考虑中国国情和胃癌筛查的实际经验，根据世界卫生组织推荐的指南制定原则和方法，制定的《中国胃癌筛查与早诊早治指南（2022，北京）》为我国的胃癌防控提供了科学依据。指南将年龄45岁及以上，且符合危险因素任一条件者为胃癌高风险人群，推荐胃癌高风险人群接受胃癌筛查。建议45岁作为胃癌筛查的起始年龄。75岁或预期寿命 < 5年时终止筛查。这为我国胃癌筛查与早诊早治的规范开展提供了重要的参考。

3. 胃癌病理诊断

胃癌的病理诊断是以大体特征、组织形态结构和细胞生物学特性为基础，内镜活检组织病理学诊断是胃癌确诊和治疗的依据。胃癌的临床病理学特征异质性主要体现在近端胃癌或胃食管交界部（gastroesophageal junction，GEJ）腺癌。第8版AJCC/UICC分期系统对胃癌和胃食管交界部癌的分期标准做出了明确定义。对于Siewert分型为Ⅰ型和Ⅱ型的胃食管交界部癌，采用食管癌分期标准，Siewert Ⅲ型GEJ腺癌不再按照食管腺癌进行分期，而是按照胃癌进行病理分期。几年来，人工智能辅助病理学诊断在胃癌中得到了发展应用，包括胃癌细胞自动识别、基于全切片图像（WSI）检测胃癌细胞、自动识别肿瘤浸润淋巴细胞（TIL）及病变区域的分割等。除了传统的组织病理学诊断外，基于免疫组化（immunohistochemistry，IHC）、原位杂交（in situ hybridization，ISH）和基因测序等技术的胃癌分子病理取得了显著进展。胃癌分子病理检测对于了解胃癌生物学行为及发病机制、寻找有效临床治疗靶点具有积极的意义。

4. 胃癌的分子分型

胃癌是一种高度异质性的肿瘤，不同患者之间、同一患者肿瘤内部、不同位置以及不同时间点都存在异质性。通过对不同亚型的胃癌进行分子分型，可以发现不同亚型之间存在差异性，这些差异性可能会揭示出新的治疗靶点，为胃癌的精准治疗提供新思路。在基因组学技术出现以前，胃癌分型主要依据组织结构和细胞形态，最常使用的是Lauren分型和WHO分型。在多组学手段的推动下，胃癌实现了从DNA到RNA到蛋白的分子分型，基于分子亚型的胃癌分类为个性化治疗提供了机会，如TCGA分型和ACRG分型。这些胃癌分子分型系统对临床虽有一定指导意义，但到目前为止，尚无可以广泛应用于临床的胃癌分子分型方法。近年来，一些生物标志物，包括微卫星不稳定性（MSI）、程序性细胞死亡配体1（PD-L1）、人表皮生长因子受体2（HER2）、肿瘤突变负荷和EB病毒等，进一步提高了胃癌的分子分型的准确性和临床应用价值，对更好地指导临床个体化的治疗和预后判断具有重要意义。

5. 胃癌外科手术治疗

外科手术在不同分期的胃癌治疗中均发挥着重要作用。对于低危淋巴结转移的早期胃癌患者，内镜下治疗或单纯手术是潜在治愈手段。可切除局部进展期胃癌患者可从更广泛的淋巴结清扫和多模式综合治疗中获益，因为其存在更高的淋巴结和远处转移风险。转移性胃癌的治疗演化与结直肠癌、胃肠道间质瘤等相似，系统治疗的进步为转移灶的手术切除提供了更多机会。随着新型手术技术和系统治疗的引入，胃癌外科治疗不断发展。胃癌手术治疗已初步实现了从“经典”的开放手术向“微创”腹腔镜手术的过渡。胃癌微创外科治疗经过 30 多年的探索，尤其是近十年中国腹腔镜胃肠外科研究组（CLASS 研究组）先后启动了系列高水平腹腔镜胃癌外科临床研究，引领了该领域的范式革新。单一手术无法治愈所有胃癌患者，手术联合化疗等围手术期治疗模式已得到学术界的认可，但最佳的围手术期治疗模式仍有待进一步探索。围术期治疗方案的优化仍是改善患者预后的关键着力点，不同化疗方案间的对比、在化疗基础上联合抗血管生成治疗或免疫治疗或抗 HER2 靶向治疗联合免疫治疗、双免疗法等的探索如火如荼，新的证据不断出炉。新辅助治疗疗效预测生物标志物分析有望为获益人群筛选、个体化方案制订提供工具。

6. 胃癌内科综合治疗

（1）化疗

化疗是胃癌的传统治疗手段，用于辅助、新辅助、转化、晚期治疗。常见化疗药物有紫杉醇、白蛋白结合型紫杉醇、铂类、氟尿嘧啶类、伊立替康等，联合治疗是优选策略。对于 D2 根治性手术基础的可切除胃癌，已有 4 项大型Ⅲ期临床研究证实术后辅助化疗的价值。胃癌围手术期治疗（新辅助放化疗 + 手术 + 辅助放化疗 / 化疗）在西方国家已进行了许多研究，证实与单纯手术相比，这种治疗模式可使肿瘤降期、提高 R0 切除率和改善整体生存，且不会增加术后并发症及病死率。由于近年来尚无革命性创新性的化疗药物问世，化疗在晚期胃癌中的治疗疗效已达到瓶颈。化疗联合靶向治疗、免疫治疗成为优选治疗策略。同时，HER-2 阳性胃癌“去化疗”的治疗模式也在探索中。Margetuximab（马吉妥昔单抗）为一种新型的靶向 HER-2 的单克隆抗体，在 CP-MGAH22-05 研究中，Margetuximab 联合帕博利珠单抗这种不含化疗的治疗方案，在 HER-2（3+）且 PD-L1 表达阳性的患者中 ORR 达到 44%。MAHOGANY 研究进一步显示，Margetuximab 联合 PD-1 单抗在 HER-2（3+）且 PD-L1 表达阳性患者中 ORR 可达到 53%，中位 PFS 为 6.4 个月。如何进一步精准筛选去化疗获益人群，是晚期胃癌治疗的探索方向。

（2）靶向治疗

从基因水平寻找影响胃癌发生发展及预后的指标并给予靶向治疗，成为晚期胃癌重要治疗手段。目前胃癌有效的治疗靶点包括人表皮生长因子受体 -2（HER-2）和血管内皮生长因子受体（VEGFR）。人表皮生长因子受体 2（HER2）过表达或基因扩增与胃癌的发生发展密切相关，12% ~ 20% 的胃癌患者会出现 HER2 过表达或基因扩增。以曲妥珠单抗为代表的抗 HER2 一线治疗显著延长了 HER2 阳性晚期胃癌患者的总生存。VEGFR2 抑制剂雷莫芦单抗和阿帕替尼分别用于胃癌患者的二线和三线治疗。联合治疗模式及新的治疗靶点的发现进一步提高了胃癌靶向治疗的疗效。免疫治疗时代的来临为HER-2阳性胃癌治疗带来了新的机遇，KEYNOTE-811研究显示，帕博利珠单抗联合曲妥珠单抗和化疗可以将HER-2阳性晚期胃癌患者ORR提升至74.4%。可谓继ToGA研究之后的又一重大突破，改写了HER-2阳性晚期胃癌一线治疗指南。同时，基于在晚期胃癌中的良好疗效，化免靶联合的模式也开始在HER-2阳性局部进展期胃癌的新辅助治疗中尝试。Ⅱ期临床研究已证实，卡瑞利珠单抗联合曲妥珠单抗和CAPOXHER2阳性胃癌或GEJ腺癌新辅助治疗中的疗效。此外，新型抗HER-2靶向治疗药物也取得了阳性研究结果。例如，靶向HER-2 ECD4和ECD2结构域的双特异性抗体ZW25，联合PD-1抑制剂和化疗，在晚期胃癌一线治疗中达到了与KEYNOTE-811研究相近的ORR 72.7%。Claudin 18.2是另一个在胃癌中极具应用前景的明星治疗靶点，GLOW临床研究显示Claudin 18.2抑制剂Zolbetuximab（佐妥昔单抗）联合化疗显著延长晚期胃癌患者的中位生存期，并降低31.3%的疾病进展或死亡风险。

（3）抗体偶联药物（ADC）

新型抗体偶联药物（ADC）掀起了肿瘤治疗领域的一股风暴。ADC药物兼备单抗药物的“靶向制导”作用和化疗药物的强效抗肿瘤效应，被广泛用于多种肿瘤治疗，在胃癌治疗领域同样备受关注，它的出现改变了HER2阳性晚期胃癌的治疗格局。HER2是胃癌晚期的ADC类药物最重要的靶点，包括T-DM1、T-DXd、RC48和ARX788。目前，ADC药物已成为HER2过表达晚期胃癌后线治疗标准方案。T-DM1是第一个探索晚期胃癌治疗效果的ADC药物，由于其连接子不可裂解，导致载药无法透过细胞膜，因此不具有旁观者效应，未能在晚期胃癌的治疗上取得成功。但是，基于DESTINY-Gastric01单臂Ⅱ期临床研究结果和NCCN指南推荐，T-DXd为HER2阳性晚期胃癌二线及以上治疗优选。基于RC48-C008研究结果，维迪西妥单抗成为Her2阳性晚期胃癌三线治疗首选。ARX788是一种新的国产原研靶向HER2的ADC药物，Ⅰ期研究初步显示ARX788在HER2阳性晚期胃腺癌患者中具有良好抗肿瘤活性和耐受性。此外新型ADC药物，包括双抗ADC-ZW49、ISAC-XMT-2056也在HER-2阳性胃癌治疗中显示初步疗效，未来关于HER-2阳性胃癌的全程治疗模式将进一步得到优化。ADC后时代，新的联合治疗策略为临床带来了更多选择。ADC药物联合免疫治疗成为最有前景的治疗模式，基础研究显示ADC药物可以通过不同的免疫机制使肿瘤微环境的免疫系统保持活化状态，增加与之协同的免疫治疗的疗效。DESTINY-Gastric03研究剂量扩展阶段，正在探索T-DXd联合或不联合化疗的基础上加入帕博利珠单抗的疗效与安全性，RC48同样开展了与免疫检查点抑制剂（ICI）的联合探索，期待相关研究结果的公布。

（4）免疫治疗

免疫检查点抑制剂在晚期胃癌一线和后线治疗中均展现出了较传统治疗更优的疗效。近年来，胃癌免疫治疗的进展体现在以下方面。①免疫治疗从后线到前线，从晚期到辅助、新辅助不断发展。ATTRACTION-2 研究奠定了胃癌三线免疫治疗的地位，CheckMate 649 研究、ORIENT-16 研究、KEYNOTE-811 研究等向一线免疫治疗开拓向前行，此外 HLX10-006-GCneo 研究进一步布局胃癌新辅助 / 辅助免疫治疗。免疫治疗的发展在逐步改变胃癌治疗格局。但是，在晚期胃癌二线和后线治疗中，免疫治疗的作用尚未完全明确，仍需更多高质量临床研究证据支持。②免疫治疗已从泛人群转向精准检测的人群。PD-L1 是目前筛选胃癌免疫治疗获益人群的重要参考指标。CheckMate 649 和 ORIENT-16 研究都将 PD-L1 CPS ≥ 5 和意向治疗人群的 OS 设为主要研究终点，研究在两个人群均达到了统计学终点，但在 PD-L1 CPS < 5 分的亚组中并未观察到免疫治疗带来的生存获益。KEYNOTE-062 研究显示单药帕博利珠单抗在 PD-L1 CPS ≥ 10 的胃癌患者中的 OS 较化疗组显著延长。2021 年 ESMO 会议公布了 CheckMate 649 研究纳武利尤单抗联合伊匹木单抗的结果，在 11 例微卫星高度不稳定（microsatellite instability-high，MSI-H）的患者中，纳武利尤单抗联合伊匹木单抗治疗的 ORR 高达 70%，相比于 KEYNOTE-062 研究和 CheckMate-649 研究中接受 PD-1 抑制剂联合化疗的 MSI-H 患者，有效率得到了进一步的提高。MSI-H 可能成为选择胃癌一线双免治疗的考量指标。③免疫治疗已从单纯的免疫单药过渡到免疫联合化疗、放疗、靶向治疗等。CheckMate 649、ATTRACTION-4、ORIENT-16 研究中免疫联合化疗，KEYNOTE-811 研究中免疫联合靶向治疗的有效性均得到证实。PD-1/CTLA-4 双特异性抗体卡度尼利单抗（AK104）联合化疗一线治疗胃癌的临床研究数据在 2022 ASCO-GI 大会上重磅公布，为胃癌免疫治疗带来了新的破局之道。2023 ASCO 数据更新，PD-L1 CPS ≥ 5 和 CPS < 5 的患者中，中位 OS 分别为 20.24 个月和 17.28 个月。双抗对 PD-L1 CPS 低表达人群带来更长生存获益。靶向、化疗、免疫治疗逐渐趋于交叉重合，进一步提高了胃癌治疗疗效。此外，除了免疫检查点抑制剂以外，其他免疫治疗方法，如细胞免疫治疗、肿瘤疫苗等也在研究中，有望进一步实现胃癌个体化精准免疫治疗。

（四）结直肠癌

结直肠癌是最为常见的消化系统恶性肿瘤，在全球范围内，其发病率居全部恶性肿瘤第 3 位，死亡率高居第 2 位。在我国，结直肠癌的发病率呈逐年上升趋势，成为我国发病率第 2 位、死亡率第 4 位的恶性肿瘤，严重威胁人民的生命健康。2020 年新发病例 55.5 万，死亡病例 28.6 万。分地域来看，城市地区结直肠癌发病率远高于农村。我国结直肠癌早诊率低，多数人确诊时已属于中晚期，且规范性诊疗率低，5 年生存率远低于欧美国家。

1. 结直肠癌的筛查

近年来，越来越多的无创技术，如粪便免疫化学检测、粪便 DNA 检测等逐渐用于结直肠癌的筛查，显示了良好的效果。其中，来自中国的多靶点粪便 FIT-DNA 技术，应用于肠癌与进展期腺瘤的检测，灵敏度可达 95.5%、63.5%。鉴于此，“常卫清”也成为我国首个获国家药品监督管理局批准的癌症筛查产品。另外，粪便细胞外囊泡的鉴定可作为结直肠癌非侵入性诊断和预后的新型生物标志，具有高敏感性。随着人工智能（AI）的计算机辅助检测技术和计算机辅助诊断技术的迅速发展，AI辅助检测系统可以提高结直肠腺瘤检出率和腺瘤漏诊率。

2. 结直肠癌的手术治疗

目前，微创手术在国内各级医院所占的比重在不断增加，已成为结直肠癌手术的主流。除了传统的腹腔镜手术，新的手术技术如经自然腔道内镜技术（NOTES）、经肛TME手术（TaTME）、单孔腹腔镜（SILES）也不断成熟。TaTME因其在困难骨盆的直肠癌患者中的独特优势，成为近年来结直肠外科领域的热点。单孔腹腔镜结肠直肠癌手术在安全性和根治性方面可以达到传统腹腔镜手术同样的效果，且术后胃肠功能恢复更快，疼痛时间更短。

随着机器人手术的成熟，2020版机器人结直肠癌手术中国专家共识指出，机器人手术在淋巴结检出率、局部复发率和长期生存率方面与腹腔镜及开放手术没有差异，但在降低环周切缘阳性率方面有潜在优势。右半结肠癌行D2淋巴结清扫或D3淋巴结清扫仍存争议。D3淋巴结清扫可能增加肿瘤学获益，但同时增加了扩大淋巴结清扫带来的手术风险及并发症。结直肠癌肝转移一直是近年来研究的热点，随着肝外科手术技术精确化，以及射频等局部治疗的联合应用，使得肝转移的可切除适应证不断扩大。

3. 结直肠癌的新辅助治疗

对于局部进展期直肠癌，术前放化疗 + 手术 + 术后辅助化疗的“三明治”治疗模式是其主要治疗模式，但存在无法提高远期生存率、术后辅助化学治疗完成度低等问题。因此，优化直肠癌新辅助化放疗模式，强化同步放化疗方案、全程新辅助治疗、短程放疗联合化疗，可以进一步提高疗效，使更多患者获得器官保留的机会。其中，全程新辅助治疗（TNT）全身治疗完成度显著增加，肿瘤退缩显著，使得原本不能保肛的患者得以保留器官功能，同时可以显著提高局部进展期直肠癌的远期生存。

对于中早期直肠癌，如何保留肛门功能一直是人们关注的热点。对于中早期直肠癌患者的长程放化疗TNT与短程放化疗TNT的2年远处转移率和生存率相似，但长程放化疗TNT的器官保存率更高，可作为中早期直肠癌患者的优选。另外，对于早期的低位直肠癌，短程放疗联合局部切除也为保留肛门功能提供了新的思路。TREC试验作为首个对比较早期直肠癌实施放疗联合局部切除与传统全直肠系膜切除（TME）手术的RCT研究，发现相较于传统的TME手术，短程放疗联合局部切除不仅能保护器官功能，并且降低了手术并发症的发生率，而且达到了与TME手术相似的肿瘤学结局，有望成为早期直肠癌新选择。

免疫治疗在结直肠癌新辅助治疗中的研究取得进展。对于局部进展期直肠癌，新辅助免疫治疗联合放化疗有望获得良好的近期疗效，能否转化为长期生存优势还有待于更多数据积累及更长时间的随访。对于局部复发风险低的直肠癌患者，探索“去放疗”，以期在不影响疗效的前提下，降低治疗毒性，提高生活质量。

4. 结直肠癌的辅助化疗

一直以来，结直肠癌术后辅助化疗推荐的疗程是 6 个月，那 3 个月的化疗是否非劣效于 6 个月呢？ 2019 年 ASCO（美国临床肿瘤学会）年会更新了 IDEA 希腊肿瘤研究组的研究报告，并未能证明 3 个月相对于 6 个月辅助化疗的非劣效性。但对于高危Ⅱ期结肠癌患者，若选用 CAPOX 方案，接受 3 个月辅助治疗的临床治疗效果不劣于 6 个月治疗组，且毒性反应明显减少。若选用 FOLFOX 方案，6 个月治疗组患者相比 3 个月的短程治疗更能取得生存获益，且毒性反应也会增加。

5. 转移性结直肠癌的靶向治疗

靶向治疗依然是转移性结直肠癌重要的治疗手段。作为结直肠癌发生发展的主要信号通路，以 RAS–RAF–MEK 通路为靶点的转移性结直肠癌分子靶向治疗研究持续深入。KRAS G12C 抑制剂 Sotorasib 是首个针对 KRAS 基因突变的分子靶向药物，单药治疗标准方案失败的 KRAS G12C 突变转移性肠癌，肿瘤控制率达 82.3%，中位无进展生存期达 4.0 个月。抗 HER2 靶向治疗在乳腺癌及胃癌的治疗中取得了确切的疗效，针对 HER2 阳性转移性结直肠癌的靶向治疗的研究也正在积极开展。2020 年，来自 DESTINY CRC01 的研究分析了曲妥珠单抗德鲁替康在 HER2 阳性转移性结直肠癌中的作用。

6. 转移性结直肠癌的免疫治疗

近年来，免疫治疗已成为结直肠癌研究的热点。对 MSI–H/dMMR 转移性结直肠癌，PD–1 抑制剂起到了良好的治疗效果，已成为多个国内外指南推荐的 MSI–H/dMMR 不可切除的转移性结直肠癌的一线治疗方案。但是，免疫治疗在 MSS/pMMR 肠癌中的整体研究局面依旧举步维艰。2021 年 ESMO（欧洲医学肿瘤学会）年会报告的一项免疫检查点抑制剂治疗 MSS 肠癌获得阳性结果的 RCT 研究，在 FOLFOXIRI+ 贝伐珠单抗基础上，再联合阿替利珠单抗，对比单纯联合化疗，一线治疗转移性结直肠癌，显著延长了中位 PFS。

7. 结直肠癌预防研究

阿司匹林被证明可降低结直肠癌的发病率及死亡率，2020 年发表在《柳叶刀》上的一项临床研究（CAPP2 研究）比较了服用阿司匹林及安慰剂的林奇综合征患者罹患结直肠癌的风险，结果显示，阿司匹林可以降低林奇综合征患者结直肠癌的患病率。抗生素的使用可能通过影响肠道微生物、破坏菌群的多样性及平衡，从而影响肿瘤微环境的促炎症状态，进而对结直肠癌的发生产生影响。长期大量应用抗生素增加结直肠息肉及结直肠癌的发病风险。

（五）食管癌

1. 病因学研究进展

食管癌病因复杂，包括遗传、环境、微生物等多种因素。近年来，微生物在癌症的发生和发展中的作用成为研究热点。细菌和病毒感染作为一种直接或间接因素参与到了食管癌的整个过程中，影响食管癌的发生发展。如牙龈卟啉单胞菌（*P.gingivalis*）的增加提高了 ESCC 患病风险。此外，它与多种临床病理特征，包括肿瘤分化状态、淋巴结转移和总生存率相关。*P.gingivalis* 促进食管癌的具体机制尚不完全明确。最新的研究表明人乳头瘤病毒（HPV）与食管癌的发生发展相关。Pantham 等的研究发现高风险 HPV 在约 50% 的食管乳头状瘤患者中被检出，食管鳞癌患病风险增加，间接说明 HPV 与食管癌有关。

2. 病理诊断进展

多组学研究在食管癌发生、发展、转移以及对辅助性放化疗和预后均有一些新的重要研究。早期食管鳞状细胞癌全外显子测序和 RNA 测序、整合蛋白质基因组学研究揭示早期食管鳞状细胞癌具有特异性癌症基因突变和拷贝数变异模式，并且发现 HOX 家族基因特异性高表达早期 ESCC 中；从非肿瘤到上皮内肿瘤存在 3q 功能获得，上皮内肿瘤中有 TP53 突变，进展期 ESCC 中 AKAP9 和 MCAF1 突变。基于计算机的人工智能技术在目前医学中发挥越来越重要的作用。在病理领域，人工智能开始应用于多种场合包括宫颈细胞学检查、HER2 和 PD-L1 的结果判断、预测肺癌、结直肠癌等驱动基因改变、微卫星不稳定，以及预测部分恶性肿瘤对治疗的反应和预后。人工智能在食管癌的组织学诊断、新辅助治疗后的病理缓解以及患者预后等方面也会有重要价值。

3. 食管癌外科治疗进展

采用一系列有循证医学证据的围手术期处理措施，可减少手术应激及并发症，加速患者术后的康复的一系列有效措施的组合而产生的协同结果，减轻手术患者生理心理的创伤应激，达到快速康复的目的。如围手术期营养支持、重视供氧、早期进食、应用生长激素、微创手术等。ERAS 在减少术后并发症、加速患者康复、缩短住院时间、降低医疗费用及增加患者满意度等方面具有明显优势，全胸腹腔镜食管癌根治术作为食管癌根治术中是目前最能体现微创理念的一种术式。

4. 食管癌内科治疗

（1）化疗

对于不可切除的局部进展期食管癌患者，同步放化疗是标准治疗方式，然而同步放化疗具有一定的毒性作用，大多数老年食管癌患者无法耐受。浙江省肿瘤医院联合国内 24 个中心开展了一项Ⅲ期随机对照研究，旨在进一步评估基于替吉奥的同步放化疗策略与单独放疗在老年食管癌患者中的疗效和安全性。基于替吉奥的同步放化疗方案耐受性较好，能为患者带来明显的生存获益，有望成为老年食管癌患者的首选方案。化疗是食管癌综合治疗的基石，目前联合治疗是未来食管癌治疗的方向。基于食管癌微环境分子特征设计出更加合理的治疗方案、寻找更多的化疗药物及联合治疗方案是治疗食管癌的必由之路。

（2）靶向治疗

目前，食管癌靶向治疗相关靶点及治疗通路包括：靶向表皮生长因子受体（EGFR）/

人表皮生长因子受体 -2（HER-2）通路、靶向血管内皮生长因子（VEGF）/ 血管内皮生长因子受体（VEGFR）通路、靶向 HGF/c-MET 通路。针对以上通路及靶点的靶向治疗在食管癌治疗中取得了一定的治疗疗效。针对 EC 基因组驱动因素的靶向治疗是另一个研究热点。ToGA 试验确定了曲妥珠单抗治疗 HER-2 阳性胃 / 胃食管交界部腺癌的状态，建议 HER-2 过表达的 EAC 患者接受曲妥珠单抗联合化疗。抗体 - 药物偶联物（ADC）的疗法也在探索中。曲妥珠单抗是一种 ADC 药物，在三线治疗中被证明可显著改善 HER-2 阳性胃 / 胃食管交界部腺癌患者的反应和 OS。

（3）免疫治疗

作为继手术、放化疗之外的新的治疗选择，免疫治疗已改写食管癌的治疗格局。免疫联合治疗模式既是当前临床中主要的应用模式，也是未来亟待深入探索的方向。食管癌新辅助免疫治疗方面，目前尚缺乏大型Ⅲ期随机对照研究证据。新辅助免疫治疗的评效方法、治疗后标本的评估标准、预测疗效的分子标志物等问题尚无明确共识。辅助免疫治疗方面，基于Ⅲ期临床研究 CheckMate 577，纳武利尤单抗成为首个且目前唯一获批食管癌辅助治疗适应证的免疫治疗药物，也是目前唯一获得 NCCN 及 CSCO 指南双重推荐，用于食管癌术后辅助治疗的免疫治疗药物。不可手术食管癌的同步放化疗联合免疫治疗尚缺乏充分的循证医学证据。放化疗联合免疫治疗有可能进一步提高疗效。Ⅲ期研究如 SHR-1210- Ⅲ -323（卡瑞利珠单抗 / 安慰剂联合同步放化疗的疗效与安全性）、KEYNOTE-975（帕博利珠单抗 / 安慰剂联合同步放化疗的疗效与安全性）和 RATIONALE311（替雷利珠单抗 / 安慰剂联合同步放化疗的疗效与安全性）研究等均正在进行中。对于晚期食管鳞癌，目前至少有七项 3 期临床试验表明，一线免疫联合化疗可以为患者带来生存获益，免疫联合化疗已经成为一线治疗的首选方案，可较化疗显著延长患者 OS。从药物可及性及可负担性角度而言，国产 PD-1 单抗具有优势。更多免疫为基础的联合治疗模式的探索正在进行。

（六）原发性肝癌

据 2023 年 3 月中国国家癌症中心发布的数据显示，原发性肝癌是我国第 4 位常见恶性肿瘤，发病总人数 38.88 万人，占全部恶性肿瘤发病数的 9.57%；也是第 2 位肿瘤致死原因，死亡人数为 33.64 万人，占全部恶性肿瘤死亡人数的 13.94%，仅次于肺癌。

1. 发病机制研究

肝癌的发生是一个多阶段、多因素协同作用，经过启动、促癌和演进等多步骤过程，以及多个癌基因和相关基因参与、多个基因发生突变的结果。基础研究方面，肝癌的发病过程涉及基因组、转录组、表观基因组及蛋白组学等多层面的异常变化，为肝癌的分子分型提供了依据，而这些不同的分子分型反映了肝癌不同的生物学背景，对肝癌患者疗效的预测和治疗的选择有重要影响。

2. 筛查与早诊早治

目前由我国学者研发的适用于多种慢性肝病的肝癌风险评估模型 aMAP 评分，以及最新的 aMAP-2 和 aMAP-2 Plus 评分，可有助于确定肝癌的高风险人群。在肝癌常用筛查技术中，US 联合甲胎蛋白（Alpha Fetoprotein，AFP）检测仍是最广泛采用的肝癌筛查技术，维生素 K 缺乏症或拮抗剂Ⅱ诱导的蛋白质（Protein Induced by Vitamin K Absence or Antagonist-Ⅱ，PIVKA-Ⅱ）等其他血清标志物可作为补充筛查技术。

3. 病理诊断及分子分型

近年来，人工智能（Artificial Intelligence，AI）辅助病理学诊断在肝癌中得到了迅速发展，包括自动提取病变区域、判断疾病类型，对疾病的分析更加准确，可以处理一些肉眼难以分辨的细节和特征纹理。很多研究表明，AI 模型在肝癌病理学领域有着很高的可行性。癌基因组主导肿瘤的驱动模式以及临床病理特征，目前肝癌已知的癌基因主要包括 CCND1、FGF19、MYC、MET、VEGFA 和 MCL1。通过基因测序与解析，发现的高频突变驱动基因包括 TERT、TP53、CTNNB1 和 ARID1A 等。近年来，一些新型的分子标志物，如 DNA 基因或其突变标记（DNA 甲基化以及 HBV 基因组 A1762T 及 G1764A 双突变和前 S 区突变等 HBV 进化特征）以及非编码 RNA 等，进一步提高了肝癌的分子分型的准确性和临床应用价值。

4. 外科手术治疗

目前肝癌的外科治疗仍是肝癌患者获得长期生存的重要手段，主要包括肝切除术和肝移植术。对于肝脏储备功能良好的 CNLC Ⅰa 期、Ⅰb 期和Ⅱa 期肝癌患者，首选治疗方式是手术切除。对于 CNLC Ⅱb 期肝癌患者，多数情况下不宜首选手术切除，而以肝动脉化疗栓塞为主的非手术治疗为首选。肝移植是肝癌根治性治疗手段之一，尤其适用于肝功能失代偿、不适合手术切除及消融治疗的小肝癌患者。随着新型手术技术和系统治疗的引入，肝癌外科治疗不断发展。肝癌手术治疗已初步实现了从“经典”的开放手术向“微创”腹腔镜手术的过渡。腹腔镜肝切除术具有创伤小和术后恢复快等优点，其肿瘤学效果在经过选择的患者中与开腹肝切除术相当。在采用多模式、高强度的抗肿瘤治疗策略后，可实现对初始不可切除的肝癌患者，进行以降期缩瘤为目的的转化治疗，从而达到手术目的；对于原本可切除的患者，但切除之后肿瘤学不能获益的人群，可进行以改善患者术后疗效的新辅助治疗。

5. 原发性肝癌的综合治疗

（1）靶向治疗

分子靶向药物是治疗中晚期肝癌的主要手段，近年来，肝癌分子靶向药物研究取得众多新进展。基于在 2020 年公布的 ZGDH3 试验（多纳非尼 vs 索拉非尼）一线治疗晚期 HCC 的优效结果，多纳非尼跻身一线方案，也是唯一在总生存期（Overall Survival，OS）方面优于索拉非尼的靶向单药，同索拉非尼、仑伐替尼等被列为《原发性肝癌诊疗指南

（2022 年版）》抗肿瘤一线方案。二线治疗方案的靶向药物包括瑞戈非尼、阿帕替尼、卡博替尼、雷莫卢单抗等。针对耐受索拉非尼的二线治疗中，瑞戈非尼的客观缓解率及 mOS 均明显改善；另有研究显示，阿帕替尼在二线治疗中可延长患者 mOS，中位无进展生存期及客观缓解率亦明显改善。对于手术后高复发风险的早期肝癌患者（合并微血管侵犯、存在卫星结节等），可使用分子靶向药物作为辅助治疗预防复发；此外，对于可手术的中期患者，推荐使用分子靶向药物作为辅助治疗预防术后复发。针对具有转化可能的不可手术的中晚期肝癌患者，可给予以分子靶向药物为基础的联合治疗方案。

（2）免疫治疗

随着临床试验的进一步探索，免疫治疗也成为新辅助治疗及转化治疗的重要治疗手段。国内现已有多个免疫检查点抑制剂单药已获批用于肝癌二线治疗，包括信迪利单抗、卡瑞利珠单抗、替雷利珠单抗等。然而免疫单药方案的疗效有限，如纳武利尤单抗、帕博利珠单抗、卡瑞利珠单抗的 ORR 不足 20%。通常联合其他治疗方式，以达到更好的治疗效果，提高患者生存率。如免疫联合靶向、免疫联合免疫治疗 ± 靶向药物、靶免联合局部治疗等。目前国内肝癌诊疗指南已将“双艾”方案（阿帕替尼联合卡瑞利珠单抗）和“双达”组合（贝伐珠单抗联合信迪利单抗）批准为我国不可切除 HCC 的一线治疗方案。其他联合方案如帕博利珠单抗联合安罗替尼、索拉非尼联合特瑞普利单抗等研究也在持续跟进中。随着肝癌免疫治疗的不断发展，如双抗（CTLA-4+PD-1、Tim3+PD-1 等）、细胞疗法、肿瘤疫苗等在肝癌中的探索也越来越多。AK104 联合仑伐替尼一线治疗晚期肝癌的Ⅱ期临床研究中，AK104 联合仑伐替尼一线治疗肝癌。

（3）局部治疗

局部治疗是肝癌治疗的重要组成部分，主要包括介入、消融和放疗等。已有大量临床实践表明局部治疗能给患者带来生存获益，但单一的治疗方案具有明显的局限性。介入主要包括 TACE 和经肝动脉灌注化疗（Hepatic Arterial Infusion Chemotherapy，HAIC）。① TACE：虽然对于 TACE 和靶向和 / 免疫治疗的联合策略尚无统一结论，但国内外研究已初步证实了 TACE 联合靶向治疗有效性。② HAIC：对于肿瘤负荷集中在肝内或合并门静脉瘤栓的肝癌患者，已有多项临床研究证实 HAIC 有着更高的肿瘤缓解率，部分患者经 HAIC 治疗后肿瘤负荷明显降低或大血管癌栓明显退缩，从而获得转化切除或消融治疗的机会。③放射治疗：随着放射治疗设备和放射治疗技术的不断进展，肝癌的放疗优势逐步体现，放疗除了能提高局部控制率外，目前与免疫的协同作用是更为热门和关注的焦点。国内南京大学医学院附属鼓楼医院肿瘤中心通过精准放射治疗结合免疫治疗，显著延长了中晚期肝癌患者的 OS。

（七）胰腺癌

中国胰腺癌发病率居全球第 7 位，但由于我国人口基数大，每年在中国新发胰腺癌的患者接近全球总数的30%。导致这种差异的因素包括遗传学和非遗传学方面的因素。近年来，糖尿病与胰腺癌的关系受到越来越多的关注。其中，2型糖尿病和新发性3C型糖尿病均与PDAC相关。

1. 癌前病变研究

胰腺癌的发生与一系列癌前病变密切相关，包括慢性胰腺炎、胰腺导管内乳头状黏液性肿瘤（Intraductal Papillary Mucin-Producing Neoplasm，IPMN）、胰腺上皮内瘤变（Pancreatic intraepithelial neoplasia，PanIN）等。

2. 胰腺癌筛查与早诊早治

在实现胰腺癌早期诊断方面，提取免疫特征用于评估癌前病变IPMN已成为一种潜在手段。此外，血清标志物也可用于预测风险。最近的研究鉴定了一种新型血清标志物ApoA2-i用于预测IPMN向PDAC的转化。结合影像学分析，使用ApoA2-i血清测试可以提高风险预测的准确性。癌前病变结合长期糖尿病或雌性激素表达异常会进一步增加胰腺癌的发生风险。

3. 胰腺癌外科手术治疗

目前，手术根治是治愈胰腺癌的唯一潜在手段。近年来，微创技术如腹腔镜和机器人手术被广泛应用于胰腺癌的手术治疗。微创技术能够减少手术患者的住院时间、术中出血量和输血需求，并缓解术后疼痛，同时在肿瘤学效果方面与传统开放手术相当。根治性顺行模块化胰脾切除术适用于胰体尾癌患者，其关键技术是扩展腹膜后切除平面，提高腹膜后切缘的R0切除率以及对血管根部的淋巴结清扫。最近的一项回顾性研究分析了PDAC患者接受胰十二指肠切除术和DP时R1切除（切除边缘距离肿瘤浸润小于1毫米）的独立风险因素。研究结果表明，N1/2分期是胰十二指肠切除术R1切除的独立风险因素，而T3分期是远端R1切除的独立风险因素。这些结果可以帮助医生做出合理的手术决策。

4. 胰腺癌内科综合治疗

（1）化疗

胰腺癌的药物治疗主要包括吉西他滨类、氟尿嘧啶类、奥沙利铂类、紫杉醇类和伊立替康类，而靶向药物则包括口服小分子酪氨酸激酶抑制剂厄洛替尼和静脉注射用尼妥珠单抗。目前最经典的一线化疗方案仍然是吉西他滨/纳米白蛋白结合型紫杉醇（GEM/nab-PTX）和FOLFIRINOX方案。2022年的部分药物临床试验显示出良好的前景。化疗与免疫治疗的联合应用改善了某些实体瘤的治疗效果。化疗通常可以改变肿瘤的免疫微环境，克服胰腺癌对免疫治疗的耐药性，因此成为当前备受关注的临床试验方案。

对于胰腺癌的新辅助治疗一直存在争议。2022年，PREOPANC临床试验更新了5年生存数据，与初步结果不同，最新数据显示，接受新辅助放化疗的患者相比直接手术的患者具有更好的5年生存率。新辅助放化疗组的5年生存率达到20.5%，而直接手术组仅为6.5%。特别是对于可切除的临界胰腺癌患者，获益更大。

（2）靶向治疗

靶向治疗是晚期胰腺癌的重要治疗手段。自 2005 年第一款胰腺癌 EGFR 靶向药 Erlotinib（厄洛替尼）获批以来，胰腺癌的靶向治疗研究不断推进。通过抑制 RAS 蛋白基因表达或活性是一种有效策略，已在大量临床前模型中显示出不俗的效果 。此外，利用血管内皮生长因子受体（VEGFR）在胰腺癌中过表达，如 Surufatinib（索凡替尼）亦取得了积极效果，并于 2020 年被 FDA 批准用于无法进行手术治疗的晚期和进行性胰腺神经内分泌肿瘤（pNETs）。HER2/HER3 拮抗剂 Zenocutuzumab（泽妥珠单抗）于 2020 年被 FDA 批准用于 NRG1 融合突变胰腺癌患者的治疗。目前与胰腺癌靶向相关的如神经营养受体酪氨酸激酶（NTRK）基因融合药物、间质表皮转化因子（c-Met）抑制剂、多激酶抑制剂、黏着斑激酶（FAK）抑制剂、PARP 抑制剂、细胞因子、趋化因子及其受体抑制剂研究等也在进行中。

（3）肿瘤疫苗

胰腺癌被认为是免疫原性较低的“冷”肿瘤，传统的肿瘤特异性新抗原疫苗治疗很难激活肿瘤微环境中的 T 细胞免疫。近年来的胰腺癌疫苗研究总体进展缓慢。然而，阿尔伯特·爱因斯坦医学院的研究人员设计了一种基于微生物的疫苗治疗策略，成功地提高了免疫系统对胰腺癌的识别和攻击能力，并将癌症转移减少了 87%。另外一项研究表明，衰老的胰腺癌细胞可以强烈刺激免疫细胞，因此将衰老的胰腺癌细胞作为疫苗更容易激活抗肿瘤免疫。

（4）免疫治疗

由于胰腺癌的肿瘤微环境具有乏血供和抑制性免疫的特点，且 PD-L1 表达水平较低，导致 PD-1/PD-L1 免疫治疗效果欠佳。但既往研究显示高度微卫星不稳定性（MSI-H）胰腺癌患者对免疫治疗有较好的获益。国内外指南已明确推荐具有失错配修复（dMMR）分子特征或 MSI-H 的患者可考虑 PD-1 药物治疗，我国 2022 版胰腺癌诊疗指南中对于无法外科根治的晚期或已转移的胰腺癌患者，在一二线治疗失败后，可行免疫治疗。

（八）胆道恶性肿瘤

胆道恶性肿瘤（Biliary Tract Carcinoma，BTC）较为少见，主要包括胆囊癌（Gallbladder Cancers，GBC）和肝内外胆管癌（Cholangio Carcinomas，CC），发病率居全球消化道肿瘤第 6 位，约占所有消化系统肿瘤的 3%。BTC 全球发病率呈现上升趋势，且随着年龄的增长持续增加，以亚洲国家最为常见，发现时多为晚期，5 年存活率低于 5%。我国是全球胆道恶性肿瘤发病率最高的地区之一。

1. 外科手术治疗

外科手术是 BTC 最重要并且带来主要肿瘤学获益的治疗方法，目前如何针对个体化患者实施恰当的区域淋巴结清扫及确保相应切缘阴性是精准胆道外科重要的工作组成部分。同时，随着 3D 腹腔镜、机器人等新型医疗器械的发展，BTC 的微创化治疗不断实现该领域的术式革新。基于术前三维血管可视化技术和术中吲哚菁绿荧光导航技术的引入，以门静脉流域荧光染色为基础，在荧光腹腔镜下对真实个体化的荷瘤 Glisson 系统完整追溯，达到更为精准的切除范围和最优路径的选择，实现外科手术对 BTC 沿 Glisson 系统浸润侵犯转移途径的更好清除效果，带来外科学和肿瘤学疗效。

2. 新辅助 / 转化治疗

近年来，临界可切除或局部晚期的 BTC 可从新辅助治疗和多模式治疗中获益，与单纯手术相比，这些治疗模式具有增加 R0 切除率、减少术后复发及远处转移的作用。目前新辅助和转化治疗模式呈现多样化发展，包括靶向治疗、免疫治疗、化疗、介入治疗、放疗等，以及新近发展但应用较少的光治疗、选择性内放疗钇 90 微球等。①靶向治疗：培美替尼对化疗失败的 BTC 显示出良好效果，尤其是 FGFR2 融合或重排的 BTC 患者，近一半患者病情未进展，但由于突变检出率很低，培美替尼作为新辅助治疗方案的作用非常有限，目前其他几种相对有效的 FGFR2 抑制剂正在紧张的临床试验中。②免疫治疗：对于 BTC 的一项研究结果显示：帕博利珠单抗的客观缓解率为 40.9%，患者中位无进展生存时间和总体生存时间分别为 4.2 个月和 24.3 个月。即使免疫治疗及联合治疗成果丰硕，但是对于新辅助治疗仍缺乏Ⅲ期临床试验进一步证实，需不断深入探索。③新辅助化疗：目前 BTC 新辅助化疗多参考晚期胆道肿瘤的一线治疗方案。④介入治疗：TACE 在局部晚期不可切除的肝内胆管癌患者中的反应率要低于 HAIC 和选择性体内放射治疗，这可能与 ICC 的乏血管性有关。已报道的一项经肝动脉灌注化疗（Hepatic Arterial Infusion Chemotherapy，HAIC）联合化疗治疗 ICC 的研究中，联合组 OS 比单独接受系统化疗组 OS 更长，且联合组有部分病例转换后行 R0 切除。⑤新辅助放疗：局部进展期 BTC 可尝试行术前新辅助放疗，达到降低分期提高手术切除率的目的。在一项关于 BTC 新辅助放化疗的研究中，96% 的患者实现了 R0 切除，证实新辅助放疗的可行性，有望通过控制区域扩展来提高生存率。

3. 晚期胆道肿瘤的综合诊疗

BTC 具有恶性程度高、易转移等特点，仅有 20% 的患者在确诊时可行根治性切除，因此晚期 BTC 依然以系统治疗为主。近十年来即使围绕 ABC-02 Ⅲ期试验开展了多项拓展研究，但 GC 方案（吉西他滨联合顺铂）依然是晚期患者的标准一线治疗。而随着对 BTC 基因突变谱及不同亚型特征、免疫逃逸等的认识逐渐深入，化疗联合靶向免疫等其他治疗对提高疗效值得期待。

（1）化学治疗

晚期一线化疗方案分别是 GC 方案，GS 方案（吉西他滨联合替吉奥）、卡培他滨联合奥沙利铂、度伐利尤单抗 +GC 方案以及帕博利珠单抗 +GC 方案。

（2）靶向治疗

针对晚期 BTC 一线化疗失败的患者，可通过肿瘤高通量基因测序，分析胆道系统不同起源的区域性差异，建立合理准确可行的分子分型，实施精准化治疗。目前主要潜在获益的变异分子靶点基因包括 FGFR2（佩米替尼）、IDH1（艾伏尼布）、BRAF（拉非尼联合曲美替尼）、RET（普拉替尼或塞普替尼）、NTRK（拉罗替尼或恩曲替尼）、HER2（曲妥珠单抗）等。但靶向药物尚未表现出相对于传统方案的绝对优势，这可能与信号通路中存在复杂的交叉对话，仅针对一种途径的方案导致耐药性出现有关。另外，部分肿瘤的治疗靶点也直接或间接参与调节肿瘤的微环境，改变肿瘤细胞、T 细胞等免疫细胞的表面抗原如 PD-L1、PD-1 及 MHC 分子等，促进肿瘤逃逸。因此联用免疫治疗可增强机体针对肿瘤的特异性免疫反应，达到协同增强的效果。近几年研究显示，ERBB2/ERBB3 基因突变可促进胆囊癌细胞的增殖和转移，并与胆囊癌的预后相关。ERBB2/ERBB3 基因突变主要通过 pi3k/Akt 信号通路上调 PD-L1 表达，进一步抑制正常 T 细胞介导的细胞毒性作用，从而促进了胆囊癌免疫逃逸和肿瘤的进展。因此 ERBB2/ERBB3 突变可能是鉴别 ERBB2/ERBB3 抑制剂和 PD-L1 抑制剂治疗敏感人群有用的分子标记。目前一些基础及临床试验正在积极探索靶向治疗与免疫治疗联合应用于 BTC 可能性。

（3）免疫治疗

程序性死亡受体 -1（Programmed Death-1，PD-1）抑制剂（帕博利珠单抗、纳武利尤单抗）、程序性死亡配体 -1（Programmed Cell Death-Ligand 1，PD-L1）抑制剂（阿替利珠单抗、度伐利尤单抗）、细胞毒 T 淋巴细胞相关抗原 -4（Cytotoxic T Lymphocyte-Associated Antigen-4，CTLA-4）抑制剂（伊匹木单抗、曲美木单抗），已成为 BTC 治疗的重要手段。由于复杂多样的免疫通路，免疫系统在机体中除发挥监视作用清除肿瘤细胞外，也可能通过诱导自由基生成、DNA 损伤等作用促进癌症的发展。因此，在某些情况下 ICI 的使用甚至可能造成肿瘤的进展。鉴于在 BTC 中单药 ICI 效率低，临床应用有限，急需开展更多的大样本、高质量、前瞻性随机对照试验以进一步明确其治疗效果和安全性。

（九）胃肠间质瘤

胃肠间质瘤（Gastrointestinal Stromal Tumor，GIST）是最常见的间叶源性肿瘤，不同国家 / 地区的发病率不同，全世界每 10 万人口有 6 ~ 22 人患 GIST。根据我国国家癌症中心的研究，我国 GIST 的发病率为每 10 万人口 42 例，好发于 70 岁以上人口，男女比例大致为 1.28 : 1。

1. 胃肠间质瘤发病机制研究

KIT 突变为主要特征的 GIST 起源于卡哈尔（Cajal）间质细胞，这类细胞存在于整个胃肠道的肌层，主要由中胚层衍生而来，其具有电信号起搏点功能，与肠神经系统和肠道平滑肌细胞共同作用调节胃肠道的蠕动。PDGFRA（血小板源性生长因子受 α 多肽）突变的间质瘤可能起源于 telocytes（特络细胞）间质细胞，动物实验证实，BARF 突变的间质瘤更加倾向于平滑肌细胞来源。此外，分子肿瘤驱动因素的类型与原发性解剖部位相关。携带 KIT 外显子 9 的 GIST 突变最常位于小肠、结肠或直肠。PDGFRA 突变，最常见的是 D842V。SDH（山梨醇脱氢酶）家族基因突变或表达缺失的 GIST 在年轻人中通常是多灶性的，位于胃中，以女性为主。

2. 胃肠间质瘤的病理诊断

肿瘤形态学指导 GIST 的病理诊断，但需要免疫组化评估（IHC）来进一步确认诊断。最重要的 IHC 标记是 KIT（CD117），即在 95% 的 GIST 的中表达。其他常见表达的标记物包括 CD34（GIST 的 70%）、平滑肌肌动蛋白（SMA；25% 的 GIST）和结蛋白（<5% 的 GIST）。对于 5% 的 GIST 在 IHC 上不表达 KIT，建立准确的诊断具有挑战性。对于这些肿瘤，以及一般的 GIST，DOG1（在 95% 的 GIST 的中表达）是一个有用的标记物。在 KIT 突变、PDGFRA 突变的 GIST 和没有 KIT 或 PDGFRA 突变的 GIST 之间的表达没有差异，但 PDGFRA 突变的 GIST 通常弱表达 KIT。约 30% 的 kit 阴性 GIST 表达 DOG1。因此，DOG1 IHC 有助于这些肿瘤的诊断。

3. 胃肠间质瘤的系统治疗

GIST 的治疗管理包括外科和系统治疗，需要多学科合作，包括肉瘤肿瘤学家、外科医生、放射治疗师、放射学和介入放射学、核医学和分子病理学团队。

（1）局限性胃肠间质瘤外科手术治疗

手术是局部胃肠道间质瘤的主要治疗方法，并且通常在专家中心使用腹腔镜手术进行。出现转移性疾病的患者不能提前进行手术，但应接受 TKI 治疗作为初始治疗。如果肿瘤含有对现有 TKIs 敏感的突变激酶，则大型局部肿瘤和 / 或那些由于涉及邻近器官而难以切除的肿瘤可能需要新辅助治疗。术前或干预期间的肿瘤破裂与复发风险的高度增加相关，肿瘤破裂的患者是否应该被认为患有转移性疾病还存在争议。除非术前肉眼可见淋巴结受累，否则常规淋巴结切除术，因为在局部 GIST 中淋巴结受累非常罕见。然而，通常发生在胃中的 SDH 缺陷肿瘤可能会累及淋巴结，在这些情况下，应集中切除肉眼可见的疾病和限制胃切除的范围。出现转移性疾病的患者不能预先进行手术，除了具体的临床情况和多学科专家团队讨论后的初始治疗，应该接受 TKI 治疗。

（2）靶向治疗

1）KIT 基因一代酪氨酸激酶抑制剂

GIST 因其相对明确的致病机制，伊马替尼可以靶向抑制 KIT/PDGFRA 突变所致病理性激活的酪氨酸激酶，其作为初治不可手术切除的患者一线治疗药物，开启了间质瘤靶向治疗的新时代。不同基因类型的患者伊马替尼作用的有效率不同，其 KIT 基因 11 号外显子突变患者伊马替尼作用效果最佳，肿瘤抑制率可达 70% 以上，而 KIT 基因 9 号外显子突变患者伊马替尼使用后效果稍差。伊马替尼耐药的问题目前仍然是 GIST 患者中无法解决的一个重要问题。

2）KIT 基因其他酪氨酸激酶抑制剂

针对原发性 / 继发性伊马替尼耐药的患者，二线治疗药物舒尼替尼可以延长患者的无进展生存期 20 周。一线、二线治疗均作用不佳后，三线治疗药物瑞戈非尼可能可以延长患者一定的无进展生存期，但是对总生存期影响不大。目前针对 KIT 基因突变以及 PDGFRA 基因突变开发了新一代的酪氨酸激酶抑制剂瑞普替尼，现在Ⅰ、Ⅱ、Ⅲ 期临床试验均已经完成，此药的安全性及有效性得以证实，目前瑞普替尼已经成为治疗 GIST 的四线药物。对于 KIT 多重继发性耐药突变的情况下，帕纳替尼展现出了良好的应用前景。

3）PDGFRA 基因酪氨酸激酶抑制剂

上述药物对于 PDGFRA 基因 18 号外显子 D842V 突变以及野生型间质瘤的患者治疗效果更差，一般这类患者在使用伊马替尼治疗后 6 个月内肿瘤就会出现进展，被称为肿瘤的原发性耐药。针对这一类患者，研究者开发了新型酪氨酸激酶抑制剂阿伐替尼，NAVIGATOR 和 VOYAGER 两项临床研究结果证明了其安全性和有效性。值得注意的是，阿伐替尼也存在继发性耐药，PDGFRA 激酶结构域的二次突变是造成继发性耐药的其中一种机制。

4）PDGFRA 其他小分子抑制剂

对于耐药 / 转移的难治性 GIST，多激酶抑制剂（Multi-Kinaseinhibitors，MKIs）索拉非尼、达沙替尼、尼罗替尼、马赛替尼等在 GIST 的治疗中得以尝试，并且展现出了良好的治疗作用。多种小分子抑制剂对于晚期难治性 GIST 的治疗起到不同的作用，目前仍然有许多的药物正在进行临床试验，多药物联合使用的效果也仍然需要前瞻对照临床试验进行评估。总的来说，小分子抑制剂的使用在 GIST 的治疗中较为成熟，飞速发展并且仍然有很大的研究空间。

（3）免疫治疗

免疫检查点抑制剂在晚期胃癌一线和后线治疗中均展现出了较传统治疗更优的疗效。PD-L1 mRNA 表达被证实是 GIST 患者的独立预后指标。GIST 中 PD-1/PDL1 抑制剂主要通过增强 T 细胞的活性来发挥抗肿瘤的作用。研究显示，PD-1/PD-L1 抑制剂阻断了 PI3K/AKT/mTOR 信号通路挽救了 GIST 中耗竭的 CD8+ T 细胞，以此达到治疗肿瘤的作用。PD-1 抑制剂纳武利尤单抗单药使用或者联合伊马替尼使用可以观察到明显的疾病缓解和控制。基础实验研究表明 CTLA-4 和 KIT 联合阻断具有协同作用，临床 GIST 患者的队列 Ib 期研究表明 CTLA-4 抑制剂对 GIST 患者是安全的，但是临床预后疗效还有待于进一步研究。以上免疫检查点抑制剂的使用成为难治性耐药的 GIST 治疗的新希望。

（十）泌尿系恶性肿瘤

泌尿系肿瘤主要涵盖肾癌、膀胱癌、前列腺三大癌种，也包括阴茎癌、睾丸癌等相对少见的癌种。其中前列腺癌、肾癌、膀胱癌在 2020 年世界卫生组织统计中分别位列恶性肿瘤排名的第九位、第六位、第二位（男性肿瘤）。其中，前列腺癌在我国的发病率远远低于欧美国家，但近年来呈现上升趋势，且增长比欧美发达国家更为迅速。

1. 发病机制研究

前列腺癌的发病与年龄密切相关，其发病率随年龄而增长，年龄越大发病率越高，高发年龄为65～80岁。研究表明，15.6%的前列腺癌患者发现有胚系基因致病性突变，而10.9%患者存在DNA修复基因的胚系致病性突变，如BRCA2（4.5%），CHEK2（2.2%），ATM（1.8%）和BRCA1（1.1%）。酒精摄入量过多是前列腺癌的高危因素，同时与前列腺特异性死亡率相关。

肾细胞癌的病因尚不明确，其发病与遗传、吸烟、肥胖等有关。大部分肾细胞癌是散发性的，遗传性肾细胞癌占肾细胞癌总数的2%～4%，多以常染色体显性遗传方式在家族中遗传，由不同的遗传基因变异造成，这些基因既包括抑癌基因又包括癌基因。

吸烟和长期接触工业化学产品是膀胱癌两大外在致病危险因素，是目前最为肯定的膀胱癌致病危险因素，约50%的膀胱癌患者有吸烟史，吸烟者膀胱癌的患病风险增加2～3倍，风险率与吸烟强度和时间成正比。长期职业接触工业化学产品是另一类重要的危险因素。约20%的膀胱癌患者发病与所从事的职业有关。

2. 病理诊断及分子分型

前列腺穿刺依然是前列腺癌诊断的金标准，既往前列腺穿刺多在超声引导下采用12+N的方式。MRI靶向活检是近年兴起的新方式，其对于1级癌症的检出率显著低于系统活检，但对3～5级癌症则显著高于系统活检。在具有MRI可见病变的患者中，联合活检可以检测出更多的前列腺癌。

对肾癌而言，病理分级是一个重要的预后相关因素，只适用于透明细胞肾细胞癌和乳头状肾细胞癌。随着基因检测技术的发展，延胡索酸酶缺陷型肾细胞癌（FH-RCC）、TFE3转位相关性肾细胞癌（TFE3-tRCC）逐渐被认知。根据合并凝固性肿瘤坏死的四层分类的证据对嫌色性肾细胞癌的分级，根据BAP1突变、CDKN2A缺失和MYC扩增的比例对肉瘤样和横纹肌样肾细胞癌的分子特征组学研究，都对肾癌的精准化治疗起到了正向作用。

研究显示，非肌层浸润性膀胱癌（NMIBC）及肌层浸润性膀胱（MIBC）的发生发展的分子机制不同，随着基因检测技术的进步，根据基因分析的多种膀胱癌分子分型初步应用于临床。2019年膀胱癌分子分型协作组MIBC分子分型，分为六种类型：管腔乳头型（24%）、管腔非特异型24（8%）、管腔不稳定型（15%）、基质富集型（15%）、基底/鳞状细胞癌型（35%）及神经内分泌型（3%）。分子/基因组检测可用于新型药物的临床试验研究，以达到更精准、更有效的目的。

3. 外科手术治疗

随着外科技术的发展及机器人腹腔镜技术的普及，机器人辅助腹腔镜根治性前列腺切除术可以缩短手术时间，减少术中失血。治疗方式的选择应基于多学科医生与患者的充分交流。术前内分泌新辅助治疗可以降低 pT3 的发生率，降低切缘阳性的发生率，减少阳性淋巴结的发生率。

根治性膀胱切除术（RC）是肌层浸润性膀胱癌（MIBC）的标准外科治疗方式，但对于高危的非肌层浸润性膀胱癌（NMIBC），根治性外科手术时机因为缺乏高级别等级临床证据，一直是膀胱癌外科争议的热点之一。布拉沃（BRAVO）是第一个针对高危 NMIBC 比较 RC 手术和维持 BCG 膀胱灌注治疗预后的随机对照临床研究，虽然研究样本量小、随访时间短，不足以对指南产生根本性影响，但作为药物治疗和根治手术比较的随机研究已是难得。

3D 重建联合机器人辅助下的肾部分切除术是过去几年保留肾单位手术的热点，来自罗赛等人发表的关于马蹄肾肾肿瘤患者的一项多中心研究展示了高级术前影像技术的优势。合并癌栓的非转移肾癌主要以手术治疗为主，其中美国梅奥医学中心的五级分类法指导手术决策是目前应用最为广泛的分级系统，但该分级系统并不能很好地指导机器人辅助下腔静脉癌栓取出术。我国学者针对这一问题做了大量探索和总结，提出了新的肾癌伴静脉癌栓“301 分级系统”及对应手术策略。我国学者也分享了其全肝游离技术在肾癌伴下腔静脉癌栓手术中的应用价值，采用全肝游离技术可以获得良好的手术视野，有效地控制下腔静脉出血风险，更安全地切除肿瘤。同时，基于肾血管 CT 三维重建的检查结果能为肾癌伴下腔静脉癌栓手术决策的制定提供有力的支持，多个预测手术疗效和围手术期并发症的模型也为临床上选择适合手术治疗的患者提供了重要的参考依据。这些研究均有力推动了肾癌伴下腔静脉癌栓手术领域中的技术进步。

4. 内科综合治疗

（1）化疗

以多西他赛为基础的化疗是转移性前列腺癌的标准治疗方案之一。该方案是基于 TAX327 的研究结果。在初治的转移性前列腺癌患者中，单药多西他赛化疗所带来的生存获益也是显著的。对于 BRAC 基因突变的患者而言，以顺铂为核心的化疗也是至关重要的。对于膀胱癌而言，顺铂为主的辅助化疗或者新辅助化疗仍然占据着重要的地位。近年来，新辅助免疫治疗联合化疗的方案收到了更好的治疗效果。

（2）靶向治疗

对前列腺癌而言，治疗靶点有 PSCA、KLK2、STEAP-1 和 NEPC 相关的一些靶点如 DLL3 等。以 PSCA 为靶点的 CAR-T 治疗研究正在开展。KLK2 CAR-T 的Ⅰ期临床研究也在进行：NCT05022849。针对 STEAP-1 靶点的 ADCC 治疗研究包括 NCT04221542 和 DSTP3086S。靶向治疗是晚期肾癌的一线治疗，目前主流的治疗方案为阿昔替尼联合帕博丽珠单抗，仑伐替尼联合帕博丽珠单抗，纳武利尤单抗联合卡博替尼，纳武利尤单抗联合伊匹木单抗，单药的培唑帕尼、舒尼替尼这两个酪氨酸激酶抑制剂依然在晚期肾癌的治疗中扮演重要角色。阿昔替尼和依维莫司单药目前是肾癌的二线靶向治疗。

（3）抗体偶联药物（ADC）

在膀胱癌诊治中，HER2 过表达与肿瘤进展和预后不良密切相关，RC48-ADC 在 HER2+ 局部晚期 / mUC 患者中显示出良好的疗效和安全性。基于其良好临床活性和可接受的安全性，目前 CFDA 已批准 RC48-ADC 在 Her2+ 晚期尿路上皮癌的后线治疗。除了 RC48 外，Enfortumab Vedotin（EV）是一种靶向 Nectin-4 的抗体药物偶联物，Ⅰ期和Ⅱ期研究也有良好的临床效益。TROPHY-U-01（NCT03547973）研究评估了 Sacituzumab Govitecan（SG），一种滋养层细胞表面抗原 2 的抗体 - 药物偶联物对膀胱癌的作用，目前也有着广阔的前景。

（4）免疫治疗

膀胱癌中，免疫检查点抑制剂已用于不能切除和转移的 MIBC 患者二线治疗，及无法耐受铂类且 PD-L1 阳性患者的一线治疗。检查点抑制剂单药或联合化疗或 CTLA-4 检查点进行新辅助免疫治疗的Ⅱ期或Ⅲ期临床研究逐渐增多，并取得初步结果。自 2015 年免疫检查点抑制剂治疗在晚期肾癌二线领域初露锋芒以来，2021 年最新公布的包括 KEYNOTE581 研究在内的多项以免疫检查点抑制剂为基础的联合治疗Ⅲ期临床试验在转移性透明细胞肾细胞癌一线治疗中显示出优越的临床疗效，最终奠定了目前免疫联合治疗在晚期肾癌患者中新的一线治疗地位。目前肾癌中常用的免疫治疗药物有帕博丽珠单抗、纳武利尤单抗、伊匹木单抗。

（5）前列腺癌新型内分泌治疗及其他治疗

内分泌治疗在前列腺癌中占据着重要位置，TITAN 研究显示，阿帕他胺联合 ADT 可有效延长 mHSPC 患者的 OS。2021ASCO-GU 进一步报道了奥拉帕利在循环肿瘤 DNA（ct-DNA）检出携带 BRCA1、BRCA2 或 ATM 突变的转移性去势抵抗性前列腺癌患者中的疗效。结果表明，ct-DNA 对于去势抵抗性前列腺癌患者而言是一种可行的检测方案。

（十一）宫颈癌

宫颈癌是妇科最常见三大恶性肿瘤之一，发病率居女性生殖系统恶性肿瘤第 2 位，位列女性癌症第四位。根据世界卫生组织（WHO）的数据，宫颈癌发病率和死亡率均有上升，死亡人数首次超过卵巢癌。在我国，特别是中西部地区，晚期宫颈癌发病率仍较高，是导致宫颈癌死亡的主要原因。

1. 预防与筛查

宫颈癌发生主要由人乳头瘤病毒（Human Papilloma Virus，HPV）感染引起。有效的一级预防和筛查是预防浸润性宫颈癌的重要策略。HPV 疫苗和健康教育是宫颈癌最有效的预防措施。目前尚无任何一种方法可以替代 HPV 疫苗预防 HPV 感染相关宫颈癌。筛查是宫颈癌重要的二级预防措施，宫颈细胞学筛查及 HPV 检查是宫颈癌筛查发现宫颈癌癌前病变的重要手段。2020 年 WHO 发布了《加速消除宫颈癌全球战略》，该战略提出宫颈

癌发病率 < 4/10 万的目标，以及实现目标的干预措施：总战略要求 2030 年 HPV 疫苗接种率达到 90%，适龄女性宫颈癌筛查率不低于 70%，浸润前病变和浸润性宫颈癌的治疗率达到 90%。

2. 外科手术治疗

手术切除是早期宫颈癌最主要的治疗方法。由美国 M.D. 安德森（M.D.Anderson）癌症中心牵头的针对宫颈癌微创手术的一项大型前瞻性随机对照临床试验（LACC 研究）显示，对于早期的宫颈癌患者（Ⅰ A1 脉管阳性、Ⅰ A2 及Ⅰ B1 期），与开腹根治性子宫切除术相比，接受微创根治性子宫切除术的患者无病生存率（Disease-Free Survival，DFS）和总生存率（Overall Survival，OS）均较低，局部区域复发率较高。继 LACC（局部晚期宫颈癌）试验以来，多项研究均证实开腹根治性子宫切除术在治疗早期宫颈癌中较微创手术有较高的安全性。

3. 放射治疗

宫颈癌的放射治疗包含外照射及近距离放疗，近年来兴起的三维组织间插植近距离后装放疗使用组织间插植针提高覆盖率的重要性，能够充分保证高危临床靶区的剂量覆盖，从而提高局控率、改善生存。美国妇科肿瘤协作组（GOG）发起的Ⅲ期临床研究 OUTBACK、LUFT，结果显示 LACC 同步放化疗后行辅助化疗未改善生存。科拉试验提示与单独接受同步放化疗相比，度伐利尤单抗联合同步放化疗后继续接受度伐利尤单抗治疗，未显著延长高危 LACC 患者的 PFS（无进展生存期）；但亚组分析结果显示：三期（Ⅲ期）以上、淋巴结转移阳性患者有获益趋势，是同步放化疗联合免疫治疗的探索方向。

4. 靶向治疗

NCCN 指南推荐贝伐珠单抗联合顺铂、紫杉醇作为复发或转移性子宫颈癌患者的一线治疗方案。2022 年的 ASCO 大会上公布了一项由我国学者牵头开展的安罗替尼联合 PD-1 单抗治疗复发性晚期宫颈癌的Ⅱ期临床研究显示：安罗替尼联合 PD-1 单抗对晚期宫颈癌患者具有长期生存益处及良好的安全性。

5. 免疫治疗

免疫疗法代表了宫颈癌一种新的治疗选择，在复发患者中具有生存获益。KEYNOTE-826 研究表明，与安慰剂相比，帕博利珠单抗联合化疗 ± 贝伐珠单抗显著改善了一线晚期转移性宫颈癌患者的 OS 和 PFS，且具有可靠的安全性，进一步支持帕博利珠单抗联合化疗 ± 贝伐珠单抗作为持续、复发或转移性宫颈癌新的一线标准治疗方案。NCT04516616 研究评估了化疗联合卡瑞利珠单抗的新辅助化疗 - 免疫疗法（NACIT）用于局晚期宫颈癌的疗效和安全性，结果显示：NACIT 后 CR 患者较 PR 患者的 pCR 率明显升高，≥ 3 级治疗相关不良反应发生率为 40.0%，未发生严重不良反应。因此，化疗联合卡瑞丽珠单抗用于局晚期患者的新辅助治疗具有良好的抗肿瘤活性和可管理的毒性。对于既往治疗失败的转移 / 复发宫颈癌患者，指南推荐 PD-1/CTLA-4 双特异性抗体卡度尼利单抗（AK104）单药治疗。

（十二）卵巢癌

在我国，卵巢癌年发病率居女性生殖系统肿瘤第 3 位，位于宫颈癌和子宫体恶性肿瘤之后，呈逐年上升的趋势，而病死率位于女性生殖道恶性肿瘤之首，是严重威胁女性健康的恶性肿瘤。

1. 一线维持治疗

为延缓上皮性卵巢癌的复发，目前多项药物获批用于上皮性卵巢癌的一线维持治疗。目前，各种临床证据及国内外指南显示，推荐用于上皮性卵巢癌一线维持治疗的药物主要包括 PARP 抑制剂及抗血管生成药物。目前中国获批上市的 PARP（DAN 修复酶）抑制剂为甲苯磺酸尼拉帕利、奥拉帕利、氟唑帕利和帕米帕利。

2. 复发后的二次减瘤手术及维持治疗

基于 2 项随机对照临床研究（DESKTOP-3、SOC-1）证据，肿瘤完全切净的铂敏感初次复发患者是二次减瘤术的获益人群。PARP 抑制剂对于铂敏感复发卵巢癌（PSROC）维持治疗已经成为各大指南公认的标准治疗，无论既往在化疗阶段是否应用过贝伐珠单抗，PSROC 患者都可以选择已获批适应证的 PARP 抑制剂进行维持治疗。贝伐珠单抗既往也曾通过 OCEANS 和 GOG213 研究证实对 PSROS 患者具有 PFS 延长作用，但 OS 无改善，铂敏感发维持治疗的地位在逐渐降低。

3. 其他潜在有效的药物

复发卵巢癌推荐检测包括但不限于：BRCA1/2 、HR 状态、微卫星不稳定性（MSI）、DNA 错配修复（MMR）、肿瘤突变负荷（TMB）、RET、MEK、BRAF 和 NTRK，如果先前的检测未包括这些标志物。免疫检查点抑制剂在晚期卵巢癌一线和后线治疗中均开展了临床研究。遗憾的是在一线治疗中尚未取得突破性疗效。新型抗体偶联药物（ADC）掀起了肿瘤治疗领域的一股风暴。ADC 药物兼备单抗药物的“靶向制导”作用和化疗药物的强效抗肿瘤效应，被广泛用于多种肿瘤治疗。铂耐药复发卵巢癌，叶酸受体 α 高表达的患者可以考虑使用靶向 FR α 的抗体偶联药物索星 · 米妥昔单抗（Mirvetuximab Soravtansine）。

（十三）子宫内膜癌

我国子宫内膜癌的发病率逐年上升，且发病年龄呈年轻化趋势，其危险因素包括肥胖、糖尿病、高血压、林奇综合征和外源性雌激素药物的使用等。

1. 手术治疗

手术是子宫内膜癌治疗的最主要方式，包括保留生育手术和不保留生育手术。子宫内膜癌分子分型可协助精准划分保留生育功能的获益人群。《早期子宫内膜癌保留生育功能治疗专家共识》推荐 POLE 突变型适合保育治疗，p53 突变型不适合保留生育功能治疗，低拷贝数型有可能从内分泌治疗获益；微卫星高度不稳定型存在错配修复功能缺陷，应进一步检测是否存在 Lynch 综合征，此时谨慎进行保育治疗。

2. 分子分型指导辅助治疗

传统辅助治疗的选择主要根据患者的高危因素。2022 年，ESMO 指南将分子分型纳入风险分组。值得关注的是，对于 POLE 超突变型的Ⅰ-Ⅲ期子宫内膜癌，不论何种病理类型，均被归为低危组，术后可不行辅助放化疗。对于中危组人群，PORTEC-1 和（GOG）-99 研究均证明阴道近距离放疗可以明显降低阴道局部的复发率。dMMR 和 NSMP 型Ⅱ期 G2-3 级子宫内膜癌属于中高危组，推荐其行盆腔外照射放疗，特别是 G3 级和 / 或伴有弥漫 LVSI 的患者，可考虑同期或序贯放化疗。对归于高危组的 p53 突变型伴肌层浸润的子宫内膜癌，推荐同期或序贯放化疗。

3. 子宫内膜癌辅助靶向治疗

对于高危型、晚期 / 复发子宫内膜癌患者，放化疗对其生存预后改善并不理想，而新型的靶免药物可明显改善患者预后。针对不同的分子靶点，目前子宫内膜癌的靶向药物主要包括：抗血管生成药物、抗 HER2 靶向药物、抗 DNA 修复药物。

4. 免疫治疗

近年来，子宫内膜癌的免疫治疗也取得了巨大进展。子宫内膜癌 PD-1/PD-L1 的表达比例较高，其中子宫内膜样腺癌表达率为 40% ~ 80%，浆液性癌为 10% ~ 68%，透明细胞癌为 23% ~ 69%；子宫内膜癌中 MSI-H/dMMR 发生率可达 31.37%。基于 KEYNOTE-028、KEYNOTE-158 研究，中华医学会妇科肿瘤学分会《妇科肿瘤免疫检查点抑制剂临床应用指南》推荐对既往治疗失败的 MSI-H/dMMR 晚期 / 复发子宫内膜癌患者使用帕博利珠单抗单药治疗（2A 类）、纳武利尤单抗单药治疗（2B 类）、度伐利尤单抗单药治疗（2B 类）。目前，NCCN 指南推荐免疫抑制剂联合化疗用于晚期 / 复发子宫内膜癌的一线治疗方案。

5. 联合治疗

MSS 型子宫内膜癌对免疫检查点抑制剂的治疗不敏感。近期，免疫治疗联合化疗在晚期 / 复发子宫内膜癌的研究取得了令人鼓舞的结果。NRG-GY018（KEYNOTE-868）研究探索了帕博利珠单抗联合标准化疗的疗效及安全性，RUBY（ENGOT-EN6-NSGO/GOG-3031/RUBY）研究评估了多塔利单抗联合标准化疗治疗原发性晚期 / 复发子宫内膜癌的疗效及安全性。目前，多个国内外指南一致推荐仑伐替尼 / 帕博利珠单抗用于子宫内膜癌的二线免疫治疗。

（十四）骨与软组织肉瘤

骨与软组织肉瘤是指发生在肌肉骨骼系统的肉瘤，包括原发恶性骨肿瘤和软组织肉瘤两大类。原发恶性骨肿瘤和软组织肉瘤大约占成人恶性肿瘤的 1%，儿童恶性肿瘤的 15%。骨与软组织肉瘤发病率低，且全国设置该专科的医院较少，导致该病种误诊误治率较高，在全国规范化诊疗的推广非常重要。

1. 分子检测

沈靖南教授的团队在骨肉瘤细胞系和肿瘤组织中发现了几个与 RAB22A1-38 相关的融合基因，其融合蛋白（Rab22a- NeoS）可结合 SmgGDS607，促进 RhoA 的活化，从而促使骨肉瘤的肺转移，为骨肉瘤肺转移的靶向治疗提供了一个新的潜在靶标。骨肉瘤在基因组、转录组和表观遗传学水平上存在高度异质性。揭开骨肉瘤免疫微环境特征景观对于提高骨肉瘤免疫治疗效果至关重要。上海交通大学附属第六人民医院胡海燕教授首次应用单细胞 RNA 测序（scRNAseq）技术探索了骨肉瘤免疫微环境的单细胞图谱，发现骨肉瘤组织内 TIGIT+ 表达 Treg 细胞的浸润，为骨肉瘤免疫治疗提供了新的靶点。

2. 手术治疗

现有医学 3D 打印技术的发展为盆骨肿瘤精准切除和个性化重建提供了思路。我国骨盆肿瘤外科专家建立制订了基于 3D 打印的盆骨肿瘤“三位一体”个性化治疗模式，通过“医工交叉”MDT 门诊、3D 打印截骨导板、3D 打印骨盆重建假体建立患者诊治流程，形成了我国的盆骨肿瘤个性化治疗专家共识，在国际上也处于领先地位。微创脊柱手术（Minimally Invasive Spine Surgery，MISS）现在已经用于脊柱转移瘤，其可使脊柱转移瘤患者在经受较小创伤的前提下，获得与传统开放性手术相类似的治疗效果。

3. 骨肉瘤肺转移局部治疗方式

关于骨肉瘤肺转移的局部治疗方式，目前普遍的认知为推荐手术切除肺部转移灶。北京大学人民医院回顾性研究显示，现代高分辨肺部 CT 足以发现骨肉瘤患者肺内的微小结节，胸腔镜肺部转移灶切除的结局与国外同类开胸切肺的文献报道预后类似。

4. 进展期骨肉瘤治疗组合

对进展期骨肉瘤，抗血管生成的靶向药的治疗基本已经达成共识，但是肺外病灶的快速继发耐药成了影响预后的关键因素。国内相关研究提示，靶向药联合化疗对进展期骨肉瘤是一个相比于单纯靶向治疗更优的治疗组合。

5. 免疫治疗

加伦特研究提示节拍化疗联合免疫检查点抑制剂用于晚期肉瘤二 / 三线治疗。单免疫治疗的疗效在肺癌、软组织肉瘤、骨肿瘤等实体瘤的疗效仍欠佳。基于 CTLA4 和 PD-1 在机体免疫系统中功能相补的理论，CTLA4 抑制剂和 ICI 联用或可增加免疫疗效。双免疫联合治疗或成为晚期骨与软组织肿瘤的重要研究方向。

6. 细胞治疗

肉瘤患者的预后较差，晚期系统治疗十分有限，一线化疗后的选择更是捉襟见肘。细胞治疗有望开启晚期肉瘤治疗新征程。研究显示 TAEST16001 细胞疗法显示出较好的耐受性，未出现 MTD。期待Ⅱ期临床研究进一步明确该细胞疗法在晚期软组织肉瘤中的疗效。

（十五）血液系统肿瘤

1. 淋巴瘤

（1）弥漫大 B 细胞淋巴瘤一线治疗方案的突破

既往大多数地区对弥漫大 B 细胞淋巴瘤的治疗仍然遵循最经典的传统治疗方案，R-CHOP 方案一直是国内外指南推荐的弥漫大 B 细胞淋巴瘤（DLBCL）的一线标准治疗，其中 50%～60% 的患者可以获得治愈，但仍有 10% 的患者一线难治，30%～40% 的患者缓解后复发。经过数十年的停滞，几种针对新诊断和复发 DLBCL 的有前景的疗法已获得 FDA 批准或处于研发的最后阶段，包括增强型单克隆抗体、抗体药物偶联物（ADC）和双特异性抗体等。随着人们对细胞信号通路的深入了解，在非生发中心（non-GCB）亚型中开展了靶向通路的研究。

（2）难治或早期复发弥漫大 B 细胞淋巴瘤治疗选择

目前，CAR-T 细胞疗法作为 R/R DLBCL 的二线治疗受到了广泛的关注。ZUMA-7、TRANSFORM 和 BELINDA 研究纳入了在一线化学免疫治疗后 12 个月内难治或复发的 DLBCL 患者，三项研究均探索了 CD19 CAR-T 细胞疗法能否作为适合接受 ASCT 患者的首选二线治疗方案。近年来，多种有前景的新药被 FDA 批准用于治疗 R/R DLBCL，为 CAR-T 细胞疗法不可行或不成功时提供了选择。

（3）T 及 NK 细胞淋巴瘤

免疫检查点抑制剂作为能够重建抗肿瘤反应并防止肿瘤细胞逃避免疫监视的药物，近年来在淋巴瘤领域取得显著进展。一项前瞻性Ⅱ期试验评估了替雷利珠单抗（一种抗 PD-1 单克隆抗体）联合 P-GEMOXD 方案一线治疗血浆 EBV 阳性的结外 NK/T 细胞淋巴瘤（extra-nodal NK/T cell lymphoma，ENTKL）患者的疗效。13 例患者全部缓解，其中 10 例（76.9%）达到 CR。2 年 PFS 率和 OS 率分别为 76.9% 和 85.7%。Duvelisib 是一种用于复发难治慢性淋巴细胞白血病 / 小淋巴细胞淋巴瘤患者三线治疗的磷脂酰肌醇 -3- 激酶（PI3K）抑制剂。PRIMO 研究的最新结果显示出了 Duvelisib 用于治疗复发难治 PTCL 的潜力。

（4）霍奇金淋巴瘤

霍奇金淋巴瘤近年来主要进展集中在晚期或难治性患者，SWOG 研究针对 Nivolumab（N）-AVD 与 Brentuximab Vedotin（BV）-AVD 治疗晚期（AS）经典霍奇金淋巴瘤（HL）的对比，SWOG 数据和安全监测委员会建议报告主要结果，主要 PFS 终点超过了方案规定的保守统计边界。与 BV-AVD 相比，N-AVD 改善了 AS HL 患者的 PFS。作为最大的 HL 相关研究，这项研究证实了 N-AVD 在晚期霍奇金淋巴瘤中比 BV-AVD 有更好的 PFS，待更长期随访结果后，可能改变 HL 晚期患者的治疗选择。

（5）生物类似药

2019 年 2 月 22 日国产利妥昔单抗生物类似药汉利康（HLX01）获批上市，成为中国第一个上市的生物类似药。2020年7月20日，国家药品监督管理局（NMPA）药品审评中心（CDE）发布《利妥昔单抗注射液生物类似药临床试验指导原则》，进一步明确了利妥昔单抗生物类似药的临床试验如何开展。

2. 急性白血病

（1）靶向治疗

靶向药的进展主要在以下方面，分别是FLT3抑制剂、IDH1/2抑制剂、Smoothened抑制剂、凋亡通路相关药物。FLT3抑制剂包括米哚妥林、吉瑞替尼、奎扎替尼，目前，FLT3抑制剂的竞争非常激烈，在研的FLT3抑制剂多达数十款。尽管已有的FLT3抑制剂取得了相对成功，但反应往往是短暂的。继发的FLT3突变、平行通路的上调以及细胞外信号的转导等机制引起的FLT3抑制剂耐药构成了持续的挑战。因此，后续的FLT3抑制剂开发需要更多考虑如何解决使用后产生的耐药问题。IDH1/2抑制剂包括伊那尼布、艾伏尼布。由施维雅公司开发的IDH1/2双抑制剂Vorasidenib已经进入临床Ⅲ期，该药物可以实现IDH1/2全覆盖，对于同时存在IDH1和IDH2突变的患者可以减少靶向药物联用的概率。目前美国礼来公司和中国的和黄医药、海辰药业也在布局IDH1和IDH2双抑制剂，但是均处于早期临床或临床前阶段。Smoothened抑制剂包括格拉吉布。凋亡通路相关药物包括维奈克拉。维奈克拉在AML中已经取得了巨大成功。在一线治疗中，对于新诊断的不适合强化治疗的75岁及以上AML患者，维奈克拉与阿扎胞苷联用相比阿扎胞苷单用可明显延长患者的中位OS。

（2）细胞治疗

CD19/CD22双靶点CAR-T治疗R/R急性B淋巴细胞白血病（B-ALL）的CR率高达96%，3年累计复发率为40%。相比CD19单靶点CAR-T，CD19/CD22双靶点CAR-T带来了可观疗效的同时，细胞因子释放综合征（CRS）临床表现更轻微，仅有20%的患者为3～4级。展望单克隆抗体的研究进展，双特异性CD3-CD19 T细胞衔接器抗体——贝林妥欧单抗在R/R ALL患者的治疗中对比标准化疗，具有更佳的完全缓解或伴血细胞计数不完全恢复的完全缓解或部分血液学恢复的完全缓解（CR+CRi+CRh）率。

（十六）多原发肿瘤

随总体癌症发病率的逐渐上升及癌症幸存者数量增加，CMP的发生已愈发普遍。CMP在不同报道中的发生率差异较大，早期国外相关报道提示在1%～17%，近年来的研究报道提示发病率有所提高，为2.4%～20.0%，这可能与肿瘤患者的增加、肿瘤患者总生存期的逐步延长、诊断技术的精进等因素相关。国内关于CMP的报道相对较少，仅有单中心数据，总体发生率在0.4%～2.0%。

1. 多原发肿瘤发病机制研究

CMP的发病机制目前仍未完全明确，可能有多种因素参与。关于CMP发病的区域癌化理论最早由国外团队提出。放化疗也是 CMP 发生的高危因素。除此之外，对于有 CMP 家族史的患者，应高度怀疑遗传性肿瘤综合征的可能，如林奇综合征等。

2. 多原发肿瘤诊断、治疗

CMP 的诊治尚无国际统一的标准与规范，目前临床多采用经验性的诊治手段。CMP 的诊断与普通肿瘤并无显著差别，主要依赖病史采集、体格检查、实验室检查、影像学检查、病理学检查等，重点在与鉴别 CMP 与复发转移肿瘤，近年来基因图谱检测、NGS 等新兴手段的出现使得 CMP 诊断的难度较前大大降低。治疗方面，我国 CSCO 于今年 4 月发布了《多原发和不明原发肿瘤诊治指南（2023 年版）》，填补了国内外相关领域指南的空白，其中对治疗进行了一定的规范。按每一种原发肿瘤治疗原则处理：①按每种原发肿瘤的生物学行为和分期，决定治疗的先后顺序；②首先处理恶性程度高和分期较晚的肿瘤；③ CMP 应尽量明确每一个转移灶的原发病灶。

（十七）神经内分泌肿瘤

神经内分泌肿瘤（Neuroendocrine Neoplasms，NENs）作为发病率较低的肿瘤，且可能发生在全身各部位，国内外相关的流行病学研究均较少，有研究称在过去的 40 余年间，NENs 从每 10 万居民每年新增病例 109 例（1973 年）增加到 698 例（2012 年），其中大多数 NENs 来自胃肠胰（GEP）（66%）和支气管肺（31%）。

1. 神经内分泌肿瘤诊断

NENs 发生部位广泛，分类庞杂，诊断一直是相关研究的热点。NENs 可分泌多种肽类或胺类激素至循环系统，这些激素是 NENs 特有的生物标记物。病理方面，目前我国最新相关指南推荐采用 WHO 2019 年发布的标准进行分类和分级，根据核分裂象计数和（或）Ki-67 增殖指数将 NEN 分为神经内分泌瘤（Neuroendocrine Tumor，NET）和神经内分泌癌（Neuroendocrine Carcinoma，NEC）。

2. 神经内分泌肿瘤治疗

NENs 的治疗当前临床一般遵循相关指南，由于 NENs 可以发生在全身各部位，异质性强，因此治疗也不尽相同，但总体遵循以下原则：对于局限期 NENs，以手术治疗为主，如内镜下手术、外科根治术等；对于广泛期 NENs，主要采用内科治疗。近年来 NENs 的治疗逐步走向更加精细化的管理，如胃部 NET 根据分型不同，Ⅰ型可内镜随访至 >1 厘米后行内镜下病灶切除，Ⅱ型胃 NET 需处理高胃泌素血症，再视原发灶情况决定切除方式，Ⅲ型胃 NET 推荐积极行外科手术并淋巴结清扫。手术治疗之外，大量内科治疗相关的临床试验正在进行或已取得良好的成果。靶向治疗方面，我国自研的索凡替尼通过大型的临床试验已确立了其在 NET 中的地位，其在 NEC 中的作用仍在探索中。免疫检查点抑制剂在 NENs 中的治疗仍处于临床探索阶段。此外我国自研的 PD-1 斯鲁利单抗也取得了喜人的成果（ASTRUM-005），在一线 SCLC 中联合化疗中位 OS 达到 15.4 个月，是近年来较为重磅的进展。但免疫治疗在肺外的 NENs 的治疗仍在进一步探索当中，临床上多有借鉴肺部方案应用者，但缺乏高级别证据支持。

（十八）头颈恶性肿瘤

1. 头颈部鳞状细胞癌新辅助治疗

超过 60% 的头颈部鳞状细胞癌（Head and Neck Squamous Cell Carcinoma，HNSCC）患者在初诊时即为局部晚期，局部晚期 HNSCC 的主要治疗手段有根治性手术和同步放化疗，然而约 50% 的患者会在 3 年内复发，复发 / 转移性 HNSCC 患者 5 年生存率仅有 3.6%。复发 HNSCC 亟须探索更为有效的治疗策略，从而提高患者的生存获益。免疫检查点抑制剂与西妥昔单抗理论上有较好的联用机制，达到缩瘤和作用持久的优势互补，目前已有一些西妥昔单抗联合免疫治疗在复发 / 转移头颈部鳞状细胞癌中获得较好疗效的研究，并写入指南推荐。因此西妥昔单抗 + 免疫 ± 化疗作为局部晚期头颈部鳞状细胞癌新辅助治疗是否能帮助达到手术降级和去术后辅助是一个新的探索方向。2023 年的 ASCO 大会一项研究探索了西米普利单抗（PD-1）+ 西妥昔单抗 + 含铂二药化疗用于局部晚期头颈部鳞状细胞癌的疗效和安全性。结果显示：该方案总体安全性耐受，未引起手术延迟，MPR 60%，pCR 40%。西米普利单抗 + 西妥昔单抗 + 含铂化疗作为新辅助治疗通过病理降期实现缩小手术范围和去除辅助放疗的目的。

2. 局部晚期 HNSCC 围挽救性手术治疗策略优化

免疫治疗在 HNSCC 围手术期治疗中的初步成效，令大家看到了更多潜在应用价值，挽救性术后辅助治疗的探索也在积极进行中，以期改善 HNSCC 复发患者的预后。一项研究（NCT03355560）对免疫辅助治疗在复发 HNSCC 患者中的疗效进行了探索，研究结果显示，从挽救性手术开始后 2 年 DFS 率为 71.4%，显著高于历史对照组的 41%。多项挽救性术后辅助免疫治疗研究正在积极开展中，以期改善 HNSCC 复发患者的预后。

3. 局部晚期甲状腺癌的新辅助治疗

局部晚期甲状腺癌是指侵犯颈部重要结构及器官的甲状腺癌，手术难度高，预后差。新辅助靶向治疗作为一种新兴的治疗模式，有望提高局部晚期甲状腺癌的 R0/1 切除率，改善患者预后。复旦大学肿瘤医院最近一项研究通过对局部晚期甲状腺癌新辅助靶向治疗的研究进行了系统的回顾。结果显示，新辅助靶向治疗的平均时间为 4.3 个月，总体 ORR 为 78.1%，意向治疗人群的 R0/1 切除率为 78.1%。

4. 甲状腺未分化癌的精准治疗

甲状腺未分化癌（ATC）是一种罕见的、高度侵袭性的恶性肿瘤，占所有甲状腺肿瘤的 2% ~ 3%。甲状腺未分化癌仍然是全世界最致命的疾病之一，预后非常差。近年来分子检测技术的进步、靶向药物和免疫检查点抑制剂的临床突破，ATC 的管理已然步入精准化诊疗时代。除了免疫组化技术可以检测分子突变之外，拥有广泛的基因分型的第二代测序和全外显子测序也逐步应用于临床。在明确分子突变位点后，可根据相应突变位点采取针对性的靶向治疗。BRAF V600E 突变是分化型甲状腺肿瘤中常见的早期驱动突变，约 50% 的 ATC 患者既往或同时患有分化型甲状腺癌（例如乳头状癌），因此，BRAF V600E 突变存在于 10%～50% 的 ATC 中，并且可能与不良预后相关。BRAF 靶向疗法彻底改变了晚期 / 转移性 BRAFV600E 突变 ATC 的治疗，提供了显著的临床益效果，并通过新辅助方法更好地局部控制疾病。另外的晚期丝裂原激活蛋白激酶（MAPK）通路改变在 ATC 中也很常见，例如 p53 丢失（在 50%～80% 的 ATC 中），并且与去分化有关，尽管提供的精确机制间变性转化的发生尚不清楚。ATC 中常见的其他遗传特征包括激活 TERT 启动子突变（40%～70%）和程序性死亡配体 1。随着免疫抑制剂在实体瘤中的广泛研究，PD1 也在一些 ATC 患者中应用并取得不错疗效。

（十九）肿瘤内镜

随着内镜诊疗技术的发展，新型内镜器械的不断研发，内镜技术在恶性肿瘤的诊断以及治疗中发挥着越来越重要的作用。近年来，肿瘤内镜进展主要在以下方面。

1. 内镜黏膜下剥离术的适应证进一步扩大

在正式发布第六版日本胃癌治疗指南中，内镜黏膜下剥离术（ESD）的适应证进一步扩大。针对小于 2 厘米的 UL（–）、未分化型、cT1a 胃癌，进行了 JCOG1009/1010 研究，随访于 2018 年完成，其 5 年生存率为 99.3%。分化型与未分化型胃癌的 ESD 手术疗效相似。

2. 内镜引导的胆管射频消融术共识发布

内镜引导的胆管射频消融术是近年来新兴的胆管恶性狭窄的治疗手段，联合胆管支架引流和系统化疗等，可有效延缓肿瘤局部进展，提高患者生活质量，延长生存期，国内发布的胆管恶性狭窄内镜射频消融术专家共识对内镜引导的胆管射频消融术进行了规范。

3. 超声内镜（EUS）与经内镜逆行胰胆管造影（ERCP）缓解不可切除的恶性远端胆道梗阻到底孰优孰劣

国际多中心随机对照研究，连续纳入因不可切除的 MDBO 导致梗阻性黄疸入院的患者。随机分配患者接受 EUS 引导下胆总管十二指肠吻合术（ECDS）或 ERCP 引流。研究结论：两种术式均可作为不可切除 MDBO 患者初始胆道引流的选择。与 ERCP 相比，ECDS 的技术成功率更高，手术时间更短。当预期 ERCP 操作难度大时，可首选 ECDS。EUS 引导的介入技术发展为恶性远端胆道梗阻提供了简便的治疗手段。

4. 人工智能技术的应用

葡萄牙学者和美国学者均报道了 AI 技术在胆道镜诊断 MBSs（恶性胆道狭窄）准确性中的应用。主要的结论是 AI 技术在胆管镜检查过程中可能会帮助临床医师判断胆管狭窄的性质，同时要高于胆管刷检及活检在 MBSs 诊断中的准确性。此外，研究显示人工智能技术可以提高超声内镜图像诊断效能。

（二十）肿瘤标志

1. 循环肿瘤细胞标志物

循环肿瘤细胞（CTCs）的真正力量在于它们代表高转移性肿瘤亚克隆的潜力，以及它们作为分子和功能研究的生物标志物的最新来源的丰富性。CTCs 已被纳入《世卫组织肿瘤分类：乳腺肿瘤》第五版和《AJCC 癌症分期手册》第七版。在 CTC 分子分型方面，国内外的进展更为显著，针对的治疗靶点，特别是靶点 CLDN18.2 和 HER2 等的研究尤其火热，北京大学肿瘤医院沈琳教授、张小田教授与中国科学院胡志远教授发表研究成果首次发现在胃肠道肿瘤患者中使用中科纳泰（TumorFisher）纳米磁珠结合分子信标技术发现 CLDN18.2 RNA 在胃癌患者外周血 CTC 中的表达与组织上 CLDN18.2 蛋白表达水平相关，CLDN18.2 的 RNA 检测有望成为预测 CLDN18.2 抑制剂在胃癌治疗中的疗效的有效手段。

2. 肿瘤代谢标志物

近年来，科学家们建立了大量的代谢谱，揭示了潜在的机制和代谢，为生物医学治疗靶点的探索提供了基础。例如，《自然》子刊结果显示胃泌素释放肽前体 ProGRP 近年来被证实是小细胞肺癌的诊断、治疗及监测的良好标志物。肿瘤代谢物琥珀酸盐、延胡索酸和 2- 羟基戊二酸盐（2HG）已被证明抑制参与调节表观遗传修饰的双加氧酶。除了癌症之外，这些肿瘤代谢物还与各种组织功能相关，包括免疫功能和对机体代谢的控制。

3. 肿瘤单细胞标志物

单细胞组学技术，如基因组测序、转录组分析、表观基因组分析、蛋白质组研究或代谢组分析，被用来加强对细胞间变异性和随机生物过程影响的理解。近年来，单细胞组学被广泛用于研究各种类型的癌症，为肿瘤进化和耐药机制提供了新的见解。

三、恶性肿瘤学科国内外研究进展比较

（一）肺癌

由于庞大的人口基数，我国是全球肺癌新发病例及死亡病例最高的国家。在 2020 年的全球肺癌新发病例中，约有 37% 来自中国。而因肺癌死亡的病例中，中国病例约占其中的 39.8%。近年来，肺癌的基础及临床研究已成为肿瘤治疗进展最快的领域之一，伴随国内创新药物研发实力的增强与本土研究者国际影响力的提升，越来越多“中国数据”亮相世界舞台，国内外肺癌研发几乎齐头并进，但我国在创新药物研发方面与国外仍存在一定差距。

在新药临床研究方面，长期以来由于欧美、日本等地在免疫治疗研究领域的领先地位，导致相关药物在海外的临床试验质量及新药审评速度均占有一定优势，中国往往处于新药获取的“第二梯队”。近年来，国内在药政、临床试验、新药审批等多方面的改革，尤其是2017年以来，中国正式加入人用药品注册技术要求国际协调会议（ICH），为中国研究者提供了更好的环境。在一大批中国研究者的共同努力下，伴随中国临床经验和数据的不断积累，中国患者的临床试验数据无论从质量还是影响力均处于快速提升之中。

（二）乳腺癌

1. 外科治疗方面

多项临床随机试验证实了乳腺癌保乳术联合放疗与根治性手术具有相似的治疗效果，在欧洲和美国，60%~70%的早期乳腺癌患者接受了保乳治疗。而国内保乳手术的比例仅为20%左右。前哨淋巴结活检已成为国内外临床腋窝淋巴结阴性早期乳腺癌的标准手术方式。同时，国外Z0011及AMAROS试验均表明对于前哨淋巴结1~2枚宏转移的保乳术联合放疗的患者可以免除腋窝淋巴结清扫，但这一理念在国内尚未得到一致认可。国外ACOSOG Z1071研究提示，针对临床腋窝淋巴结阳性接受新辅助化疗后转变为阴性的患者，前哨淋巴结活检阴性（双示踪剂、检出≥3枚）可免除腋窝淋巴结清扫。在国内，新辅助化疗后的前哨淋巴结活检尚未广泛开展。在内乳区淋巴结处理方面，我国有多个团队公布了重要结果，走在世界前列。王永胜等的一项临床研究旨在评估乳腺癌患者在新辅助化疗后接受内乳区前哨淋巴结活检的临床获益，结果显示新辅助化疗后内乳区前哨淋巴结有显像的患者，尤其是cN+患者，新辅助化疗后应接受内乳区前哨淋巴结活检，以期获得完整的淋巴结分期。内乳区前哨淋巴结活检能够进一步完善淋巴结病理完全缓解的定义并指导内乳区放疗。对于接受全乳切除的乳腺癌患者，乳房重建可显著提高患者的生活质量。与国外相较，我国乳房重建率较低。

2. 内科治疗方面

在化学治疗方面，近年来国外没有新的细胞毒药物获批于乳腺癌的治疗。但是在国内，由两个化疗新药获批用于治疗晚期乳腺癌，分别是优替德隆（UTD1）和艾日布林，为晚期乳腺癌化疗提供了新的选择。此外，在化疗方案，国内也进行了领先的探索。中山大学肿瘤防治中心的一项节拍化疗在早期三阴性乳腺癌辅助治疗的强化研究显示（SYSUCC-001随机Ⅲ期试验），卡培他滨的节拍强化治疗可以降低早期三阴性乳腺癌（TNBC）的复发风险。PATTERN随机Ⅲ期试验提示含铂类辅助化疗方案改善早期TNBC的生存。CBCSG010随机Ⅲ期试验证实，卡培他滨联合蒽环紫杉辅助方案可进一步提高TNBC的疗效。在内分泌治疗领域，江泽飞教授领衔的ACE研究显示，国内原创新药HDAC抑制剂西达苯胺联合依西美坦可显著改善激素受体阳性晚期乳腺癌生存。基于多中心Ⅲ期DAWNA-1的研究结果，中国自主研发生产的CDK4/6抑制剂达尔西利获批用于乳腺癌内分泌治疗。在靶向治疗领域，菲尼克斯研究和菲比研究已经证实了国产原研药吡咯替尼在晚期乳腺癌靶向治疗中的显著生存获益。PHEDRA 随机Ⅲ期临床试验显示，吡咯替尼联合曲妥珠单抗可作为乳腺癌新辅助双靶新方案。此外，我国三阴性乳腺癌的精准治疗也走在世界前列。复旦大学附属肿瘤医院邵志敏教授团队提出了三阴性乳腺癌“分子分型基础上的精准治疗策略”，并通过 FUTURE 临床试验前瞻性验证，将多线治疗失败后的晚期三阴性乳腺癌客观缓解率提升至 29.0%，远高于对此类患者进行常规化疗的疗效（5%～10%），为难治性三阴性乳腺癌提供了全新的治疗模式。

3. 基础研究方面

目前，关于乳腺癌细胞的起源、分子分型、肿瘤转移复发与耐药，依然是乳腺癌基础研究领域亟待解决的热点问题。近年来，国内乳腺癌基础研究，尤其是三阴性乳腺癌走在世界前列。中国乳腺癌患者与欧美患者的遗传背景存在显著差异，但一度缺乏权威数据。复旦大学附属肿瘤医院精准肿瘤中心自主研发了多基因测序平台，并绘制了中国首个千人乳腺癌基因突变图谱，全面分析了中国乳腺癌的临床特征和基因组特征，发现了中国乳腺癌特有的精准治疗靶点。邵志敏教授团队绘制出了全球最大的三阴性乳腺癌多维组学图谱并提出“复旦分型”，为三阴性乳腺癌精准化诊治指明了新的方向。同时，基础研究的临床转化取得重大进展。在明确三阴性乳腺癌分子改变的基础上，提出“分子分型基础上的精准治疗”策略，基于该理论开展的精准治疗临床研究给一部分多线治疗耐药的 TNBC 患者带来新的治疗策略。

（三）胃癌

全球胃癌发病率最高的国家是日本，中国是第 4 位。由于我国人口基数大，胃癌发病的绝对人数排全球首位。每年在中国新发胃癌的患者接近全球总数的 50%。根据中国胃肠外科联盟近十年的数据统计，在我国，虽然早期胃癌的比例在增加，晚期胃癌的比例在下降，但是总体的进展期胃癌比例仍然很高，占 60%～70%。当前许多西方发达国家由于胃癌发病率较低，因此并不推荐进行胃癌筛查。但是在我国，胃癌的筛查是必要的。开展胃癌筛查可显著提高胃癌早期病变检出率，改善患者预后，大幅提高患者生存率。日本和韩国胃癌患者 5 年生存率高于中国，主要原因在于日韩通过筛查发现更多早期胃癌并进行治疗，而我国幅员辽阔，胃镜等方法由于医疗成本、条件的限制，无症状以及非高风险人群接受度低，尚难以大规模开展。因此，目前我国是基于所建立的模型筛选出高危因素，进行精准的高危人群的筛查，并在这些高危人群中再去进行胃镜的普查。

治疗方面，我国虽是世界第一胃癌大国，但来自国家食品药品监督管理总局（China Food and Drug Administration，CFDA）的统计数据表明，在 2010—2020 年，我国针对胃癌的新药注册研究仅 41 项，占所有恶性肿瘤的 4%。由于胃癌在欧洲和美国的发病率较低，故目前国际上针对胃癌治疗的临床证据多来自亚太地区，贡献最多的是日本和韩国。近年来，由我国研究者发起的临床研究稳定增加，为胃癌临床实践提供了新的证据。

来自东西方国家肿瘤之间的生物学差异增加了基于国际试验标准治疗的复杂性。因此，胃癌国内外获批治疗药物并不完全一致。中国获批的胃癌靶向与免疫治疗药物仍然有限，目前包括 2012 年用于一线治疗的曲妥珠单抗、2014 年用于三线治疗的 EGFR2 抑制剂阿帕替尼、2020 年用于三线治疗的纳武单抗、2021 年纳武联合化疗用于一线治疗、2022 年用于三线治疗的维迪西妥单抗。此外，相同治疗方案在国内外胃癌患者中的临床获益也并不完全一致。例如，ToGA 研究中曲妥珠单抗联合奥沙利铂 / 顺铂 +5-FU/ 卡培他滨治疗胃癌，中国人群死亡风险下降 45%（HR：0.55），优于全球人群（HR：0.65）。CheckMate-649 研究中国亚组纳入 208 例 HER2 阴性胃癌一线患者，PD-L1 CPS ≥ 5 组，纳武单抗联合化疗组的中位 OS 比单纯化疗组延长了 5.9 个月（95%CI：8.0 ~ 2.1）（HR：0.54），治疗受益大于全球人群（HR：0.7，OS 延长 3.3 个月）。同时，相较东亚邻国韩国及日本，中国胃癌患者肿瘤负荷高，需更强的免疫联合化疗使肿瘤负荷缩小并在二线治疗中有更多获益。

（四）结直肠癌

我国结直肠癌发病率居全部恶性肿瘤第 2 位，2020 年我国新发病例 55.5 万，占全球新发病例的 28.76%。得益于结直肠镜筛查的普及，欧美发达地区结直肠癌发病率、死亡率持续下降。反之，因为人口老龄化加剧和饮食生活方式的逐渐西方化，我国结直肠癌的发病率呈明显上升趋势，且城市地区发病率远高于农村。而且，因为结直肠癌筛查的不足，大部分人确诊时已属中晚期，我国结肠癌 5 年生存率为 57.6%，直肠癌 5 年生存率为 56.9%，仍低于欧美、日韩等国家。

从发病部位看，我国结直肠癌大多数为直肠癌，其所占比例大于 50%，且直肠癌中近 90% 的肿瘤位于中、低位直肠，而在欧洲及北美地区则少于 40%。因此，我国结直肠癌治疗对于器官功能保护以及多学科团队诊疗模式提出了更高的要求。我国地域间经济发展水平差异较大，结直肠癌规范化诊疗率低，许多结直肠癌患者仍得不到规范性诊疗，结直肠癌 5 年生存率平均水平跟欧美国家的水平仍有较大差距。尽管我国结直肠癌病例数量多，但是缺乏高质量的、代表中国人群的、覆盖全国的结直肠癌大数据库，不利于利用真实世界临床大数据，不断优化结直肠癌的诊疗决策。

（五）食管癌

食管癌是我国高发特色肿瘤的恶性肿瘤，近年随着我国经济和技术的发展，食管癌在筛查和早诊早治，局部晚期食管癌以手术为主的个体化规范化综合治疗，腔镜和机器人微创食管外科技术应用和发展，食管癌的免疫治疗的基础研究和临床研究、免疫检查点抑制剂应用于食管癌的新辅助和术后辅助治疗方面取得重要进展。我国食管癌的生存率有了显著提高。食管癌分子分型及 ctDNA 检测为食管癌预后和治疗选择提供了新的指导。

（六）原发性肝癌

在临床诊治方面，我国肝癌治疗现状已与国际水准接近，但在肝癌的早期诊断率、5年存活率等临床疗效方面，尚与欧美、日本等国家和地区存在差距。相比欧美肝癌患者，我国肝癌患者在发病原因、流行病学特征、分子生物学行为和临床表现及治疗策略方面有很大不同，因此在治疗方面需结合国情，有中国特色。基于 IMbrave150 的优异成绩，2020年“T+A”方案（阿替利珠单抗联合贝伐珠单抗）成为肝癌的一线治疗方案；2022 年欧洲肿瘤内科学会公布了 KEYNOTE 524 研究（仑伐替尼联合帕博利珠单抗）的最新数据。国内徐建明教授牵头开展的 RESCUE 研究，对比卡瑞利珠单抗联合阿帕替尼（“双艾”组合）vs 索拉非尼的数据显示，“双艾”相较于索拉非尼明显延长了 mOS（22.1m vs 15.2m）和 mPFS（5.6m vs 3.7m），是目前获得最长的生存期的Ⅲ期临床研究。由樊嘉院士团队开展的 0RIENT-032 研究，信迪利单抗联合贝伐珠单抗 vs 索拉非尼，截至 2022 年 8 月的数据显示：ORR 为 26.7%，6 个月和 12 个月 PFS 可达 78% 和 58%，其中超半数的（56.7%）的患者实现了根治性切除。双免疫治疗也是近几年的热点研究内容，2020 年 ASCO 会议上公布了纳武利尤单抗 ± 伊匹木单抗用于术前新辅助治疗肝癌的数据，ORR 为 31%，中位缓解持续时间可达 17.5 个月。近年来，中国研究者在 HAIC 治疗中晚期肝癌领域取得许多进展。一项多中心 RCT 的研究结果显示：HAIC 治疗合并门静脉瘤栓的肝癌患者，其 ORR 明显高于索拉非尼。一项回顾性研究结果显示：与仑伐替尼单药治疗相比，仑伐替尼联合特瑞普利单克隆抗体和 HAIC 治疗可以获得更高的 ORR 和更高的转化切除率。ASCO 也更新了仑伐替尼联合特瑞普利及肝动脉灌注化学治疗（HAIC）作为晚期 HCC 一线治疗的Ⅱ期试验（LTHAIC 研究）结果，提示系统治疗联合局部治疗可获得更高的抗肿瘤活性，更多的患者能够获得转化切除机会。

（七）胰腺癌

外科手术治疗在国内外都依然是胰腺癌的唯一潜在治疗方式。我国在胰腺癌开放手术方面与国外各医学中心相比并无明显差异，甚至微创根治性手术和清扫技巧方面还有相当的技术优势，目前已有多中心研究数据提示微创胰腺癌根治手术具有和开放手术相当的治疗效果，更多的多中心研究为胰腺癌的外科治疗提供更多的精准治疗和循证治疗依据。近年来腹腔镜下胰肠吻合方式在不断地改良和创新，如覆盖式胰肠吻合和捆绑式胰肠吻合等。陈汝福团队的腹腔镜下“三针法”胰肠吻合方式可显著提高腹腔镜下胰肠吻合的效率，且对于直径小于 2 毫米的胰管更具有优势；彭兵团队的腹腔下导管对黏膜的胰肠吻合方式同样安全可靠。药物治疗方面，目前国际上针对胰腺癌治疗的临床证据多来自欧美，贡献最多的是美国和荷兰。近年来由我国研究者发起的临床研究稳定增加，为胰腺癌临床实践提供了新的证据。来自东西方国家肿瘤之间的生物学差异增加了基于国际试验标准治疗的复杂性，因此胰腺癌国内外获批治疗药物并不完全一致。近几年国际上关于胰腺癌靶向治疗的多款药物已成功获批。中国获批的胰腺癌靶向与免疫治疗药物仍然有限，目前仅包括用于一线治疗的厄洛替尼和尼妥珠单抗。

（八）胆道恶性肿瘤

近几年国内外对 BTC 的联合治疗研究进展在不断推进，但国内外研究结果存在一定的差异。2019 年发表的一项纳入 243 例患者的研究证实 GEMOX 方案较 GC 方案对胆囊癌的疗效更佳，但刘颖斌团队通过回顾性分析发现，相较于 GEMOX 方案，mFOLFIRINOX 方案可有效延长晚期 BTC 患者的 PFS 和 OS，并提高疾病控制率（DCR），且对于胆囊癌患者效果更明显。国外对较大肿瘤（直径 2.2 ~ 17 厘米、中位大小 7.9 厘米）ICC 的转移淋巴结和肿瘤及其周缘区域采用 80.5 戈瑞以上剂量个体化外照射方案，而国内放疗主要采用 DT 40 ~ 45 戈瑞，单次 1.8 ~ 2.0 戈瑞治疗 BTC 患者，同步化疗的方案首选推荐氟尿嘧啶类（5-FU 或卡培他滨）。目前国内外指南基于肿瘤切除可行性、切缘阴性和区域淋巴结清扫等要求，建议 BTC 的外科治疗依然采用传统的手术思路。值得关注的是，2023 年 5 月美国国家综合癌症网（NCCN）指南在肝内胆管癌的外科治疗原则中加入“有经验的术者行微创外科手术方式被证明安全、有效”。我国最新指南对肝内胆管癌的微创手术方式进行非劣性描述，尚未作出明确推荐。

（九）胃肠间质瘤

数十年的临床 - 基础转化研究，使得 GIST 成为个性化、分子靶向治疗肿瘤研究的范例。国内外数代酪氨酸激酶抑制剂的开发和使用均给 GIST 患者带来了生存获益。免疫治疗作为肿瘤治疗的新兴方向，其在 GIST 患者的治疗方案中也崭露头角。

（十）泌尿系恶性肿瘤

欧美国家前列腺癌发病率较我国高，是男性肿瘤发病的第 2 位，我国的前列腺癌发病率远低于欧美，但是近年来呈现明显的上升趋势。近年来，国内外对于前列腺癌的研究取得了一定的进展。以下是国内外前列腺癌研究进展的比较：①基因检测：国外已经开展了多项前列腺癌基因检测的研究，旨在寻找潜在的致癌基因和抑癌基因。这些研究有助于了解前列腺癌的发病机制，为早期诊断和治疗提供新的靶点。相比之下，国内在这方面的研究相对较少。②早期诊断：国外已研发出多种前列腺癌早期诊断方法，如前列腺特异性抗原（PSA）检测、核磁共振成像（MRI）等。这些方法可以帮助医生更早地发现前列腺癌，从而提高治愈率。国内也在积极开展相关研究，但技术水平与国外尚有一定差距。③治疗方法：目前，国内外对于前列腺癌的治疗方法主要有手术治疗、放射治疗、激素治疗和免疫治疗等。近年来，国外兴起了多学科综合治疗（MDT）的模式，通过联合多种治疗方法，提高治疗效果。国内也在逐渐推广这种治疗模式，但普及程度仍然不够。④临床试验：国外有许多针对前列腺癌的新药临床试验，包括靶向治疗、免疫治疗和基因治疗等。这些临床试验为患者提供了更多的治疗选择，也推动了前列腺癌治疗领域的发展。国内虽然也有临床试验，但数量和规模相对较小。⑤患者教育与支持：国外非常重视患者教育和支持，为患者提供有关前列腺癌的知识、治疗方法和康复指导。这有助于提高患者的治疗效果和生活质量。国内在这一领域的发展相对滞后，需要加强患者教育和支持服务。

膀胱癌的发病机制至今尚未完全明确，国外研究发现在早期非肌层浸润性膀胱癌的发生过程中，常见的基因表达异常包括促癌基 FGFR3、PKM2、CCNE1、PIK3CA 高表达，以及肿瘤抑制因子 CDKN2A、TP53、FBXW7 突变或表达缺失等。而国内的最新研究显示 CCNE1 在高级别 BCa 中高表达。也有证据表明，CCNE1 基因扩增与 TP53 高突变率和疾病临床进展相关。CCNE1 过表达及 CDKN2A 表达缺失，促使 BCa 向晚期进展，CDKN2A 突变或缺失与肿瘤抑制因子 p53 突变有关。膀胱癌筛查和早期诊断在不同地区有不同的实践和指南，国外开始推广尿液细胞学检查，而国内更侧重于膀胱镜检查。

对于转移性肾细胞癌，培唑帕尼的临床数据来源于其国际多中心Ⅲ期临床研究，结果显示培唑帕尼的中位无进展生存时间为 11.1 个月，客观缓解率为 30%，显著优于安慰剂对照组，最终生存分析显示中位总生存时间为 22.6 个月。另外一项培唑帕尼与舒尼替尼对照用于转移性肾细胞癌一线治疗的国际多中心Ⅲ期临床研究（COMPARZ 研究），国内多家中心参与了该临床试验，独立评估显示培唑帕尼与舒尼替尼的中位无进展生存时间分别为 8.4 个月与 9.5 个月，统计学达到非劣效。国内的研究发现中医药有助于促进肾细胞癌术后机体功能恢复，减少免疫治疗及靶向药物治疗的毒副反应，缓解患者症状，提高患者生活质量，可能延长生存时间，可以作为肾细胞癌治疗的手段之一，可单独应用或与其他抗肿瘤药物联合应用。我国药监部门曾经批准的治疗肾细胞癌的现代中药制剂不多，治疗适应证多针对多种肿瘤，其中也包括治疗肾细胞癌，但是这些药物已上市多年，早期的实验和临床研究比较薄弱，尚缺乏高级别的循证医学证据加以充分支持，需要积极进行深入研究。

（十一）妇科恶性肿瘤

国内林仲秋、崔书中教授牵头肿瘤细胞减灭术联合 HIPEC（腹腔热灌注化疗）治疗晚期上皮性卵巢癌的前瞻性多中心随机对照Ⅲ期临床研究。区别于国外研究入组 IDS 患者且顺铂单药性 HIPEC，本研究拟入组的初始接受肿瘤细胞减灭术患者，HIPEC 药物选用顺铂（DDP）75 mg/m^2（每平方米体表面积所用的药物量）、多西他赛（Docetaxel）75 mg/m^2。基于美国 NOVA 研究（尼拉帕利），针对 PSR 患者尼拉帕利适应证在美国被 FDA 限制在 gBRCAm 人群。在中国尼拉帕利相应临床注册研究已由 NOVA 研究变更为 NORA 研究，

PSR 人群适应证未发生变化。PRIME 研究和 NORA 研究均为采用尼拉帕利个体化起始剂量的Ⅲ期研究，降低了维持治疗中 TEAE（出现的不良事件）和因不良反应停药及终止用药的发生风险。

（十二）骨与软组织肉瘤

化学治疗在肉瘤的治疗中仍占据重要的地位，尤其是转移性肉瘤。最佳的化疗方案一直在不断探索中。但近年来新进展还是没有出现革命性的方案。国内外肉瘤研究者的目光更多是放在靶向治疗、免疫治疗和细胞疗法等方面。近年来，我国骨与软组织肉瘤的整体治疗水平已有了明显提升，多项治疗技术已达到国际先进水平，我国学者也在逐步奠定我国在国际骨与软组织肉瘤治疗领域的学术地位。但是，与国际一流的骨与软组织肿瘤中心相比，仍然存在明显不足，在病因研究、系统诊疗、规范治疗和多学科合作诊治等方面还存在差距。仍需积极探索开展创新技术和方法的临床转化研究，探寻适合我国的骨与软组织肉瘤诊断与治疗的新途径。

（十三）多原发肿瘤

CMP 作为一类发病率较低的恶性肿瘤，本身并不属于一种特定的疾病，而是一类现象的总称，难以制定统一的标准及命名，诊疗尚未成体系，国内外对该病种的研究均处在探索阶段，目前国外并没有相应的指南与共识，相比之下，我国于 2023 年 4 月发布的 CMP CSCO 指南第一次总结了国内外相关研究并给出了一定的指导意见，填补了国际空白。

（十四）神经内分泌肿瘤

从全球来看，NENs 的发病率在逐年升高，关注该肿瘤的研究团队也越来越多。作为一种异质性较高的恶性肿瘤，诊疗手段多而复杂，因此国内外对于 NENs 的管理都趋于细分化。除了前文引用的国内 NENs 的总体指南外，近年来我国学界发布了许多更加精细的指南及共识，如《胃肠胰神经内分泌肿瘤诊治专家共识》《中国胰腺神经内分泌肿瘤诊疗指南》《中国肺和胸腺神经内分泌肿瘤专家共识》等，国外 NCCN 指南、ESMO 指南均有此趋势。在临床试验方面，国内相关团队，如复旦大学肿瘤医院、北京大学肿瘤医院等的研究小组，走在国际相关研究的前沿，前文提及的索凡替尼、斯鲁利单抗均是我国自研的改写临床实践用药的重磅结果，标志着在 NENs 领域我国已达到国际先进水平。相比之下国外热门研究领域多集中于 PRRT（肽受体 - 放射性核素治疗）治疗、PRRT 联合常规治疗、新的组合治疗手段等，其中 177 Lu-DOTATATE 已被美国食品药品管理局和欧洲药品管理局批准上市用于治疗 SSTR 阳性的分化良好的 GEP-NET。全局来看，发达国家相关学科水平与国内各有千秋，相信不同领域的研究进展均会造福 NENs 患者。

四、恶性肿瘤学科发展趋势及展望

中国恶性肿瘤的每年新发病例将近400万，癌症死亡病例234万。整体来看，恶性肿瘤发病率呈上升趋势。特别是与环境生活方式相关的肿瘤，死亡率整体上呈上升趋势。《“健康中国2030”规划纲要》提出2030年实现总体恶性肿瘤5年生存率提高15%的重要目标。为了实现“健康中国2030”的目标，恶性肿瘤学科的高质量发展十分必要。

（一）精准预防深化发展

在肿瘤流行病学领域，精准预防将发挥越来越重要的作用。传统的肿瘤流行病学通常关注单一危险因素的识别，难以揭示病因网络的完整性，因而在研究复杂疾病时具有严重局限。近十年来，随着高通量组学技术和医学大数据的不断发展，产生了多维度的信息，包括分子、细胞、组织、人群社会行为、生态环境等多水平、多组学大数据。未来需将多层次信息进行整合，构建完整的病因网络，并对未来的风险状况进行模拟及预测。实现这一目标的关键是构建设计良好、大样本量、长期随访、存档生物样本可用、暴露因素测量详细的生物样本库以及探索如何整合多层次，多组学大数据的方法。以乳腺癌为例，家族性乳腺癌病例占15%～20%，遗传性病例占5%～10%，一级亲属中有乳腺癌病史者与无家族史者相比，乳腺癌患病风险增加。BRCA1/2基因是目前发现的与家族性乳腺癌发病关系最为密切的两个易感基因，北京大学肿瘤医院基于中国BRCA1/2突变乳腺癌患者人群建立了BRCA-CRisk预测模型，用于预测BRCA1/2突变乳腺癌患者对侧乳腺癌发病风险，具有较好的预测能力。

（二）个体化、高效筛查策略的优化

近年来，基于基因检测、生物标志物和影像学等多种技术的早期筛查手段不断优化和创新，提高了肿瘤筛查的准确性和效率。以结直肠癌为例，人工智能技术的应用，提高了肠道腺瘤及早期肠癌的检出率。更多非侵入性筛查方式，比如粪便检测、尿液检测、血液检查、呼吸检测等被开发出来，样本收集简便，患者依从性更好。近年来，随着二代测序技术的快速革新和成本的不断降低，ctDNA检测已成为当前肿瘤筛查领域的热点之一。但由于早期肿瘤患者血浆肿瘤DNA突变数目低，因此目前ctDNA的检测多用于局部晚期或远处转移的肿瘤，如何更好地利用ctDNA检测提高早筛的敏感度成为未来需要解决的命题之一。采用联合型液态活检技术可能弥补单一标志物检测的缺陷。约书亚等学者在2017年的研究发现，ctDNA KRAS检测联合4种血清标志物（CA19-9，CEA，HGF和OPN）对比单纯使用KRAS检测可提高对胰腺癌检测的灵敏度（64% vs 30%）。故基于不同组学（cfDNA甲基化检测、血清肿瘤标志物、ctDNA突变检测、血液RNA）

的联合型液态技术对胰腺癌早筛早诊的效能可能进一步提高。探索基于不同组学联合方式的联合型液态活检技术在恶性肿瘤中进行早检的效能，具有广阔的临床前景，对促进我国恶性肿瘤的早诊早治、提高患者生存率、降低死亡率，具有重要的临床意义和社会价值。

（三）早期可手术恶性肿瘤辅助 / 新辅助治疗的精准化探索

手术切除为早期恶性肿瘤主要治疗方式之一，尽管接受了新辅助 / 辅助治疗，但仍有相当比例的患者术后仍然发生复发或者转移。这是由于新辅助 / 辅助治疗具有一定的盲目性，如何实现早期可手术恶性肿瘤辅助 / 新辅助治疗的精准化，是未来的研究方向。以肺癌为例，靶向治疗及免疫治疗的快速发展，使晚期肺癌逐渐实现“慢病化”管理，靶向及免疫治疗前移已证实能为早期可手术 NSCLC（非小细胞肺癌）患者带来生存获益，但治疗策略、人群选择仍需进一步优化。NSCLC 术前新辅助治疗领域目前尚无靶向药物可用，这部分患者的临床需求亟待满足。NEOS 研究是一项单臂、开放标签的ⅡB 期临床研究，探索奥希替尼用于可切除的 EGFR 阳性 NSCLC 新辅助治疗，共纳入 40 例患者，38 例患者完成了为期 6 周的奥希替尼新辅助治疗，ORR 为 71.1%，DCR 高达 100%，30 例（84.2%）患者经奥希替尼治疗后接受了手术治疗，R0 切除率达到 93.8%，其中，46.9% 的患者实现了肿瘤降期。提示奥希替尼作为可切除的 EGFR 阳性 NSCLC 患者的新辅助治疗前景辽阔，对于为肺癌患者提供新的精准治疗选择，提高治愈率，改善预后有重要意义。ALK 阳性早期 NSCLC 患者围手术期 TKI 治疗也在探索中。

以乳腺癌为例，中山大学肿瘤防治中心袁中玉、王曦、王树森教授开展了“可手术三阴性乳腺癌标准治疗后卡培他滨节拍维持治疗的Ⅲ期开放标签、多中心、随机临床研究（SYSUCC-001）”，旨在评估可手术三阴性乳腺癌经标准治疗后进行卡培他滨维持治疗的疗效和安全性。结果显示卡培他滨组的 5 年 DFS 为 82.8%，观察组为 73.0%；卡培他滨组 5 年 DDFS 显著优于观察组，卡培他滨组的 5 年 OS 相较于观察组无明显改善（85.5% vs 81.3%）。这为三阴性乳腺癌的精准强化辅助治疗提供了思路。

（四）分子靶点探索及基因检测助力实现恶性肿瘤精准治疗

恶性肿瘤是一类高度异质性的疾病，分子靶点探索及基因检测是实现恶性肿瘤精准治疗的必由之路。以肺癌为例，EGFR-TKI 显著延长携带 EGFR 突变 NSCLC 患者的 PFS，然而耐药不可避免。EGFR C797S 突变是 3 代 EGFR-TKI 耐药的主要原因，目前尚无治疗策略。国产创新药物 BPI-361175，是一种 4 代 EGFR 抑制剂，能用于现有 EGFR-TKI 治疗 NSCLC 后的耐药突变，并有望用于前线治疗。RAS 是人类肿瘤中突变频率最高的基因，在所有肿瘤中突变频率占 20% ~ 30%。KRAS G12C 是最常见的突变位点之一，在非小细胞肺癌中发生率约为 14%。KRAS 过去三十多年一直被认为是一个“不能成药”的蛋白靶标，缺乏有效治疗手段，具有极大的未被满足的医疗需求。目前已有两种针对 G12C 位点突变的靶向药物获批上市，多项探索 KRAS 抑制剂或联合方案的研究正在进行中。如国产创新药物 BPI-421286。TP53 抑制剂的研发及探索之路类似于 KRAS 抑制剂。有研究显示，TP53 Y220C 突变的相关靶向治疗的有效率可达到 24%，应用更高剂量时的有效率可达到 30%。一旦 TP53 被突破，各领域的更优联合方案将崛起。

随着新技术、新方法的临床应用以及新型系统抗肿瘤药物的不断涌现，肝癌综合治疗选择愈发丰富，新的治疗靶点及治疗药物也在不断发掘，有望提高肝癌的治疗效果。李斌团队的一项研究表明地氯雷他定可能是一种新型的抗癌药物，NMT1 介导的肉豆蔻酰化有助于 HCC 的进展，是 HCC 潜在的生物标志物和治疗靶点，揭示了蛋白翻译后修饰促进肝癌进展机制。此外，近几年研究显示细胞的昼夜解决也可能是肝癌治疗的新靶点，且已获得了初步的证据支持。2023 年 4 月 Tempest 公布了小分子 PPARα 拮抗剂 TPST-1120 一线治疗不可切除或转移性 HCC 患者的ⅠB/Ⅱ期临床试验结果，三联治疗组（TPST-1120 联合 A+T）的缓解率为 17.5%，与对照组相比，ORR 相对改善了 69.9%，验证了 TPST-1120 靶向 HCC 的假设。

在过去二十年中，乳腺癌分子分型体系及分子分型指导下的个体化治疗策略早已深入人心，且显著改善了乳腺癌患者的预后。二代测序技术的进步以及全面深入的基础研究持续推动着乳腺癌的精准分型及治疗。在早期乳腺癌中，基于精准临床检测的多基因风险预测模型（Oncotype DX、MammaPrint 等）有助于优化患者治疗策略。在晚期乳腺癌治疗中，精准基因检测能够探索新的治疗靶点，延长患者生存期。复旦大学附属肿瘤医院精准肿瘤中心自主研发的多基因测序平台，全面揭示了中国乳腺癌的临床及分子特征，并通过向临床的直接转化，为乳腺癌患者的精准诊疗提供了重要参考。复旦大学附属肿瘤医院三阴性乳腺癌“复旦分型”与 FUTURE 精准治疗系列研究已初步实现了分子分型、基础研究、靶点鉴定和临床转化的全链条闭环。在三阴性乳腺癌精准治疗蓬勃发展的同时，腔面型乳腺癌这一最常见的乳腺癌类型也有望在来年迎来全新的精准治疗模式。邵志敏教授团队建立了迄今为止规模最大、最全面的亚洲多组学腔面型乳腺癌队列，通过对基因组、转录组、蛋白组和代谢组的深入分型将腔面型乳腺癌进一步划分成了四个亚型，并进一步鉴定了各个亚型的关键靶标分子以及优选治疗策略。在分子分型基础上的基因检测、靶点挖掘和精准治疗，有望成为乳腺癌全新的治疗模式。

胃癌的精准治疗包括获益人群筛选、联合治疗策略制定、耐药机制探索等方面。在多组学手段的推动下，胃癌实现了从 DNA 到 RNA 到蛋白的分子分型，更多的胃癌精准靶向治疗正在逐步涌现，未来胃癌治疗需要更精确的诊断、分型和决策，并进一步开展基于转化研究的临床试验，开发更多的新靶点和新药物来改善胃癌患者结局。因此，充分利用高通量测序、下一代测序技术（NGS）、单细胞测序等技术分析胃癌内在改变，进而指导治疗方案，对更好地指导临床个体化的治疗和预后判断具有重要意义。此外，除了常见的基因组测序和近年来火热的单细胞测序外，基于液体活检的转化研究也逐渐成为胃癌精准诊疗的推动力。组织病理活检难以克服胃癌本身的高度异质性，并且组织活检通常难以监测临床治疗过程中的动态疗效，更无法精准反映患者体内的肿瘤负荷及肿瘤的变异情况。液体活检因其侵入性小、重复性好，与大体活检相比价格更低、耗时更短、灵敏度和特异度较高等优势，在胃癌早期诊断、术后复发和疗效监测中发挥着重要作用，也是未来重要发展方向。

尽管晚期 BTC 患者整体预后较差，但近年来随着肿瘤精准诊疗理念的发展，基因测序、循环肿瘤 DNA 检测等技术的应用为 BTC 提供了新的治疗思路。如国外研究收集 6130 名 ICC 患者进行了回顾性分析，对超过 300 个肿瘤相关基因的变异 / 融合重排和拷贝数改变进行了评估，发现了 8 个治疗相关致癌驱动基因的共突变谱：IDH1/2、FGFR2、ERBB2、BRAF、MDM2、BRCA1/2、MET 和 KRASG12C，详细了解这些基因有助于避免靶向治疗潜在的耐药机制和制定有效的 ICC 治疗策略。2023 年樊嘉院士团队研究揭示了 KRAS 突变与肿瘤前炎症有因果关系，并被认为是肿瘤发生的驱动因素，这为治疗 KRAS 突变的 BTC 提供了一种有效的选择。HER-2 突变或扩增在 BTC 的发生发展中起到重要作用，但目前针对 HER-2 突变或扩增缺乏长期生存的数据，期待后续更大样本量的随机、对照研究结果能够确认最为重要的生存获益。FGFR 通路已研究数据证实了其强大的致癌潜力，尤其是 FGFR 融合基因（FF 基因），这明确支持在 FF 阳性的 BTCC 患者中使用 FGFR 抑制剂，对于 FF 阳性的患者，解析其发病机制以及二次耐药机制是将来的研究重点。未来我们仍需加深对 BTC 发病机制、分子生物学及耐药机制的研究，促进 BTC 个体化、精准化的治疗。

（五）恶性肿瘤手术治疗向精准、规范、微创、重外形、保功能发展

目前，手术仍然是早期恶性肿瘤主要的治疗方式。恶性肿瘤手术治疗向精准、规范、微创、重外形、保功能发展。精准肝脏外科手术是具有高度确定性、预见性和可控性的临床实践，旨在彻底清除目标病灶和安全手术切缘的同时，确保剩余肝脏解剖结构的完整和功能性体积最大化，最大限度控制创伤和出血，减少并发症，使手术患者获得最佳治疗效果。精确的术前评估是成功施行肝脏手术的关键，通过二维影像数据可重建肝胆系统的全景三维可视化模型，精确计算剩余肝脏体积；还可通过虚拟现实技术开展模拟手术等，为病情评估、准确外科决策和手术规划提供依据。腹腔镜手术和外科机器人手术因其创伤小、恢复快等优点，在肝脏外科领域得到迅猛发展。利用腹腔镜技术开展肝脏边缘病灶局部切除、左外叶切除已十分成熟，而腹腔镜下半肝、尾状叶、解剖性肝段切除，腹腔镜下 ALPPS、活体肝移植供肝获取等术式也正在不断地开展和推广。虚拟成像术中导航技术、腹腔镜下超声引导、荧光腹腔镜辅助等新技术的开展也使得腹腔镜肝切除更为精准和安全。此外，机器学习算法也在肝癌外科治疗中逐渐得到应用，包括肝癌影像组学、术后早

期复发预测等方面。

乳腺癌的手术方式发展从乳腺癌改良根治术、扩大根治术、根治术，到保留乳房切除术、乳房重建术、腋窝前哨淋巴结活检术等。乳腺癌手术治疗向重外形、保功能、微创不断发展。首先是重外形，包括保乳术的普及与规范、乳房重建。多项大型前瞻性随机对照试验相继证实保乳手术与全切手术，在局部复发和总体生存方面并无统计学差异。尽管目前全国范围内保乳比例仅为20%左右，但是保乳的观念已经深入人心，保乳手术的比例正在不断提高。此外，我国乳房重建的比例也呈上升趋势，10%~11%的患者在全乳切除后会接受乳房重建。乳房重建在乳腺癌患者及乳腺专科同道中愈加受到重视。其次是保功能，目前前哨淋巴结活检已经成为腋窝阴性乳腺癌患者手术规范。同时，针对1~2枚前哨淋巴结宏转移并接受保乳联合放疗的患者、临床腋窝淋巴结阳性接受新辅化后转变为阴性的患者，豁免腋窝淋巴结清扫的理念得到了更多的认可。

近年来，由于微创技术的发展和普及，具有术中出血量少、术后并发症少、术后快速康复、美容效果好、保留功能等优势的乳腺腔镜、机器人手术正在乳腺外科得到快速发展。

随着新型手术技术和系统治疗的引入，胃癌外科治疗向微创、规范、保功能方向不断发展。首先是微创，毫无疑问，微创手术是胃癌手术治疗未来的发展趋势。在JCOG、KLASS及CLASS系列研究的基础上，以中日韩胃外科医生为代表的研究者不断开拓腹腔镜技术在胃癌治疗中的应用。机器人手术的兴起，更是进一步推动了胃癌微创手术治疗的发展。随着微创理念的普及、腹腔镜技术水平的提高，外科医生开始追求以更加微创的方式完成手术，通过进一步缩小手术创口、完全腹腔内的消化道重建以及围术期的加速康复等措施，不断提升微创效果。尽管微创程度升级、手术创口缩小，然而手术技术难度在不断下降。这得益于裸眼3D、4K腹腔镜等技术的不断创新优化，使腹腔镜胃癌外科手术更加智能、更加精准、更加安全。其次是规范，学术交流合作促进腹腔镜胃癌外科规范有据。近年来，《局部进展期胃癌规范化淋巴结清扫范围中国专家共识（2022版）》《中国腹腔镜胃癌根治手术质量控制专家共识（2022版）》等专家共识相继发布，共同促进腹腔镜胃癌手术规范和安全地开展。最后是保功能，胃癌手术的发展已经从扩大切除、标准化手术向着个体化、精准化的方向发展，以追求肿瘤安全性和术后生活质量为目的。在此背景下，多种保留功能手术被提出，包括保留胰腺的胃切除术、保留脾脏的胃切除术和保留幽门胃切除术等。随着临床研究的不断推进，这些手术的适应证也将被逐渐完善。

宫颈癌广泛切除手术可能会伴随手术并发症和术后生活质量下降，所以在过去的20年里，低危宫颈癌患者接受范围较小的根治性手术已成为趋势。在2023年6月的ASCO大会上，公布了一项在低危早期宫颈癌患者中对比根治性子宫切除术+盆腔淋巴结切除（RH）和单纯子宫切除术+盆腔淋巴结切除（SH）的随机Ⅲ期研究（SHAPE研究）。这项非劣效性Ⅲ期前瞻性随机试验的目的是比较低危早期宫颈癌（LRESCC）女性的RH与SH。LRESCC定义为1A2或1B1期且病变≤2厘米的女性。结果显示，接受单纯子宫切除术的低风险早期宫颈癌女性患者 3 年盆腔复发率并不逊色于接受根治性子宫切除术的女性，并且 SH 观察到更少的手术并发症和更高的生活质量。

随着患者对微创要求的进一步加强，外科医师对手术器械精细程度要求的进一步提升，单孔机器人势必会在胰腺癌外科治疗中占据一席之地。对于部分手术范围较小的手术比如胰体尾切除术，单孔机器人极有希望取代多孔手术机器人成为微创手术的首选。单孔机器人目前仍存在诸多不足，比如手术范围小、器械内不包含超声刀等能量组件。随着器械的进一步开发和发展，在弥补上短板后，诸如胰十二指肠切除术这类胰腺癌手术，也将得以常规开展。根据该系统在泌尿外科及胃肠外科目前的应用，单孔机器人基本可以做到多孔机器人同样等级的淋巴结清扫，因此也可保证对胰腺癌的根治性。对外科医师和患者来说，单孔机器人手术系统的推出，使得手术方式更为丰富，也带来更小的创伤，是科技向医疗转化的又一杰出体现。

（六）免疫治疗方兴未艾

目前免疫治疗已进入“2.0 时代”，多种新型免疫治疗药物研究正在开展。新型免疫治疗药物的创新主要体现在两个方面：一是药物剂型改变，如 BPI-371153，它是新型强效、高选择性的口服小分子 PD-L1 抑制剂，临床前研究中展现出优秀的体外及体内活性、良好的安全性及药代动力学性质，其 I 期研究正在开展（CTR20220496）。二是作用靶点创新，增效减毒的双特异性抗体仍是目前新药开发的重要方向，如依沃西单抗（AK112）是康方生物独立自主研发的全球首创 PD-1/VEGF 双特异性抗体新药，在 2022 年 ASCO 年会上，康方生物公布了 AK112 联合化疗治疗 EGFR-TKI 治疗失败的 EGFR 突变晚期非鳞状 NSCLC 的Ⅱ期临床试验结果。数据显示 ORR 为 68.4%，DCR 为 94.7%，mPFS 为 8.2 个月，6 个月 PFS 率为 69.3%。

（七）国产原研药物不断问世、临床研究蓬勃发展

基于多中心Ⅲ期 DAWNA-1 的研究结果，中国自主研发生产的 CDK4/6 抑制剂达尔西利正式获得国家药品监督管理局批准，为激素受体阳性 HER2 阴性晚期乳腺癌提供了新的治疗方案。这反映了我国国产原研药物的高速发展。近年来国产原研药物不断问世，并伴随着一系列高质量临床研究的发表，改变了抗 HER2 小分子酪氨酸激酶抑制剂、CDK4/6 抑制剂、HDAC 抑制剂及 PD-1/PD-L1 单抗等药物的格局。许多高水平的临床研究登顶国际知名期刊和会议，越来越多的“中国方案”写入国际指南和共识。除了新药临床试验以外，基于原创性研究成果的、研究者自主发起和设计的临床研究也在近年不断取得突破。2023 年美国临床肿瘤学会（ASCO）年会上，FUTURE 系列研究有两项重磅研究成果发布，后续的 FUTURE-SUPER、FUTURE 2.0 以及腔面型乳腺癌精准治疗等系列研究也已经在陆续开展，有望在未来几年中开启乳腺癌精准治疗“中国方案”的新阶段。国产原研药物不

断问世和临床研究的蓬勃发展，也带来了临床治疗方案的多元化，针对不同的患者合理优化选择治疗方案是未来探索和研究的方向。

（八）基于不同治疗策略的联合治疗有望成为优选治疗方案

基于不同治疗策略的联合治疗有望成为恶性肿瘤的优选治疗方案。以胃癌为例，HER-2仍然是晚期胃癌的关键靶点，Keynote-811研究首次证实了联合免疫治疗在HER2阳性胃癌的作用，可谓继胃腺癌（ToGA）研究之后的又一重大突破，改写了HER-2阳性晚期胃癌一线治疗指南。基于晚期胃癌中的良好客观缓解率，化疗、免疫、靶向联合的模式也开始向HER-2阳性局部进展期胃癌的新辅助治疗中推进。双特异性抗体是未来免疫治疗发展方向之一。既往研究显示调节性T细胞与免疫治疗疗效相关，PD-1/CTLA-4双抗在胃癌治疗中也表现出了良好的安全性和有效性，其Ⅲ期临床试验正在进行。与大多数细胞毒性药物的情况一样，由于耐药机制的出现，ADC作为单一疗法产生的客观反应或临床益处的持续时间仍然受到限制。因此，ADC与其他抗癌药物的组合成为ADC药物开发的一个重要方向。联合策略的探索可能对增强ADC活性、克服潜在的耐药以及改善反复化疗治疗周期中出现的慢性毒性问题非常重要。其中与免疫疗法联合是目前ADC药物联合疗法的一个重要的探索方向。临床前数据和早期临床研究的结果表明，可能协同增强胃癌免疫治疗疗效，增强其抗肿瘤活性，并逆转免疫治疗耐药。基于不同治疗策略的联合治疗可以进一步改善治疗疗效，有望成为胃癌优选治疗方案。

（九）人工智能在恶性肿瘤学科会有更大发展空间

动态的数字时代，创新势在必行。快速发展的技术是实现和融合创造价值想法的主要工具。因此，人工智能和相关技术的应用不是一种选择，而是一种趋势。目前，人工智能技术如机器学习、强化学习、深度学习等技术越来越多地应用于医疗保健，不可阻挡地推动了医疗保健需求。例如，美国马约诊所使用人工智能来筛查宫颈癌，这种基于人工智能的算法使用了来自国家癌症研究所的60000多张宫颈癌图像，该算法的准确率高达91%。马萨诸塞州理工学院开发的基于深度学习的人工智能技术可以预测未来五年内乳腺癌发展的可能性。

近年来人工智能技术逐渐应用于乳腺病理诊断，一定程度减少了病理医师烦琐的工作量，提高病理诊断的效率和准确性，提供精准的预后和治疗反应信息。目前，有多种人工智能平台（算法）可用于乳腺癌组织学病理诊断和分级，其中GALEN算法能够很好地区分乳腺浸润性癌和原位癌的亚型/分级。深度学习神经网络可以提高组织学分级评估的准确性。全自动核分裂计数深度学习模型可显著提高乳腺癌核分裂评估的准确性。人工智能算法可以提高淋巴结转移评估的准确性和效率，尤其是微转移和ITC。人工智能辅助ER、PR、HER2、Ki-67、PD-L1判读已经显著改善了病理医师的一致性和准确性。基于人工智能（AI）图像识别技术的辅助诊断，取得突飞猛进的发展。以肿瘤内镜为例，目前已在结直肠息肉检出、提高超声内镜诊断效能、恶性胆道狭窄诊断、评估黏膜下占位性质等内镜相关技术及诊断层面发挥重要作用，一定程度上降低了人为因素造成的漏诊、误诊，同时提高了内镜质量控制水平，提高患者对内镜的接受度。同时，AI 辅助内镜诊疗领域仍在蓬勃发展，希望未来在 ESD、POEM 手术的止血、预防穿孔、ERCP 的困难插管、EUS 介入的指引等问题都有人工智能的用武之地，期待更多高水平的研究为内镜治疗操作助力。在此基础上，结合更为成熟的产品及配套平台的应用，相信 AI 技术必将在肿瘤内镜学科占有重要的一席之地。

（十）肿瘤科普在恶性肿瘤防治中继续发挥重要作用

《“健康中国 2030”规划纲要》明确提出了健康中国建设的目标之一是要在 2030 年将总体癌症 5 年生存率提高 15%，要完成这一艰巨的任务，除了依赖于经济和科技水平的整体发展之外，面对恶性肿瘤这一严重威胁人民身体健康和生命安全的重大疾病，更加有必要通过加大肿瘤防治知识的科管力度，更广泛地传播“以预防为主”的肿瘤防治理念，从而提高人民群众防癌意识，助力健康中国战略目标的实现。“坚持把科学普及放在与科技创新同等重要的位置，强化全社会科普责任”，这是《关于新时代进一步加强科学技术普及工作的意见》中重点强调的内容。

党的十九大报告提出，实施健康中国战略，搭建共建共享的基本路径和平台，促进全社会广泛参与。为了进一步推动我国肿瘤防治事业的发展，中国抗癌协会针对我国肿瘤防治领域最新的医学技术、科研成果、治疗理念，搭建多学科、多领域相结合的肿瘤防治健康科普权威新媒体平台，发挥协会的资源优势和专家优势，邀请最权威的专家、针对老百姓最关心的话题、制作最接地气的科普作品、传播给最需要的受众群体。在此基础之上，未来应进一步整合社会各方资源，深化科普平台建设。目前，肿瘤科普形式主要包括图文类、短视频类、直播类等。创新健康科普传播形式，可以通过数据、图表、视频等多元化形式进行深度融合，形象、生动地解读受众关注的肿瘤问题，让肿瘤防治科普知识变得有趣实用，以“接地气”的传播形式引导公众关注肿瘤。短视频已经成为人们日常生活中获取各类信息的重要渠道之一，医学科普短视频的数量及其用户数有了突飞猛进的增长。与此同时，人民的生活水平有了明显提升，对于健康生活方式的重视程度也愈来愈高。通过短视频获取健康科普资讯成为人们的常态。尽管目前医学科普短视频在传播中还存在着一定的局限性，其内容质量、内容评审及监管、内容的体系化及储备量等方面尚有较大的提升空间，但相信随着现代科学技术水平的不断提高、机制体制的不断完善、各类审核监管力度的不断加强、大众健康素养水平的不断提升，医学科普短视频在发挥其及时、高效、大众化传播优势的同时，还将会在肿瘤防治的科普道路上打造出更有中国特色的全民医学健康教育传播模式，助力推动“共建共享、全民健康”的健康中国战略目标。

参考文献

[1] Sung H, Ferlay J, Siegel RL, et al. Global Cancer Statistics 2020: GLOBOCAN Estimates of Incidence and Mortality Worldwide for 36 Cancers in 185 Countries. CA Cancer J Clin 2021, 71: 209–249.

[2] Zheng R, Zhang S, Zeng H, et al. Cancer incidence and mortality in China, 2016. Journal of the National Cancer Center 2022, 2: 1–9.

[3] Felip E, Altorki N, Zhou C, et al. Adjuvant atezolizumab after adjuvant chemotherapy in resected stage ⅠB–ⅢA non–small–cell lung cancer (IMpower010): a randomised, multicentre, open–label, phase 3 trial. Lancet 2021, 398: 1344–1357.

[4] O'Brien M, Paz–Ares L, Marreaud S, et al. Pembrolizumab versus placebo as adjuvant therapy for completely resected stage ⅠB–ⅢA non–small–cell lung cancer (PEARLS/KEYNOTE–091): an interim analysis of a randomised, triple–blind, phase 3 trial. Lancet Oncol 2022, 23: 1274–1286.

[5] Forde PM, Chaft JE, Smith KN, et al. Neoadjuvant PD–1 Blockade in Resectable Lung Cancer. N Engl J Med 2018, 378: 1976–1986.

[6] Forde PM, Spicer J, Lu S, et al. Neoadjuvant Nivolumab plus Chemotherapy in Resectable Lung Cancer. N Engl J Med 2022, 386: 1973–1985.

[7] Provencio M, Nadal E, Insa A, et al. Neoadjuvant chemotherapy and nivolumab in resectable non–small–cell lung cancer (NADIM): an open–label, multicentre, single–arm, phase 2 trial. Lancet Oncol 2020, 21: 1413–1422.

[8] Zhang JT, Liu SY, Gao W, et al. Longitudinal Undetectable Molecular Residual Disease Defines Potentially Cured Population in Localized Non–Small Cell Lung Cancer. Cancer Discov 2022, 12: 1690–1701.

[9] Hui R, Ozguroglu M, Villegas A, et al. Patient–reported outcomes with durvalumab after chemoradiotherapy in stage Ⅲ, unresectable non–small–cell lung cancer (PACIFIC): a randomised, controlled, phase 3 study. Lancet Oncol 2019, 20: 1670–1680.

[10] SHEN S, ZHOU Y, XU Y, et al. A multi–centre randomised trial comparing ultrasound vs mammography for screening breast cancer in high–risk Chinese women[J]. Br J Cancer, 2015, 112 (6): 998–1004.

[11] Wang X, Wang L, Bu H, et al. How can artificial intelligence models assist PD–L1 expression scoring in breast cancer: results of multi–institutional ring studies [J]. NPJ Breast Cancer, 2021, 7 (1): 61.

[12] LX, Shi P, Tian XS, et al. A multi–center investigation of breast conserving surgery based on data from the chinese society of breast surgery (csbrs–005) [J]. Chin Med J (Engl), 2020, 133 (22): 2660– 2664.

[13] XU B H, ZHANG Q Y, ZHANG P, et al. Dalpiciclib or placebo plus fulvestrant in hormone receptor–positive and HER2– negative advanced breast cancer: a randomized, phase 3 trial[J]. Nat Med, 2021, 27 (11): 1904–1909.

[14] XU B H, ZHANG Q Y, ZHANG P, et al. Dalpiciclib plus letrozole or anastrozole as first–line treatment for HR+ / HER2– advanced breast cancer (DAWNA–2): A phase Ⅲ trial[J]. Ann Oncol, 2022, 33 (suppl_7): S808–S869.

[15] Tucidinostat plus exemestane for postmenopausal patients with advanced, hormone receptor–positive breast cancer (ACE): a randomised, double–blind, placebo–controlled, phase 3 trial [J] .Lancet Oncology, 2019.

[16] FAN Y, SUN T, SHAO Z, et al. Effectiveness of Adding Everolimus to the First–line Treatment of Advanced Breast Cancer in Premenopausal Women Who Experienced Disease Progression While Receiving Selective Estrogen Receptor Modulators: A Phase 2 Randomized Clinical Trial[J]. JAMA Oncol, 2021, 7 (10): e213428.

[17] ZONG X, YU Y, YANG H, et al. Effects of Gonadotropin–Releasing Hormone Analogs on Ovarian Function

Against Chemotherapy-Induced Gonadotoxic Effects in Premenopausal Women With Breast Cancer in China：A Randomized Clinical Trial［J］. JAMA Oncol，2022，8（2）：252-258.

［18］Peng Z，Liu T，Wei J，et al. Efficacy and safety of a novel anti-HER2 therapeutic antibody RC48 in patients with HER2-overexpressing，locally advanced or metastatic gastric or gastroesophageal junction cancer：a single-arm phase Ⅱ study. Cancer Commun（Lond）2021，41：1173-1182.

［19］Shitara K，Bang YJ，Iwasa S，Sugimoto N，Ryu MH，Sakai D，et al. Trastuzumab Deruxtecan in Previously Treated HER2-Positive Gastric Cancer. N Engl J Med 2020，382：2419-2430.

［20］Van Cutsem E，di Bartolomeo M，Smyth E，et al. Trastuzumab deruxtecan in patients in the USA and Europe with HER2-positive advanced gastric or gastroesophageal junction cancer with disease progression on or after a trastuzumab-containing regimen（DESTINY-Gastric02）：primary and updated analyses from a single-arm，phase 2 study. Lancet Oncol 2023，24：744-756.

［21］Janjigian YY，Kawazoe A，Yanez P，et al. The KEYNOTE-811 trial of dual PD-1 and HER2 blockade in HER2-positive gastric cancer. Nature 2021，600：727-730.

［22］Janjigian YY，Shitara K，Moehler M，et al. First-line nivolumab plus chemotherapy versus chemotherapy alone for advanced gastric，gastro-oesophageal junction，and oesophageal adenocarcinoma（CheckMate 649）：a randomised，open-label，phase 3 trial. Lancet 2021，398：27-40.

［23］Shitara K，Van Cutsem E，Bang YJ，et al. Efficacy and Safety of Pembrolizumab or Pembrolizumab Plus Chemotherapy vs Chemotherapy Alone for Patients With First-line，Advanced Gastric Cancer：The KEYNOTE-062 Phase 3 Randomized Clinical Trial. JAMA Oncol 2020，6：1571-1580.

［24］TABERNERO J，GROTHEY A，VAN CUTSEM E，et al. Encorafenib Plus Cetuximab as a New Standard of Care for Previously Treated BRAF V600E-Mutant Metastatic Colorectal Cancer：Updated Survival Results and Subgroup Analyses from the BEACON Study［J］. J Clin Oncol，2021，39（4）：273-284.

［25］ANDRE T，AMONKAR M，NORQUIST J M，et al. Health-related quality of life in patients with microsatellite instability-high or mismatch repair deficient metastatic colorectal cancer treated with first-line pembrolizumab versus chemotherapy（KEYNOTE-177）：an open-label，randomized，phase 3 trial［J］. Lancet Oncol，2021，22（5）：665-677.

［26］Siena S，Bartolomeo MD，Singh Raghav KP，et al. A phase Ⅱ，multicenter，open-label study of trastuzumab deruxtecan（T-DXd；DS-8201）in patients（pts）with HER2-expressing metastatic colorectal cancer（mCRC）：DESTINY-CRC01［J］. J Clin Oncol，2020，38（15）：4000.

［27］Siebermair J，Kholmovski E G，Sheffer D，et al. Saturation recovery-prepared magnetic resonance angiography for assessment of left atrial and esophageal anatomy［J］. Br J Radiol，2021，94（1123）：20210048.

［28］Withey S J，Goh V，Foley K G. State-of-the-art imaging in oesophago-gastric cancer［J］. Br J Radiol，2022，95（1137）：20220410.

［29］Harino T，Yamasaki M，Murai S，et al. Impact of MRI on the post-therapeutic diagnosis of T4 esophageal cancer［J］. Esophagus，2023，20（4）：740-748.

［30］Fan R，Chen L，Zhao S，et al. high accuracy models for hepatocellular carcinoma prediction based on longitudinal data and cell-free DNA signatures. J Hepatol. 2023，79（4）：933-944.

［31］HE M，LI Q，ZOU R，et al. Sorafenib Plus Hepatic Arterial Infusion of Oxaliplatin，Fluorouracil，and Leucovorin vs Sorafenib Alone for Hepatocellular Carcinoma With Portal Vein Invasion：A Randomized Clinical Trial［J］. JAMA oncology，2019，5（7）：953-960.

［32］HE M K，LIANG R B，ZHAO Y，et al. Lenvatinib，toripalimab，plus hepatic arterial infusion chemotherapy versus lenvatinib alone for advanced hepatocellular carcinoma［J］. Therapeutic advances in medical oncology，2021，13：17588359211002720.

[33] Liffers S T, Godfrey L, Frohn L, et al. Molecular heterogeneity and commonalities in pancreatic cancer precursors with gastric and intestinal phenotype [J]. Gut, 2022.

[34] Felix K, Honda K, Nagashima K, et al. Noninvasive risk stratification of intraductal papillary mucinous neoplasia with malignant potential by serum apolipoprotein–A2–isoforms [J]. Int J Cancer, 2022, 150 (5): 881–894.

[35] Yamaguchi A, Tazuma S, Tamaru Y, et al. Longstanding diabetes mellitus increases concomitant pancreatic cancer risk in patients with intraductal papillary mucinous neoplasms [J]. BMC Gastroenterol, 2022, 22 (1): 529.

[36] Abou–Alfa GK, Sahai V, Hollebecque A, et al. Pemigatinib for previously treated, locally advanced or metastatic cholangiocarcinoma: a multicentre, open–label, phase 2 study. Lancet Oncol. 2020, 21 (5): 671–684.

[37] Kelley RK, Ueno M, Yoo C, et al. Pembrolizumab in combination with gemcitabine and cisplatin compared with gemcitabine and cisplatin alone for patients with advanced biliary tract cancer (KEYNOTE–966): a randomised, double–blind, placebo–controlled, phase 3 trial. Lancet. 2023, 401 (10391): 1853–1865.

[38] Li W, Yu Y, Xu X, et al. Toripalimab with chemotherapy as first–line treatment for advanced biliary tract tumors: update analytic results of an open–label phase Ⅱ clinical study (JS001–ZS–BC001) [J]. J Clin Oncol, 2021, 39 (15_Suppl): e16170–e16170.

[39] Zuo B, Yang X, Yang X, et al. A real–world study of the efficacy and safety of anti–PD–1 antibodies plus lenvatinib in patients with advanced gallbladder cancer. Cancer Immunol Immunother. 2022, 71 (8): 1889–1896.

[40] Harding JJ, Fan J, Oh DY, et al. HERIZON–BTC–01 study group. Zanidatamab for HER2–amplified, unresectable, locally advanced or metastatic biliary tract cancer (HERIZON–BTC–01): a multicentre, single–arm, phase 2b study. Lancet Oncol. 2023, 24 (7): 772–782.

[41] CAMPBELL S C, CLARK P E, CHANG S S, et al. Renal Mass and Localized Renal Cancer: Evaluation, Management, and Follow–Up: AUA Guideline: Part I [J]. J Urol, 2021, 206 (2): 199–208.

[42] RIZZO A, SANTONI M, MOLLICA V, et al. Microbiota and prostate cancer [J]. Semin Cancer Biol, 2022, 86 (Pt 3): 1058–65.

[43] CAMPBELL S C, UZZO R G, KARAM J A, et al. Renal Mass and Localized Renal Cancer: Evaluation, Management, and Follow–up: AUA Guideline: Part Ⅱ [J]. J Urol, 2021, 206 (2): 209–218.

[44] SHI M J, FONTUGNE J, MORENO–VEGA A, et al. FGFR3 Mutational Activation Can Induce Luminal–like Papillary Bladder Tumor Formation and Favors a Male Sex Bias [J]. Eur Urol, 2023, 83 (1): 70–81.

[45] YAO S, MERIC–BERNSTAM F, HONG D, et al. Clinical characteristics and outcomes of phase I cancer patients with CCNE1 amplification: MD Anderson experiences [J]. Sci Rep, 2022, 12 (1): 8701.

[46] Togami S, Kawamura T, Yanazume S, et al.Comparison of survival outcomes between laparoscopic and open surgery in patients with low–risk endometrial cancer. Jpn J Clin Oncol. 2020, 50 (11): 1261–1264.

[47] Linda R. Mileshkin, et al. Adjuvant chemotherapy following chemoradiation as primary treatment for locally advanced cervical cancer compared to chemoradiation alone: The randomized phase Ⅲ OUTBACK Trial (ANZGOG 0902, RTOG 1174, NRG 0274). ASCO Annual Meeting 2021. Abstract LBA3.

[48] Colombo N, Dubot C, Lorusso D, et al. Pembrolizumab for Persistent, Recurrent, or Metastatic Cervical Cancer. N Engl J Med. 2021, 385 (20): 1856–1867.

[49] Chen J, Han Y, Hu Y, et al. Neoadjuvant camrelizumab plus chemotherapy for locally advanced cervical cancer (NACI Study): a study protocol of a prospective, single–arm, phase Ⅱ trial. BMJ Open. 2023, 13 (5): e067767.

[50] Bradley J. Monk, Nicoletta Colombo, Krishnansu Sujata Tewari, et al. KEYNOTE–826: Final overall survival results from a randomized, double–blind, phase 3 study of pembrolizumab + chemotherapy vs placebo + chemotherapy for first–line treatment of persistent, recurrent, or metastatic cervical cancer. 2023 ASCO abstract

5500.
[51] Nasioudis D, Mastroyannis SA, Latif NA, Ko EM. Trends in the surgical management of malignant ovarian germcell tumors. Gynecol Oncol. 2020, 157 (1): 89-93.
[52] Aronson SL, Lopez-Yurda M, Koole SN, et al. Cytoreductive surgery with or without hyperthermic intraperitoneal chemotherapy in patients with advanced ovarian cancer (OVHIPEC-1): final survival analysis of a randomised, controlled, phase 3 trial. Lancet Oncol. 2023, 24 (10): 1109-1118.
[53] Ray-Coquard I, Leary A, Pignata S, et al. Olaparib plus bevacizumab first-line maintenance in ovarian cancer: final overall survival results from the PAOLA-1/ENGOT-ov25 trial. Ann Oncol. 2023, 34 (8): 681-692.
[54] Li N, Zhu J, Yin R, et al. Treatment With Niraparib Maintenance Therapy in Patients With Newly Diagnosed Advanced Ovarian Cancer: A Phase 3 Randomized Clinical Trial. JAMA Oncol. 2023, 9 (9): 1230-1237.
[55] Li N, Zhang Y, Wang J, et al. Fuzuloparib Maintenance Therapy in Patients With Platinum-Sensitive, Recurrent Ovarian Carcinoma (FZOCUS-2): A Multicenter, Randomized, Double-Blind, Placebo-Controlled, Phase Ⅲ Trial. J Clin Oncol. 2022, 40 (22): 2436-2446.
[56] Penson RT, Valencia RV, Cibula D, et al. Olaparib Versus Nonplatinum Chemotherapy in Patients With Platinum-Sensitive Relapsed Ovarian Cancer and a Germline BRCA1/2 Mutation (SOLO3): A Randomized Phase Ⅲ Trial. J Clin Oncol. 2020, 38 (11): 1164-1174.
[57] Wang T, Tang J, Yang H, et al. Effect of Apatinib Plus Pegylated Liposomal Doxorubicin vs Pegylated Liposomal Doxorubicin Alone on Platinum-Resistant Recurrent Ovarian Cancer: The APPROVE Randomized Clinical Trial. JAMA Oncol. 2022, 8 (8): 1169-1176.
[58] Noufil Adnan, Simranjit Sekhon, Sant P. Chawla, et al.GALLANT: A phase 2 study using metronomic gemcitabine, doxorubicin, nivolumab, and docetaxel as second/third-line therapy for advanced sarcoma (NCT04535713).2022 ASCO Annual Meeting I.
[59] Somaiah N, Conley AP, Parra ER, et al. Durvalumab plus tremelimumab in advanced or metastatic soft tissue and bone sarcomas: a single-centre phase 2 trial. Lancet Oncol. 2022, 23 (9): 1156-1166.
[60] Davis KL, Fox E, Isikwei E, et al. A Phase Ⅰ/Ⅱ Trial of Nivolumab plus Ipilimumab in Children and Young Adults with Relapsed/Refractory Solid Tumors: A Children's Oncology Group Study ADVL1412. Clin Cancer Res. 2022 Dec 1; 28 (23): 5088-5097.
[61] Brennan B, Kirton L, Marec-Bérard P, et al. Comparison of two chemotherapy regimens in patients with newly diagnosed Ewing sarcoma (EE2012): an open-label, randomised, phase 3 trial. Lancet. 2022, 400 (10362): 1513-1521.
[62] Jiang Y, Wang J, Sun M, et al. Multi-omics analysis identifies osteosarcoma subtypes with distinct prognosis indicating stratified treatment. Nature communications. 2022, 13 (1): 7207.
[63] Tan K, Lu W, Chen F, et al. CRISPR-Cas9 knockout screening identifies KIAA1429 as an essential gene in Ewing sarcoma. Journal of experimental & clinical cancer research : CR. 2023, 42 (1): 250.
[64] Italiano A, Bessede A, Pulido M, et al. Pembrolizumab in soft-tissue sarcomas with tertiary lymphoid structures: a phase 2 PEMBROSARC trial cohort. Nature medicine. 2022, 28 (6): 1199-206.
[65] NICHOLS A C, THEURER J, PRISMAN E, et al. Randomized Trial of Radiotherapy Versus Transoral Robotic Surgery for Oropharyngeal Squamous Cell Carcinoma: Long-Term Results of the ORATOR Trial [J]. Journal of clinical oncology, 2022, 40 (8): 866-875.
[66] GEBRE-MEDHIN M, BRUN E, ENGSTRöM P, et al. ARTSCAN Ⅲ: A Randomized Phase Ⅲ Study Comparing Chemoradiotherapy With Cisplatin Versus Cetuximab in Patients With Locoregionally Advanced Head and Neck Squamous Cell Cancer [J]. Journal of clinical oncology, 2021, 39 (1): 38-47.
[67] ARGIRIS A, HARRINGTON K, TAHARA M, et al. LBA36 Nivolumab (N) + ipilimumab (I) vs EXTREME

as first-line (1L) treatment (tx) for recurrent/metastatic squamous cell carcinoma of the head and neck (R/M SCCHN): Final results of CheckMate 651. Ann Oncol. 2021; 32 (Supplement 5): S1310–S1311.

[68] Subbiah V, Kreitman R J, Wainberg Z A, et al. Dabrafenib plus trametinib in patients with BRAF V600E–mutant anaplastic thyroid cancer: updated analysis from the phase Ⅱ ROAR basket study. [J]. Ann Oncol, 2022, 33: 406–415.

[69] Buedts L, Wlodarska I, Finalet–Ferreiro J, et al. The landscape of copy number variations in classical Hodgkin lymphoma: a joint KU Leuven and LYSA study on cell–free DNA [J]. Blood Adv, 2021, 5 (7): 1991–2002.

[70] Johnson PWM, Balasubramanian S, Hodkinson B, et al. Clinical impact of ibrutinib plus R–CHOP in untreated DLBCL coexpressing BCL2 and MYC in the phase 3 PHOENIX trial [J]. Blood Adv, 2023, 7 (10): 2008–2017.

[71] Nastoupil LJ, Bartlett NL. Navigating the Evolving Treatment Landscape of Diffuse Large B–Cell Lymphoma [J]. J Clin Oncol, 2023, 41 (4): 903–913.

[72] Bishop MR, Dickinson M, Purtill D, et al. Second–Line Tisagenlecleucel or Standard Care in Aggressive B–Cell Lymphoma [J]. N Engl J Med, 2022, 386 (7): 629–639.

[73] Nakhoda S, Vistarop A, Wang YL. Resistance to Bruton tyrosine kinase inhibition in chronic lymphocytic leukaemia and non–Hodgkin lymphoma [J]. Br J Haematol, 2023, 200 (2): 137–149.

[74] Weniger MA, K ü ppers R. Molecular biology of Hodgkin lymphoma [J]. Leukemia, 2021, 35 (4): 968–981.

[75] Kayser S, Levis MJ. Updates on targeted therapies for acute myeloid leukaemia [J]. Br J Haematol, 2022, 196 (2): 316–328.

[76] Di Giacomo D, La Starza R, Gorello P, et al. 14q32 rearrangements deregulating BCL11B mark a distinct subgroup of T–lymphoid and myeloid immature acute leukemia [J]. Blood, 2021, 138 (9): 773–784.

[77] Zhao L, Li S, Wei X, et al. A novel CD19/CD22/CD3 trispecific antibody enhances therapeutic efficacy and overcomes immune escape against B–ALL [J]. Blood, 2022, 140 (16): 1790–1802.

[78] Zhang S, Xu Z, Dong G, et al. (Analysis of Clinical Characteristics of Lung Cancer Combined with Multiple Primary Malignancies in Other Organs) [J]. Zhongguo Fei Ai Za Zhi, 2021, 24 (1): 7–12.

[79] Gadaleta E, Thorn G J, Ross–Adams H, et al. Field cancerization in breast cancer [J]. J Pathol, 2022, 257 (4): 561–574.

[80] Strosberg J R, Caplin M E, Kunz P L, et al. (177) Lu–Dotatate plus long–acting octreotide versus high–dose long–acting octreotide in patients with midgut neuroendocrine tumours (NETTER–1): final overall survival and long–term safety results from an open–label, randomised, controlled, phase 3 trial[J]. Lancet Oncol, 2021, 22(12): 1752–1763.

[81] Sundlov A, Gleisner K S, Tennvall J, et al. Phase Ⅱ trial demonstrates the efficacy and safety of individualized, dosimetry–based (177) Lu–DOTATATE treatment of NET patients [J]. Eur J Nucl Med Mol Imaging, 2022, 49 (11): 3830–3840.

[82] Stelwagen J, de Vries E, Walenkamp A. Current Treatment Strategies and Future Directions for Extrapulmonary Neuroendocrine Carcinomas: A Review [J]. JAMA Oncol, 2021, 7 (5): 759–770.

[83] AKIZAWA K, ONO H, HASUIKE N, et al. A nonrandomized, single–arm confirmatory trial of expanded endoscopic submucosal dissection indication for undifferentiated early gastric cancer: Japan Clinical Oncology Group study (JCOG1009/1010) [J]. Gastric cancer : official journal of the International Gastric Cancer Association and the Japanese Gastric Cancer Association, 2021, 24 (2): 479–491.

[84] Roy L J van Wanrooij, Michiel Bronswijk, Rastislav Kunda, et al. Therapeutic endoscopic ultrasound: European Society of Gastrointestinal Endoscopy (ESGE) Technical Review. Endoscopy. 2022, 54 (3): 310–332.

[85] POUW R E, BARRET M, BIERMANN K, et al. Endoscopic tissue sampling–Part 1: Upper gastro–intestinal

and hepatopancreatobiliary tracts. European Society of Gastrointestinal Endoscopy（ESGE）Guideline［J］. Endoscopy，2021，53（11）：1174-1188.

［86］Sukri A，Hanafah A，Mohamad Zin N，Kosai NR. Epidemiology and role of Helicobacter pylori virulence factors in gastric cancer carcinogenesis. APMIS Acta Pathol Microbiol Immunol Scand. 2020，128：150-161.

［87］Wang H，Mei Y，Luo C，et al. Single-cell analyses reveal mechanisms of cancer stem cell maintenance and epithelial-mesenchymal transition in recurrent bladder cancer. Clin Cancer Res 2021，27（22）：6265-6278

［88］中国抗癌协会乳腺癌专业委员会单位 . 中国乳腺癌筛查与早期诊断指南［J］. 中国癌症杂志,2022,32（4）：10.

［89］《乳腺癌新辅助治疗的病理诊断专家共识（2020 版）》编写组 . 乳腺癌新辅助治疗的病理诊断专家共识（2020 版）［J］. 中华病理学杂志，2020，49（4）：296-304.

［90］刘月平，杨文涛，步宏 . 乳腺癌病理精准诊断发展的方向［J］. 中华病理学杂志，2023，52（9）：885-890.

撰稿人：陈小兵　聂彩云　邵营波　杨铁军　周　虎　姚志华　高　松　李国锋
刘英俊　张　鹏　任　芳　陈红敏　何　振　程淑霞　乔兵兵　李　鹏
李　永　王　慧　陈德峰　杨　巍　贾瑞诺　马永康　马淑香　侯宏霖
孙姣姣　金秋风　宋雪雯

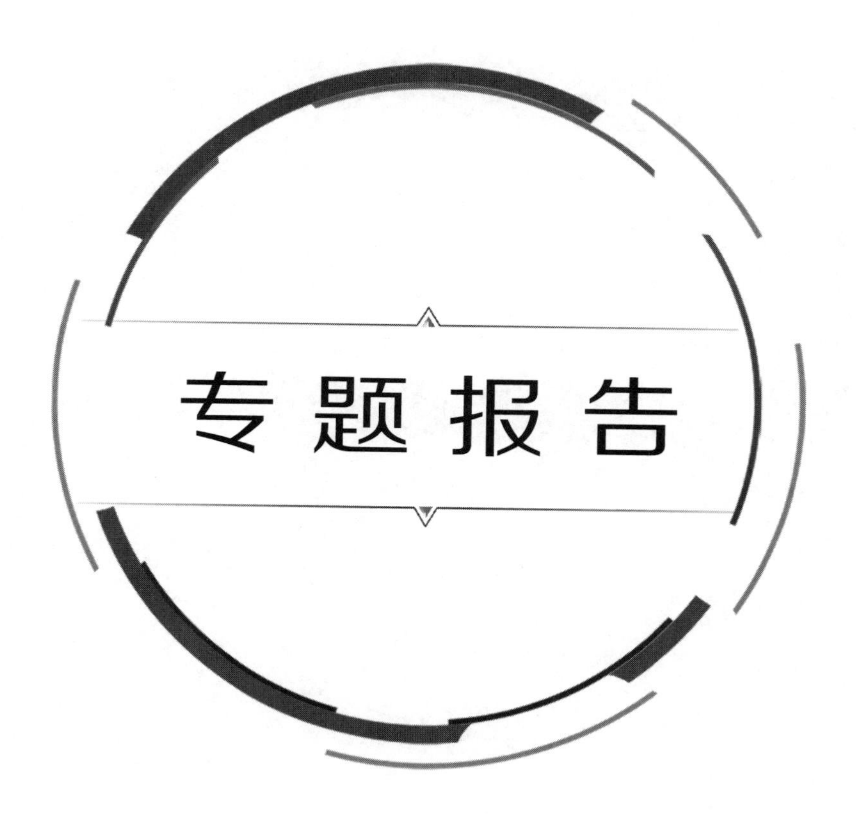

专题报告

脑胶质瘤

脑胶质瘤年发病率约为6.4/10万人，是成人中枢神经系统中发病率最高的原发恶性肿瘤，其中WHO 4级的胶质母细胞瘤（Glioblastoma，GBM）的发病率约为4.03/10万人，可达所有原发恶性中枢系统恶性肿瘤的50.1%。尽管目前临床治疗方案为包括手术切除、放疗及化疗在内的综合方案，但患者生存期仍较短。GBM患者确诊后中位总生存期（Median Overall Survival，mOS）少于1年；在一线治疗STUPP方案应用后，GBM患者mOS可提升至16个月；随着STUPP方案联合肿瘤治疗电场（Tumor Treating Field，TTF）治疗应用后，患者mOS可延长至20.9个月。同时，GBM复发率接近100%，人均治疗费用高，给患者、医院及社会均带来极大负担和经济压力。近年来，随着对胶质瘤基础和临床特性研究的不断深化，胶质瘤发生发展及肿瘤免疫微环境的机制研究、成像技术和影像组学的技术探索、测序及大数据的进一步创新、新型药物递送系统的发展等多领域取得不断突破，脑胶质瘤学科领域也迎来了进一步发展。

本章总结了2022—2023年国内外脑胶质瘤领域在肿瘤发生发展机制、肿瘤免疫微环境、分子病理分型及相关研究、临床综合诊疗基础及临床研究、新型药物递送系统探索和测序及大数据临床转化等方面取得的进展，并展望了未来学科发展和建设的可能方向。

一、我国发展现状

1. 第五版WHO分类指南后续研究与探索

我国脑胶质瘤学界研究者进一步探索了第五版《WHO中枢神经系统肿瘤分类指南》与此前版本指南的差异，并对新增胶质瘤类型的临床及分子病理学特点进行了分析探索。马文斌教授团队总结了452名胶质瘤患者在新分类下发病率、临床特点、影像特点和分子病理特点等，并探索了预后相关的分子标志物。此外，马文斌教授团队也进一步探索了第五版 WHO 分型下 WHO 2 级星形细胞瘤和少突胶质细胞瘤分子特性间的异同。同时，牟永告教授团队关注了第五版分类指南中新增类型弥漫性半球胶质瘤、H3-G34-突变型，通过数据库病例分析总结了其临床病理、分子突变和免疫浸润特征，并提出了可能在治疗中获益的肿瘤亚组。

进一步细化胶质瘤的分型，对于针对性探索胶质瘤发生机制及寻找同质化患者群体意义明确。牟永告教授团队基于深度卷积神经网络（Convolutional Neural Network，CNN）、影像组学等综合特征建立多模态模型，在预测患者 IDH1、ATRX 和 MGMT 分子亚型及预后方面表现出色。李志强教授团队与美国加州大学伯克利分校合作，探究了低级别胶质瘤细胞形态亚型对对应患者分子改变、免疫微环境组成、预后和治疗反应的预测作用。上述胶质瘤亚型研究为胶质瘤精准诊疗打下了坚实基础。

2. 胶质瘤发生发展相关机制的进一步探索

研究表明，血管生成和炎症对胶质瘤的发生、发展及侵袭至关重要。罗时文教授揭示了 ARL13B 通过介导肿瘤血管生成中促进肿瘤生长的新作用。此外，张斌教授团队发现了肿瘤相关巨噬细胞特异表达的分子 TGFBI，可以通过整合素 αvβ5-Src-STAT3 信号促进 GSCs 的维持和胶质瘤的生长，这一研究成果发表在 Theranostics 杂志上。金必莲教授团队发现 NF-κB 和 EZH2 的共激活与 GBM 预后不良密切相关，提示慢性炎症和表观遗传重排在肿瘤中起联合作用。

转录及翻译后的修饰过程与肿瘤的恶性过程密切相关。王友军教授团队发现了 STIM1 剪切异构体可激活钙释放通道。此外，李刚教授团队发现受 FTO 调控的 N6- 甲基腺苷修饰功能非常重要，提示其可能成为 GBM 的一个新的预后性指示和治疗分子靶点。卞修武院士团队提出 E3 泛素连接酶 HUWE1 可以通过 N-Myc-DLL1-NOTCH1 通路，抑制 GBM 的增殖、侵袭和迁移。同时，周秀萍教授团队也发现 FRK 通过经典 E3 泛素连接酶 Siah1 促进 GBM 生长。

研究发现 miRNA、lncRNA、circRNA 等非编码 RNA 也可以通过不同方式调节多条信号转导通路参与调节胶质瘤生物学行为及进展。高亮教授团队提出 circLRFN5 可以通过 PRRX2/GCH1 通路抑制胶质母细胞瘤进展。庞琦教授团队发现 lncRNA MDHDH 可通过调节 NAD+ 代谢和自噬影响胶质瘤细胞糖酵解及胶质瘤发生发展中。此外，张祖平教授团队发现了 circCDK14 通过 miR-3938/PDGFRA 轴诱导胶质瘤形成及恶性发展。CircHEATR5、circRNA 0002109、lncRNA DDX11-AS1、lncRNA PVT1 也被发现在胶质瘤中有重要作用，这些非编码 RNA 有望成为胶质瘤诊疗新的分子学标记物和治疗靶点。

3. 胶质瘤免疫微环境的形成与影响因素

脑胶质瘤抑制性的肿瘤微环境（Tumor Microenvironment，TME）是胶质瘤恶性进展及治疗抵抗的重要原因，王峰教授团队证实了胶质瘤中 CDC6 基因表达水平与 TME 中 Th2 细胞、巨噬细胞等浸润水平正相关，与浆细胞样树突状细胞、$CD8^+$ T 细胞、自然杀伤细胞的浸润负相关。同时，李刚教授团队发现，环状 RNA circNEIL3 在胶质瘤组织中表达上调可增加致癌蛋白 IGF2BP3 蛋白的表达水平，增加胶质瘤免疫微环境中巨噬细胞的浸润并协助其获得免疫抑制特性，进一步促进胶质瘤进展。这一成果提示 circNEIL3 可能是新的预后标志物和有应用价值的靶点。

在肿瘤免疫微环境方面，肿瘤相关巨噬细胞发生极化或发生免疫抑制特性转变的机制需要更加清楚的解释，且阻断其与肿瘤细胞之间的信息传递以抑制肿瘤生长、控制肿瘤血管生成的靶向药物值得进一步探索。

此外，2022 年刘冲研究员团队在《自然》杂志上首次明确嗅觉感知可以通过激活 IGF1 信号通路直接调控恶性胶质瘤发生，提示外部刺激和不同的感觉状态可能是一种新的胶质瘤诱发因素，有望开发靶向神经元 - 胶质瘤神经环路的新治疗方案。

4. 胶质瘤多模态成像及影像组学相关探索

多模态磁共振成像（Magnetic Resonance Imaging，MRI）在胶质瘤诊疗方面有重要作用。白瑞良教授联合刘英超教授团队合作利用动态对比增强磁共振成像（DEC-MRI）技术检测 AQP4 并预测胶质瘤治疗敏感性。张丽娟研究员团队通过血氧水平依赖磁共振脑功能成像（BOLD-fMRI）展示了胶质瘤患者的全脑血管功能重塑。江涛教授及张伟教授团队基于 MRI 影像组学构建了胶质瘤生存预后、肿瘤浸润巨噬细胞的预测模型；王建新教授团队构建了基于多模态 MRI 的全自动多任务学习框架；李登旺教授团队构建了基于三维共性特征学习的语境感知生成对抗网络，可合成缺失模态。

开发肿瘤特异性的新显像剂诊疗意义明确。陈洪敏教授团队开发锰（Ⅱ）碳化顺磁性配合物作为 MRI 新造影剂。近红外长余辉纳米颗粒（NIR-PLNP）在激发终止后仍能持续发光，王奕研究员团队利用阿霉素、红细胞膜涂装及 NIR-PLNP 构建纳米颗粒 TRZD，在小鼠模型水平验证了其靶向成像和治疗双重潜能。此外，胡振华研究员团队提出了一种新型的神经结构搜索方法用于多模态近红外荧光图像分析，可提高成像质量。

聚合诱导发射（Aggregation-Induced Emission，AIE）发光体克服了传统有机染料的聚合引起的淬灭效应的局限性。盛宗海研究员团队采用内源性白蛋白作为 AIE 封装基质，提高了脑肿瘤的靶向率和成像分辨率。

对于 MRI、PET-CT 等传统影像检查，开发新的造影剂及影像序列仍是胶质瘤成像的研究热点。如多种基于氨基酸示踪剂的 PET-CT，在肿瘤成像和手术计划方面有应用前景。既往研究多基于有监督学习的影像组学方法，其模型为“黑箱”，利用不同人工智能学习框架、解析“黑箱”中关键影像特征，可加深对临床影像的认知。功能影像在辅助手术计划制定及患者神经功能评估及预测方面有广阔应用前景。弥散张量成像（Diffusion Tensor Imaging，DTI）、任务型功能 MRI、静息态功能 MRI 等均可较好地显示胶质瘤患者神经功能及连接网络。纳米探针在多项临床前研究中证实有胶质瘤靶向多模态成像及治疗双重潜力，增强其安全性及血脑屏障透过性，提高胶质瘤靶向率及探究其治疗功能仍需未来研究。

5. 脑胶质瘤手术智能导航及术中成像技术进展

目前脑胶质瘤的手术原则为最大范围的安全切除，但保留患者功能及生活质量同时实现完全切除是神经外科医生面临的两难问题。神经导航、术中超声、术中磁共振、术中电生理监测、唤醒麻醉、荧光成像等技术已被逐渐应用于胶质瘤手术定位。李聪教授与毛颖教授团队共同构建了一类基于表面增强拉曼散射（Surface-Enhanced Raman Scattering，SERS）技术的胶质瘤手术导航原理验证系统，该智能导航系统可绘制 pH 分布图定位"酸化边界"，基于"酸化边界"的手术导航策略可显著提高大鼠模型存活率并延缓肿瘤复发速度。

第二近红外区域荧光成像技术因其非侵入性、可视化、高时空分辨率、高穿透深度等特点，成为生物成像领域最有吸引力的方向之一。刘志洪教授课题组设计了一种胶质瘤细胞膜包覆的掺镧系元素的纳米粒子，可在近红外 - Ⅱb 波长成像，并应用于胶质瘤成像和手术导航。相比于吲哚菁绿，该粒子有更高的时间空间分辨率、稳定性和更低的背景信号，可为实现胶质瘤的精确诊断和手术导航提供基础和新启示。

6. 脑胶质瘤放疗抵抗机制及治疗进展

放射治疗是胶质瘤的重要治疗手段之一，许多胶质瘤患者最初对放疗反应良好，但是放疗抵抗状态可导致其疗效受限或肿瘤复发，故脑胶质瘤放疗抵抗机制相关研究意义明显，多种介导放疗抵抗的途径逐渐被发现。杨巍维研究员团队发现了丙酮酸可促进 FACT 介导的 γH2AX 染色质负载，从而增强 GBM 细胞的放疗抵抗水平。同时，王新军教授团队则发现 FBXW7 缺失可增强 IDH1 突变胶质瘤细胞的放疗敏感性。在调节通路方面，张伟教授团队发现了 GBM 细胞通过优先激活 DNA 损伤修复及加速干细胞化驱动放疗抵抗，并定义了可能调控放疗抵抗水平的调控轴 NF-κB-YY1-miR-103a。

放射增敏剂可以在一定程度上使得肿瘤细胞克服放疗抵抗。刘政教授团队首次发现了 UTMD 可显著增强原位 GBM 小鼠模型的放疗敏感性并延长其生存时间，且 UTMD 通过抑制 PGRMC1 介导的自噬来增强 GBM 的放射敏感性。

7. 替莫唑胺耐药的机制探索及治疗研究进展

胶质瘤的干性增加是胶质瘤患者出现替莫唑胺（Temozolomide，TMZ）耐药的主要原因之一。卢娜教授团队发现 GBM 所表达的 TRAF4 可通过维持洞突蛋白的去泛素化而诱导 GBM 的干性以及 TMZ 耐药性的增加。李刚教授团队揭示了蛋白质二硫键异构酶 A3 伴随蛋白 1 可通过抑制 CCAAT/ 增强子结合蛋白 β 降解，促进 GBM 细胞逐渐出现间充质细胞特征，诱导 GBM 细胞获得 TMZ 耐药性。

TMZ 的肿瘤杀伤作用主要是通过诱导肿瘤细胞的 DNA 单链的断裂和交联。陆云涛教授团队发现视网膜母细胞瘤蛋白结合蛋白 4 可以调控 Mre11-Rad50-NBS1 复合物的表达，从而促进 DNA 双链断裂修复并增强 TMZ 耐药性。此外，许川教授团队发现 HHV-6 及 HHV-7 相关基因可以促进细胞的 DNA 错配修复，进而导致 TMZ 耐药性增加。

在新药物及药物递送的研发方面，青蒿琥酯和 TMZ 联合递送靶向脂质体治疗 TMZ 耐药 GBM 显现出了一定应用前景，靶向外泌体的血红素加氧酶 -1 对 TMZ 耐药 GBM 的协同治疗也显现出了疗效。此外，一种新研发的碳点支持的单铁原子纳米酶可通过激活自噬 - 溶酶体途径恢复 GBM 对 TMZ 敏感性，从而治疗耐药 GBM。

8. 新靶点和新靶向药物助力脑胶质瘤治疗效果

在胶质瘤的综合治疗方面，靶向治疗可与放疗、化疗联合应用，对改善患者症状，延长患者生存期具有临床意义。卞修武院士团队研究发现，EPHA2 作为 PDGFA 的潜在受体可能与 PDGFRA 联合参与胶质瘤细胞信号传导，并介导胶质瘤细胞对靶向 PDGFRA 药物的抗性。同时，陈晓光研究员团队获得了一种可透过血脑屏障的新型 PI3K 抑制剂 XH30，并在动物水平证实了其在体内外对抗胶质瘤的有效性。

黄永焯教授团队发现，代谢酶 ALDH1L1 和 PKM2 在脑胶质瘤中过度表达，而抗酒精药物二硫化氨可通过抑制替代途径的 ATP 供应来干预肿瘤能量代谢，并进一步提出靶向代谢相关通路可能是胶质瘤靶向治疗的未来方向。糖酵解是一个重要的肿瘤代谢调控节点，侯廷军教授团队利用石墨点纳米基质辅助的激光解吸 / 电离质谱技术平台结合高通量虚拟筛选技术，成功找到了新型小分子化合物 compd27 作为糖酵解过程中重要组分己糖激酶 2 抑制剂并成为胶质瘤潜在的新靶向药物。

9. 胶质瘤的免疫及免疫联合治疗进展

GBM 具有高度抑制性的免疫微环境，2022 年国内研究者致力于通过应用多种新型模式免疫治疗及联合治疗提高脑胶质瘤的免疫治疗效果。

胶质瘤的免疫微环境对免疫治疗的效果有明确影响作用。吴安华教授团队 2022 年在 Neuro-Oncology 发表研究成果，发现在 GBM 小鼠模型中同时抑制铁死亡过程及阻断 PD-1 和 PD-L1 可提升免疫检查点阻断治疗效果，并改善小鼠的预后，可能有助于胶质瘤患者生存获益。

免疫细胞疗法在血液肿瘤中已有较多应用，而在胶质瘤中尚需进一步探索。张相彤教授团队与宾夕法尼亚大学费城分校合作，开发了可特异性靶向 EGFR 及 IL13Rα2 的双特异性 T 细胞啮合剂（BiTEs）。在动物水平，BiTE-T 细胞在体内外和体内均具有强大的抗肿瘤活性、敏感性和特异性，且较 CAR-T 细胞更为有效。

10. 新型药物递送系统及大数据应用技术突破

在胶质瘤治疗方面，血脑屏障给药物递送带来了挑战。针对此问题，研究者们在纳米药物递送系统的研发方面及药物释放速率的调节做出了显著的贡献。张洪杰教授团队使用可降解的纳米囊泡进行经颅 NIR-Ⅱ荧光成像 / 磁共振成像，并通过选择性增强的放射化学疗法治疗胶质瘤，李娟教授团队利用 D- 肽配体结合神经肽 Y 受体 Y-1 作为纳米载体，穿越血脑屏障并定位到胶质瘤。而陈倩教授和刘庄教授团队开发了智能纳米医学技术，使免疫检查点抑制剂可穿越血脑屏障，这些研究对提高药物疗效同时降低副作用意义重大。

大数据应用技术在胶质瘤研究领域取得了显著突破，邹秀芬教授团队通过整合单细胞基因组学和批量测序数据技术对胶质瘤细胞进行分组，更好地识别恶性程度存在差异的细胞亚组。朱素杰教授团队则开发了一种基于遗传算法的三阶段集成学习方法，用于计算胶质瘤患者的生存风险评分。此外，江涛教授及张伟教授团队探索并总结了少突胶质细胞瘤患者基因组及甲基化组特征。

二、国内外研究进展比较

1.《WHO 中枢神经系统肿瘤分类指南》(第五版)

在《WHO 中枢神经系统肿瘤分类指南》(2016 版)发布至今的 5 年里，靶向测序和组学技术的不断发展协助神经肿瘤研究者在临床实践中逐步发现并探讨了一些新的肿瘤类型。同时，研究者对关于肿瘤发生发展、恶性转归、治疗预后等相关的分子标志物的发现与探索也推动着学界对中枢神经肿瘤的认识不断深入。因此，新的中枢神经系统肿瘤分类标准应运而生。

2021 年出版的《WHO 中枢神经系统肿瘤分类指南》(第五版)是最新版的脑和脊髓肿瘤分类国际标准。在 2016 年第四版修订版分类和近些年中枢神经系统肿瘤分类分子信息及实践方法联盟系列更新的基础上，第五版 WHO 分型重点推进了分子诊断在中枢神经系统肿瘤分类中的作用，但分子病理特征仍需与肿瘤组织病理和免疫组织化学特性相结合。在此过程中，第五版 WHO 分型确立了中枢神经系统肿瘤命名和分级的不同方法；新定义了多种肿瘤类型和相关亚型，包括一些基于 DNA 甲基化分析等新技术的肿瘤类型；并强调了整合诊断和分层报告的重要性。

2. 胶质瘤免疫微环境的形成与影响因素

脑胶质瘤抑制性的 TME 主要由肿瘤相关巨噬细胞（Tumor-Associated Macrophages，TAM）、调节 T 细胞等构成，能够促进免疫抑制、增加 T 细胞凋亡、促使胶质瘤进展。胶质瘤免疫微环境相关研究进展主要集中于代谢组学。代谢组学的研究表明，肿瘤中某些基因的表达会明显影响 TME 中的免疫细胞浸润情况，进而影响肿瘤的治疗。

然而，目前国内外对于胶质瘤微环境中免疫细胞招募的机制解释仍然是缺乏的，且肿瘤细胞基因产物表达异常与免疫细胞浸润增加或减少的因果关系还需要进一步解释。同时，肿瘤中基因表达变化对临床治疗选择指导也是国内外学者需进一步探索的方向。在 TAM 的研究中，TAM 发生重编程及其他免疫抑制特性转变的机制需要更加清楚的解释，且通过阻断 TAM 与肿瘤细胞之间的信息传递以抑制肿瘤生长、控制肿瘤血管生成的靶向药物值得进一步探索。

3. 胶质瘤多模态成像及影像组学研究进展

MRI 在胶质瘤诊疗方面意义明确，除 T1 加权序列、T2 加权序列、T1 增强序列等常用序列外，越来越多的研究致力于特殊序列MRI在胶质瘤诊断、治疗及预后评估方面的应用，故包括功能成像在内的MRI新序列成像在胶质瘤诊断治疗方面的应用成了国内外研究的热点。目前临床使用的MRI造影剂主要显示显著血脑屏障破坏的肿瘤组织，以非肿瘤特异性造影剂为主。因此，探索肿瘤特异性造影剂的应用也是目前国内外学界的关注重点。

随着MRI和图像分析技术的不断进展，临床工作者可通过影像信息获得更为全面的肿瘤信息，其中包括通过MRI对脑胶质瘤基因组学的预测。目前，针对胶质瘤基因组学的预测已有较多国内外研究基础，胶质瘤分子遗传学特性与多种影像技术的结合将是未来胶质瘤分子诊断与治疗的必然趋势。而基于影像组学的分析技术从更多角度进行胶质瘤特征、机制解析，在胶质瘤的无创诊断、预后方面有广阔前景。机器学习、人工智能等多学科交叉合作极大地促进了胶质瘤影像组学研究。

三、未来发展展望与对策

1. 胶质瘤新型分子靶向药物及治疗研发

2021年出版的《WHO中枢神经系统肿瘤分类指南》（第五版）分型标准强调了分子病理特征在胶质瘤分型及治疗中的意义，也为寻找新的治疗靶点提供了思路。同时，基础研究中肿瘤发生和发展机制相关的通路和分子的发现也可为治疗靶点的拓宽带来新思路。开发新的靶向药物、新的多靶点药物或联合用药也是研究的未来方向。未来可继续探索和开发新的治疗机制，以开发更为有效和安全的靶向药物和药物递送系统。

2. 推动精准免疫治疗及新靶区新技术探索

精准、联合免疫治疗是当前较为有前景的胶质瘤治疗方向。2022年多项研究涉及新兴疗法与免疫疗法的联合治疗，如铁死亡过程抑制联合免疫检查点抑制剂治疗等，而其作用机制需进一步探究明确。此外，选用递送效率更高的载体也是进一步研究的方向，且这类方法对免疫治疗的抗肿瘤效果提升可能更为显著。新一代胶质瘤免疫治疗也可与其他领域整合，未来胶质瘤免疫治疗可深入临床和基础研究，深入发掘免疫治疗潜在靶点，制定包括与手术、放疗、化疗、靶向治疗和免疫治疗药物的联合治疗策略，以最大限度达到疗效最优化和毒性最小化。

3. 新的药物递送系统以及大数据应用技术的潜在挑战

新型药物递送系统和大数据技术的应用对克服胶质瘤治疗的局限性及提升患者预后有巨大潜力。目前，研究重点在于开发针对胶质瘤细胞的药物递送系统，如纳米颗粒和药物负载水凝胶等，但需面对毒性、血脑屏障穿透副作用和耐药性等挑战。同时，包括机器学习和人工智能在内的大数据技术有助于理解胶质瘤生物学特性并制定个性化治疗方案。此外，跨学科研究有助于跨越研究瓶颈并为胶质瘤患者提供有效、个性化的治疗。国际研究联盟和数据共享平台的建立也可推动科学发现向临床实践的转化，提高患者的预后。

四、总结

本章总结了 2022—2023 年我国脑胶质瘤领域在胶质瘤发生发展机制、肿瘤免疫微环境及代谢机制、胶质瘤分类指南后续研究及亚型研究、肿瘤影像学及成像技术推进、临床综合诊疗、新型药物递送系统探索和测序及大数据临床转化等方面取得的进展，并进行了学科发展建设的未来展望。我国的医学研究者在胶质瘤领域取得多方面进展，为推动医学科学界对胶质瘤的认识及诊疗方案做出了不可磨灭的贡献。

参考文献

[1] Ostrom QT, Price M, Neff C, et al. CBTRUS Statistical Report: Primary Brain and Other Central Nervous System Tumors Diagnosed in the United States in 2015-2019 [J]. Neuro Oncol, 2022, 24: v1-v95.

[2] Stupp R, Mason WP, van den Bent MJ, et al. Radiotherapy plus concomitant and adjuvant temozolomide for glioblastoma [J]. N Engl J Med, 2005, 352: 987-996.

[3] van Solinge TS, Nieland L, Chiocca EA, et al. Advances in local therapy for glioblastoma - taking the fight to the tumour [J]. Nat Rev Neurol, 2022, 18: 221-236.

[4] Jiang T, Nam D-H, Ram Z, et al. Clinical practice guidelines for the management of adult diffuse gliomas [J]. Cancer Letters, 2021, 499: 60-72.

[5] Stupp R, Taillibert S, Kanner A, et al. Effect of Tumor-Treating Fields Plus Maintenance Temozolomide vs Maintenance Temozolomide Alone on Survival in Patients With Glioblastoma: A Randomized Clinical Trial [J]. Jama, 2017, 318: 2306-2316.

[6] Louis DN, Perry A, Wesseling P, et al. The 2021 WHO Classification of Tumors of the Central Nervous System: a summary [J]. Neuro Oncol, 2021, 23: 1231-1251.

[7] Guo X, Shi Y, Liu D, et al. Clinical updates on gliomas and implications of the 5th edition of the WHO classification of central nervous system tumors [J]. Front Oncol, 2023, 13: 1131642.

[8] Zhao B, Xia Y, Yang F, et al. Molecular landscape of IDH-mutant astrocytoma and oligodendroglioma grade 2 indicate tumor purity as an underlying genomic factor [J]. Mol Med, 2022, 28: 34.

[9] Hu W, Duan H, Zhong S, et al. High frequency of PDGFRA and MUC family gene mutations in diffuse hemispheric glioma, H3 G34-mutant: a glimmer of hope? [J]. J Transl Med, 2022, 20: 64.

[10] Zhong S, Ren JX, Yu ZP, et al. Predicting glioblastoma molecular subtypes and prognosis with a multimodal model integrating convolutional neural network, radiomics, and semantics [J]. J Neurosurg, 2022, 1-10.

[11] Liu XP, Jin X, Seyed Ahmadian S, et al. Clinical significance and molecular annotation of cellular morphometric subtypes in lower-grade gliomas discovered by machine learning [J]. Neuro Oncol, 2023, 25: 68-81.

[12] Chen L, Xie X, Wang T, et al. ARL13B promotes angiogenesis and glioma growth by activating VEGFA-VEGFR2 signaling [J]. Neuro Oncol, 2022.

[13] Peng P, Zhu H, Liu D, et al. TGFBI secreted by tumor-associated macrophages promotes glioblastoma stem cell-

driven tumor growth via integrin αvβ5-Src-Stat3 signaling [J]. Theranostics, 2022, 12: 4221-4236.

[14] Lin K, Gao W, Chen N, et al. Chronic Inflammation Pathway NF-κB Cooperates with Epigenetic Reprogramming to Drive the Malignant Progression of Glioblastoma [J]. Int J Biol Sci, 2022, 18: 5770-5786.

[15] Xie J, Ma G, Zhou L, et al. Identification of a STIM1 Splicing Variant that Promotes Glioblastoma Growth [J]. Adv Sci (Weinh), 2022, 9: e2103940.

[16] Zhang S, Zhao S, Qi Y, et al. SPI1-induced downregulation of FTO promotes GBM progression by regulating pri-miR-10a processing in an m6A-dependent manner [J]. Mol Ther Nucleic Acids, 2022, 27: 699-717.

[17] Yuan Y, Wang LH, Zhao XX, et al. The E3 ubiquitin ligase HUWE1 acts through the N-Myc-DLL1-NOTCH1 signaling axis to suppress glioblastoma progression [J]. Cancer Commun (Lond), 2022, 42: 868-886.

[18] Wang Y, Wang K, Fu J, et al. FRK inhibits glioblastoma progression via phosphorylating YAP and inducing its ubiquitylation and degradation by Siah1 [J]. Neuro Oncol, 2022, 24: 2107-2120.

[19] Jiang Y, Zhao J, Li R, et al. CircLRFN5 inhibits the progression of glioblastoma via PRRX2/GCH1 mediated ferroptosis [J]. J Exp Clin Cancer Res, 2022, 41: 307.

[20] He D, Xin T, Pang B, et al. A novel lncRNA MDHDH suppresses glioblastoma multiforme by acting as a scaffold for MDH2 and PSMA1 to regulate NAD+ metabolism and autophagy [J]. J Exp Clin Cancer Res, 2022, 41: 349.

[21] Chen S, Zhang Z, Zhang B, et al. CircCDK14 Promotes Tumor Progression and Resists Ferroptosis in Glioma by Regulating PDGFRA [J]. Int J Biol Sci, 2022, 18: 841-857.

[22] Song J, Zheng J, Liu X, et al. A novel protein encoded by ZCRB1-induced circHEATR5B suppresses aerobic glycolysis of GBM through phosphorylation of JMJD5 [J]. J Exp Clin Cancer Res, 2022, 41: 171.

[23] Xia H, Liu B, Shen N, et al. circRNA-0002109 promotes glioma malignant progression via modulating the miR-129-5P/EMP2 axis [J]. Mol Ther Nucleic Acids, 2022, 27: 1-15.

[24] Xiang Z, Lv Q, Zhang Y, et al. Long non-coding RNA DDX11-AS1 promotes the proliferation and migration of glioma cells by combining with HNRNPC [J]. Mol Ther Nucleic Acids, 2022, 28: 601-612.

[25] Lv T, Jin Y, Miao Y, et al. LncRNA PVT1 promotes tumorigenesis of glioblastoma by recruiting COPS5 to deubiquitinate and stabilize TRIM24 [J]. Mol Ther Nucleic Acids, 2022, 27: 109-121.

[26] Wang F, Zhao F, Zhang L, et al. CDC6 is a prognostic biomarker and correlated with immune infiltrates in glioma [J]. Mol Cancer, 2022, 21: 153.

[27] Pan Z, Zhao R, Li B, et al. EWSR1-induced circNEIL3 promotes glioma progression and exosome-mediated macrophage immunosuppressive polarization via stabilizing IGF2BP3 [J]. Mol Cancer, 2022, 21: 16.

[28] Ni X, Wu W, Sun X, et al. Interrogating glioma-M2 macrophage interactions identifies Gal-9/Tim-3 as a viable target against PTEN-null glioblastoma [J]. Sci Adv, 2022, 8: eabl5165.

[29] Chen P, Wang W, Liu R, et al. Olfactory sensory experience regulates gliomagenesis via neuronal IGF1 [J]. Nature, 2022, 606: 550-556.

[30] Jia Y, Xu S, Han G, et al. Transmembrane water-efflux rate measured by magnetic resonance imaging as a biomarker of the expression of aquaporin-4 in gliomas [J]. Nat Biomed Eng, 2023, 7: 236-252.

[31] Cai S, Shi Z, Zhou S, et al. Cerebrovascular Dysregulation in Patients with Glioma Assessed with Time-shifted BOLD fMRI [J]. Radiology, 2022, 304: 155-163.

[32] Li G, Li L, Li Y, et al. An MRI radiomics approach to predict survival and tumour-infiltrating macrophages in gliomas [J]. Brain, 2022, 145: 1151-1161.

[33] Cheng J, Liu J, Kuang H, et al. A Fully Automated Multimodal MRI-Based Multi-Task Learning for Glioma Segmentation and IDH Genotyping [J]. IEEE Trans Med Imaging, 2022, 41: 1520-1532.

[34] Huang P, Li D, Jiao Z, et al. Common feature learning for brain tumor MRI synthesis by context-aware generative

adversarial network [J]. Med Image Anal, 2022, 79: 102472.

[35] Qin R, Li S, Qiu Y, et al. Carbonized paramagnetic complexes of Mn(Ⅱ) as contrast agents for precise magnetic resonance imaging of sub-millimeter-sized orthotopic tumors [J]. Nat Commun, 2022, 13: 1938.

[36] Kong J, Zou R, Law GL, et al. Biomimetic multifunctional persistent luminescence nanoprobes for long-term near-infrared imaging and therapy of cerebral and cerebellar gliomas [J]. Sci Adv, 2022, 8: eabm7077.

[37] Xiao A, Shen B, Shi X, et al. Intraoperative Glioma Grading Using Neural Architecture Search and Multi-Modal Imaging [J]. IEEE Trans Med Imaging, 2022, 41: 2570-2581.

[38] Gao D, Li Y, Wu Y, et al. Albumin-Consolidated AIEgens for Boosting Glioma and Cerebrovascular NIR-Ⅱ Fluorescence Imaging [J]. ACS Appl Mater Interfaces, 2023, 15: 3-13.

[39] De Marco R, Pesaresi A, Bianconi A, et al. A Systematic Review of Amino Acid PET Imaging in Adult-Type High-Grade Glioma Surgery: A Neurosurgeon's Perspective [J]. Cancers(Basel), 2022, 15.

[40] Lipkova J, Chen RJ, Chen B, et al. Artificial intelligence for multimodal data integration in oncology [J]. Cancer Cell, 2022, 40: 1095-1110.

[41] Zhang H, Ille S, Sogerer L, et al. Elucidating the structural-functional connectome of language in glioma-induced aphasia using nTMS and DTI [J]. Hum Brain Mapp, 2022, 43: 1836-1849.

[42] Cirillo S, Battistella G, Castellano A, et al. Comparison between inferior frontal gyrus intrinsic connectivity network and verb-generation task fMRI network for presurgical language mapping in healthy controls and in glioma patients [J]. Brain Imaging Behav, 2022, 16: 2569-2585.

[43] Tang T, Chang B, Zhang M, et al. Nanoprobe-mediated precise imaging and therapy of glioma [J]. Nanoscale Horiz, 2021, 6: 634-650.

[44] Jin Z, Yue Q, Duan W, et al. Intelligent SERS Navigation System Guiding Brain Tumor Surgery by Intraoperatively Delineating the Metabolic Acidosis [J]. Adv Sci(Weinh), 2022, 9: e2104935.

[45] Wang Z, Zhang M, Chi S, et al. Brain Tumor Cell Membrane-Coated Lanthanide-Doped Nanoparticles for NIR-Ⅱb Luminescence Imaging and Surgical Navigation of Glioma [J]. Adv Healthc Mater, 2022, 11: e2200521.

[46] Wu S, Cao R, Tao B, et al. Pyruvate Facilitates FACT-Mediated γH2AX Loading to Chromatin and Promotes the Radiation Resistance of Glioblastoma [J]. Adv Sci(Weinh), 2022, 9: e2104055.

[47] Yang Z, Hu N, Wang W, et al. Loss of FBXW7 Correlates with Increased IDH1 Expression in Glioma and Enhances IDH1-Mutant Cancer Cell Sensitivity to Radiation [J]. Cancer Res, 2022, 82: 497-509.

[48] Gu J, Mu N, Jia B, et al. Targeting radiation-tolerant persister cells as a strategy for inhibiting radioresistance and recurrence in glioblastoma [J]. Neuro Oncol, 2022, 24: 1056-1070.

[49] He Y, Dong XH, Zhu Q, et al. Ultrasound-triggered microbubble destruction enhances the radiosensitivity of glioblastoma by inhibiting PGRMC1-mediated autophagy in vitro and in vivo [J]. Mil Med Res, 2022, 9: 9.

[50] Li Y, Wang T, Wan Q, et al. TRAF4 Maintains Deubiquitination of Caveolin-1 to Drive Glioblastoma Stemness and Temozolomide Resistance [J]. Cancer Res, 2022, 82: 3573-3587.

[51] Gao Z, Xu J, Fan Y, et al. PDIA3P1 promotes Temozolomide resistance in glioblastoma by inhibiting C/EBPβ degradation to facilitate proneural-to-mesenchymal transition [J]. J Exp Clin Cancer Res, 2022, 41: 223.

[52] Li J, Song C, Gu J, et al. RBBP4 regulates the expression of the Mre11-Rad50-NBS1(MRN) complex and promotes DNA double-strand break repair to mediate glioblastoma chemoradiotherapy resistance [J]. Cancer Lett, 2023, 557: 216078.

[53] Chen L, Zhao X, Liu Y, et al. Comprehensive analysis of HHV-6 and HHV-7-related gene signature in prognosis and response to temozolomide of glioma [J]. J Med Virol, 2023, 95: e28285.

[54] Tong F, Zhao JX, Fang ZY, et al. MUC1 promotes glioblastoma progression and TMZ resistance by stabilizing EGFRvⅢ [J]. Pharmacol Res, 2023, 187: 106606.

[55] Rehman FU, Liu Y, Yang Q, et al. Heme Oxygenase-1 targeting exosomes for temozolomide resistant glioblastoma synergistic therapy [J]. J Control Release, 2022, 345: 696-708.
[56] Muhammad P, Hanif S, Li J, et al. Carbon dots supported single Fe atom nanozyme for drug-resistant glioblastoma therapy by activating autophagy-lysosome pathway [J]. Nano Today, 2022, 45: 101530.
[57] Gai QJ, Fu Z, He J, et al. EPHA2 mediates PDGFA activity and functions together with PDGFRA as prognostic marker and therapeutic target in glioblastoma [J]. Signal Transduct Target Ther, 2022, 7: 33.
[58] Ji M, Wang D, Lin S, et al. A novel PI3K inhibitor XH30 suppresses orthotopic glioblastoma and brain metastasis in mice models [J]. Acta Pharm Sin B, 2022, 12: 774-786.
[59] Zhao P, Qu J, Wu A, et al. Anti-alcoholism drug disulfiram for targeting glioma energy metabolism using BBB-penetrating delivery of fixed-dose combination [J]. Nano Today, 2022, 44: 101448.
[60] Shi R, Pan P, Lv R, et al. High-throughput glycolytic inhibitor discovery targeting glioblastoma by graphite dots-assisted LDI mass spectrometry [J]. Sci Adv, 2022, 8: eabl4923.
[61] Liu T, Zhu C, Chen X, et al. Ferroptosis, as the most enriched programmed cell death process in glioma, induces immunosuppression and immunotherapy resistance [J]. Neuro Oncol, 2022, 24: 1113-1125.
[62] Yin Y, Rodriguez JL, Li N, et al. Locally secreted BiTEs complement CAR T cells by enhancing killing of antigen heterogeneous solid tumors [J]. Mol Ther, 2022, 30: 2537-2553.
[63] Cui J, Xu Y, Tu H, et al. Gather wisdom to overcome barriers: Well-designed nano-drug delivery systems for treating gliomas [J]. Acta Pharm Sin B, 2022, 12: 1100-1125.
[64] Li T, Li J, Chen Z, et al. Glioma diagnosis and therapy: Current challenges and nanomaterial-based solutions [J]. J Control Release, 2022, 352: 338-370.
[65] Akakuru OU, Zhang Z, Iqbal MZ, et al. Chemotherapeutic nanomaterials in tumor boundary delineation: Prospects for effective tumor treatment [J]. Acta Pharm Sin B, 2022, 12: 2640-2657.
[66] Yin N, Wang Y, Cao Y, et al. A biodegradable nanocapsule for through-skull NIR-Ⅱ fluorescence imaging/magnetic resonance imaging and selectively enhanced radio-chemotherapy for orthotopic glioma [J]. Nano Today, 2022, 46: 101619.
[67] Li Y, Pan Y, Wang Y, et al. A D-peptide ligand of neuropeptide Y receptor Y1 serves as nanocarrier traversing of the blood brain barrier and targets glioma [J]. Nano Today, 2022, 44: 101465.
[68] Wang H, Chao Y, Zhao H, et al. Smart Nanomedicine to Enable Crossing Blood-Brain Barrier Delivery of Checkpoint Blockade Antibody for Immunotherapy of Glioma [J]. ACS Nano, 2022, 16: 664-674.
[69] Zhang Q, Jin S, Zou X. scAB detects multiresolution cell states with clinical significance by integrating single-cell genomics and bulk sequencing data [J]. Nucleic Acids Res, 2022, 50: 12112-12130.
[70] Zhu S, Kong W, Zhu J, et al. The genetic algorithm-aided three-stage ensemble learning method identified a robust survival risk score in patients with glioma [J]. Brief Bioinform, 2022, 23.
[71] Wu F, Yin YY, Fan WH, et al. Immunological profiles of human oligodendrogliomas define two distinct molecular subtypes [J]. EBioMedicine, 2023, 87: 104410.

撰稿人：马文斌 张 伟 花 玮 刘艳辉 牟永告 王 裕 江 涛 王伟民 邱晓光 曹雅宁 陈雯琳 郭晓鹏 龚 乐 刘千舒 时 雨 宋怡萱 王月坤 叶立果 张 弩 张 鑫 郑智尧

神经肿瘤

一、概述

为了梳理2022—2023年我国神经系统肿瘤的研究进展，推动神经肿瘤学科建设，更好地服务神经肿瘤临床工作，助力神经肿瘤科技创新，中国抗癌协会神经肿瘤专业委员会在中国抗癌协会总会的组织下，对神经系统中肿瘤领域在过去一年中的研究进展进行总结。本报告从神经系统肿瘤所属胶质瘤、脑膜瘤、垂体瘤、脊髓肿瘤、儿童神经肿瘤、原发性中枢神经系统淋巴瘤、脑转移瘤七个亚专业领域对各自领域的新进展进行阐述。

二、神经肿瘤学科研究进展

1. 胶质瘤学科研究进展

（1）溶瘤病毒治疗GBM（胶质母细胞瘤）的进展

使用溶瘤病毒介导免疫活性在癌症治疗中具有很大的潜力，目标均为癌细胞的选择性感染和肿瘤内作用。之前有关溶瘤病毒的Ⅰ期和Ⅱ期临床试验显示其有效性和安全性。Ⅲ期临床试验数据显示中位OS为14.4个月，但是一项测试Toca511治疗的随机、开放标签、多中心Ⅱ/Ⅲ期试验因未改善OS而提前停止。一项正在进行的Ⅱ期联合试验在复发性GBM肿瘤内注射DNX-2401+抗PD1检查点抑制剂，初步结果显示有良好的耐受性和OS获益，但必须等到2023年8月试验结束后才有最终结果。目前正在进行许多复发性GBM Ⅰ/Ⅱ期临床试验。总之，目前的证据表明溶瘤病毒治疗可改善OS，是一种有希望的新疗法。然而，需要进一步的随机对照Ⅱ/Ⅲ期临床研究来明确结论。

（2）弥漫性中线胶质瘤的影像诊断及进展

弥漫性中线胶质瘤（DMG），H3K27变异型，是一类发生于脑中线区域特殊类型的胶质瘤。传统影像学较难区分中线区域胶质瘤的 H3K27m 突变状态，而功能影像在此方面则更有优势。有研究证实，H3K27m 突变型的弥漫中线胶质瘤相比于野生型的中线胶质瘤，ADC 值更低，rCBF 值、Cho/NAA 值则更高。

目前，基于影像组学来预测中线区域胶质瘤的 H3K27M 突变状态也取得了较好的成果，AUC 达到了 0.737–0.92。而基于深度学习的研究也在最近取得了新的进展，预测准确率达到了 85.7% ~ 90.5%，敏感性 90.9% ~ 96.0%，特异性 82.4% ~ 83.3%。

（3）FGFR 抑制剂在胶质瘤治疗中的进展

成纤维细胞生长因子受体（FGFRs）是一类高度保守的跨膜酪氨酸激酶受体家族，由胞外区、跨膜区和胞内区组成，参与肿瘤生物学的各个方面，包括细胞增殖、分化、迁移、血管生成和癌变。在人体中有四个典型的酪氨酸激酶受体（FGFR1–4）和一个没有细胞内酪氨酸激酶结构域的受体（FGFR5 或 FGFRL1）。FGFR 的基因组改变（扩增、突变和 / 或融合）与肿瘤的发生和进展有关。约有 8% 的胶质瘤患者会发生 FGFR 基因组改变，尤其是 FGFR1 和 FGFR3，并且在约 3% 的 GBM 患者中存在 FGFR–TACC 融合突变。有文章报道，两例携带有 FGFR3–TACC3 融合突变的 GBM 患者，在接受安罗替尼治疗后疾病得到持续缓解。一项在复发性胶质瘤患者（携带 FGFR 改变）中进行的多中心Ⅱ期临床研究（NCT01975701）数据显示，26 名接受 FGFR 抑制剂 Infigratinib 治疗的患者的 6 个月 PFS 率为 16.0%，中位 PFS 为 1.7 个月，客观缓解率为 3.8%。但是 4 名携带 FGFR1 或 FGFR3 点突变或 FGFR3–TACC3 融合突变的肿瘤患者疾病控制持续时间超过 1 年。另外一项临床研究（NCT04083976）报道了 FGFR 抑制剂 Erdafitinib 在具有 FGFR 改变的 14 种实体瘤体治疗中的有效性，其中 29 名高级别胶质瘤患者的 ORR 为 20.7%。同时，一项体外研究表明，FGFR 抑制剂 Pemigatinib 对未甲基化 GBM 干细胞和 GBM 细胞系具有显著的放射增敏作用，提示放射治疗与 FGFR 抑制剂以及可能与替莫唑胺的联合治疗对胶质母细胞瘤患者具有重要的临床意义。目前一项旨在评估 Pemigatinib 在先前治疗过的胶质母细胞瘤或其他原发性中枢神经系统肿瘤患者（携带 FGFR1–3 改变）中的疗效和安全性的研究（NCT05267106）正在进行招募中。

（4）纳米技术在胶质瘤领域的应用进展

回顾 2022 年，纳米技术在胶质瘤诊疗领域进行了更深入的研究，主要包括：①纳米技术用于改善抗肿瘤药物的作用；②纳米技术用于改善外照射治疗的效果；③纳米技术用于改善化疗药物的作用；④纳米技术用于改善免疫治疗的效果；⑤纳米技术用于改善术前筛查和治疗结果的准确性。首先，纳米系统可以有效提高抗肿瘤药物的有效性及其递送到肿瘤部位的准确性。Xiao 等在 2022 年发表的研究中报道了一种纳米系统，其中包含一种可以抑制胶质瘤增殖的抗肿瘤药物，可以有效抑制胶质瘤细胞的生长和转移。其次，纳米系统可以显著提高外照射治疗的效果。Wang 等在 2022 年发表的研究中报道了一种纳米系统，可以显著改善外照射治疗的疗效，从而使胶质瘤患者的治疗更加有效。此外，纳米技术可以改善化疗药物的作用。Zhang 等在 2022 年发表的研究中报道了一种纳米系统，可以有效改善联合用药治疗胶质瘤的疗效，从而提高治疗效果。纳米技术可以有效提高免疫治疗的效果。Li 等在 2022 年发表的研究中报道了一种纳米系统，可以有效提高免疫治疗的疗效，从而使胶质瘤患者更容易获得治疗的收益。最后，纳米技术还可以改善术前筛查和治疗结果的准确性。Zhao 等在 2022 年发表的研究中报道了一种纳米系统，可以提高胶质瘤患者的术前筛查准确性，并可以更有效地改善治疗结果。

（5）激光间质热疗技术在胶质瘤治疗中的应用进展

除放疗外，针对胶质瘤研究的最常见的消融技术是激光间质热疗（LITT）。LITT 主要用于深部、病灶、较小的肿瘤，或用于不适合手术的患者。评估 LITT 的前瞻性研究非常少。目前的证据已证实 LITT 是相对安全的。一项首次报道的应用 LITT 一线治疗复发性胶质母细胞瘤的临床研究中 17 例复发患者接受 LITT 治疗，23 例患者接受手术治疗手术患者，治疗前两组患者基线特征没有差异，结果显示 LITT 和再次手术对可手术的 rGBM 在生存结果或发病率方面没有差异，而 LITT 导致更短的住院时间和更有效的术后护理。一项回顾性临床分析也显示，应用 MR 引导下的介入性冷冻消融术（iMRgC）治疗复发性胶质母细胞瘤表现出良好的安全性，没有重大并发症，PFS 和 OS 也有所改善。而对 LAANTERN 前瞻性多中心登记（NCT02392078）数据进行分析发现，LITT 术是新诊断和复发胶质母细胞瘤患者的一个可行选择。新诊断的 IDH 野生型胶质母细胞瘤在 LITT 术后接受放化疗，其中位 OS 与手术组结果相当。而另一项回顾性研究结果也显示对于无法切除、未经治疗的 GBM 患者来说，LITT 是一种安全有效的治疗方法，其生存率和局部复发率与传统切除术治疗的可手术病灶患者相当。对于深部及中线部位胶质瘤，与针刺活检相比较，LITT 总体安全性高，且平均总生存期大于活检组。对于深层病变和位于关键结构附近的病变，激光导管放置过程中达到最大的准确性仍具有挑战性，一组最新研究显示在立体定向机器人引导下放置激光消融导管和活检针是安全、准确的。LITT 通过与免疫检查点抑制剂和全身化疗的协同作用，加强抗肿瘤免疫反应，提供了额外的治疗效果。这种协同关系涉及脑血脑屏障（BBB）的短暂破坏和免疫功能的局部增强，最终导致中枢神经系统药物渗透性的增加和抗肿瘤免疫的改善。

（6）神经胶质瘤免疫治疗最新进展

近年来，随着基因组学、转录组学和表观遗传学研究的发展，神经胶质瘤的分类和治疗的新概念取得了重大进展。目前标准治疗仍是手术联合放化疗，但患者总体预后仍然较差，人们在研究免疫疗法和精准肿瘤学方法方面做出了重大努力，尤其是近年免疫疗法的出现，为胶质瘤的治疗带来了新的曙光。

免疫治疗的目的是产生一种肿瘤特异性的免疫反应，以选择性地消除肿瘤细胞。在过去的一年中，许多免疫治疗的效果为我们提供了新的思路，在罗比 · G · 迈茨纳等人的文章中，由于已经证明神经节苷脂 GD2 在 H3K27M 突变的胶质瘤细胞上高表达，并且已经证明了 GD2 定向嵌合抗原受体 CAR-T 细胞的临床前疗效，因此进行了首次临床试验，该试验表明通过静脉及脑室注射 GD-2-CAR T 细胞治疗，四名患者有三名表现出临床与影像学改善。而在另一项随机对照研究中使用免疫治疗联合控制白介素 -12 基因治疗和免疫检查点阻断治疗复发胶质母细胞瘤，此项研究显示免疫治疗联合基因疗法的安全性，此项研究将在后续开展Ⅱ期临床试验，期待其未来研究结果。而在另一种免疫疗法，通过接种疫苗接种方式的研究里，也有研究为我们提供了积极的结果，该研究在新诊断和复发胶质母细胞瘤的患者中，在进行标准治疗的同时注入自体肿瘤裂解物负载树突状细胞疫苗（DCVax-L），与接收单独标准治疗的患者相比，此种方法可延长患者生存期。此外的几项最新研究中，均显示了 CAR-T 疗法及疫苗接种方法以及 PD-1 抑制剂治疗方法对胶质瘤治疗的有效性及安全性。

各种不同的免疫治疗方法正在进行不同阶段的临床试验，根据现有研究表明，免疫治疗是一种有希望的治疗神经胶质瘤方法，相信不久的将来，免疫治疗将为胶质瘤患者带来福音。

（7）质子治疗胶质母细胞瘤的研究进展

胶质母细胞瘤是最具侵袭性的中枢系统恶性肿瘤之一，其复发率高预后差。质子治疗（PT）因为重离子的固有特性，相对于传统放射治疗有着理论上的低副作用特点，其在胶质母细胞的治疗中有较强的应用前景。目前已有的小规模Ⅱ期临床试验证实 PT 相对 IMRT 有更低的副作用。然而，目前 PT 与 IMRT 在胶质母细胞瘤中缺少大规模的头对头疗效对比试验。NRG-BN001 是一项正在进行的Ⅱ期随机试验，评估使用 IMRT 和质子治疗来评估替莫唑胺大分割剂量递增放疗（75 Gy，30 次分割）与标准分割放化疗的比较，该研究以 OS 为主要研究终点，目前已完成入组（$n = 624$），该研究前期数据已显示出 PT 在减少副作用方面的优越性，其后续的预后随访结果值得期待。NRG-BN005 则是另一项处于患者招募阶段的Ⅱ期随机对照试验。目前胶质母细胞瘤仍是中枢系统恶性肿瘤的治疗难点，PT 可能成为胶质母细胞瘤综合治疗的重要组成部分。

（8）令人印象深刻的老研究的新数据

2022 年 6 月，《临床肿瘤学（JCO）杂志》发表了 EORTC 26591 和 RTOG9402 研究近 30 年随访的结果。这两个研究都是 20 世纪 90 年代启动，时间跨度近 30 年，中位随访期 18 ~ 19 年。EORTC26591 研究中纳入的 80 例患者符合少突胶质细胞瘤，WHO3 级的 2021 年 WHO 诊断标准，单独放疗和联合 PCV 化疗的中位生存期分别为 9.3 年和 14.2 年，14 年生存率分别为 26.2% 和 51.0%，20 年生存率分别为 13.6% 和 37.1%。RTOG9402 研究中少突胶质细胞瘤，WHO3 级放疗和联合 PCV 化疗的中位生存期分别为 7.3 年和 13.2 年，14 年生存率分别为 25.0% 和 46.1%，20 年生存率分别为 14.9% 和 37%。总体而言，综合两个研究数据，少突胶质细胞瘤，WHO3 级 20 年后仍有 35% 的患者可以生存。这两个经典研究有几点启示：少突胶质瘤即使组织学级别达到 3 级，规范的治疗仍可以长期生存，所以需要关注这些患者长期治疗的并发症和生存质量，优化治疗方案，加强康复治疗；如果像作者们这样 30 年如一日，把现在胶质瘤治疗和随访做规范，就可以改变我国胶质瘤治疗的现状，在世界胶质瘤舞台发出中国声音。

（9）胶质瘤的 CAR–T 免疫治疗进展

嵌合抗原受体 T 细胞（Chimeric Antigen Receptor T Cell，CAR–T）疗法是将 T 细胞的活化基因与识别肿瘤相关抗原的抗体相融合并转染自体 T 细胞，用来治疗恶性肿瘤，CAR–T 细胞疗法在血液系统肿瘤的治疗中疗效显著，目前 CAR–T 疗法也用于治疗胶质瘤。HER2 特异性 CAR–T 细胞治疗胶质母细胞瘤（Ⅰ期临床试验 NCT01109095，2017）和难治性或复发性中枢神经系统肿瘤（Ⅰ期临床试验 NCT03500991，2021）；IL-13Rα2–CAR–T 细胞用于治疗胶质母细胞瘤患者（Ⅰ期临床试验 NCT02208362，2015；NCT00730613，2016）。也有在胶质母细胞瘤模型中，通过共表达 IL13Rα2 和 HER2–CAR 分子的双特异性 CAR–T 细胞联合疗法治疗胶质瘤，与单特异性 HER2–CAR–T 或 IL13Rγ2–CAR–T 细胞相比，抗原逃逸更少（2013）。此外，在一项Ⅰ期临床试验中（NCT02209376，2017），10 名复发性 EGFRvⅢ + 胶质母细胞瘤（GBM）患者用 EGFRvⅢ工程化 CAR–T 细胞治疗的结果显示所有患者的平均中位生存期为 8 个月。在神经母细胞瘤细胞中，二唾液酸神经节苷脂（GD2）高度表达，可能被认为是 GBM 中 CAR–T 细胞的一个有效靶点，2022 年 Majzner 等报道了用 GD2 CAR–T 细胞治疗 4 名 H3K27M 突变 DIPG 或脊髓 DMG 患者的Ⅰ期临床试验（NCT04196413）结果，显示四分之三的患者表现出与血浆和脑脊液中高水平促炎细胞因子相关的临床和影像学改善，无靶向 / 非靶向“OTOT”毒性。

2. 脑膜瘤的新兴全身治疗选择

脑膜瘤是最常见的中枢神经系统原发性肿瘤。目前，针对脑膜瘤的首选治疗方案是外科手术切除，立体定向放疗通常作为辅助治疗手段用于新诊断的不典型（CNS WHO 2 级）和间变性（CNS WHO 3 级）脑膜瘤的治疗，尤其是用于无法完全手术切除和术后复发的患者。然而，系统性药物治疗脑膜瘤有效的证据较少，经典的细胞毒性药物、生长抑素类似物和抗激素治疗不能使临床患者显著受益。相比之下，小分子靶向抑制剂，如酪氨酸激酶抑制剂和单克隆抗体，特别是靶向血管生成信号的如舒尼替尼（Sunitinib）和贝伐珠单抗（Bevacizumab），在小型Ⅱ期临床试验中显示出的抗肿瘤活性有一定积极意义。近来脑膜瘤表观遗传学研究揭示了一系列具有里程碑意义的潜在治疗靶点，包括雷帕霉素靶蛋白（mTOR）、黏着斑激酶（FAK）、细胞周期蛋白依赖性激酶（CDK）、磷酸肌苷 –3 激酶（PI3K）、刺猬信号通路（Shh）和组蛋白去乙酰化酶（Histone Deacetylases）抑制剂等，针对部分靶点的早期临床试验正在开展。此外，针对 PD–1/PD–L1 的免疫检查点抑制剂也有望用于脑膜瘤的治疗中，纳武单抗和派姆单抗在Ⅱ期临床试验中均获得了预期治疗效果，免疫检查点治疗联合立体定向放疗的临床试验在进一步开展中。

3. 垂体神经内分泌肿瘤精准诊疗新方向

影像学进展：3D-SGE/3D-GRE 增强序列、dMRI、CISS、FLAIR 增强序列、各向同性 3D 快速自旋回波序列，超高场（7T）MRI、13N-Ammonia 成像、影像组学模型可提高微腺瘤（< 3～4 毫米）的检出效能。11C-MET PET 联合容积 MRI、18F-FET PET 有利于检出异位垂体神经内分泌肿瘤。FLAIR 增强序列、GRASP MRI 肿瘤延迟廓清可鉴别无功能腺瘤与 ACTH 腺瘤。分子成像可作为判断术后残留 / 复发的补充。

遗传学发现：体细胞突变常发生在少数已知基因，40% 垂体 GH 腺瘤发生 GNAS 激活突变，35%ACTH 腺瘤发生 USP8 激活突变。拷贝数变异、DNA 甲基化改变、肿瘤抑制因子下调和 cyclin D1、PTTG 过表达等，通过表观遗传机制促进细胞增殖。多组学研究通过分析不同谱系 PitNETs 发生的遗传特征，发现不同肿瘤簇具有不同的免疫微环境和间质特征，为免疫检查点抑制剂治疗此类垂体神经内分泌肿瘤提供重要的理论依据。

病理学突破：世界卫生组织（WHO）第五版与垂体相关的内分泌和神经内分泌肿瘤分类提供了基于肿瘤细胞谱系、细胞类型和相关特征的 PitNET 的详细组织学分型，脑垂体转录因子（PIT1，TPIT，SF1，GATA3 和 ER α）的免疫组织化学常规应用在这一分类中得到认可。

4. 脊髓高级别胶质瘤诊断与治疗仍以传统方式为主

脊髓胶质瘤（Spinal cord glioma）是一种起源于脊髓神经胶质细胞的原发性肿瘤，发病率较低，年发病率约为 0.22/10 万人，不超过脊髓肿瘤的 30%，脊髓髓内肿瘤的 80%。目前，脊髓高级别胶质瘤的病理学诊断已经进入分子病理时代，新的分子标志物应用于胶质瘤的诊断，为肿瘤的治疗和预后提供依据，如：H3K27M、MYB、MYCN 等。

然而，脊髓高级别胶质瘤的治疗对于神经外科医师仍然是一项艰巨的挑战，尽管术中电生理监测技术、术中荧光辅助技术及多模态融合等技术的应用提高了手术的精确性，但与脑组织不同，脊髓组织损伤后难以代偿，因此对于影像学提示弥漫性无边界的肿瘤，手术切除程度尚存争议，肿瘤难以完全切除。目前所有治疗方案仅使其存活率略有提高，标准的治疗方案主要以手术为主，根据术后病理结果辅以放疗和化疗。

5. 儿童神经肿瘤诊疗以及机制研究方面新进展

在过去的 2022 年，关于儿童中枢神经系统恶性肿瘤的诊疗以及机制研究方面有新的进展，以髓母细胞瘤及室管膜瘤为例。国内外学者针对目前预后较差的 G3MB-MYC 型髓母细胞瘤的研究也有新的突破，或为该亚型的患儿带来新的希望。幕上半球室管膜瘤起始的机制尚不完全清楚，YAP 融合介导的肿瘤形成机制有新的发现，进一步探索未来儿童室管膜瘤的治疗新策略。对儿童弥漫性内生性桥脑胶质瘤（DIPG）这一目前无法治愈的高级别胶质瘤不管是临床医生抑或是科学研究者都是束手无策，2022 年在新英格兰杂志上有发表了相关的临床试验结果，也许有望成为 DIPG 的治疗新方法。

Gwynne William D 等发现髓母细胞瘤相关核心基因所编码酶类涉及嘌呤和嘧啶的生物

合成、精胺代谢以及柠檬酸循环，G3MB-MYC 肿瘤细胞存在多组代谢脆弱性，DHODH 抑制剂在 G3MB 肿瘤细胞中干扰尿苷代谢和脂类稳态，诱导细胞周期停滞和细胞凋亡，具有一定的抗肿瘤效果。Danilenko Marina 等通过单细胞 DNA 测序确定儿童髓母细胞瘤发展中风险相关的克隆复杂性和进化轨迹，其中 G3MB-MYC 和 SHH TP53 突变型的克隆多样性最大，揭示了主要髓母细胞瘤亚类的肿瘤起源和演变的不同模式，具有致病相关性和临床应用潜力。

MYC 驱动的 G3-MB 预后最差，并且与 c-MYC 癌基因的扩增和过表达有关，目前缺乏针对 G3-MB 肿瘤的靶向治疗，部分原因是对致瘤机制和遗传改变的临床相关性的理解不完全。复旦大学儿科李昊团队与辛辛那提儿童医院、上海交通大学等多单位合作，在《自然》杂志上发表髓母细胞瘤的研究进展，确定了一个以前未被识别的过渡性中间祖细胞群，作为侵袭性 MB，如 G3 肿瘤的潜在细胞起源，指出了 G3MB-MYC 潜在的治疗途径。另有研究发现，CTDNEP1 在高侵袭性 MYC 驱动的 G3 MBs 中是一种有效的肿瘤抑制因子。MYC 驱动的髓母细胞瘤是高度侵袭性的儿童脑肿瘤，然而引发 MYC 扩增和恶性转化的分子和遗传事件仍然难以捉摸。磷酸酶 CTDNEP1 缺失通过触发 MYC 扩增和基因组不稳定性增强侵袭性髓母细胞瘤。首都医科大学李文斌 / 陈峰团队研究发现脂质体 HNK 诱导细胞凋亡和 ROS 的产生，并抑制自噬通量，抑制肿瘤的增长，联合化疗药物或者自噬抑制剂可以进一步提高抗肿瘤作用，该研究成果可能为 Lip-HNK 作为一种新的髓母细胞瘤治疗剂的潜力提供了证据。

MB 具有异质性，虽然 2021 年版 WHO 的 MB 诊断分类在病理学和分子生物学领域取得相关创新，仍缺乏临床试验以致修改目前 MB 的治疗方案。目前对于髓母细胞瘤的标准治疗方案是手术结合脑脊髓放疗及多药联合化疗，有各种或短期或长期的毒性反应，造成血液系统、神经系统认知功能以及内分泌系统的损害等，对很多患者的生活质量有很大的影响，未来开发新的低毒性治疗仍然是热门领域，其中个性化靶向治疗具有优势，值得进一步的研究和分析，是未来研究发展有潜力的方向。

室管膜瘤是第三常见的儿童脑肿瘤，尽管采用了多模式治疗，但 EPN 患者仍会出现身体残疾和神经发育障碍等慢性后遗症，大多数患者的肿瘤复发最终导致死亡。国内葛明团队回顾性分析了 32 例儿童颅内室管膜瘤的临床特点及预后因素，幕上室管膜瘤存在 2 个高度特异融合基因 C11orf95-RELA 和 YAP1-MAMLD1，预后较差，后颅窝 PF-EPN-A 预后差，手术切除是关键，进行化疗的患儿总生存期优于未行化疗患儿。目前国内李昊团队联合中科院李林院士开展了口服靶向药物联合小剂量化疗 PFA 型室管膜瘤的临床试验，取得较好的效果，进展顺利，后期将纳入更多的患儿，给室管膜瘤的患儿带来新的希望。他们还研究发现 PGG 可以直接结合 PALB2 和阻断 PALB2- BRCA2 的相互作用，作为 HR 修复的新抑制剂，PGG 联合 PARP 抑制剂和放射疗法可提高肿瘤治疗的敏感性。另外，复旦大学团队研究发现 HIPPO-YAP/TAZ（WWTR1）通路已成为器官生长和肿瘤发生的核心参与者。HIPPO-YAP 融合蛋白的核定位与幕上室管膜瘤的发生有关。靶向核凝聚体组装或活性可能作为治疗 YAP 融合诱导的 EPN 和其他肿瘤类型的治疗新策略。

儿童弥漫性内生性脑桥胶质瘤（DIPG）通常由组蛋白 H3 突变驱动，肿瘤手术难度大，对放疗、化疗敏感性低，免疫疗法也未获进展，预后极差，中位生存期小于 12 个月。对于 DIPG 是开颅活检还是立体定向活检存在争议，国内李昊团队探讨了无框架机器人引导的立体定向活检在儿童脑干肿瘤中的应用价值，对 35 例儿童脑干肿瘤进行临床分析，研究结果提示立体定向活检创伤小、操作简便、并发症少、定位准确同时取材成功率高，为儿童脑干肿瘤的精准治疗提供了基础。另外，2022 年加列戈 · 佩雷兹 – 拉腊亚杰米等在 NEJM 发表了一篇关于溶瘤病毒 DNX-2401 治疗 DIPG 的单中心、Ⅰ期剂量递增试验，在进行立体定向活检的同时，直接向肿瘤内部输注溶瘤病毒，随后患者再接受放疗或化疗，该研究纳入 12 名患者，远期随访发现该疗法显著延长了患儿总生存期，中位总生存期达 17.8 个月，12 个月时总生存率为 75%，18 个月时为 50%，24 个月时为 25%，且该治疗手段并不会为患儿带来显著的副作用或者并发症，该研究为 DIPG 的治疗带来了新的希望。彻底攻克 DIPG 道阻且长，未来的治疗策略可能联合 CART、溶瘤病毒等在内多种手段，或许有希望攻克 DIPG 这一难题。

6. PCNSL 新指南及研究百花齐放

国际上多个区域性或国家的学术组织，针对原发性中枢神经系统淋巴瘤，制定了诊治指南或共识。在中国抗癌协会的大力支持下，神经肿瘤专业委员会原发性中枢神经系统淋巴瘤学组编写的《中国肿瘤整合诊治指南 – 原发性中枢神经系统淋巴瘤整合诊治指南》于 2022 年正式发布。

IELSG-32 研究结论是目前 PCNSL 领域最长随访的 RCT 研究，MATRix 方案具有长生存获益，而 WBRT 和 ASCT 疗效相当，7y-OS 70%，IELSG 评分、受累数目和诱导治疗方案是 OS 的独立预后因素 MATRix-ASCT 未增加无复发死亡率或第二肿瘤，而 WBRT 影响特定认知功能。

近年来，CAR-T 细胞疗法治疗血液肿瘤患者取得了不错的效果，近期 CAR-T 疗法单独应用或联合自体移植治疗 R/R 原发性中枢神经系统淋巴瘤的试验结果提示其耐受性良好，安全有效的。这有可能改变 R/R 原发性中枢神经系统淋巴瘤的治疗格局。

7. 各类靶向药物在脑转移中的应用初见成效

针对 Her-2 阳性乳腺癌及肺癌多种靶点的靶向药在脑转移中的应用在近年来发表了多项成果。对于既往接受过抗 Her-2 靶向治疗的转移性乳腺癌患者，酪氨酸激酶抑制剂（TKIs）Neratinib/ Tucatinib 联合卡培他滨 ± 曲妥珠单抗显示出无进展生存（PFS）方面的获益。DESTINY-Breast 01 和 03 研究对比了德喜曲妥珠单抗（T-DXd）和恩美曲妥珠单抗（T-DM1）在转移性 her-2 阳性乳腺癌患者中的疗效，结果证明 T-DXd 组中位 PFS 时间显著长于 T-DM1 组（15.0 个月 vs 5.7 个月），在脑转移中的作用仍需进一步亚组分析探究。

在肺癌方面，针对 ALK 重排患者，CROWN 研究的事后分析发现：对于 78 例基线脑转移患者，劳拉替尼组中枢神经系统完全缓解率为 61%，而克唑替尼组仅为 15%。而针对其他少见突变，如 TRK（拉罗替尼）、NTRK（恩曲替尼）、MET（卡马替尼）、RET（塞尔帕替尼）等靶向药物在脑转移瘤中也显示出了不错的客观缓解率，但目前多为Ⅱ期研究，尚需进一步扩大样本量观察。

三、神经肿瘤学科发展趋势和展望

1. 神经胶质瘤网络中的自主节律活动

作为一种难治性恶性肿瘤，胶质母细胞瘤的复发九成以上见于肿瘤病灶的瘤周区域。脑癌细胞的侵袭性生物学行为和治疗抵抗的病理生理学机制一直是肿瘤学基础研究的一个焦点问题。既往研究提出了很多种假说，包括肿瘤细胞沿神经轴突周围间隙移行，肿瘤干细胞理论，肿瘤周边的组织乏氧代谢与酸性微环境，“肿瘤 - 神经元交互网络”等。专家基于严密的细胞学和动物体内实验论证，提出了 KCa3.1（钙激活的 K+ 通道）通道相关的 Ca^{2+} 振荡机制。作者的研究证实肿瘤细胞形成一种由“微管”相连接的动态平衡的网络。网络间信号传递依赖于钙离子（Ca^{2+}）。网络中存在较小比例的关键节点（key hubs）细胞，驱动网络间信号传递，并维系网络的鲁棒性。这一点类似于心脏的起搏细胞，驱动心肌的自主节律。跨膜 KCa3.1 钾通道则会驱动胶质瘤起搏细胞中的 Ca^{2+} 周期性振荡；而 Ca^{2+} 振荡又反过来驱动其他细胞的 MAPK 和 NF-κB 信号通路激活，最终促进胶质瘤细胞的增殖和肿瘤扩散。

毫无疑问，本研究提出了一种全新的理论，来诠释脑癌细胞的侵袭性生物学行为和治疗抵抗的病理生理学机制。可以预见，KCa3.1 通道阻滞剂 TRAM-34 或塞尼卡泊（Senicapoc）作为脑癌的潜在治疗化合物，将成为临床转化研究的热点之一。TRAM-34（Triarylmethane-34）是一种有效的、选择性的中电导 KCa3.1 抑制剂，Kd 为 20 nM，比作用于其他离子通道选择性高 200 ~ 1500 倍，且不抑制细胞色素 P450。同样，Senicapoc（ICA-17043）也是一种 KCa3.1 阻滞剂，已被提议用于镰状细胞性贫血。

同时也引发了两个联想，一是脑癌网络中存在的关键节点（key hubs）细胞与传统意义上的肿瘤干细胞之间存在什么关联？二是脑癌网络中 Ca^{2+} 振荡机制与“肿瘤 - 神经元交互网络”机制存在什么关联？

2. 前瞻性临床试验将推动脑膜瘤辅助治疗

不适合手术治疗或局部放疗的高级别恶性脑膜瘤和复发性脑膜瘤仍然是临床治疗面临的巨大难题。尽管在这些情况下经常考虑全身治疗，但由于对照试验很少，关于高级别脑膜瘤结果的历史基准数据有限，因此总体上缺乏全身治疗的证据。传统的细胞毒性药物基本无效。然而，临床前数据显示抗代谢物吉西他滨（Gemcitabine）具有抗肿瘤活性，但尚待进行临床试验。抗血管生成疗法，如多酪氨酸激酶抑制剂或靶向 VEGF 的抗体，在小型Ⅱ期临床试验和回顾性病例系列中显示了有前景的结果。然而，迫切需要前瞻性对照试验来验证这些积极的发现。此外，通过高通量标志性的表观遗传研究，揭示了目前正在研究的进一步潜在治疗靶点。最近的基因组研究已经确定了新的潜在靶点，正在进行的国家研究中进行评估。包括免疫检查点抑制剂在内的免疫治疗方法也正在进行评估，早期结果显示在部分患者中具有很好的抗肿瘤效果，但仍需要进一步开展大规模、多中心的前瞻性临床试验。

3. 垂体神经内分泌肿瘤精准诊疗新方向

PitNETs 的未来研究方向主要集中在遗传学、分子病理学、影像组学以及微环境学等领域。在多学科联合的诊疗模式的基础上，通过融合功能成像、分子成像以及影像组学大数据的人工智能辅助诊断算法的应用，建立 PitNETs 影像诊断的多组学方法，对术前分子基因型进行预测，将成为诊疗领域新的发展趋势。

PitNETs 患者目前还没有正式的 WHO 分级或 AJCC TNM 分级系统应用于 PitNETs，随着对疾病更深层次的认识和多学科的协作，未来有必要对实现肿瘤分级及肿瘤行为的预测模型提供病理学数据。

PitNETs 未来研究的目标包括确定判断疾病预后的早期生物标志物，预测治疗反应的标志物，制定最佳治疗时间、顺序和组合。通过对肿瘤的遗传机制、表观遗传学和微环境如何相互作用的研究，寻找新的治疗靶点，为免疫治疗和靶向治疗开展奠定基础，最终实现精准诊断、个体化治疗和规范化管理，改善患者远期预后将成为本领域的研究方向。

4. 靶向和免疫治疗在脊髓胶质瘤中体现潜力但仍需探索

脊髓高级别胶质瘤的恶性度高，预后较差。由于脊髓胶质瘤难以完成全切，即使术后联合放疗和化疗，其复发率依然极高，因此新的胶质瘤综合治疗方法亟待探索。靶向和免疫治疗仍然是目前胶质瘤研究的热点，免疫检查点抑制剂、CAR-T 细胞、溶瘤病毒及肿瘤相关巨噬细胞（TAM）疗法在一些临床前研究及临床试验中已经展现了一定的成果，表现出巨大的治疗潜力。但由于血脊髓屏障、肿瘤内高度抑制的免疫微环境、肿瘤治疗靶点少等因素的存在，免疫治疗目前仍未取得突破性的进展。因此，探索传统放化疗与免疫治疗联合，及多种免疫疗法的联合有望获得更好的治疗效果。此外，国内各大中心医院可共同建立中国脊髓脊柱肿瘤数据库，系统性地加强该疾病的精准诊断和治疗，推动脊髓高级别胶质瘤的治疗上一层新的台阶。

5. 儿童神经系统肿瘤的机制研究以及临床试验已深入开展

2021 版《WHO 中枢神经系统肿瘤分类》将儿童型弥漫性高级别胶质瘤单独分类，其中儿童弥漫性中线胶质瘤（pDMG）H3K27 变异亚型占到近 50%，发生部位包括丘脑、中脑、脑桥（即 DIPG）、延髓和脊髓等。这类肿瘤预后极差、手术意义有限，多数情况下手术目的仅仅为活检明确组织和分子病理性质、寻找可能靶向治疗的靶点。因此，近年对

pDMG 的研究成为热点。2022 年《自然 – 遗传学》杂志上一组 pDMG 的单细胞数据，揭示了 pDMG 相关微环境因素对肿瘤表型特点的显著影响。

pDMG 的好发年龄和部位，在时、空上与儿童中线脑结构的神经细胞快速发育时期相一致。儿童快速发育的脑组织具有其独特的免疫及微环境特征，目前对其研究非常不足，比如发育中脑组织的小胶质细胞的表型特点，尚知之甚少。最新关于 pDMG 微环境的研究包括：① pDMG 中表达上调最显著的基因主要富集在细胞黏附、血管形成和细胞外基质的重构，而成人 GBM 主要为炎性相关基因表达，如单核细胞趋化以及各种趋化因子相关信号通路；② T 细胞浸润极少，相较于其他儿童和成人胶质瘤，是更“冷”的肿瘤；③各种炎性因子（Inflammatory factors）表达较低，甚至缺失，仅有部分趋化因子和生长因子的表达，因此微环境中缺少各种免疫细胞的募集，NK 细胞甚至比正常对照还低，其免疫抑制分子如 PD–1 表达也较其他胶质瘤低；④但 pDMG 的微环境中却有显著的肿瘤相关巨噬细胞（Tumor Associated Macrophages，TAMs）的聚集，尽管存在明显的瘤间差异。在 pDMG 以及其他儿童高级别胶质瘤中，关于 TAMs 的研究甚少。相关研究结果包括：① pDMG 和成人 DMG 具有不同的转录组和表型特点，成人 DMG 较 pDMG 呈现间质样（Mesenchymal-like）转化特点，而这种不同表型很可能是由微环境中的 TAMs 决定的，即成人较儿童 TAMs 而言，年龄特异型性地高表达间质型特征基因和配体；② pDMG 肿瘤细胞并不能诱导 TAMs 的免疫抑制表型，而其基因表达和表型特点，既不属于 M1、也没有典型 M2 特征；③ pDMG 肿瘤细胞和 TAMs 之间，是否存在确定的相互通讯、彼此促进的调控机制，尚不明了；④ pDMG 中的 H3.3K27M 亚型（最常见亚型）较 H3.1K27M 亚型而言，其 TAMs 的 M2 表型特征更弱，比如更低的 CD163、PD–1 表达、更低的 VEGF 水平、IL–6 和 IL–10 未能检出；⑤但 pDMG 仍然较高水平表达 TGF β、CCL2、CCL5、CXCL12（SDF–1）、CXCL8（IL–8）等趋化因子和细胞因子，理论上，这些分子诱导 TAMs 发挥促进肿瘤生长、侵袭和血管或血管拟态形成的作用；⑥ CD47 是在多种肿瘤中表达的免疫逃逸分子，在 pDMG 也高表达，通过结合和激活 TAMs 上的 SIRP α 受体、向 TAMs 传递“别吃我”的信号；通过抑制肿瘤细胞和 TAMs 之间的这一通路，可以将 TAMs 转化吞噬肿瘤细胞的表型，体内、外实验均达到抑制肿瘤生长的作用，提示诱导 TAMs 表型和功能转化的重要意义。综上，pDMG 的肿瘤微环境中，TAMs 可能有着独特的基因表达和表型特点，寻找其和肿瘤细胞之间的关键作用分子和信号通路靶点、使其向抑制肿瘤的表型转化，可能发挥“杠杆支点”的作用，将局部免疫、血管形成以及细胞生长侵袭的微环境转向抗肿瘤的特征和效应。

国内外针对儿童中枢神经系统恶性肿瘤的机制研究以及临床试验已在逐渐深入开展，为此类患儿的未来带来生的希望，希望国内同仁继续共同努力，尤其是在探讨新的治疗策略、发现新的靶点、药物临床试验的开展等方面，争取能够获得突破性的进展，早日攻克髓母细胞瘤、室管膜瘤、DIPG 等难治性儿童恶性脑肿瘤。

6. PCNSL 新诊断标志物与整合治疗

CSF 中 MYD88 L265P 和 IL10 水平诊断 PCNSL：影像学检查仅能够提示 PCNSL，可靠诊断需组织病理依据。多数患者需行脑组织活检并组织病理学确诊。如果能够通过液体活检明确诊断，可以避免手术风险。接近 70% 的 PCNSL 患者伴有 MYD88 L265P 突变和的 IL-10 水平升高，但是在 PCNSL 的外周血中很难检测到，而 CSF 中 MYD88 L265P 突变和 IL-10 高水平（> 10 pg/ml）对于 PCNSL 的检测具有很高的敏感性和特异性，有利于 PCNSL 快速简单的诊断，同时有利于病灶不利于活检 PCNSL 的诊断（如脑干）。

靶向药物一线与化疗整合是趋势。目前，使用于 PCNSL 的靶向药物包括：利妥昔单抗、布鲁顿酪氨酸激酶（BTK）抑制剂及免疫调节剂（iMID）。与体部肿瘤相比，靶向和免疫治疗在 PCNSL 中的疗效仍存在较大差距。对上述问题的深入了解和阐述将有助于在今后的研究中制订科学合理的治疗策略。靶向治疗或免疫治疗联合化疗，靶向治疗联合免疫治疗可能会为 PCNSL 描绘出更光明的治疗前景。

7. 脑转移瘤需要扩展 SRT 适应证并发展术前 SRT

既往小细胞肺癌（SCLC）脑转移的初始放疗手段均推荐全脑放疗（WBRT）。随着立体定向放疗（SRT）技术的发展及患者对神经认知功能要求的不断提高，SRT 是否能作为 SCLC 脑转移的一线局部治疗手段成了研究热点。根据多中心非随机队列研究 FIRE-SCLC 及 2022 年发表的 Meta 分析结果，虽然相比于 WBRT，一线 SRT 的颅内进展时间更短，但两组患者总生存无差别。随着转移瘤个数的增多，一线 SRT 的 PFS 时间逐渐缩短。因此如何筛选合适的 SCLC 脑转移患者行一线 SRT 治疗是今后研究的方向和难点。

术前 SRT 也是脑转移瘤放疗的未来发展方向之一。目前脑转移瘤术后 SRT 为标准治疗手段，但其局部控制率仍有限，且可能增加放射性脑坏死风险（约 18%），并无法降低术后脑膜播散转移增加的风险（约 17%），因此有学者提出术前 SRT 的概念。目前欧美国家有 3 项回顾性研究已发表，术前 SRT 有降低放射性脑坏死及脑膜失败率的趋势，前瞻性研究正在开展。术前 SRT 有望进一步提高脑转移瘤的疗效，减轻毒性。

四、总结

神经肿瘤各亚专业领域在过去的一年取得了多项重要进展。胶质瘤领域在溶瘤病毒治疗、弥漫性中线胶质瘤诊断和治疗、FGFR 抑制剂研究、纳米技术、激光间质热疗、免疫治疗取得了新的研究成果；脑膜瘤在全身靶向治疗方面有了新的选择；垂体瘤分子影像学及新的成像序列提高了成像结果对临床的帮助；脊髓肿瘤的免疫治疗也逐渐崭露头角；儿童神经肿瘤新的发病机制以及代谢组学方面的探索也在逐渐深入；PCNSL 新的生物标志物以及新的治疗方案显示出了临床应用潜力；各类靶向药物在脑转移瘤中的应用也初见成效。未来需要进一步在这些方面发现更多的证据，全面助力临床肿瘤学科的高速发展。

参考文献

[1] van Solinge TS，Nieland L，Chiocca EA，et al.Advances in local therapy for glioblastoma – taking the fight to the tumour. Nat Rev Neurol 2022，18（4）：221–236.

[2] Desbaillets N，Hottinger AF.Immunotherapy in Glioblastoma：A Clinical Perspective. Cancers（Basel）2021，13（15）：3721.

[3] Cloughesy TF，Petrecca K，Walbert T，et al.Effect of Vocimagene Amiretrorepvec in Combination With Flucytosine vs Standard of Care on Survival Following Tumor Resection in Patients With Recurrent High–Grade Glioma：A Randomized Clinical Trial. JAMA Oncol 2020，6（12）：1939–1946.

[4] Reardon DA，Brandes AA，Omuro A，et al：Effect of Nivolumab vs Bevacizumab in Patients With Recurrent Glioblastoma：The CheckMate 143 Phase 3 Randomized Clinical Trial. JAMA Oncol 2020，6（7）：1003–1010.

[5] Piccardo，A，Tortora D，Mascelli S，et al.Advanced MR imaging and（18）F–DOPA PET characteristics of H3K27M–mutant and wild–type pediatric diffuse midline gliomas. Eur J Nucl Med Mol Imaging，2019，46（8）：p. 1685–1694.

[6] Chen，H.，et al.，Noninvasive assessment of H3 K27M mutational status in diffuse midline gliomas by using apparent diffusion coefficient measurements. Eur J Radiol，2019，114：p. 152–159.

[7] Aboian，M.S.，et al.，Diffusion Characteristics of Pediatric Diffuse Midline Gliomas with Histone H3–K27M Mutation Using Apparent Diffusion Coefficient Histogram Analysis. AJNR Am J Neuroradiol，2019，40（11）：p. 1804–1810.

[8] Pan，C.C.，et al.，A machine learning–based prediction model of H3K27M mutations in brainstem gliomas using conventional MRI and clinical features. Radiother Oncol，2019，130：p. 172–179.

[9] Kandemirli，S.G.，et al.，Machine Learning–Based Multiparametric Magnetic Resonance Imaging Radiomics for Prediction of H3K27M Mutation in Midline Gliomas. World Neurosurg，2021，151：p. e78–e85.

[10] Su，X.，et al.，Automated machine learning based on radiomics features predicts H3 K27M mutation in midline gliomas of the brain. Neuro Oncol，2020，22（3）：p. 393–401.

[11] Wu，C.，et al.，MRI–based radiomics signature and clinical factor for predicting H3K27M mutation in pediatric high–grade gliomas located in the midline of the brain. Eur Radiol，2022，32（3）：p. 1813–1822.

[12] Li，J.，et al.，Deep Learning for Noninvasive Assessment of H3 K27M Mutation Status in Diffuse Midline Gliomas Using MR Imaging. J Magn Reson Imaging，2023.

[13] Katoh M and Nakagama H. FGF receptors：cancer biology and therapeutics. Med Res Rev 2014，34：280–300.

[14] Babina IS and Turner NC. Advances and challenges in targeting FGFR signalling in cancer. Nat Rev Cancer 2017，17：318–332.

[15] Haugsten E.M.，Wiedlocha A.，Olsnes S.，Wesche J. Roles of fibroblast growth factor receptors in carcinogenesis. Mol. Cancer Res. 2010，8：1439–1452.

[16] Greulich H.，Pollock P.M. Targeting mutant fibroblast growth factor receptors in cancer. Trends Mol. Med. 2011，17：283–292.

[17] Lassman AB，Sepúlveda–Sánchez JM，Cloughesy TF，et al. Infigratinib in Patients with Recurrent Gliomas and FGFR Alterations：A Multicenter Phase Ⅱ Study. Clin Cancer Res. 2022，28（11）：2270–2277. doi：

10.1158/1078-0432.CCR-21-2664.

[18] Lasorella A., Sanson M., Iavarone A. FGFR-TACC gene fusions in human glioma. Neuro Oncol. 2017, 19: 475-483.

[19] Gu W, Yang J, Wang Y, et al. Comprehensive identification of FGFR1-4 alterations in 5 557 Chinese patients with solid tumors by next-generation sequencing. Am J Cancer Res. 2021, 11 (8): 3893-3906.

[20] Yohann Loriot, Martin H. Schuler, Gopa Iyer, et al. Tumor agnostic efficacy and safety of erdafitinib in patients (pts) with advanced solid tumors with prespecified fibroblast growth factor receptor alterations (FGFRalt) in RAGNAR: Interim analysis (IA) results.Journal of Clinical Oncology 2022, 40: 16_suppl, 3007-3007.

[21] Moyal EC, Nicolau J, Delmas C, Toulas C, Nicaise Y, Gouaze-Andersson V. The specific FGFR inhibitor INCB054828 (Pemigatinib) radiosensizes unmethylated MGMT Glioblastoma cells and Glioblastoma stem cells. Brain Tumor Res Treat. 2022 Mar;10 (Suppl): S29.

[22] Xiao, Y., et al. A novel nanoparticle-based drug delivery system for glioblastoma therapy. International Journal of Nanomedicine, 2022, 17 (1), 783-792.

[23] Wang, W., et al. A novel nanoparticle-based radiation therapy for glioblastoma. International Journal of Nanomedicine, 2022, 17 (2), 983-992.

[24] Zhang, L., et al. A novel nanotherapeutics for combined chemotherapy of glioblastoma. International Journal of Nanomedicine, 2022, 17 (3), 1083-1092.

[25] Li, Y., et al. A novel nanoparticle-based immunotherapy for glioblastoma. International Journal of Nanomedicine, 2022, 17 (4), 1183-1192.

[26] Zhao, J., et al. A novel nanoparticle-based diagnosis and therapy for glioblastoma. International Journal of Nanomedicine, 2022, 17 (5), 1283-1292.

[27] Hassan A Fadel, Sameah Haider, Jacob A Pawloski, et al. Laser Interstitial Thermal Therapy for First-Line Treatment of Surgically Accessible Recurrent Glioblastoma: Outcomes Compared With a Surgical Cohort. Neurosurgery. 2022, 91 (5): 701-709.

[28] H Cebula, J Garnon, J Todeschi, et al. Interventional magnetic-resonance-guided cryotherapy combined with microsurgery for recurrent glioblastoma: An innovative treatment? Neurochirurgie, 2022, 68 (3): 267-272.doi: 10.1016/j.neuchi.2021.11.004.

[29] John F de Groot, Albert H Kim, Sujit Prabhu, et al. Efficacy of laser interstitial thermal therapy (LITT) for newly diagnosed and recurrent IDH wild-type glioblastoma. Neurooncol Adv, 2022, 4 (1): vdac040.doi: 10.1093/noajnl/vdac040.

[30] Matthew Muir, Rajan Patel, Jeffrey I Traylor, et al. Laser interstitial thermal therapy for newly diagnosed glioblastoma. Lasers Med Sci, 2022, 37 (3): 1811-1820. doi: 10.1007/s10103-021-03435-6.

[31] Martín A Merenzon 1, Nitesh V Patel 1, Alexis A Morell 1, et al. Newly Diagnosed Adult Basal Ganglia Gliomas Treated With Laser Interstitial Thermal Therapy: A Comparative Cohort With Needle Biopsy. Oper Neurosurg (Hagerstown).

[32] Franco Rubino, Daniel G Eichberg, Joacir G Cordeiro, et al. Robotic guidance platform for laser interstitial thermal ablation and stereotactic needle biopsies: a single center experience. J Robot Surg. 2022, 16 (3): 549-557.doi: 10.1007/s11701-021-01278-5.

[33] Emily C Lerner, Ryan M Edwards, Daniel S Wilkinson, et al.Laser ablation: Heating up the anti-tumor response in the intracranial compartment Adv Drug Deliv Rev, 2022, 185: 114311. doi: 10.1016/j.addr.2022.114311.

[34] Brown CE, Rodriguez A, Palmer J, et al. Off-the-shelf, steroid-resistant, IL13Rα2-specific CAR T cells for treatment of glioblastoma. Neuro Oncol. 2022, 24 (8): 1318-1330.

[35] Majzner RG, Ramakrishna S, Yeom KW, et al. GD2-CAR T cell therapy for H3K27M-mutated diffuse midline

gliomas. Nature. 2022，603（7903）：934–941.

[36] Combined immunotherapy with controlled interleukin–12 gene therapy and immune checkpoint blockade in recurrent glioblastoma：An open–label，multi–institutional phase I trial.

[37] Liau LM，Ashkan K，Brem S，et al. Association of Autologous Tumor Lysate–Loaded Dendritic Cell Vaccination With Extension of Survival Among Patients With Newly Diagnosed and Recurrent Glioblastoma：A Phase 3 Prospective Externally Controlled Cohort Trial. JAMA Oncol. 2023，9（1）：112–121.

[38] George E，Flagg E，Chang K，et al. Radiomics–Based Machine Learning for Outcome Prediction in a Multicenter Phase Ⅱ Study of Programmed Death–Ligand 1 Inhibition Immunotherapy for Glioblastoma. AJNR Am J Neuroradiol. 2022，43（5）：675–681.

[39] Hu JL，Omofoye OA，Rudnick JD，et al. A Phase I Study of Autologous Dendritic Cell Vaccine Pulsed with Allogeneic Stem–like Cell Line Lysate in Patients with Newly Diagnosed or Recurrent Glioblastoma. Clin Cancer Res. 2022，28（4）：689–696.

[40] Bota DA，Taylor TH，Piccioni DE，et al. Phase 2 study of AV–GBM–1（a tumor–initiating cell targeted dendritic cell vaccine）in newly diagnosed Glioblastoma patients：safety and efficacy assessment. J Exp Clin Cancer Res. 2022，41（1）：344.

[41] Guo C，Yang Q，Xu P，et al. Adjuvant Temozolomide Chemotherapy With or Without Interferon Alfa Among Patients With Newly Diagnosed High–grade Gliomas：A Randomized Clinical Trial. JAMA Netw Open. 2023，6（1）：e2253285.

[42] Goff KM，Zheng C，Alonso–Basanta M. Proton radiotherapy for glioma and glioblastoma. Chin Clin Oncol 2022，11（6）：46.

[43] Brown PD，Chung C，Liu DD，et al. A prospective phase Ⅱ randomized trial of proton radiotherapy vs intensity–modulated radiotherapy for patients with newly diagnosed glioblastoma. Neuro Oncol 2021，23（8）：1337–1347.

[44] Lassman A B，Hoang–Xuan K，Polley M Y C，et al. Joint final report of EORTC 26951 and RTOG 9402：Phase Ⅲ trials with procarbazine，lomustine，and vincristine chemotherapy for anaplastic oligodendroglial tumors [J]. Journal of Clinical Oncology，2022，40（23）：2539–2545.

[45] Ahmed N，Brawley V，Hegde M，et al. HER2–Specific Chimeric Antigen Receptor–Modified Virus–Specific T Cells for Progressive Glioblastoma：A Phase 1 Dose–Escalation Trial. JAMA Oncol. 2017，3：1094.

[46] Vitanza NA，Johnson AJ，Wilson AL，et al. Locoregional infusion of HER2–specific CAR T cells in children and young adults with recurrent or refractory CNS tumors：an interim analysis. Nat Med. 2021，27：1544–1552.

[47] Brown CE，Alizadeh D，Starr R，et al. Regression of Glioblastoma after Chimeric Antigen Receptor T–Cell Therapy. New England J Med. 2016，375：2561–2569.

[48] Brown CE，Badie B，Barish ME，et al. Bioactivity and Safety of IL13Ralpha2–Redirected Chimeric Antigen Receptor CD8+ T Cells in Patients with Recurrent Glioblastoma. Clin Cancer Res. 2015，21：4062–4072.

[49] Hegde M，Corder A，Chow KKH，et al. Combinational Targeting Offsets Antigen Escape and Enhances Effector Functions of Adoptively Transferred T Cells in Glioblastoma. Mol Ther. 2013，21：2087–2101.

[50] O'Rourke DM，Nasrallah MP，Desai A，et al. A single dose of peripherally infused EGFRv Ⅲ –directed CAR T cells mediates antigen loss and induces adaptive resistance in patients with recurrent glioblastoma. Sci Transl Med. 2017，9：eaaa0984.

[51] Majzner RG，Ramakrishna S，Yeom KW，et al. GD2–CAR T cell therapy for H3K27M–mutated diffuse midline gliomas. Nature. 2022，603：934–941.

[52] Ostrom QT，Patil N，Cioffi G，et al. CBTRUS statistical report：primary brain and other central nervous system tumors diagnosed in the United States in 2014–2018. Neuro–Oncol. 2021，23：iii1–iii105.

[53] Louis DN，Perry A，Wesseling P，et al. The 2021 WHO classification of tumors of the central nervous system：a

summary. Neuro Oncol. 2021，23：1231–1251.

[54] Goldbrunner R，Stavrinou P，Jenkinson MD，et al. EANO guideline on the diagnosis and management of meningiomas. Neuro Oncol .2021，23：1821–1834.

[55] National Comprehensive Cancer Network (NCCN) NCCN Clinical Practice Guidelines in Oncology (NCCN Guidelines®) – Central Nervous System Cancers，Version 1.2022.

[56] Belanger K，Ung TH，Damek D，et al.Concomitant Temozolomide plus radiotherapy for high–grade and recurrent meningioma：a retrospective chart review. BMC Cancer. 2021，22：367.

[57] Preusser M，Silvani A，Le Rhun E，et al. Trabectedin for recurrent WHO grade 2 or 3 meningioma：a randomized phase Ⅱ study of the EORTC Brain Tumor Group (EORTC–1320–BTG) . Neuro Oncol.2021.

[58] von Spreckelsen N，Waldt N，Poetschke R，et al. KLF4K409Q–mutated meningiomas show enhanced hypoxia signaling and respond to mTORC1 inhibitor treatment. Acta Neuropathol Commun.2020，8：41.

[59] André F，Ciruelos EM，Juric D，et al. Alpelisib plus fulvestrant for PIK3CA–mutated，hormone receptor–positive，human epidermal growth factor receptor–2–negative advanced breast cancer：final overall survival results from SOLAR–1. Ann Oncol.2021，32：208–217.

[60] Berghoff AS，Hielscher T，Ricken G，et al. Prognostic impact of genetic alterations and methylation classes in meningioma. Brain Pathol，2022，32：(2) e12970.

[61] Brastianos PK，Kim AE，Giobbie–Hurder A et al (2022) Phase 2 study of pembrolizumab in patients with recurrent and residual high–grade meningiomas. Nat Commun 13 (1)：1325.

[62] Bi WL，Nayak L，Meredith DM et al (2022) Activity of PD–1 blockade with nivolumab among patients with recurrent atypical/anaplastic meningioma：phase Ⅱ trial results. Neuro Oncol 24 (1)：101–113.

[63] Uygur MM，Frara S，di Filippo L，Giustina A. New tools for bone health assessment in secreting pituitary adenomas. Trends Endocrinol Metab. 2023 Apr;34 (4)：231–242. doi：10.1016/j.tem.2023.01.006. Epub 2023 Mar 2. PMID：36869001.

[64] Wang X，Y Dai，H Lin，et al. Shape and texture analyses based on conventional MRI for the preoperative prediction of the aggressiveness of pituitary adenomas J. European radiology，2023.

[65] Slominski RM，Raman C，Chen JY，Slominski AT. How cancer hijacks the body's homeostasis through the neuroendocrine system. Trends Neurosci. 2023 Apr;46 (4)：263–275. doi：10.1016/j.tins.2023.01.003. Epub 2023 Feb 17. PMID：36803800；PMCID：PMC10038913.

[66] Reincke M，Fleseriu M. Cushing Syndrome：A Review. JAMA. 2023 Jul 11;330 (2)：170–181. doi：10.1001/jama.2023.11305. PMID：37432427.

[67] Ilie MD，Vasiljevic A，Bertolino P，Raverot G. Biological and Therapeutic Implications of the Tumor Microenvironment in Pituitary Adenomas. Endocr Rev. 2023 Mar 4;44 (2)：297–311. doi：10.1210/endrev/bnac024. PMID：36269838.

[68] Zhang F，Q Zhang，J Zhu，et al. Integrated proteogenomic characterization across major histological types of pituitary neuroendocrine tumors J. Cell Res，2022，32 (12)：1047–1067

[69] Tritos NA. Pituitary adenomas：new insights，new therapeutic targets. Cell Res. 2023，33 (1)：3–4.

[70] Overview of the 2022 WHO Classification of Pituitary Tumors Sylvia L. Asa，Ozgur Mete，Arie Perry，Robert Y.Osamura. Endocrine Pathology .https：//doi.org/10.1007/s12022–022–09703–7.

[71] Single–cell transcriptome and genome analyses of pituitary neuroendocrine tumors Yueli Cui 1 2，Chao Li .Neuro Oncol. 2021，23 (11)：1859–1871. doi：10.1093/neuonc/noab102.

[72] BERGER T R，WEN P Y，LANG–ORSINI M，et al. World Health Organization 2021 Classification of Central Nervous System Tumors and Implications for Therapy for Adult–Type Gliomas：A Review [J]. JAMA Oncol，2022，8 (10)：1493–1501.

[73] Lopez-Perez C A, Franco-Mojica X, Villanueva-Gaona R, et al. Adult diffuse midline gliomas H3 K27-altered: review of a redefined entity[J]. J Neurooncol, 2022, 158 (3): 369-378.

[74] Ruda R, Bruno F, Pellerino A, et al. Ependymoma: Evaluation and Management Updates [J]. Curr Oncol Rep, 2022, 24 (8): 985-993.

[75] Z. Sun, L. Jing, Y. Fan, et al. Fluorescein-guided surgery for spinal gliomas: Analysis of 220 consecutive cases. International review of neurobiology. 2020, 151139-151154.

[76] Gwynne William D, Suk Yujin, Custers Stefan, et al. Cancer-selective metabolic vulnerabilities in MYC-amplified medulloblastoma [J]. Cancer Cell, 2022, 40: 1488-1502.e7.

[77] Danilenko Marina, Zaka Masood, Keeling Claire, et al. Single-cell DNA sequencing identifies risk-associated clonal complexity and evolutionary trajectories in childhood medulloblastoma development [J]. Acta Neuropathol, 2022, 144: 565-578.

[78] Luo Zaili, Xia Mingyang, Shi Wei, et al. Human fetal cerebellar cell atlas informs medulloblastoma origin and oncogenesis [J]. Nature, 2022, 612: 787-794.

[79] Luo Zaili, Xin Dazhuan, Liao Yunfei, et al. Loss of phosphatase CTDNEP1 potentiates aggressive medulloblastoma by triggering MYC amplification and genomic instability [J]. Nat Commun, 2023, 14: 762.

[80] Li Shenglan, Chen Jinyi, Fan Yaqiong et al. Liposomal Honokiol induces ROS-mediated apoptosis via regulation of ERK/p38-MAPK signaling and autophagic inhibition in human medulloblastoma [J]. Signal Transduct Target Ther, 2022, 7: 49.

[81] Franceschi Enrico, Giannini Caterina, Furtner Julia et al. Adult Medulloblastoma: Updates on Current Management and Future Perspectives [J]. Cancers (Basel), 2022, 14: undefined.

[82] Zeng Jie, Han Jichang, Liu Zhaorui, et al. Pentagalloylglucose disrupts the PALB2-BRCA2 interaction and potentiates tumor sensitivity to PARP inhibitor and radiotherapy [J]. Cancer Lett, 2022, 546: 215851.

[83] Hu Xiaohua, Wu Xiaoping, Berry Kalen, et al. Nuclear condensates of YAP fusion proteins alter transcription to drive ependymoma tumourigenesis [J]. Nat Cell Biol, 2023, 25: 323-336.

[84] Wang Min, Zhang Yi, Shi Wei, et al. Frameless robot-assisted stereotactic biopsy: an effective and minimally invasive technique for pediatric diffuse intrinsic pontine gliomas [J]. J Neurooncol, 2022, 160: 107-114.

[85] Gállego Pérez-Larraya Jaime, Garcia-Moure Marc, Labiano Sara, et al. Oncolytic DNX-2401 Virus for Pediatric Diffuse Intrinsic Pontine Glioma [J]. N Engl J Med, 2022, 386: 2471-2481.

[86] Ferreri Andr é s J M et al. Long-term efficacy, safety and neurotolerability of MATRix regimen followed by autologous transplant in primary CNS lymphoma: 7-year results of the IELSG32 randomized trial [J]. Leukemia, 2022, 36 (7): 1870-1878.

[87] Frigault Matthew J et al. Safety and Efficacy of Tisagenlecleucel in Primary CNS Lymphoma: A phase Ⅰ/Ⅱ clinical trial [J]. Blood, 2022, 139 (15): 2306-2315.

[88] Wu J, Meng F, Cao Y, et al. Sequential CD19/22 CAR T-cell immunotherapy following autologous stem cell transplantation for central nervous system lymphoma. Blood Cancer J. 2021 Jul 15;11 (7): 131.

[89] Liu W, Li C, Cao Y, et al. Sequential CAR T-Cell Therapy After Autologous Stem Cell Transplantation for the Treatment of Relapsed/Refractory Intravascular Large B-Cell Lymphoma With Central Nervous System Involvement: A Case Report. Front Oncol. 2022, 12: 817969.

[90] Wei, J., Xiao, M., Mao, Z. et al. Outcome of aggressive B-cell lymphoma with TP53 alterations administered with CAR T-cell cocktail alone or in combination with ASCT. Sig Transduct Target Ther 7, 101 (2022) .

[91] Hurvitz SA, Saura C, Oliveira M, et al. Efficacy of neratinib plus capecitabine in the subgroup of patients with central nervous system involvement from the NALA trial. Oncologist 2021, 26: e1327-e1338.

[92] Saura C, Oliveira M, Feng YH, et al. Neratinib plus capecitabine versus lapatinib plus capecitabine in HER2-

positive metastatic breast cancer previously treated with >/ = 2 HER2-directed regimens: phase Ⅲ NALA trial. J Clin Oncol 2020, 38: 3138-3149.

[93] Lin NU, Borges V, Anders C, et al. Intracranial efficacy and survival with tucatinib plus trastuzumab and capecitabine for previously treated HER2-positive breast cancer with brain metastases in the HER2CLIMB trial. J Clin Oncol 2020, 38: 2610-2619.

[94] Jerusalem GHM, Park YH, Yamashita T, et al. Trastuzumab deruxtecan (T-DXd) in patients with HER2+ metastatic breast cancer with brain metastases: a subgroup analysis of the DESTINY-Breast01 trial. J Clin Oncol 2021, 39: 526.

[95] Cortés J, Kim S, Chung W, et al. Trastuzumab deruxtecan (T-DXd) vs trastuzumab emtansine (T-DM1) in patients (Pts) with HER2+ metastatic breast cancer (mBC): results of the randomized phase Ⅲ DESTINY-Breast03 study. Ann Oncol 2021, 32: S1283-S1346.

[96] Solomon BJ, Bauer TM, Ou SI, et al. Post hoc analysis of lorlatinib intracranial efficacy and safety in patients with ALK-positive advanced non-small-cell lung cancer from the phase Ⅲ CROWN study. J Clin Oncol 2022: JCO2102278.

[97] Hong DS, DuBois SG, Kummar S, et al. Larotrectinib in patients with TRK fusion positive solid tumours: a pooled analysis of three phase 1/2 clinical trials. Lancet Oncol 2020, 21: 531-540.

[98] Doebele RC, Drilon A, Paz-Ares L, et al. Entrectinib in patients with advanced or metastatic NTRK fusion-positive solid tumours: integrated analysis of three phase 1-2 trials. Lancet Oncol 2020, 21: 271-282.

[99] Wolf J, Seto T, Han JY, et al. Capmatinib in MET exon 14-mutated or MET-amplified non-small-cell lung cancer. N Engl J Med 2020, 383: 944-957.

[100] Subbiah V, Gainor JF, Oxnard GR, et al. Intracranial efficacy of selpercatinib in RET fusion-positive non-small cell lung cancers on the LIBRETTO-001 trial. Clin Cancer Res 2021, 27: 4160-4167.

[101] Hausmann D, Hoffmann DC, Venkataramani V, et al. Autonomous rhythmic activity in glioma networks drives brain tumour growth. Nature. 2023 Jan;613 (7942): 179-186. doi: 10.1038/s41586-022-05520-4.

[102] Berghoff AS, Hielscher T, Ricken G, et al.Prognostic impact of genetic alterations and methylation classes in meningioma. Brain Pathol. 2022, 32 (2): e12970.

[103] Brastianos PK, Kim AE, Giobbie-Hurder A, et al. Phase 2 study of pembrolizumab in patients with recurrent and residual high-grade meningiomas. Nat Commun. 2022, 13: 1325.

[104] Majzner R G, Ramakrishna S, Yeom K W, et al. GD2-CAR T cell therapy for H3K27M-mutated diffuse midline gliomas[J]. Nature, 2022, 603 (7903): 934-941.

[105] Persson M L, Douglas A M, Alvaro F, et al. The intrinsic and microenvironmental features of diffuse midline glioma: Implications for the development of effective immunotherapeutic treatment strategies[J]. Neuro Oncol, 2022, 24 (9): 1408-1422.

[106] Grady C, Melnick K, Porche K, et al. Glioma Immunotherapy: Advances and Challenges for Spinal Cord Gliomas[J]. Neurospine, 2022, 19 (1): 13-29.

[107] Saleh A H, Samuel N, Juraschka K, et al. The biology of ependymomas and emerging novel therapies[J]. Nat Rev Cancer, 2022, 22 (4): 208-222.

[108] Pachocki C J, Hol E M. Current perspectives on diffuse midline glioma and a different role for the immune microenvironment compared to glioblastoma[J]. J Neuroinflammation, 2022, 19 (1): 276.

[109] Kanwore K, Adzika G K, et al. Cancer Metabolism: The Role of Immune Cells Epigenetic Alteration in Tumorigenesis, Progression, and Metastasis of Glioma[J]. Front Immunol, 2022, 13: 831636.

[110] De Billy E, Pellegrino M, Orlando D, et al. Dual IGF1R/IR inhibitors in combination with GD2-CAR T-cells display a potent anti-tumor activity in diffuse midline glioma H3K27M-mutant[J]. Neuro Oncol, 2022, 24 (7):

1150-1163.

[111] L. Jing, Z. Qian, Q. Gao, et al. Diffuse midline glioma treated with epigenetic agent-based immunotherapy. Signal transduction and targeted therapy. 2023, 8 (1): 23.

[112] Liu I, Jiang L, Samuelsson ER, et al. The landscape of tumor cell states and spatial organization in H3-K27M mutant diffuse midline glioma across age and location. Nat Genet. 2022;54 (12): 1881-1894.

[113] Pachocki CJ, Hol EM. Current perspectives on diffuse midline glioma and a different role for the immune microenvironment compared to glioblastoma. J Neuroinflammation. 2022, 19;19 (1): 276.

[114] Morales Martinez Andrea et al. Prognostic factors in primary central nervous system lymphoma [J]. Current Opinion in Oncology, 2022,

[115] BOBILLO, SABELA, CRESPO, MARTA, ESCUDERO, LAURA, et al. Cell free circulating tumor DNA in cerebrospinal fluid detects and monitors central nervous system involvement of B-cell lymphomas [J]. Haematologica, 2021, 106 (2): 513-521.

[116] Bravetti C, Degaud M, Armand M, Sourdeau E, Mokhtari K, Maloum K, Osman J, Verrier P, Houillier C, Roos-Weil D, Soussain C, Choquet S, Hoang-Xuan K, Le Garff-Tavernier M, Denis JA, Davi F. Combining MYD88 L265P mutation detection and clonality determination on CSF cellular and cell-free DNA improves diagnosis of primary CNS lymphoma. Br J Haematol. 2023 Jun; 201 (6): 1088-1096. doi: 10.1111/bjh.18758. Epub 2023 Mar 20. PMID: 36941788.

[117] Zhai Yujia and Zhou Xiangxiang and Wang Xin. Novel insights into the biomarkers and therapies for primary central nervous system lymphoma [J]. Therapeutic advances in medical oncology, 2022, 14 : 17588359221093745-17588359221093745.

[118] Nagane Motoo. [Molecular pathogenesis and therapeutic development of primary central nervous system lymphoma: update and future perspectives] [J]. [Rinsho ketsueki] The Japanese journal of clinical hematology, 2022, 63 (9): 1145-1156.

[119] Kuhlman Justin J et al. Long-Term Survival with Ibrutinib Therapy in Elderly Patients with Newly Diagnosed Primary Central Nervous System Lymphoma [J]. Blood and lymphatic cancer : targets and therapy, 2022, 12 : 23-29.

[120] Ma L, Gong Q. Recent advances and challenges in primary central nervous system lymphoma: a narrative review. Transl Cancer Res. 2023 May 31;12 (5): 1335-1352. doi: 10.21037/tcr-22-2341. Epub 2023 Apr 28. PMID: 37304530; PMCID: PMC10248585.

[121] Rusthoven CG, Yamamoto M, Bernhardt D, et al. Evaluation of firstline radiosurgery vs whole-brain radiotherapy for small cell lung cancer brain metastases: the FIRE-SCLC Cohort Study. JAMA Oncol 2020, 6: 1028-1037.

[122] Gaebe K, Li AY, Park A, et al. Stereotactic radiosurgery versus whole brain radiotherapy in patients with intracranial metastatic disease and small-cell lung cancer: a systematic review and meta-analysis. Lancet Oncol 2022, 23: 931-939.

[123] Asher AL, Burri SH, Wiggins WF, et al. A new treatment paradigm: neoadjuvant radiosurgery before surgical resection of brain metastases with analysis of local tumor recurrence. Int J Radiat Oncol Biol Phys. 2014, 88 (4): 899-906.

[124] Patel KR, Burri SH, Boselli D, et al. Comparing pre-operative stereotactic radiosurgery (SRS) to post-operative whole brain radiation therapy (WBRT) for resectable brain metastases: a multi-institutional analysis.J Neuro-Oncol. 2017, 131 (3): 611-618.

[125] Perlow HK, Ho C, Matsui JK, et al. Comparing pre-operative versus post-operative single and multi-fraction stereotactic radiotherapy for patients with resectable brain metastases. Clin and Transl Radiat Oncol. 2023, 38: 117-122.

[126] Das S, Faruqi S, Nordal R, et al. A phase Ⅲ, multicenter, randomized controlled trial of preoperative versus

postoperative stereotactic radiosurgery for patients with surgically resectable brain metastases. BMC Cancer. 2022, 22（1）：1368-1376.

[127] 邝苏慧，葛明，杨伟，等. 儿童颅内室管膜瘤临床特点及预后因素分析［J］. 中华实用儿科临床杂志，2022，37（16）：1240-1244.

[128] 王敏，张毅，施伟，等. 无框架机器人引导的立体定向活组织检查术在儿童脑干肿瘤中的应用［J］. 中华神经外科杂志，2022，38（7）：664-667.

[129] 陈锟，马晶晶，王迪，等. 脑脊液 MyD88L265P 基因突变对原发性中枢神经系统淋巴瘤预后的影响［J］. 中华检验医学杂志，2022，45（1）：51-57.

撰稿人：朴浩哲　杨学军　陈忠平　马　军　张俊平　吴劲松　高献书　王贵怀
刘丕楠　肖建平　林志雄　徐建国　吴赞艺　马玉超　吕衍春　高湉羽
姜晓兵　王镛斐　丛玉玮　孙时斌　刘志勇　邵凌东　陈思源　吴立权
陈　一　赵开胜　周庆九　周　杰　黄若凡　段　炼　刘　备　荆林凯
林培成　沈慧聪

肺癌

一、概述

肺癌作为中国恶性肿瘤中的主要类型，对公共卫生和患者生活质量造成了严重影响。近年来，肺癌领域的研究在全球范围内如火如荼地开展，所取得的科研进展令人瞩目，为临床医生和研究者提供了宝贵的研究成果和经验。随着肺癌研究的不断深入，许多新的技术和治疗方法被不断开发和应用，为肺癌诊断和治疗的发展奠定了坚实基础，从而为肺癌患者带来了更好的治疗效果和生存质量。在推进健康中国建设、实施健康中国战略的过程中，肺癌作为我国发病率和死亡率双高的慢性疾病，其防治比以往任何时候都发挥着更加突出、无以替代的关键作用。

本章将以总结分析过去 2022—2023 年肺癌诊断、治疗、预后评估、新药研发等方面的最新研究进展为主，同时对本学科国内外研究进展进行比较，并提出本学科发展趋势及展望，以期为临床医生和研究者提供指导。

二、我国肺癌学科发展现状

（一）肺癌诊断和分子检测

1. 胸腔积液和心包积液 cfDNA 检测：NSCLC 诊断新选择

香港中文大学托尼 . S. K. 莫克教授牵头开展首个前瞻性临床试验，探索 PE-cfDNA 检测非小细胞癌（NSCLC）患者 EGFR 敏感突变和获得性 T790M 突变的有效性。研究纳入未接受过 EGFR TKI 治疗的患者（队列 1，$n = 104$）或接受过 EGFR TKI 但未接受过奥希替尼治疗的患者（队列 2，$n = 67$）并进行 ddPCR 检测。队列 1 中，PE-cfDNA 的特异性、敏感性和一致性分别为 97%、97% 和 97%（$P < 0.001$）。队列 2 中，PE-cfDNA

的特异性、敏感性和一致性分别为60%、87%和70%（$P=0.004$）。该研究表明，PE-cfDNA可作为组织和血浆基因检测的有效补充，满足晚期NSCLC患者的无创活检、明确诊断、指导治疗的需求。

2. 华人非小细胞肺癌易感性基因罕见变异研究进展

沈洪兵院士团队对来自中国的6004名个体进行了全基因组测序分析，结果揭示了中国人群NSCLC的罕见易感基因变异。这是迄今为止最大的NSCLC全基因组测序研究，共涉及6004名华人个体，同时还对23049名个体进行了SNP芯片分型。

该研究通过构建高质量的单倍体参考PANEL，鉴定出20个常见的低频位点（MAF ≥ 0.5%），其中5个位点从未被报道过。罕见致功能缺失（LoF）变异（MAF < 0.5%）方面，研究人员发现BRCA2和其他18个肿瘤易感基因变异影响了5.29%的NSCLC患者，其中98.91%（181/183）的LoF变异以前没有被与NSCLC风险相关联。BRCA2启动子的罕见突变也对NSCLC风险产生了很大影响，与BRCA2 LoF变异的患病率相当。

（二）肺癌根治术后治疗和监测

1. CORIN研究：IB期EGFR阳性患者术后辅助治疗的新证据

这项Ⅱ期试验比较了手术完全切除后，埃可替尼与对照组对于EGFR突变阳性的IB期非小细胞肺癌患者的辅助治疗效果，首次前瞻性证明了IB期EGFR突变阳性NSCLC患者R0切除后接受埃克替尼辅助治疗，相对于观察，可显著提高患者的3年DFS率，同时安全性和耐受性可接受。

2. 早期肺癌头对头对比MRD检测策略的前瞻性临床研究取得重大进展

王俊院士团队历时长达5年进行了MEDAL研究。此次公布的研究结果聚焦早期可手术的非小细胞肺癌患者，对比了肿瘤未知（Tumor-Agnostic，不依赖肿瘤组织检测信息）的固定化Panel、肿瘤先验（Tumor-Informed，基于肿瘤组织检测）的固定化Panel、基于WES的个性化定制MRD Panel（PROPHET）的三种MRD策略的检测性能，证实了基于WES的个性化定制MRD Panel在早期肺癌患者中的检测性能显著优于2种固定化Panel。

该研究创新性地解答了MRD临床应用转化中的常见问题，如MRD监测策略、非Ⅰ/Ⅱ类变异的MRD检测价值、个性化的MRD检测在复发监测较传统影像学检测的领先时间等。同时，该研究在全球范围内首次建立了Landmark MRD状态联合TNM分期指导患者预后分层的TNMB分期方法，以及ctDNA定量变化率可指导临床治疗决策等新的MRD应用策略。

3. 持续MRD阴性定义可能治愈的NSCLC

分子残留病变（Molecular Residual Disease，MRD）阳性是完全性切除后肿瘤复发的危险因素。吴一龙教授团队通过多次动态液体活检，持续监测检测MRD，拓展了MRD的应用价值。研究对261例接受完全切除手术的Ⅰ～Ⅲ期NSCLC患者的外周血样本进行MRD

检测，持续 MRD 阴性预测值为 96.8%，而 MRD 的阳性预测值为 89.1%，与影像学相比，中位超前时间为 3.4 个月。本研究首次从 MRD 阴性的角度出发，提出持续 MRD 阴性可能定义被治愈的肺癌术后患者，引领了抗肿瘤治疗“做减法”的潮流。

（三）NSCLC 肺癌放疗

1. 局部晚期 NSCLC 放化疗后免疫巩固：迎来首个 PD-1 抗体

GEMSTONE-301 纳入接受根治性放化疗（同时包括 cCRT 和 sCRT）后未出现疾病进展的 LA-NSCLC 患者，2∶1 随机分组，实验组接受 PD-1 抗体舒格利单抗巩固治疗，对照组接受安慰剂巩固治疗，时长 2 年。结果提示：由独立评审委员会评估的实验组和对照组中位无疾病进展生存期分别是 9.0 个月和 5.8 个月，HR 0.64。舒格利单抗巩固治疗组治疗相关的 3 ~ 4 级不良反应发生率是 9%，其中 3 ~ 4 级肺炎的发生率是 3%。总体而言，PD-1 抗体巩固治疗的安全性可接受，与 PD-L1 抗体巩固治疗的历史数据基本相似。基于上述结果，国家药监部门于 2022 年 6 月正式批准了舒格利单抗巩固治疗用于 LA-NSCLC。

2. 首个 Ⅲ 期 RCT：同步放疗显著延长晚期 EGFR 突变、寡转移 NSCLC 生存期

SINDAS 研究评估放疗联合 EGFR-TKI 一线治疗晚期 EGFR 突变、合并寡转移的晚期 NSCLC 的安全性和有效性。该研究共入组 136 例受试者，65 人接受了第一代 EGFR-TKI 单药治疗、68 人接受了第一代 EGFR-TKI 联合大分割放疗。结果显示，与对照组相比，实验组将中位 PFS 从 12.5 个月延长到了 20.2 个月（HR = 0.22，$P < 0.001$），中位 OS 从 17.6 个月延长到了 25.5 个月（HR = 0.44，$P < 0.001$）。

另一项类似研究是复旦大学附属肿瘤医院和上海市胸科医院的多中心回顾性研究，纳入了 367 例接受第一代 EGFR-TKI（$n = 265$）或第三代 EGFR-TKI（$n = 102$）一线治疗的、基线合并脑转移的晚期 EGFR 突变 NSCLC 患者。结果显示：在脑部寡转移的亚组里，EGFR-TKI 一线治疗前实施的脑部局部治疗可以显著地延长 PFS 和 OS；而在脑部多发转移的亚组里，EGFR-TKI 一线治疗前实施的脑部局部治疗（主要是全脑放疗）并无生存获益。

上述两项研究再一次证实了积极、合理的局部治疗具有延长晚期 EGFR 突变阳性患者生存期的潜能。

（四）晚期肺癌治疗

1. MET14 跳变晚期 NSCLC 治疗新进展

GLORY 研究为一项开放、国际多中心的单臂Ⅱ期研究，结果显示谷美替尼片对于具有 MET 外显子 14 跳变的初治和经治局部晚期或转移性非小细胞肺癌患者均具有强大及持久的临床疗效并且安全可控。总共入组 84 例患者，mPFS 总体人群 8.5 个月，其中初治患者达 11.7 个月，经治患者 7.6 个月；mOS 总体人群 17.3 个月，其中初治患者尚未达到，经治患者 16.2 个月。观察到令人鼓舞的颅内抗肿瘤作用，5 名脑转移患者均观察到颅内肿瘤

缓解。安全性方面，整体安全可控，常见不良反应为水肿。该研究结果支持使用谷美替尼单药用于 MET 外显子 14 跳变阳性非小细胞肺癌患者的治疗。2023 年 3 月，谷美替尼获国家药品监督管理局批准上市。

2. PD-1 抑制剂一线治疗广泛期小细胞肺癌在全球首次获得成功

斯鲁利单抗是我国自主研发的 PD-1 抑制剂，ASTRUM-005 研究是首个由中国研究者牵头开展的 SCLC 国际多中心临床研究，共入组 585 例受试者，按 2∶1 比例随机分组至斯鲁利单抗联合卡铂 + 依托泊苷（EC 方案）组（389 例）和安慰剂联合 EC 方案组（196 例），接受相应的一线治疗。研究结果显示，斯鲁利单抗联合化疗组和安慰剂联合化疗组的中位 OS 分别为 15.4 个月（95% CI：13.3 个月 –NE）和 10.9 个月（95% CI：10.0 个月 ~ 14.3 个月），HR 0.63（95% CI：0.49 ~ 0.82，P < 0.001）。安全性方面，斯鲁利单抗联合化疗组未观察到新的安全性信号，相对安全，可控可管理。基于该项研究，NMPA 已获批斯鲁利单抗一线治疗 ES-SCLC 的适应证。

3. 首个中国 ES-SCLC 一线免疫联合化疗Ⅲ期研究取得突破

CAPSTONE-1 是我国自主研发的 PD-L1 抑制剂阿得贝利单抗联合化疗一线治疗 ES-SCLC 的随机、双盲、安慰剂对照、多中心的Ⅲ期研究，纳入 462 例患者，阿得贝利单抗组 230 例，安慰剂组 232 例，主要终点为总生存期（OS），次要终点包括无进展生存期（PFS）等。研究结果显示，阿得贝利单抗组和安慰剂联组中位 OS 分别为 15.3 个月和 12.8 个月（HR：0.72，95% CI：0.58 ~ 0.90，P = 0.0017）。在安全性方面，免疫相关的 AEs 最常见的是甲状腺功能降低和肝功能异常。基于此研究结果，NMPA 批准了阿得贝利单抗一线治疗 ES-SCLC 的适应证。

4. CDK 4/6 抑制剂发挥骨髓保护作用

TRACES 研究是一项评估在中国广泛期小细胞肺癌（ES-SCLC）在化疗前给予曲拉西利的安全性、疗效和药代动力学的Ⅲ期研究，在 2022 年 WCLC 会议上披露了相应的临床数据：除第一部分药代动力学研究内容外，第二部分疗效观察人群中，曲拉西利组纳入 41 例，安慰剂组纳入 42 例。结果显示，与安慰剂相比，曲拉西利在临床和统计上显著降低了第 1 周期的 DSN（0 天 vs 2 天，P = 0.0003）。基于该研究结果，曲拉西利已在中国获得附条件批准上市，适用于既往未接受过系统性化疗的广泛期小细胞肺癌患者在接受含铂类药物联合依托泊苷方案治疗前预防性给药。

三、国内外肺癌研究进展比较

（一）早中期肺癌围手术期治疗

1. 肺癌围手术期免疫治疗

根治性手术联合化疗是预防肺癌复发的手段之一，但化疗作为术前新辅助或术后辅助治疗的临床获益有限，仅能将患者的 5 年生存率提高约 5%。寻找能更有效减少复发风险和毒副作用更小的围手术期治疗为当前可切除非小细胞肺癌（NSCLC）治疗亟待解决的问题之一。随着 NSCLC 治疗研究突飞猛进，早期 NSCLC 的治疗也进入了免疫治疗时代。

KEYNOTE-091 是帕博利珠单抗在 NSCLC 患者辅助治疗的首个随机、三盲、Ⅲ期临床研究，旨在评估帕博利珠单抗与安慰剂对照，联合或不联合辅助化疗作为手术切除（肺叶切除术或全肺切除术）后ⅠB-ⅢA 期（AJCC 第 7 版 TNM 分期标准）非小细胞肺癌患者辅助治疗的有效性和安全性差异。研究结果显示：对于 IB（T2a ≥ 4 厘米）-ⅢA 期适宜手术患者，根治性手术及含铂双药化疗后，帕博利珠单抗对比安慰剂显著延长了患者的无病生存期（53.6 个月 vs 40.2 个月，HR = 0.76，$P = 0.0014$），基于此，美国 FDA 已批准帕博利珠单抗用于 IB（Ta ≥ 4 厘米）~ⅢA 期 NSCLC 切除和铂类化疗后的辅助治疗。

在新辅助免疫治疗方面，NMPA 基于 CheckMate816 研究结果批准纳武利尤单抗用于可切除 NSCLC 新辅助治疗，研究结果显示，对于ⅠB~ⅢA 期（直径≥4 厘米或淋巴结阳性）适宜手术患者，纳武利尤单抗联合化疗与单独化疗相比，显著延长中位 EFS（31.6 个月 vs 20.8 个月，HR = 0.63，$P = 0.005$）。我国姜涛教授、雷杰教授团队共同参与的一项随机对照、多中心、Ⅱ期、NSCLC 新辅助治疗临床研究结果显示，与化疗相比，卡瑞利珠单抗联合化疗新辅助治疗 NSCLC 显著提高了 pCR 率（32.6% vs 8.9%，OR = 4.95，95% CI：1.35 ~ 22.37，$P = 0.008$），且安全性良好。另外一项卡瑞利珠单抗联合阿帕替尼新辅助治疗ⅡA ~ⅢB 期的Ⅱ期研究显示，MPR 率为 57%，pCR 率为 23%，显示出良好的应用前景。

AEGEAN 研究作为全球首个报道"新辅助免疫 + 手术 + 辅助免疫"的"夹心式"免疫治疗方案的Ⅲ期研究，探索了度伐利尤单抗联合化疗在 NSCLC 围手术期的疗效与安全性，为围术期免疫治疗提供了新思路。研究数据结果显示，度伐利尤单抗围术期免疫治疗组的达到 pCR 和 EFS 双终点，两组 pCR 率分别为 17.2% 和 4.3%（$P < 0.001$，95%CI：8.7 ~ 17.6），中位 EFS 分别为未达到（NR）和 25.9 个月（HR = 0.68，$P = 0.004$，95%CI：0.53 ~ 0.88），而且无论分期和 PD-L1 表达如何，均观察到缓解获益。同时期，我国相同模式的多项围手术研究成果紧随其后得到公布。在 2023 年的 ASCO 和 ESMO 大会上，Neotorch 研究和 RATIONAL315 研究结果分别公布了研究的阳性结果：特瑞普利单抗围术期治疗相比单纯化疗可显著延长 EFS（NE vs 15.1 个月，HR = 0.40，95%CI：0.277 ~ 0.565，$P < 0.0001$）；替雷利珠单抗联合化疗组 EFS 报阳，而且带来了史上最高 pCR（41% vs 6%，$P < 0.0001$）。

2. 肺癌围手术期靶向治疗

ADJUVANT 研究（CTONG1104）是由我国吴一龙教授牵头进行的前瞻性随机、对照Ⅲ期临床试验，也是首个在 EGFR 突变阳性、完全切除的病理Ⅱ~ⅢA 期 NSCLC 患者中进行的靶向辅助治疗的临床研究。结果显示，与长春瑞滨 + 顺铂的传统化疗方案相比，吉非替尼的治疗显著延长了术后患者的中位 DFS（28.7 个月 vs 18.0 个月，HR = 0.60，$P = 0.0054$），但未显著延长中位 OS；日本启动了一项与 ADJUVANT 设计相似的临床试验

（IMPACT 研究），且均是选择一代 EGFR-TKI 吉非替尼。然而，和 ADJUVANT 研究不同的是，无论是 DFS 还是 OS，IMPACT 研究均是完全阴性的结果。进一步分析发现，在两项研究中，两组患者的生存曲线在 3～4 年的时间开始出现融合，同时后续的复发模式中，两项研究的靶向治疗组均是以脑转移作为最常见的复发部位，考虑和一代 TKI 类药物入颅脑效果相对较差有关。

随后，吴一龙教授牵头开展了一项全球多中心、随机、双盲、安慰剂对照的Ⅲ期临床研究（ADAURA 研究），旨在对比奥希替尼和安慰剂用于 EGFR 基因突变阳性Ⅰ B～Ⅲ A 期 NSCLC 患者在肿瘤完整切除后的辅助治疗的疗效和安全性。结果显示，在Ⅱ～Ⅲ A 期患者中，与安慰剂组相比，奥希替尼显著延长了Ⅱ～Ⅲ A 期患者的中位 DFS（65.8 个月 vs 21.9 个月，HR = 0.23），3 年 DFS 率显著提高（70% vs 29%），在总人群（IB～Ⅲ A 期）中，奥希替尼组的中位 DFS 同样显著优于安慰剂组（HR = 0.27）。该研究结果已经得到了全球学术界的公认，改写了 EGFR 突变 NSCLC 患者术后靶向治疗的指南。

在肺癌的新辅助靶向治疗方面，国内外学者也进行了相应的探索。EMERGING-CTONG 1103 研究（NCT01407822），是在我国发起的多中心、随机、开放、平行对照、前瞻性Ⅱ期临床试验。研究纳入 EGFR 突变（ex19del，L858R）的ⅢA N2 期 NSCLC 患者，共 72 名，1∶1 随机入组，对比厄洛替尼与 GC 方案作为新辅助及辅助治疗的疗效及安全性。研究结果显示，厄洛替尼组和化疗组的主要终点 ORR 分别为 54.1% 和 34.3%，但 P 值没有统计学意义（$P = 0.092$）。厄洛替尼组的中位 PFS 优于化疗组（21.5 个月 vs 11.4 个月，HR = 0.39，$P < 0.001$）。但最终的中位 OS，两组差异无统计学意义（42.2 个月 vs 36.9 个月，HR = 0.83，$P = 0.513$）。

（二）局部晚期肺癌放疗

1. 可手术切除局部晚期肺癌辅助放疗

术后辅助放疗曾经是Ⅲ a-N2 患者术后的标准治疗，但鉴于基于的循证医学证据均为回顾性证据且存在互相矛盾的地方，Ⅲ a-N2 患者完全性手术切除并接受 4 周期化疗后，是否需要接受放疗，学术界仍然存有争议。近年来，有 3 项前瞻性临床研究，即 CALGB-9734 研究（北美，已关闭）、LungArt 研究（欧洲）以及国内的 PORT-C 研究均在探索这一问题。

PORT-C 研究是由中国医学院科学院肿瘤医院牵头的一项单中心Ⅲ期随机对照临床研究，入组患者在肺癌根治术后接受 4 周期含铂双药化疗，随后随机分组接受术后放疗（PORT 组）或观察，PORT 剂量为 50Gy，主要终点为 DFS。研究结果显示，两组患者的 DFS 和 OS 无显著差异。Lung-ART 研究得到了相似的结论。LungART 研究共在欧洲 5 个国家、64 个研究中心进行，初步结果显示：虽然 PORT 使纵隔复发率降低超过 20%（46.1% vs 25.0%），但并没有显著改善术后复发率和总生存（3 年 DFS：47.1% vs 43.8%，3 年 0S：66.5% vs 68.5%）。以上两项Ⅲ期临床研究均提示，总体而言，术后放疗不能改善局部晚期 NSCLC 的远期生存，未来需要进一步探索筛选术后放疗获益人群的特征与放疗的时机。

2. 不可手术切除的局部晚期放疗

PACIFIC 研究已经证实，对于不可手术切除的局部晚期 NSCLC 根治性同步放化疗后，采用免疫巩固治疗可改善患者远期生存。但是，对于不能耐受同步放化疗的患者，我国开展的 GEMSTONE-301 研究显示，采用序贯放化疗的模式较单纯放疗相比，仍可使患者生存获益。研究显示，无论是采用序贯化放疗还是同步放化疗，采用舒格利单抗巩固治疗均可显著延长患者的中位 PFS（同步放化疗组：15.7 个月 vs 8.3 个月，HR = -0.71；序贯放化疗组：8.1 个月 vs 4.1 个月，HR = 0.57）。因此，NMPA 已批准舒格利单抗作为不可手术局部晚期 NSCLC 患者同步或序贯放化疗后的巩固治疗。

（三）晚期肺癌免疫治疗

1. 晚期 NSCLC 肺癌免疫治疗

免疫治疗已经成为晚期无驱动基因突变 NSCLC 的标准治疗。我国自主研发的多款 PD-1/PDL1 抑制剂所开展的临床研究均取得了阳性的结果。GEMSTONE-302 研究是中国首个同时覆盖鳞状和非鳞状初治 NSCLC 患者的Ⅲ期临床试验，研究结果显示，舒格利单抗联合培美曲塞和铂类化疗组对比化疗组可显著延长中位 OS（25.4 个月 vs 16.9 个月，HR = 0.65，95% CI ：0.50 ~ 0.84，$P = 0.0008$）和 2 年 OS 率（51.7% 和 35.6%），充分体现了免疫治疗长效获益的特点。CameL-sq 研究结果显示，卡瑞利珠单抗联合紫杉醇和卡铂相比于单纯化疗，PFS（8.5 个月 vs 4.9 个月，$P < 0.0001$）和 OS（NR vs 14.5 个月，$P < 0.0001$）均显著获益，而且，2 周后的 ctDNA 清除率和 PFS 及 OS 显著相关。ORIENT-12 研究使用信迪利单抗联合吉西他滨和铂类对比化疗一线治疗晚期鳞状 NSCLC，结果显示，中位 PFS 可显著延长（55 个月 vs 49 个月，$P < 0.01$）。基于上述临床研究结果，2021NMPA 已批准上述方案用于晚期 NSCLC 的一线治疗。

2. 晚期 SCLC 肺癌免疫治疗

IMpower133 研究作为广泛期 SCLC 一线治疗里程碑式研究，改写了几十年来依托泊苷联合铂类稳居广泛期 SCLC 一线标准治疗地位的历史。随后，我国国产的 PD-1/PDL1 抑制剂也取得了不俗战绩。ASTRUM-005 是一项对比斯鲁利单抗联合化疗及安慰剂联合化疗的有效性和安全性的随机、双盲、国际多中心、亚期临床研究，期中分析结果显示，斯鲁利单抗组中位 OS 为 15.4 个月，较安慰剂组延长 4.5 个月，显著降低死亡风险 37%（HR = 0.63，95% CI：0.490.82，$P<0.001$）。CAPSTONE-1 研究评估了 SHR-1316（阿得贝利单抗）或安慰剂联合依托泊苷和卡铂用于广泛期 SCLC 一线治疗有效性和安全性，结果显示，阿得贝利单抗联合化疗组与安慰剂联合化疗相比延长 2.5 个月，同时具有良好的安全性。基于上述研究，2023 年 NMPA 先后批准斯鲁利单抗和阿得贝利单抗联合化疗一线治疗广泛期小细胞肺癌的适应证。2023 年 9 月的世界肺癌大会上公布了 RATIONALE-312 研究中位随访 14.2 个

月的结果，替雷利珠单抗联合化疗一线治疗广泛期 SCLC，中位 OS 达到了 15.5 个月，2 年 OS 率达 33.2%，3 年 OS 率更是高达 25%，为同类免疫联合化疗一线治疗广泛期 SCLC 的Ⅲ期研究相近随访时间取得的最长生存。此外，TOB2450-M-04 研究（TOB2450 联合安罗替尼和化疗）和 JUPITER028 研究（特瑞普利单抗联合化疗）正在进行中，期待结果公布。

（四）晚期肺癌靶向治疗

1. 晚期肺癌常见靶点靶向治疗

EGFR 突变阳性晚期 NSCLC 患者一线治疗的多项研究显示，EGFR-TKI 抑制剂对比化疗可显著改善 EGFR 敏感突变患者的远期生存。AENEAS 研究显示阿美替尼一线治疗对比吉非替尼显著延长中位 PFS（19.3 个月 vs 9.9 个月，HR = 0.46，$P < 0.0001$），FURLONG 研究中伏美替尼一线治疗对比吉非替尼可显著延长中位 PFS（20.8 个月 vs 11.1 个月，HR = 0.44，$P < 0.0001$）。

对于 EGFR-TKI 耐药 T790M 阳性 NSCLC 的二线治疗中，多个国产三代 EGFR-TKI 包括奥瑞替尼、瑞泽替尼、贝福替尼、ASK1200 均显示出良好的疗效。我国陆舜教授牵头开展的 ORIENT-31 研究是全球首个证实 PD-1 抑制剂 ± 贝伐珠单抗类似物（IBI305）联合化疗能够改善 EGFR-TKI 治疗失败的 EGFR 突变非鳞 NSCLC 的前瞻性、随机，双盲 3 期研究。与单独化疗相比，信迪利单抗 + IBI305 + 化疗联合化疗显著改善中位 PFS（4.3 个月 vs 7.2 个月，95% CI：6.6 ~ 9.3，HR = 0.51，$P < 0.0001$）。

2. 晚期肺癌少见靶点靶向治疗

针对 MET14 外显子跳跃突变的晚期 NSCLC，国外的 GEOMETRY mono-1 研究显示，卡马替尼对初治患者 ORR 为 68%，经治患者的 ORR 为 41%，另一项 VISION 研究结果显示，特泊替尼在血液 + 组织联合活检组的有效率为 46%，mDoR 达 11.1 个月，液体活检组有效率为 48%，组织活检组有效率为 50%。谷美替尼是我国生产的一种口服高选择性的 MET 抑制剂，GLORY 研究是评估谷美替尼片对于具有 MET 外显子 14 跳变的初治和经治局部晚期或转移性非小细胞肺癌的一项开放的、国际多中心的单臂Ⅱ期研究，结果显示谷美替尼对于未接受过治疗和经治患者的 ORR 分别为 66.7%（95%CI：50.5% ~ 80.4%）和 51.9%（95%CI：31.9% ~ 71.3%），mPFS 分别为 11.7 个月和 7.6 个月，同时对于脑转移病灶具有良好的控制作用。

四、肺癌学科发展趋势和展望

（一）早中期肺癌围手术期免疫治疗

1. 新辅助免疫治疗：挑战与展望

无论是新辅助免疫治疗还是辅助免疫治疗，相比于传统治疗，都看到了可喜的初步结果，但是仍旧面临需要讨论验证的问题。①新辅助免疫的最佳时长：目前新辅助免疫治疗临床研究的术前用药周期在 2 ~ 4 个周期不等，最佳周期数仍未可知。②新辅助免疫治疗带来显著疗效提升的同时，免疫治疗对手术的潜在影响同样值得关注。③新辅助免疫治疗临床研究如何选择研究终点，近期疗效评估终点如 pCR、MPR、EFS 是否可以作为替代研究终点。④辅助免疫治疗的优势人群的挑选：多数结果提示 PD-L1 高表达人群获益更多。⑤治疗模式：到底是术前新辅助免疫联合化疗，还是术后辅助免疫治疗，抑或是术前新辅助免疫治疗联合术后免疫治疗的夹心治疗模式，都是目前需要回答的重要问题。

2. 新辅助免疫 + 化疗治疗可手术 NSCLC 取得疗效突破

Neotorch 研究是我国研究者主导的，全球首个抗 PD-1 单抗用于 NSCLC 围手术期治疗达到 EFS 阳性结果的Ⅲ期临床研究。共纳入 404 例Ⅲ期 NSCLC 患者，1∶1 随机分配至实验组和对照组。研究结果提示，与单纯化疗相比，特瑞普利单抗联合化疗用于Ⅲ期可手术 NSCLC 患者术前治疗并在后续进行特瑞普利单抗单药巩固治疗，可显著延长患者 EFS（HR = 0.40，$P < 0.0001$）。特瑞普利单抗联合化疗组 MPR 率和 pCR 率均优于单纯化疗组，分别为 48.5% vs 8.4%（$P < 0.0001$）和 24.8% vs 1.0%（$P < 0.0001$）。特瑞普利单抗联合化疗组的 OS 也显示出明显的获益趋势，提示对比单纯化疗，联合特瑞普利单抗治疗为更多的患者带来了根治性治疗的机会。

（二）肺癌放疗联合治疗模式探索

1. 不可切除Ⅲ期 NSCLC：免疫 + 化疗诱导治疗展现潜力

对于不可切除Ⅲ期 NSCLC，同步放化疗 / 序贯化放疗后免疫巩固治疗是目前的标准方案。然而将免疫治疗前移至根治性放疗前，特别是只能行序贯化放疗的患者，有可能进一步提高疗效。中国研究者进行的Ⅱ期临床研究对没有 EGFR/ALK 突变的Ⅲ期不可切除 NSCLC 患者，给予 SHR-1701（靶向 PD-L1 和 TGF-βR 的双特异性抗体）± 化疗诱导治疗，有效率达到 56.1%，完成序贯放疗后全人群的有效率高达 70.1%，更值得注意的是，在诱导治疗后约 25% 的患者成功转化可手术状态，并接受了手术治疗。这一结果初步显示出免疫 + 化疗诱导治疗方案在Ⅲ期不可切除 NSCLC 患者的巨大潜力。

2. 放疗联合免疫用于各个分期肺癌的综合治疗：最佳模式，持续优化

ICI 治疗依然面临有效率偏低和获得性耐药的挑战，亟须研发新型联合治疗。放疗具有调控肿瘤免疫微环境、增敏 ICI 治疗的潜能。

对局限期 NSCLC，一项Ⅰ期临床试验数据显示：18 例不愿手术或者不可手术的Ⅰ–ⅡA 期 NSCLC 患者接受 durvalumab 联合 SABR 治疗，1 年、2 年 PFS 率分别为 94.4% 和 83.3%，1 年、2 年 OS 率分别为 94.4% 和 88.9%。目前基于该方案改良而来的Ⅲ期随机对照临床试验 PACIFIC-4 正在开展中。

针对局部晚期、不可手术的 NSCLC，放疗技术本身的进步和优化同样重要。质子重

离子放疗联合ICI及化疗、大分割放疗联合ICI及化疗，是目前探索的重点。另一方面，如何将ICI有机整合到局限期SCLC的放化疗中去，基于多组学研究而建立的SCLC分型，或许具有重大潜力。

晚期NSCLC和广泛期SCLC，基于ICI的综合治疗已成为标准治疗；如何优化放疗的分割方式、部位选择和剂量安排，从而让放疗对ICI的增敏作用最大化，是近期学术界关注的热点。目前，有几十项大型Ⅱ/Ⅲ期临床试验正在探索放疗（尤其是立体定向放疗）联合ICI，用于晚期NSCLC、广泛期SCLC的综合治疗，部分研究已经得出积极的初步结果，未来值得持续关注。

（三）晚期肺癌靶向治疗

1. MET蛋白过表达晚期NSCLC将是MET抑制剂治疗获益人群

免疫组化超过50%的肿瘤细胞染色评分在2分及以上者为MET过表达。SAVANNAH研究表明，以大于90%肿瘤细胞IHC 3+（IHC90+）为截断值能够筛选显著受益人群。

谷美替尼两项正在进行的Ⅰb期研究（NCT03457532和NCT04270591）验证了存在在MET过表达（中心实验室检测IHC ≥ 3+）的局部晚期或转移性NSCLC人群中的有效性。在总体患者中，中位DoR为8.3个月，中位PFS为6.9个月，中位OS为16.2个月。此次汇总分析结果显示：谷美替尼在MET过表达、不携带MET ex14跳变和EGFR突变的局部晚期或转移性NSCLC患者中具有良好的抗肿瘤活性，并且在经治患者中初步疗效高于标准化疗，这些发现值得更大规模的研究来证实。

2. 国产首创类药物迎来新曙光：ADC与双抗治疗肺癌

T-DXd在肺癌中的适应证获批加速了ADC的研究和发展。在NSCLC患者中，HER3和TROP-2靶向ADC具有比HER2 ADC更高的治疗价值。展望未来，肺癌ADC治疗将满足更多临床需求，但仍有许多问题有待深入探讨。国产HER2 ADC维迪西妥单抗联合马来酸吡咯替尼片治疗HER2基因突变的晚期或转移性非小细胞肺癌患者的Ⅰb/Ⅱ期临床研究已获国家药监局药审中心批准。

EGFR/MET双抗爱万妥已获批用于EGFR外显子20插入突变NSCLC，更多双抗类药物正在积极研发中。如国产原研PD-1/CTLA4双抗卡度尼利在中国获批用于宫颈癌治疗。而另一双抗产品依沃西（AK112，PD-1/VEGF）在肺癌多种治疗场景中表现出令人振奋的前景：①联合化疗治疗EGFR-TKI治疗耐药的晚期或转移性NSCLC，ORR为68.4%，DCR为94.7%，mPFS为8.5个月；②一线治疗PD-L1阳性晚期或转移性NSCLC，ORR为66.7%，DCR为97.6%，mPFS为10个月，6m PFS率为65.2%；③联合多西他赛治疗既往PD-1/L1抑制剂和含铂化疗失败的晚期或转移性NSCLC，ORR为40%，DCR为80%，mPFS为7.1个月，12m OS率为65%。综合相关数据，肺癌国产首创类药物的发展展现出曙光，将为肺癌患者提供更多创新和有效的治疗选择。

（四）肺癌新型治疗模式探索

1. 免疫检查点抑制剂新型联合治疗模式的探索

PD-1/PD-L1 和 CTLA-4 抑制剂的成功激发了临床对新型免疫检查点抑制剂联合模式的探索。Ⅱ期 TACTI-002 研究中，LAG-3 抑制剂联合帕博利珠单抗（Eftilagumod Alpha）一线治疗 NSCLC 患者的 ORR 为 38.6%，mPFS 达 6.9 个月，提示 PD-1 抑制剂与 LAG-3 抑制剂的联合模式富有前景。TIGIT 是新兴免疫检查点，然而 SKYSCRAPER-01 研究显示，TIGIT 抗体 tiragolumab 联合阿替利珠单抗对比阿替利珠单抗一线治疗 PD-L1 高表达的晚期 NSCLC 患者未能在作为主要终点之一的 PFS 上获益。此外，诸多临床研究对其他免疫检查点如 TIM-3、Siglec-15、CD40、BTLA 及 OX-40 等进行评估，以期进一步提高肿瘤患者对免疫治疗的获益。

2. SCLC 研究热点：新药物与新治疗模式探索

我国研究者发起的一项安罗替尼联合 PD-L1 抑制剂 TQB2450 和标准化疗的Ⅲ期随机对照研究已经完成，有望为 ES-SCLC 建立新的高效的治疗模式。新型化疗药物芦比替丁、LSD1 抑制剂 Bomedemstat、PARP 抑制剂也在进行与 PD-1/PD-L1 抑制剂联合用药的探索，针对 TIGIT、LAG3、TIM3 等免疫新靶点的新药研究也正在进行中。双特异性抗体如靶向 DLL3 和 CD3 的 AMG757，靶向 DLL3 的 CAR-T-AMG119，靶向 PD-1 和 VEGF 的 AK112、PM8002，靶向 PD-1 和 CTLA-4 的 AK104，三特异性抗体 HPN328（靶向 DLL3，CD3 和白蛋白）在 SCLC 领域已经开展研究进行探索。ADC 类药物如靶向 B7-H3 的 DS7300 在Ⅰ期研究中也显示了非常有前景的疗效。最后，同步放化疗后免疫巩固治疗或者从诱导治疗开始免疫治疗就开始介入的若干Ⅲ期研究正在进行中，期待这些研究能够建立局限期小细胞肺癌带来新的治疗模式。

参考文献

[1] Lee, K., et al. Testing for EGFR Variants in Pleural and Pericardial Effusion Cell-Free DNA in Patients With Non-Small Cell Lung Cancer. JAMA Oncol, 2023, 9 (2): p. 261-265.

[2] Wang, C., et al. Analyses of rare predisposing variants of lung cancer in 6,004 whole genomes in Chinese. Cancer Cell, 2022, 40 (10): p. 1223-1239.e6.

[3] Ou, W., et al. Adjuvant icotinib versus observation in patients with completely resected EGFR-mutated stage IB NSCLC (GASTO1003, CORIN): a randomised, open-label, phase 2 trial. EClinicalMedicine, 2023, 57: p. 101839.

[4] Chen, K., et al. Individualized tumor-informed circulating tumor DNA analysis for postoperative monitoring of non-

small cell lung cancer. Cancer Cell，2023，41（10）：p. 1749–1762.e6.

[5] Zhang，J.T.，et al. Longitudinal Undetectable Molecular Residual Disease Defines Potentially Cured Population in Localized Non–Small Cell Lung Cancer. Cancer Discov，2022，12（7）：p. 1690–1701.

[6] Zhou，Q.，et al. Sugemalimab versus placebo after concurrent or sequential chemoradiotherapy in patients with locally advanced，unresectable，stage Ⅲ non–small–cell lung cancer in China（GEMSTONE–301）：interim results of a randomised，double–blind，multicentre，phase 3 trial. Lancet Oncol，2022，23（2）：p. 209–219.

[7] Wang，X.S.，et al. Randomized Trial of First–Line Tyrosine Kinase Inhibitor With or Without Radiotherapy for Synchronous Oligometastatic EGFR–Mutated Non–Small Cell Lung Cancer. J Natl Cancer Inst，2023，115（6）：p. 742–748.

[8] Zhao，Y.，et al. Overall survival benefit of osimertinib and clinical value of upfront cranial local therapy in untreated EGFR–mutant nonsmall cell lung cancer with brain metastasis. Int J Cancer，2022，150（8）：p. 1318–1328.

[9] Yu，Y.，et al. Gumarontinib in patients with non–small–cell lung cancer harbouring MET exon 14 skipping mutations：a multicentre，single–arm，open–label，phase 1b/2 trial. EClinicalMedicine，2023，59：p. 101952.

[10] Cheng，Y.，et al. Effect of First–Line Serplulimab vs Placebo Added to Chemotherapy on Survival in Patients With Extensive–Stage Small Cell Lung Cancer：The ASTRUM–005 Randomized Clinical Trial. JAMA，2022，328（12）：p. 1223–1232.

[11] Wang，J.，et al. Adebrelimab or placebo plus carboplatin and etoposide as first–line treatment for extensive–stage small–cell lung cancer（CAPSTONE–1）：a multicentre，randomised，double–blind，placebo–controlled，phase 3 trial. Lancet Oncol，2022，23（6）：p. 739–747.

[12] O'Brien，M.，et al. Pembrolizumab versus placebo as adjuvant therapy for completely resected stage ⅠB–ⅢA non–small–cell lung cancer（PEARLS/KEYNOTE–091）：an interim analysis of a randomised，triple–blind，phase 3 trial. Lancet Oncol，2022，23（10）：p. 1274–1286.

[13] Provencio，M.，et al. Perioperative Nivolumab and Chemotherapy in Stage Ⅲ Non–Small–Cell Lung Cancer. N Engl J Med，2023，389（6）：p. 504–513.

[14] Lei，J.，et al. Neoadjuvant Camrelizumab Plus Platinum–Based Chemotherapy vs Chemotherapy Alone for Chinese Patients With Resectable Stage Ⅲ A or Ⅲ B（T3N2）Non–Small Cell Lung Cancer：The TD–FOREKNOW Randomized Clinical Trial. JAMA Oncol，2023，9（10）：p. 1348–1355.

[15] Zhao，J.，et al. Efficacy，Safety，and Biomarker Analysis of Neoadjuvant Camrelizumab and Apatinib in Patients With Resectable NSCLC：A Phase 2 Clinical Trial. J Thorac Oncol，2023，18（6）：p. 780–791.

[16] Heymach，J.V. et al. Perioperative Durvalumab for Resectable Non–Small–Cell Lung Cancer. N Engl J Med，2023，389（18）：p. 1672–1684.

[17] Zhong，W.Z.，et al. Gefitinib Versus Vinorelbine Plus Cisplatin as Adjuvant Treatment for Stage Ⅱ – ⅢA（N1–N2）EGFR–Mutant NSCLC：Final Overall Survival Analysis of CTONG1104 Phase Ⅲ Trial. J Clin Oncol，2021，39（7）：p. 713–722.

[18] Tada，H.，et al. Randomized Phase Ⅲ Study of Gefitinib Versus Cisplatin Plus Vinorelbine for Patients With Resected Stage Ⅱ–ⅢA Non–Small–Cell Lung Cancer With EGFR Mutation（IMPACT）. J Clin Oncol，2022，40（3）：p. 231–241.

[19] Herbst，R.S.，et al. Adjuvant Osimertinib for Resected EGFR–Mutated Stage ⅠB–ⅢA Non–Small–Cell Lung Cancer：Updated Results From the Phase Ⅲ Randomized ADAURA Trial. J Clin Oncol，2023，41（10）：p. 1830–1840.

[20] Zhong，W.Z.，et al. Erlotinib versus gemcitabine plus cisplatin as neoadjuvant treatment of stage ⅢA–N2 EGFR–mutant non–small–cell lung cancer：final overall survival analysis of the EMERGING–CTONG 1103 randomised phase Ⅱ trial. Signal Transduct Target Ther，2023，8（1）：p. 76.

[21] Hui，Z.，et al. Effect of Postoperative Radiotherapy for Patients With pⅢA-N2 Non-Small Cell Lung Cancer After Complete Resection and Adjuvant Chemotherapy：The Phase 3 PORT-C Randomized Clinical Trial. JAMA Oncol，2021，7（8）：p. 1178-1185.

[22] Le Pechoux，C.，et al. Postoperative radiotherapy versus no postoperative radiotherapy in patients with completely resected non-small-cell lung cancer and proven mediastinal N2 involvement（Lung ART）：an open-label，randomised，phase 3 trial. Lancet Oncol，2022，23（1）：p. 104-114.

[23] Spigel，D.R.，et al. Five-Year Survival Outcomes From the PACIFIC Trial：Durvalumab After Chemoradiotherapy in Stage Ⅲ Non-Small-Cell Lung Cancer. J Clin Oncol，2022，40（12）：p. 1301-1311.

[24] Zhou，C.，et al. Sugemalimab versus placebo，in combination with platinum-based chemotherapy，as first-line treatment of metastatic non-small-cell lung cancer（GEMSTONE-302）：interim and final analyses of a double-blind，randomised，phase 3 clinical trial. Lancet Oncol，2022，23（2）：p. 220-233.

[25] Ren，S.，et al. Camrelizumab Plus Carboplatin and Paclitaxel as First-Line Treatment for Advanced Squamous NSCLC（CameL-Sq）：A Phase 3 Trial. J Thorac Oncol，2022，17（4）：p. 544-557.

[26] Zhou，C.，et al. Sintilimab Plus Platinum and Gemcitabine as First-Line Treatment for Advanced or Metastatic Squamous NSCLC：Results From a Randomized，Double-Blind，Phase 3 Trial（ORIENT-12）. J Thorac Oncol，2021，16（9）：p. 1501-1511.

[27] Lu，S.，et al. AENEAS：A Randomized Phase Ⅲ Trial of Aumolertinib Versus Gefitinib as First-Line Therapy for Locally Advanced or MetastaticNon-Small-Cell Lung Cancer With EGFR Exon 19 Deletion or L858R Mutations. J Clin Oncol，2022，40（27）：p. 3162-3171.

[28] Shi，Y.，et al. Furmonertinib（AST2818）versus gefitinib as first-line therapy for Chinese patients with locally advanced or metastatic EGFR mutation-positive non-small-cell lung cancer（FURLONG）：a multicentre，double-blind，randomised phase 3 study. Lancet Respir Med，2022，10（11）：p. 1019-1028.

[29] Lu，S.，et al. Befotertinib（D-0316）versus icotinib as first-line therapy for patients with EGFR-mutated locally advanced or metastatic non-small-cell lung cancer：a multicentre，open-label，randomised phase 3 study. Lancet Respir Med，2023，11（10）：p. 905-915.

[30] Xiong，A.，et al. Efficacy and Safety of SH-1028 in Patients With EGFR T790M-Positive NSCLC：A Multicenter，Single-Arm，Open-Label，Phase 2 Trial. J Thorac Oncol，2022，17（10）：p. 1216-1226.

[31] Shi，Y.，et al. Results of the phase Ⅱa study to evaluate the efficacy and safety of rezivertinib（BPI-7711）for the first-line treatment of locally advanced or metastatic/recurrent NSCLC patients with EGFR mutation from a phase Ⅰ/Ⅱa study. BMC Med，2023，21（1）：p. 11.

[32] Shi，Y.，et al. Efficacy and Safety of Limertinib（ASK120067）in Patients With Locally Advanced or Metastatic EGFR Thr790Met-Mutated NSCLC：A Multicenter，Single-Arm，Phase 2b Study. J Thorac Oncol，2022，17（10）：p. 1205-1215.

[33] Lu，S.，et al. Sintilimab plus chemotherapy for patients with EGFR-mutated non-squamous non-small-cell lung cancer with disease progression after EGFR tyrosine-kinase inhibitor therapy（ORIENT-31）：second interim analysis from a double-blind，randomised，placebo-controlled，phase 3 trial. Lancet Respir Med，2023，11（7）：p. 624-636.

[34] Wolf，J.，et al. Capmatinib in MET Exon 14-Mutated or MET-Amplified Non-Small-Cell Lung Cancer. N Engl J Med，2020，383（10）：p. 944-957.

[35] Paik，P.K.，et al. Tepotinib in Non-Small-Cell Lung Cancer with MET Exon 14 Skipping Mutations. N Engl J Med，2020，383（10）：p. 931-943.

[36] ESMO 2022 NCT04580498 – A phase 2 study of neoadjuvant SHR-1701 with or without chemotherapy（chemo）followed by surgery or radiotherapy（RT）in stage Ⅲ unresectable NSCLC（uNSCLC）.

[37] Lahiri, A., et al. Lung cancer immunotherapy: progress, pitfalls, and promises. Mol Cancer, 2023, 22(1): p. 40.

[38] Daly, M.E., A.M. Monjazeb and K. Kelly, Clinical Trials Integrating Immunotherapy and Radiation for Non-Small-Cell Lung Cancer. J Thorac Oncol, 2015, 10(12): p. 1685-93.

[39] Wu, T.C., et al. Safety and Efficacy Results From iSABR, a Phase 1 Study of Stereotactic ABlative Radiotherapy in Combination With Durvalumab for Early-Stage Medically Inoperable Non-Small Cell Lung Cancer. Int J Radiat Oncol Biol Phys, 2023, 117(1): p. 118-122.

[40] Rico, M., et al. How to integrate stereotactic body radiation therapy and hypofractionation in the management of stage Ⅲ lung cancer in the age of immunotherapy. An Sist Sanit Navar, 2020, 43(2): p. 225-234.

[41] Marcus, D., et al. Charged Particle and Conventional Radiotherapy: Current Implications as Partner for Immunotherapy. Cancers(Basel), 2021, 13(6).

[42] Chan, J.M., et al. Signatures of plasticity, metastasis, and immunosuppression in an atlas of human small cell lung cancer. Cancer Cell, 2021, 39(11): p. 1479-1496.e18.

[43] Kong, R., et al. Transcriptional Circuitry of NKX2-1 and SOX1 Defines an Unrecognized Lineage Subtype of Small-Cell Lung Cancer. Am J Respir Crit Care Med, 2022, 206(12): p. 1480-1494.

[44] Bauml, J.M., et al. Pembrolizumab After Completion of Locally Ablative Therapy for Oligometastatic Non-Small Cell Lung Cancer: A Phase 2 Trial. JAMA Oncol, 2019, 5(9): p. 1283-1290.

[45] Theelen, W., et al. Effect of Pembrolizumab After Stereotactic Body Radiotherapy vs Pembrolizumab Alone on Tumor Response in Patients With Advanced Non-Small Cell Lung Cancer: Results of the PEMBRO-RT Phase 2 Randomized Clinical Trial. JAMA Oncol, 2019, 5(9): p. 1276-1282.

[46] Spigel, D.R., et al. Randomized phase Ⅱ trial of Onartuzumab in combination with erlotinib in patients with advanced non-small-cell lung cancer. J Clin Oncol, 2013, 31(32): p. 4105-14.

[47] Kim, S.Y., et al. Characterization of MET Exon 14 Skipping Alterations(in NSCLC)and Identification of Potential Therapeutic Targets Using Whole Transcriptome Sequencing. JTO Clin Res Rep, 2022, 3(9): p. 100381.

[48] Yongfeng Yu, et al. presented at 2022 ESMO-Asia meeting, Abstract #688.

[49] Sharma, P., et al. Immune checkpoint therapy-current perspectives and future directions. Cell, 2023, 186(8): p. 1652-1669.

[50] Enriqueta Felip, et al. A phase Ⅱ study(TACTI-002)in first-line Metastatic non-small cell lung carcinoma investigating eftilagimod alpha(soluble LAG-3 protein)and pembrolizumab: Updated results from a PD-L1 unselected population. ASCO 2022 abstr 9003.

[51] Final data from a phase Ⅱ study(TACTI-002)of eftilagimod alpha(soluble LAG-3)& pembrolizumab in 2nd line metastatic NSCLC pts resistant to PD-1/PD-L1 inhibitors. ELCC 2023 abstr 11MO.

[52] Genentech(2022). Genentech reports interim results for Phase Ⅲ SKYSCRAPER-01 study in PD-L1-high metastatic non-small cell lung cancer.

撰稿人：王　俊　王长利　陆　舜　程　颖　马胜林　王　洁　毛伟敏　杨学宁　陈克终　廖日强　柳菁菁　卢红阳　王志杰　燕　翔　虞永峰　岳东升　朱正飞　杨　帆

乳腺癌

一、概述

乳腺癌是我国女性发病率最高的恶性肿瘤，而且发病率还在不断上升，严重威胁我国女性身心健康。在中国抗癌协会的支持下，乳腺癌领域各位专家在肿瘤综合治疗新药物新方案、手术治疗新技术新方法和精准治疗新靶点新策略几个方面不断开拓创新，取得了丰硕的成果。在三阴性乳腺癌精准免疫治疗方面成果尤为突出，并形成了从临床问题出发、开展基础研究深入探索、再形成治疗新方案服务临床的全链条闭环研究体系。

二、乳腺癌研究进展

1. 国产靶向 HER2 药物吡咯替尼显著提高乳腺癌新辅助治疗效果（PHEDRA 随机Ⅲ期临床研究）

吡咯替尼是我国自主研发的一款不可逆的 HER2/EGFR 双靶点酪氨酸激酶抑制剂。PHEDRA 研究是由复旦大学肿瘤医院吴炅教授牵头，在国内 17 家医院完成的多中心、随机、双盲、安慰剂对照的Ⅲ期临床研究，也是国内首个将 TKI 类药物用于 HER2 阳性乳腺癌新辅助治疗的临床注册研究，旨在评估吡咯替尼 + 曲妥珠单抗 + 多西他赛对比安慰剂 + 曲妥珠单抗 + 多西他赛新辅助治疗早期或局部晚期 HER2 阳性乳腺癌的有效性和安全性，研究主要终点为总体病理完全缓解率（tpCR）。2018 年 7 月 23 日—2021 年 1 月 8 日期间，共 355 例患者随机分组（吡咯替尼组 $n = 178$；安慰剂组 $n = 177$）。结果显示，吡咯替尼组 tpCR 率为 41.0%，安慰剂组为 22.0%，客观缓解率（ORR）则分别为 91.6% 和 81.9%。吡咯替尼组总体不良反应可控，常见≥ 3 级不良反应包括腹泻（44.4%）、白细胞减少（16.3%）、呕吐（12.9%）和贫血（6.2%）。

PHEDRA 研究证实吡咯替尼联合曲妥珠单抗和多西他赛可作为 HER2 阳性早期或局部晚期乳腺癌患者的新辅助治疗选择。2022 年 6 月 2 日，国家药品监督管理局批准吡咯替尼联合曲妥珠单抗及多西他赛用于 HER2 阳性早期或局部晚期乳腺癌患者的新辅助治疗。2022 年 12 月，《BMC 医学》（*BMC Medicine*）全文发表 PHEDRA Ⅲ期临床研究成果。

2. 三阴性乳腺癌一线精准免疫治疗新方案（FUTURE-C-Plus 前瞻性、单臂、Ⅱ期临床研究）

复旦大学附属肿瘤医院邵志敏教授团队提出了三阴性乳腺癌“分子分型基础上的精准治疗策略”，并通过 FUTURE 临床试验前瞻性验证，将多线治疗失败后的晚期三阴性乳腺癌客观缓解率提升至 29%，远高于对此类患者进行常规化疗的疗效（5% ~ 10%），为难治性三阴性乳腺癌提供了全新的治疗模式。其中免疫检查点 PD-1 抑制剂卡瑞利珠单抗 + 白蛋白紫杉醇二联方案治疗免疫调节型难治性晚期三阴性乳腺癌，客观缓解率可达 52.6%。但是，仍有将近半数患者未获缓解，突出了联合靶向治疗和选择最有可能获益患者的必要性。

基于 FUTURE 研究中期分析的结果以及对前期建立的三阴性乳腺癌多组学队列的深入挖掘，研究团队发现高 CD8 评分能够有效区分三阴性乳腺癌中的“热肿瘤”，且与血管生成等通路明显负相关。进一步开展动物实验验证了加用抗血管药物能够明显增敏现有的免疫治疗方案，有效抑制三阴性乳腺癌生长。基于此，研究团队在临床上发起 FUTURE-C-Plus 临床研究，针对晚期 CD8 阳性三阴性乳腺癌患者，在一线治疗中使用法米替尼（抗血管药物）、卡瑞利珠单抗（PD-1 单抗）和白蛋白紫杉醇，患者的客观缓解率进一步提高至 81.3%，中位无进展生存 13.6 个月，安全性良好，达到目前已知三阴性乳腺癌一线治疗最高的客观缓解率。研究同时对入组患者的标本进行了采集，发现患者体细胞 *PKD1* 突变提示疗效较差，结合 CD8、PD-L1 和体细胞基因突变可以精准区分治疗获益患者。

FUTURE-C-Plus 研究入选 2021 年美国临床肿瘤学会（ASCO）年会口头报告，并于 2022 年正式发表于《临床癌症研究》（*Clinical Cancer Research*）和《分子癌症》（*Molecular Cancer*）。FUTURE 系列研究已基本形成了临床问题出发，基础研究深入，再转化服务于临床的全链条闭环体系，为后续临床转化研究的开展提供了良好的范例。

3. 晚期三阴性乳腺癌后线治疗“三艾”联合方案（多中心、单臂Ⅱ期临床研究）

该研究由中国科学院宋尔卫院士和中山大学孙逸仙纪念医院刘洁琼教授牵头，旨在探究卡瑞利珠单抗联合阿帕西尼和艾立布林对晚期三阴性乳腺癌的治疗效果。研究于 2020 年 3 月—2021 年 5 月入组 46 例符合入组标准（至少经过一线解救治疗、既往蒽环类和紫杉类耐药的不可手术复发性或转移性三阴性乳腺癌）的患者，使用三药联合方案至疾病进展或毒性不可耐受或自动退出研究。主要研究终点为客观缓解率，次要研究终点包含不良反应发生率、疾病控制率、临床获益率、无进展生存、一年总生存率及生物标志。

46 例入组患者在入组前解救治疗阶段有 71.8% 至少接受了二线治疗、37.0% 接受了至少三线治疗。意向治疗人群分析发现，该三联方案的客观缓解率达到 37.0%。6.5% 和 30.4% 患者的最佳反应为完全缓解或部分缓解。疾病控制率为 87.0%，而临床获益率为 50.0%。对于疗效可评价的 44 例患者，客观缓解率为 38.6%，疾病控制率为 90.9%，临床获益率为 52.3%。中位无进展生存达到 8.1 个月。在入组的患者中，有 8 例患者既往曾经接受过免疫治疗，而其中 2 例患者在接受三联方案治疗后达到部分缓解。研究团队同时还探究了该三联疗法疗效相关的生物标志物，发现基线肿瘤标本中的三级淋巴样结构提示更高的客观缓解率，PML 及 PLOD3 高表达与不良结局相关，而肿瘤浸润淋巴细胞比例和 PD-L1 状态与疗效间并无显著关系。

该研究于 2022 年 5 月 31 日发表于《自然通讯》(*Nature Communications*)，是国内外第一个针对晚期三阴性乳腺癌后线免疫联合抗血管生成及化疗的多中心二期临床研究。这种创新的、相对低价的“三艾”(艾瑞卡、艾坦、艾立布林)联合方案有望成为晚期三阴性乳腺癌的后线治疗选择，具有重要的临床应用价值。

4. 晚期三阴性乳腺癌新型三靶向药物联合方案(FZPL-Ib-105 多中心、非盲、Ib 期研究)

FZPL-Ib-105 由张清媛教授牵头，首次探讨了 PD-1 抑制剂卡瑞利珠单抗、VEGFR2 抑制剂阿帕替尼以及 PARP 抑制剂氟唑帕利联合治疗复发或转移三阴性乳腺癌患者的耐受性、安全性和初步抗肿瘤活性。该研究包括剂量爬坡和剂量扩展两部分，剂量爬坡采用 3+3 剂量递增方案。在评估给药方案的耐受性和安全性后确定剂量扩展部分的临床推荐剂量。主要终点为剂量限制性毒性。

研究于 2019 年 6 月 4 日—2020 年 8 月 25 日期间共入组 32 例患者，其中 3 例患者接受卡瑞利珠单抗 200 毫克 + 阿帕替尼 375 毫克 + 氟唑帕利 100 毫克，29 例患者接受卡瑞利珠单抗 200 毫克 + 阿帕替尼 500 毫克 + 氟唑帕利 100 毫克(临床推荐剂量)，均未见剂量限制性毒性。最常见的 3 级及以上治疗相关不良事件为白细胞减少(20.7%)、高血压(13.8%)、中性粒细胞减少(10.3%)和谷草转氨酶升高(10.3%)。2 例接受卡瑞利珠单抗 200 毫克 + 阿帕替尼 500 毫克 + 氟唑帕利 100 毫克剂量的患者达到了客观缓解。疾病控制率为 62.1%(95% CI：42.3 ~ 79.3)，中位无进展生存(PFS)为 5.2 个月(95% CI：3.6 ~ 7.3)，12 个月的 OS 率为 64.2%(95% CI：19.0 ~ 88.8)。

FZPL-Ib-105 研究表明，卡瑞利珠单抗、阿帕替尼和氟唑帕利联合方案治疗复发转移三阴性乳腺癌患者的安全性可控，且具有较好的抗肿瘤活性，值得进一步在更大规模人群中进行验证。该研究于 2022 年 10 月发表于《BMC 医学》(*BMC Medicine*)杂志。

5. 晚期三阴性乳腺癌一线化疗新标准[CBCSG018(GAP)随机Ⅲ期临床试验]

由复旦大学附属肿瘤医院胡夕春教授团队牵头的 CBCSG 018(GAP)研究是一项全国多中心的随机对照Ⅲ期临床试验，旨在对比白蛋白紫杉醇 + 顺铂(AP)和吉西他滨 + 顺铂(GP)一线治疗晚期三阴性乳腺癌的有效性和安全性。

该研究于 2016 年 3 月 30 日—2019 年 10 月 9 日，从全国 9 家医院入组晚期三阴性乳腺癌患者 254 例，按 1∶1 的比例随机分至 GP 方案组或 AP 方案组。研究的主要终点为无进展生存（PFS）；次要终点为客观缓解率（ORR）、安全性和总生存（OS）。截至 2021 年 2 月 23 日，该研究已达预设终点。AP 方案与 GP 方案相比减少了 33% 的进展或死亡风险（中位 PFS：9.8 个月比 7.4 个月，分层风险比：0.67，95% CI：0.50 ~ 0.88，$P = 0.004$）；AP 方案显著提高了 ORR（81.1% 对比 56.3 % ,$P < 0.001$），且延长了 OS（26.3 个月比 22.9 个月，分层风险比：0.62，95% CI：0.44 ~ 0.90，$P = 0.010$）。在 3 级或 4 级不良事件中，AP 方案组的神经病变和 GP 方案组的血小板减少发生率显著升高。

CBCSG018 研究结果表明，白蛋白紫杉醇 + 铂类可以取代吉西他滨 + 铂类，有望成为晚期三阴性乳腺癌一线化疗新的标准方案。该研究的初步结果于 2020 年的 ESMO 大会上首次公布，并于 2022 年 7 月正式发表于《自然通讯》（*Nature Communication*）杂志。

6. 长期随访证实早期乳腺癌微创手术疗效

近年来，腔镜手术及机器人辅助手术等微创手术已被用于乳腺癌治疗，但其治疗早期乳腺癌的效果，尤其是肿瘤学层面的安全性是否与传统手术相当尚不明确。张毅教授团队开展了一项大型的队列研究对 2004—2017 年在陆军军医大学第一附属医院接受治疗的乳腺癌患者进行了回顾性分析，并使用倾向评分匹配以减少选择偏倚，最终共纳入 0 至Ⅲ期乳腺癌、接受单侧乳房手术、无远处转移或严重基础疾病史的成年女性病例 2412 例，包括传统手术组 1809 例以及微创手术 603 例。

研究结果显示，微创手术与传统开放手术相比，在 10 年局部无复发生存率（93.3% 比 96.3%，风险比 1.39，95% CI：0.86 ~ 2.27，$P = 0.18$）、10 年区域无复发生存率（95.5% 比 96.7%，风险比 1.38，95% CI：0.81 ~ 2.36，$P = 0.23$）以及 10 年无远处转移生存率（81.0% 比 82.0，风险比 1.38，95% CI：0.81 ~ 2.36，$P = 0.23$）方面相似。在 5 年、10 年、15 年无病生存率和 5 年、10 年、15 年总生存率方面两组差异均无显著性意义。事后亚组分析表明无论诊断时年龄、淋巴结状态、乳腺癌分期、是否浸润癌、激素受体状态、HER2 状态、术前化疗、术后化疗、淋巴结活检或清扫、乳房部分或全部切除，乳房微创手术组与乳房传统手术组相比无病生存均无显著差异。

这项大型队列研究经过长期追踪，证明了乳腺癌的腔镜、机器人微创手术和开放手术在长期肿瘤治疗效果上没有差异。微创手术具有保护组织、美化外观等显著优势，所以对于部分早期乳腺癌患者，乳房微创手术可以作为传统乳腺癌开放手术的优良补充。

7. 放疗与重建的次序革新重塑乳房与抗肿瘤系统治疗格局（PRADA 多中心前瞻非随机可行性研究）

辅助放疗长久以来都是乳房重建的威胁之一，会带来重建失败风险的增加。在乳房切除术和自体游离皮瓣乳房重建前进行放疗可避免不良辐射对健康供体组织造成影响以及辅助放疗的延迟，然而目前仍缺乏相应证据。2022 年，《柳叶刀肿瘤学》（*Lancet Oncology*）

上发表了 PRADA 研究数据，该研究旨在探讨在需要乳房切除术的乳腺癌患者中，在术前放疗后行保留皮肤的乳房切除术和深下腹上穿支（DIEP）皮瓣重建的可行性。

研究入组的 33 例患者在术前化疗后 3 ~ 4 周开始接受术前放疗，研究表明，术前放疗后保留皮肤的乳房切除术后立即进行 DIEP 皮瓣重建是可行且安全的。随后，吴炅团队的一项以患者满意度为主要终点的研究随即开展，随着证据的积累，对那些必须行术后放疗患者的重建模式可能进一步优化。

8. 代谢视角优化三阴性乳腺癌分子分型与精准治疗

邵志敏教授团队前期绘制了全球最大的三阴性乳腺癌多组学图谱并提出了“复旦分型”，以此队列及分型为核心，研究团队独辟蹊径从代谢视角深化“复旦分型”内涵并提出新的治疗策略。2022 年，邵志敏团队在《细胞研究》杂志（*Cell Research*）上发表三阴性乳腺癌代谢组学图谱研究，拓展了三阴性乳腺癌队列的代谢组维度，从代谢物角度阐释了三阴性乳腺癌的代谢特征。

研究团队对三阴性乳腺癌队列中的 330 例乳腺癌标本和 149 例正常乳腺组织标本进行了极性代谢组和脂质代谢组的检测。研究团队将三阴性乳腺癌分为三个不同的代谢亚型：C1，以神经酰胺和脂肪酸的富集为特征；C2，具有与氧化反应和碳水化合物代谢上调的特征；C3 则代谢紊乱程度最低。该研究还提出了靶向鞘氨醇 –1– 磷酸及 N– 乙酰天冬氨酰谷氨酸两种可能的靶向治疗方式，揭示了三阴性乳腺癌代谢组学的临床意义：它不仅优化了转录组分型，还提出了新的治疗靶点，另外该数据集还可作为公共资源推进三阴性乳腺癌精准治疗的发展。

邵志敏团队进一步综合三阴性乳腺癌队列的代谢组与转录组数据，在《细胞代谢》杂志（*Cell Metabolism*）上发表研究深入探讨了三阴性乳腺癌各亚型的铁死亡特征。针对铁死亡敏感亚型——腔面雄激素受体（LAR）型，提出了 GPX4 抑制剂与免疫检查点抑制剂联用的治疗策略。该研究还揭示了 LAR 型乳腺癌的调控机制，AR 驱动 GPX4 并调控 LAR 亚型乳腺癌铁死亡。本研究是“复旦分型”研究体系的进一步拓展，针对“复旦分型”的临床难点，提出了潜在的精准治疗新策略，未来结合药物研发，将有望给 LAR 型患者带来新希望。

9. 乳腺癌单细胞转移之初的时空演化

肿瘤转移所引起的死亡仍是乳腺癌治疗中尚未解决的难题，而腋窝淋巴结是乳腺癌最常见也是最早期的转移部位。单细胞 RNA 测序和空间转录组测序作为肿瘤研究中的新兴技术，从单细胞水平对转移过程中的乳腺癌肿瘤细胞随着时空演进的行为进行更加详细解析。余科达教授研究团队利用 4 对乳腺癌原发灶和配对淋巴结转移灶的单细胞 RNA 测序和空间转录组测序数据进行分析，发现参与乳腺癌淋巴结转移的亚群呈现出明显的氧化磷酸化活性上调特征，并且在转移过程中氧化磷酸化通路活性表现出先上升后下降的趋势，而糖酵解通路则出现相反的变化趋势。

此外，研究团队又通过对原发灶的单细胞 RNA 测序和空间转录组测序的联合分析，揭示了乳腺癌早期转移亚群主要分布于原发灶边界的空间分布特征，且呈现出较高的氧化磷酸化通路和上皮－间质转化通路活性。研究团队最后通过实验验证了氧化磷酸化通路与乳腺癌细胞上皮－间质转化之间的相关性，并利用 TCGA、METABRIC 以及其他乳腺癌单细胞数据库验证了氧化磷酸化通路与乳腺癌淋巴结转移的关系和潜在的预后价值。

该研究揭示了乳腺癌早期转移亚群在转移过程中氧化磷酸化通路和糖酵解通路活性的演变，发现了该亚群在乳腺癌原发灶的空间分布特征，提示了氧化磷酸化在预测乳腺癌淋巴结转移方面的潜在应用价值。研究成果发表于跨学科期刊《尖端科学》（*Advanced Science*）。

10. 微生物代谢产物有望助推三阴性乳腺癌临床免疫治疗

一项由复旦大学肿瘤医院邵志敏教授、江一舟教授课题组联合复旦大学基础医学院教育部 / 卫健委 / 医科院医学分子病毒学重点实验室赵超课题组开展的研究发现，微生物代谢产物氧化三甲胺（TMAO）可以激活抗肿瘤免疫并提高三阴性乳腺癌免疫治疗疗效。该项研究成果于 2022 年 3 月在《细胞代谢》（*Cell Metabolism*）杂志以封面文章发表。

该研究对复旦大学附属肿瘤医院 360 例三阴性乳腺癌患者进行了转录组学、代谢组学、微生物组学的深入分析，发现在免疫调节亚型的三阴型乳腺癌患者中梭菌相关代谢产物 TMAO 更丰富，且与肿瘤微环境中 CD8 阳性 T 细胞的比例和 γ－干扰素的表达量呈正相关。血浆 TMAO 水平较高的患者免疫治疗疗效更好。体内实验表明，通过给小鼠喂食 TMAO 前体代谢产物胆碱提高血浆和瘤内 TMAO 水平，可以激活三阴性乳腺癌抗肿瘤免疫，提高免疫治疗疗效。胆碱是人体日常摄入的营养物质之一，在以往临床中常被用作营养补剂。因此，补充胆碱摄入有望成为提高三阴性乳腺癌免疫治疗疗效的临床潜在治疗策略。

该研究深入探索了这一现象背后的机制，发现 TMAO 可激活内质网应激激酶 PERK，进而切割 GSMDE 的上游蛋白 caspase-3 诱导肿瘤细胞发生焦亡，从而增强三阴性乳腺癌中 CD8 阳性 T 细胞介导的抗肿瘤免疫。这项研究为微生物－代谢物－免疫串扰现象提供了新的见解，并表明微生物代谢物如 TMAO 或其前体胆碱可能成为一种新的治疗策略，以提高三阴性乳腺癌免疫治疗的疗效。

三、国内外研究进展比较

乳腺癌是全球女性最常见的恶性肿瘤。根据 2020 年的统计数据，全球每年有约 270 万例新发乳腺癌病例，约 68 万例乳腺癌相关死亡。因此，乳腺癌的防治一直是国内外医学界的重要课题，也是广大患者和社会的关切焦点。在 2022 年里，国内外乳腺癌研究领域的主要关注点比较一致——即综合运用更有效的药物、更先进的技术、更前沿的知识和理念，促进更精准的乳腺癌个体化诊疗，提高乳腺癌诊疗水平。

得益于新型原研药物的先发优势，西方发达国家在乳腺癌精准诊疗学科发展前沿仍具有较大优势。如过去一年中最引人注目的新型抗体偶联药物德曲妥珠单抗（T-Dxd），不仅颠覆了 HER2 阳性乳腺癌的治疗格局，还对 HER2 低表达乳腺癌的用药策略发起了挑战。国外的研究团队已经启动了基于 T-Dxd 临床试验队列的转化研究，而该药物（包括相似药物）在国内的应用还处在起步阶段。

尽管如此，我们也欣喜地看到国内的专家正基于有限的条件不断产出高质量的创新研究，为乳腺癌的精准治疗贡献了新的选择。近年来，国内的原研抗肿瘤药物如吡咯替尼、西达本胺等也正在飞速发展。这些药物通过乳腺癌专家精准设计的临床试验迅速填补了乳腺癌精准治疗领域内的空缺，随着高质量论文的发表逐渐被国际主流的临床诊治指南和共识采纳。国内的专家也基于现有的条件积极探索创新性的联合用药策略，仅 2022 年内就发表了多篇联合使用免疫检查点抑制剂和抗血管治疗的探索性临床研究，为乳腺癌，尤其是三阴性乳腺癌的精准免疫治疗开辟了新的途径。转化研究方面，我们看到国内的专家积极采用了多学科、跨学科的思路，与国内高校的免疫、代谢、微生物乃至理工科等领域的专家积极合作，碰撞出了全新的创新研究火花，为后续开发更先进的乳腺癌诊疗手段铺设了道路。

综上，国内外乳腺癌研究领域在 2022 年中都取得了令人鼓舞的进展，为乳腺癌的精准诊疗提供了更多的可能性。我们期待着未来能有更多的创新和突破，为乳腺癌患者带来更好的生存期望和生活质量。

四、乳腺癌学科发展趋势和展望

1. 精准治疗模式创新

乳腺癌不是一种疾病，而是一组异质性极高的疾病群体。在过去二十年中乳腺癌分子分型体系及分型治疗策略早已深入人心，且显著改善了乳腺癌患者的预后。然而，这种分型而治的策略虽然覆盖面广，但存在特异性低的固有局限，要进一步提升乳腺癌的治疗效果还需要引入新的理念和方法。另一种在肿瘤治疗中屡创奇迹的策略是靶向特定靶标的精准治疗，如针对携带 EGFR 突变和 BCR-ABL 融合基因的患者使用特异性小分子抑制剂，这种策略覆盖患者可能有限，但治疗的特异性较高。如果能将两种治疗进行有机整合，开展分子分型基础上的靶点挖掘和精准治疗，将有望建立广覆盖、高特异的乳腺癌精准治疗新模式。

目前国内外已有多个团队通过系列研究探索如何优化乳腺癌精准治疗模式。复旦大学附属肿瘤医院三阴性乳腺癌“复旦分型”与 FUTURE 精准治疗系列研究已初步实现了分子分型、基础研究、靶点鉴定和临床转化的全链条闭环，而著名的 I-SPY2 平台研究也为如何设计分子分型框架下的精准治疗临床试验提供了参考。在三阴性乳腺癌精准治疗蓬勃发展的同时，腔面型乳腺癌这一最常见的乳腺癌类型也有望在来年迎来全新的精准治疗模式。邵志敏教授团队建立了迄今为止规模最大、最全面的亚洲多组学腔面型乳腺癌队列，通过对基因组、转录组、蛋白组和代谢组的深入分型将腔面型乳腺癌进一步划分成了四个亚型，并进一步鉴定了各个亚型的关键靶标分子以及优选治疗策略。该研究有望在来年取得突破，建立腔面型乳腺癌精准治疗新模式，优化靶向治疗的选择，最终提升患者治疗的有效性。

2. 新兴技术雨后春笋

近年腔镜辅助乳腺癌手术等微创手术的开展在我国发展迅速，术式和技巧也不断推陈出新。乳腺癌微创手术的肿瘤学安全性已得到了初步证实，未来一段时间我们期望能看到更多的数据来帮助外科专家更全面地认识微创手术的特点，进而制定更加科学、规范的行业指南和共识，让微创手术能充分发挥其在组织保护和外观保存方面的独特优势，在保证治疗效果的前提下满足患者的需求。

另一个发展迅猛的新兴领域是人工智能。随着越来越多高质量研究的发表，人工智能辅助乳腺癌诊断已经从几年前的“未来可期”走到了“未来已来”。应用于高分辨率影像学和病理学图像的人工智能算法已经相对成熟，且整套流程和方法具有存储共享方便、诊断标准统一和后续分析复盘便利等优势，可作为影像科和病理科专家的得力助手。与此同时，大语言模型正在呈爆炸式发展，有望在病案管理、知识库构建和决策支持等多个方面催生更为先进和高效的临床诊疗和科学研究工具。我们希望能在未来几年中看到功能更整合，应用更便捷的“一站式”人工智能服务平台实现落地转化，真正服务于临床。

3. 临床研究百花齐放

高质量的临床研究是改变临床诊疗实践的关键依据，也是学科在国际上影响力的体现。近年来国产原研药物发展迅速，并伴随着一系列高质量临床研究的发表改变了 HER2 小分子抑制剂、CDK4/6 抑制剂、HDAC 抑制剂及 PD-1/PD-L1 单克隆抗体等药物的格局。除了由徐兵河院士团队牵头的，备受关注的 DAWNA-2 研究、PHILA 研究以外，我们也期待更多国产药物在新兴领域，如抗体偶联药物赛道的表现。

除了新药临床试验以外，基于原创性研究成果的、研究者自主发起和设计的临床研究也在近年不断取得突破。FUTURE 临床研究的最终结果将在 2023 年公布，后续的 FUTURE-SUPER、FUTURE 2.0 以及腔面型乳腺癌精准治疗等系列研究也已经在陆续开展，有望在未来几年中开启乳腺癌精准治疗“中国方案”的新阶段。

五、总结

2022 年，我国专家在乳腺癌领域成果丰硕，许多高水平研究登顶国际知名期刊和会议，越来越多的"中国方案"写入国际指南和共识。与此同时，我国学者在乳腺癌基础转化研究领域的水平也日益提升，我们也很欣喜地看到越来越多年轻的医生和学者在国际顶级期刊上发表原创性研究。我们希望能在来年看到更多从"零"到"一"的突破、更多概念和模式上的创新、更多研究成果的转化落地。同时也希望这些研究成果能够伴随着新版的《中国肿瘤整合诊治指南·乳腺癌》推广到全国，提升我国乳腺癌诊疗水平，让更多患者能从中获益。

参考文献

[1] WU J，JIANG Z，LIU Z，et al. Neoadjuvant pyrotinib，trastuzumab，and docetaxel for HER2-positive breast cancer（PHEDRA）：a double-blind，randomized phase 3 trial[J]. BMC Med，2022，20（1）：498.

[2] CHEN L，JIANG Y Z，WU S Y，et al. Famitinib with Camrelizumab and Nab-Paclitaxel for Advanced Immunomodulatory Triple-Negative Breast Cancer（FUTURE-C-Plus）：An Open-Label，Single-Arm，Phase Ⅱ Trial[J]. Clin Cancer Res，2022，28（13）：2807-2817.

[3] WU S Y，XU Y，CHEN L，et al. Combined angiogenesis and PD-1 inhibition for immunomodulatory TNBC：concept exploration and biomarker analysis in the FUTURE-C-Plus trial[J]. Mol Cancer，2022，21（1）：84.

[4] LIU J，WANG Y，TIAN Z，et al. Multicenter phase Ⅱ trial of Camrelizumab combined with Apatinib and Eribulin in heavily pretreated patients with advanced triple-negative breast cancer[J]. Nat Commun，2022，13（1）：3011.

[5] ZHANG Q，SHAO B，TONG Z，et al. A phase Ib study of camrelizumab in combination with apatinib and fuzuloparib in patients with recurrent or metastatic triple-negative breast cancer[J]. BMC Med，2022，20（1）：321.

[6] WANG B，SUN T，ZHAO Y，et al. A randomized phase 3 trial of Gemcitabine or Nab-paclitaxel combined with cisPlatin as first-line treatment in patients with metastatic triple-negative breast cancer[J]. Nat Commun，2022，13（1）：4025.

[7] WAN A，LIANG Y，CHEN L，et al. Association of Long-term Oncologic Prognosis With Minimal Access Breast Surgery vs Conventional Breast Surgery[J]. JAMA Surg，2022，157（12）：e224711.

[8] THIRUCHELVAM P T R，LEFF D R，GODDEN A R，et al. Primary radiotherapy and deep inferior epigastric perforator flap reconstruction for patients with breast cancer（PRADA）：a multicentre，prospective，non-randomised，feasibility study[J]. Lancet Oncol，2022，23（5）：682-690.

[9] YANG F，XIAO Y，DING J H，et al. Ferroptosis heterogeneity in triple-negative breast cancer reveals an innovative immunotherapy combination strategy[J]. Cell Metab，2023，35（1）：84-100 e8.

[10] LIU Y M，GE J Y，CHEN Y F，et al. Combined Single-Cell and Spatial Transcriptomics Reveal the Metabolic Evolvement of Breast Cancer during Early Dissemination[J]. Adv Sci（Weinh），2023，10（6）：e2205395.

[11] WANG H，RONG X，ZHAO G，et al. The microbial metabolite trimethylamine N-oxide promotes antitumor immunity in triple-negative breast cancer[J]. Cell Metab，2022，34（4）：581-94 e8.

撰稿人：吴　炅　邵志敏　徐兵河　任国胜　江泽飞　张　瑾　王永胜　张清媛
金　锋　曹旭晨　陈策实　陈益定　范志民　付　丽　甘　露　耿翠芝

黄　建　黄元夕　解云涛　李惠平　厉红元　廖　宁　刘　健　刘　强
刘运江　刘真真　柳光宇　马　飞　庞　达　盛　湲　史业辉　宋传贵
孙　强　唐金海　佟仲生　王海波　王　靖　王　殊　王树森　王　涛
王　翔　王晓稼　吴新红　杨红建　杨文涛　殷咏梅　余科达　袁　芃
张建国　张　剑　徐莹莹　郝春芳　马　力　杨犇龙　毛友生　梁　寒
黄　华　肖　莉　唐　磊　骆卉妍　张小田　王雅坤　邓靖宇　李　凯
臧　潞　陕　飞　邓　婷　季　刚　沈　琳　季加孚　李子禹　徐惠绵
朱正纲　陈　凛

食管癌

一、概述

食管癌是我国高发特色肿瘤的恶性肿瘤，据2016中国肿瘤登记年报报告，中国食管癌发病252500例，死亡193900例，分别居第6位和第5位，占世界发病和死亡人数的比例分别为41.8%和35.6%。既往食管癌预后差，总体5年生存率不足20%。近年随着我国经济和技术的发展，食管癌在筛查和早诊早治，局部晚期食管癌以手术为主的个体化规范化综合治疗，腔镜和机器人微创食管外科技术应用和发展，食管癌的免疫治疗的基础研究和临床研究方面取得重要进展。我国食管癌的生存率有了显著提高。但在许多热点和难点问题仍有争议。免疫检查点抑制剂应用于食管癌的新辅助和术后辅助治疗，为食管癌治疗提供了更多治疗模式并带来不同以往综合治疗的结局，食管癌新的分子分型及ctDNA检测为食管癌预后和治疗选择提供新的指导。

二、我国发展现状

1. 我国食管癌最新负担数据公布

国家癌症中心，中国医学科学院肿瘤医院赫捷院士、魏文强教授团队公布了最新的食管癌发病死亡情况。研究基于全国487个肿瘤登记处数据，估计2016年中国食管癌发病人数18.5万，发病率为25.3/10万，标化发病率为11.0/10万，位居所有癌症发病谱的第5位；食管癌死亡人数14.2万，死亡率为19.4/10万，标化死亡率为8.3/10万，位居所有癌症死亡谱的第6位。鳞癌是我国食管癌最常见的病理类型，其次是腺癌，分别占所有病例的85.8%和11.0%。趋势分析结果显示，2000—2016年年间食管癌发病率和死亡率平均每年均以4.6%的速度下降。因此，我国在食管癌的防治方面取得显著成绩。

中美两国的食管癌生存率比较研究显示，中国食管癌标化五年相对生存率从 2008—2009 年的 27.8% 上升至 2015—2017 年的 33.4%，同期美国食管癌标化五年相对生存率从 17.1% 上升至 20.5%。中国食管癌的生存显著优于美国（食管鳞癌：36.9% vs 18.5%；食管腺癌：34.8% vs 22.3%）。此外，研究发现中国人群筛查项目覆盖地区的食管癌生存显著优于人群筛查项目未覆盖地区的生存（食管鳞癌：40.6% vs 32.8%；食管腺癌：43.0% vs 31.3%），提示筛查和早诊早治可以显著提高食管癌的生存。未来在高发区和高危人群中要大力推广食管癌筛查和早诊早治以进一步提高我国食管癌患者的生存率和生存质量。

2. 微创食管切除术（MIE）对比开放手术的优势：NST 1502 研究

相比开放食管切除术（OE），迄今为止，只有一项小规模的随机对照试验和多项西方国家的回顾性研究报道 MIE 可显著降低术后并发症，尤其是肺部并发症发生率。但一直缺乏大规模多中心随机对照试验来验证 MIE 在并发症和生存率方面是否优于 OE。2023 年 2 月，赫捷院士、毛友生教授团队在《癌症科学进展》（*Journal of the National Cancer Center*）上发表一项前瞻性、多中心、观察研究（NST 1502）揭示了 MIE 和 OE 的比较结果。

研究人群主要为临床分期在 T1b–3N0–1M0 的食管癌患者，结果 MIE 组 1387 例符合入组条件并纳入分析，OE 组有 335 例符合入组条件并纳入分析，两组间进行了倾向性评分匹配以消除由于非随机带来的选择性差异。结果 MIE 组术后 3 年总生存期在匹配后显著优于 OE 组（77.0% versus 69.3%；$P = 0.03$），受益人群主要为 cⅡ期患者（75.1% versus 66.9%，$P = 0.04$）。研究结果明确了 MIE 在食管癌治疗中可以促进患者术后康复，但在学习曲线阶段肺炎和喉返神经麻痹要高于 OE。对于相对早期可切除的食管癌患者，相比于 OE 手术，MIE 手术可减少创伤，促进患者早期康复，也可清除更多的淋巴结，并具有更好的生存优势，这一优势主要体现在 cⅡ期患者。

3. 食管癌外科淋巴结清扫策略

在食管鳞癌外科治疗体系中，区域淋巴结清扫质量决定了外科疗效，影响患者长期生存。如何在清扫充分与避免损伤之间取得平衡的问题始终困扰临床。若要寻找最佳答案，则需要基于我国患者群体的大规模临床研究以梳理出淋巴结转移规律。

中国医学科学院肿瘤医院胸外科李印教授团队通过回顾性分析 2018 年 5 月—2020 年 11 月期间共计 1666 例外科经治食管鳞癌患者的淋巴结转移情况，总结出食管胸段鳞癌各站淋巴结转移风险呈现从高到低的规律，依次为第 7 组、第 106recR 组、第 2 组、第 106recL（参考日本食道学会 JES 淋巴结分站命名）；临床分期 cT3–4/cN+ 或病理学低分化是预示淋巴结转移的独立危险因素；术前新辅助治疗并未改变上述淋巴结转移分布规律。此外，对于上纵隔左侧气管支气管旁淋巴结（第 4L 组）清扫的临床价值尚存在争议。该研究组回顾性分析了 608 例行第 4L 组淋巴结清扫术的食管鳞癌患者资料发现，第 4L 组淋巴结转移发生率为 7.4%，清扫第 4L 组淋巴结患者的术后 5 年总生存率更优（68.2% vs 64.6%，$P = 0.012$）；转移性第 4L 组淋巴结组患者的术后 5 年总生存率更低（40.5% vs

62.2%，$P = 0.029$）。多因素 Logistic 回归分析发现临床 T 分期及肿瘤病理学分化程度是预示第 4L 组淋巴结转移的独立危险因素。上述发现为今后制定食管鳞癌术中淋巴结清扫范围提供了较高质量的基于我国患者群体的大规模临床队列数据。

4. PIMA 可能是标准食管胃颈吻合技术的一种更好的替代方法

在接受 McKeown 食管切除术和颈部吻合术的患者中，术后吻合口相关并发症的发生率仍然很高，最佳吻合技术仍存在争议。福建省肿瘤医院柳硕岩教授团队描述了一种新的吻合方法，称为通过加强食管胃吻合术进行的钱包式器械吻合术（Purse-indigitation mechanical anastomosis，PIMA）。在 2020 年 9 月—2022 年 1 月，264 名在单个中心接受 McKeown 食管切除术的患者被纳入。收集了人口统计学数据，包括患者年龄、性别、诊断、恶性肿瘤病例的新辅助化疗 / 放疗、并发症以及手术时间、吻合时间、估计失血量、术后并发症。对患者的医疗记录进行回顾性分析，并在 PIMA 和传统器械吻合（traditional mechanical anastomosis，TMA）队列之间进行比较。得出 PIMA 是可行的，操作安全，并且本研究结果显示 PIMA 队列吻合口漏发生率低于传统器械吻合术（TMA）的一半。PIMA 可能是标准食管胃颈吻合技术的一种更好的替代方法，但仍需要更大的样本量和长期生存才能全面评估 PIMA 器械吻合技术。

5. T1-2 期食管鳞癌准确 pN 分期和最佳生存的最低淋巴结清扫数目：一项具有 SEER 数据库验证的多中心回顾性研究

为了解决局部早期食管癌术中淋巴结清扫术数目的争议，四川华西医院陈龙奇教授团队采用多中心、大样本数据，并结合国外数据库进行外部验证，揭示了 T1-2 期食管癌术中能实现最准确病理 N 分期和最佳生存的最低淋巴结清扫数目分别为 14 枚和 18 枚。当淋巴结清扫数目 ≥ 14 枚时，淋巴结受累检出的可能性增加，病理 N 分期对患者预后的预测能力也显著提高，进而为早期食管癌患者提供更可靠的信息，以确定术后适当的治疗决策。

本研究显示当淋巴结清扫数目 ≥ 18 枚时，可提高 Cox 回归模型的生存预测能力，患者术后总体生存显著优于淋巴结清扫数目 < 18 枚的患者。该研究揭示了实现 T1-2 期食管癌最准确病理 N 分期和最佳生存的最低淋巴结清扫数目，极大程度上平衡了淋巴结清扫数目争议带来的生存获益和并发症风险。这对于制定局部早期食管癌术中淋巴结清扫策略和术后辅助治疗决策具有指导价值，为进一步提高食管癌患者总体生存提供了重要力量。

6. 新辅助免疫联合化疗有效治疗局部晚期食管鳞癌

上海市胸科医院李志刚教授团队牵头开展了一项新辅助免疫联合化疗用于 cN2-3 期 ESCC 患者的 NICE 研究（前瞻性、单臂、多中心的Ⅱ期试验），共入组 60 例患者，R0 切除比例为 98%，病理完全缓解率（pCR）为 39.2%。总体不良反应可控，为新辅助免疫联合化疗策略的有效性及安全性提供了证据。该研究中期结果显示，新辅助免疫联合化疗为部分 cN2-3 期 ESCC 患者带来了良好的肿瘤缓解并减少了远处复发风险。

四川省肿瘤医院韩泳涛教授团队开展了一项开放性、单臂、前瞻性、Ⅱ期临床试验

（NCT04177797）对未接受其他抗肿瘤系统治疗的Ⅲ－Ⅳa期食管鳞癌患者进行免疫联合化疗的新辅助治疗，新辅助治疗方案为特瑞普利单抗＋紫杉醇＋卡铂，治疗2个周期。研究结果显示：16例接受手术治疗的患者中，R0切除率为87.5%（14/16），MPR为43.8%（7/16），pCR为18.8%（3/16）。新辅助治疗期间未观察到未报道过的毒性。此项研究为接下来的三期随机对照多中心临床研究奠定了该疗法在疗效、安全性的理论和实践基础。

7. 新辅助放化疗联合微创手术对比新辅助化疗联合微创手术治疗进展期食管鳞癌疗效的多中心RCT研究结果公布

对于进展期食管癌，当前的循证医学证据证明新辅助放化疗或新辅助化疗相比单独手术均能提高患者的长期生存率。然而对于这两种治疗方案孰优孰劣尚不明确，既往仅有3项欧美学者的RCT研究报道，且纳入的研究对象均为食管腺癌或者以腺癌为主，而在食管鳞癌领域尚属于空白。

2022年11月15日《肿瘤学年鉴》（*Annals of Oncology*）在线发表了由复旦大学附属中山医院胸外科谭黎杰教授牵头完成的一项多中心前瞻性随机对照临床试验（CMISG1701研究）。该研究纳入了国内十家食管癌外科中心的264例局部晚期（cT3-4aN0-1）患者。研究的短期结果显示两组的围手术期安全性（并发症及围手术期死亡率）相似，新辅助同步放化疗联合微创手术组具有更高的病理完全缓解率；而长期随访结果显示两组的三年OS（主要研究终点）相似（64.1% vs 54.9%，$P = 0.28$），无进展生存期和无复发生存期也相似，均无统计学差异。该研究结果表明，对于局部晚期食管鳞癌患者，现有的两种新辅助治疗方案之间的效果并无显著差异，同时也提示了局部晚期食管鳞癌的最佳新辅助治疗策略仍有待于继续探索。

8. PD-1抗体联合化疗在PD-L1低表达人群中的疗效仍显著优于单纯化疗

虽然免疫联合治疗取得了极高的有效率，但仍有小部分患者存在原发耐药。因此，用于鉴定优势获益人群的生物标志物的重要性逐渐凸显。肿瘤组织中的PD-L1表达水平被证实与肿瘤对PD-1抗体的响应呈正相关，因而常被作为预测PD-1抗体疗效的依据。几项大型Ⅲ期临床研究均证实在化疗的基础上联合PD-1单抗可为PD-L1高表达的食管鳞癌患者带来显著获益，然而，PD-L1低表达食管鳞癌患者是否能够真正从PD-1单抗联合化疗策略中取得临床获益仍存在巨大争议，几项研究结果迥异，国际上两大药物审批机构FDA和EMA在该问题上也存在巨大分歧，亟待更多的证据进一步厘清。中肿消化团队进一步通过JUPITER-06的事后分析，以及5项大型Ⅲ期临床试验的近3000位患者研究数据的整合分析，证实在晚期食管鳞癌的一线治疗中，PD-1抗体联合化疗在PD-L1低表达人群（无论是CPS < 10还是TPS < 1%）中的疗效仍显著优于单纯化疗，为联合疗法在PD-L1低表达食管鳞癌患者中的应用增添了新的、强有力的证据。

9. 中国食管癌围手术期免疫治疗专家共识形成

当前国内外尚无关于可切除的局部晚期食管癌围手术期免疫治疗的临床指南或专家共

识。为帮助临床医师及患者从容应对当前瞬息万变的学术动态变化，对现今临床实践的挑战，更好地为临床决策服务，规避潜在的医学伦理问题，由国家癌症中心食管癌多学科协作组李印教授牵头组织，中华医学会胸心血管外科学分会食管疾病学组与中国医师协会胸外科医师分会食管外科专家委员会委员共同参与制定的首部《中国食管癌围手术期免疫治疗专家共识（2021 年）》中英文版在国内外核心期刊正式发表。该共识制定基于以下两大背景和前提：一是众人对免疫治疗的需求，包括医生和患者在内均愿意开展免疫治疗；二是相关证据相对偏少。此次专家共识内容涵盖患者治疗选择、免疫治疗与常规治疗方案的组合、免疫治疗相关不良反应监测、新辅助免疫治疗后外科治疗方式选择等方面，共达成了 11 项共识。为未来食管癌的围手术期免疫治疗提供治疗规范。

10. ctDNA 助力食管鳞癌新辅助放化疗后疗效评估和预后

2022 年 ASCO 年会上李志刚教授公布了 preSINO 研究的 ctDNA 初期分析结果，首次在食管鳞癌新辅助疗效评估中探索了 ctDNA 的应用价值。该研究利用 nCRT 治疗前的基线血液、CRE1 血液（nCRT 后 4 ~ 6 周进行第一次临床反应评估）、CRE2 血液（nCRT 后 10 ~ 12 周进行第二次临床反应评估），进行 ctDNA 超高深度 UMI 测序（168-gene panel）。数据显示：在 62 例连续入组接受 nCRT 治疗的食管鳞癌患者中，67% 的 pCR 患者及 65.2% 的 TRG3-4/ypN+ 患者在 nCRT 后的 ctDNA 丰度降低超过 2 倍及以上。通过联合 ctDNA 和临床评估方法，可有效降低单独临床反应评估方法对 non-pCR 患者的诊断假阴性率（从 14.3% 降低至 4.9%）。该研究为食管鳞癌 nCRT 的临床反应评估提供了有益补充。

中国医学科学院肿瘤医院放疗科王鑫教授开展了一项前瞻性研究探讨了监测 ctDNA 对于预测食管鳞癌患者复发 / 转移风险的可行性。结果显示，治疗开始前，70%（28/40）的患者检测到 ctDNA（+）。治疗结束后共 36 名患者进行了 1 年的 ctDNA 监测，16 例患者出现影像学进展。其中 69%（11/16）的患者在影像进展前检测到 ctDNA（+），中位时间提前 4.4 个月。在治疗开始前，ctDNA 状态与总生存或无进展生存并无明显相关性。但在放疗结束后 4 周、1 ~ 3 个月、3 ~ 6 个月，ctDNA（+）患者总生存或无进展生存均差于 ctDNA（-）。特别是在放疗的第 4 周时 ctDNA（+）与较高的局部区域复发显著相关。因此，监测 ctDNA 状态及动态变化可作为食管鳞癌患者放疗后疾病进展及预后生存的生物标志物之一。

11. 基于多组学分子分型构建食管癌精准治疗体系

食管鳞癌（ESCC）是一种主要的食管癌病理类型，目前除了传统治疗方式外，尚无有效的精准医疗技术。究其原因，主要是目前对 ESCC 分子亚型及驱动事件认知尚不足，缺乏有效生物标志物或分子分类来预测患者受益。因此，对食管鳞癌的精准医疗仍然是一个挑战。

中国医学科学院肿瘤医院刘芝华团队绘制最大规模的 ESCC 多组学图谱，将 ESCC 分为四个亚型，细胞周期通路激活型（CCA）、NRF2 通路激活型（NRFA）、免疫抑制型（IS）

和免疫调节型（IM）。发现 CCA 亚型对 Palbociclib 敏感；NRFA 亚型可能受益于 NRF2 抑制剂治疗；IM 亚型对免疫检查点阻断疗法（ICB）有更好的治疗响应，并开发了识别 IM 亚型患者的免疫治疗响应分类器；而 IS 亚型的肿瘤患者可能受益于针对 ERBB2（HER2）的靶向治疗。

该研究发表在 2023 年《癌细胞》（*Cancer Cell*）杂志，为 ESCC 分子分型定义了分类标准，并为每个亚型寻找了潜在的治疗靶标和 / 或诊断标志物，有望初步实现食管癌分型而治的精准治疗。

三、国内外基础与临床研究进展比较

食管癌主要包括鳞癌和腺癌两种组织学类型，以我国为代表的东亚国家食管癌类型以鳞癌为主，而欧美国家以腺癌为主。

针对食管癌基础研究，国外主要围绕食管腺癌及其癌前病变 Barrett's 食管展开。来自剑桥大学的丽贝卡・C・菲茨杰拉德（Rebecca C. Fitzgerald）团队构建了一个跨越生理和病理状态的整个胃肠道的单细胞 RNA-seq 图谱，证明巴雷特食管和胃的肠道化生共享分子特征，为二者共享检测和治疗策略开辟了道路。来自美国斯坦福大学的保罗・S・米歇尔（Paul S. Mischel）团队分析了食管腺癌或 Barrett's 食管患者的全基因组测序（WGS）数据，发现 Extrachromosomal DNA（ecDNA）是从高度不典型增生到癌症转变的早期事件，提高了对含 ecDNA 肿瘤患者进行早期干预或预防的可能性。来自英国牛津大学的卢欣团队通过一项独特设计的临床试验（LUD2015-005）发现了对于无法手术治疗的食管腺癌患者，肿瘤单核细胞含量（TMC）和肿瘤突变负荷（TMB）是确定患者是否能从免疫化疗（ICI+CTX）中受益的潜在生物标志物，从而可以改善食管腺癌患者的治疗选择。来自英国桑格尔学院的菲利普・H. 琼斯（Philip H. Jones）团队研究发现对于正常的上皮细胞来说，NOTCH1 突变是有益的，因为野生型的 Notch1 可以促进肿瘤细胞扩增；然而，在食管癌治疗方面，抑制 NOTCH1 具有一定的临床价值。

国内关于食管癌的基础研究主要围绕食管鳞癌这一病理类型展开。中国医学科学院肿瘤医院刘芝华团队绘制最大规模的 ESCC 多组学图谱，将 ESCC 分为四个亚型，细胞周期通路激活型（CCA）、NRF2 通路激活型（NRFA）、免疫抑制型（IS）和免疫调节型（IM）。发现 CCA 亚型对帕布昔利布（Palbociclib）敏感；NRFA 亚型可能受益于 NRF2 抑制剂治疗；IM 亚型对免疫检查点阻断疗法（ICB）有更好的治疗响应，并开发了识别 IM 亚型患者的免疫治疗响应分类器；而 IS 亚型的肿瘤患者可能受益于针对 ERBB2（HER2）的靶向治疗。该研究为 ESCC 分子分型定义了分类标准，并为每个亚型寻找了潜在的治疗靶标和 / 或诊断标志物，有望初步实现食管癌分型而治的精准治疗。此外，刘芝华教授团队构建了一个基于完整转录组数据的诊断性 LNCRNA 信号，并验证了 LNCRNA 信号在多中心跨平台组中的有效性，并且研究人员已经开发了 CFRNA 液体活检诊断生物标记物，并发现 5 个循环的 LNCRNA 在鉴别出与传统血清学标记相比的 EIN 或食管上皮内瘤（EIN）患者方面表现出了优越或可比的诊断准确性。中国医学科学院肿瘤医院吴晨、林东昕团队报告了对 29 例 ESCC 患者的 79 个多期食管病变的全面单细胞 RNA 测序和空间转录组学研究，他们发现上皮细胞中由于转录因子 KLF4 在病变进展过程中受到抑制，ANXA1 的表达逐渐显著下降，进而导致正常成纤维细胞不受控制地转化为癌症相关成纤维细胞（CAFs），这项研究强调了 ANXA1/FPR2 信号是上皮细胞和成纤维细胞之间促进 ESCC 的重要串扰机制。此外，吴晨 / 林东昕团队的研究人员在河南省林州市食管癌高发区建立了长期随访的食管癌变动态演变研究队列，采用激光显微切割技术对正常食管上皮、癌前病变、浸润癌等不同癌变阶段食管样本进行精准切割，在时间和空间两个维度上，系统构建了基因突变克隆在癌变各个阶段的扩增和进化动态演变过程，对驱动正常食管上皮细胞癌变的基因组突变的做出了系统解析。上海市胸科医院李志刚教授团队系统解析了食管鳞癌新辅助免疫治疗临床获益差异人群的免疫微环境，揭示了食管鳞癌中一类具有耗竭前体细胞（Tpex）特征的耗竭浸润 CD8+T 细胞（SPRY1+PD1+CD8+ T cells）作为抗肿瘤免疫治疗响应的关键分子机制并提出其作为预测免疫治疗临床获益的有效生物标志物，拓宽了食管鳞癌免疫治疗预测性标志物的探索方向，为局部晚期食管鳞癌提供了新的免疫治疗决策手段。中山大学肿瘤防治中心徐瑞华教授团队基于 JUPITER-06 研究分析数据，建立了以基因组特征为依据的食道癌基因组免疫肿瘤学分类（EGIC）分型，拓宽了晚期食管鳞癌（ESCC）一线“PD-1 抗体 + 化疗”模式的生物标志物探索方向，为晚期 ESCC 提供了新的免疫治疗决策手段。复旦大学中山医院丁琛团队对来自 154 名 ESCC 患者的 786 个痕量肿瘤样本进行了全面的多组学分析，涵盖 9 个组织病理学阶段和 3 个阶段。该研究发现 AKAP9 和 MCAF1 的突变分别在晚期 ESCC 阶段上调糖酵解和 Wnt 信号传导，为 ESCC 分子机制的理解和治疗靶点的开发提供了见解。郑州大学董子钢教授团队采用空间全转录组分析，在特定的食管鳞状上皮癌前病变区域进行测序，发现食管鳞状上皮癌前病变阶段处于免疫抑制状态。采用机器学习方法筛选并研究证实 TAGLN2 的表达在食管癌的进展过程中显著增加，而 CRNN 的表达水平则降低。进一步研究证实 TAGLN2 促进食管癌的进展，而 CRNN 抑制食管癌的进展。该研究表明应该对食管癌前病变 TAGLN2 和 CRNN 异常表达的高危人群进行早期干预，为食管癌的精准预防提供了新思路。总体来说，在食管癌研究特别是食管鳞癌研究方面，中国的基础研究水平处于世界领先地位，近年来中国的基础研究更加注重临床应用转化，与临床的联系更加紧密。

在食管癌新辅助治疗方面，新辅助免疫治疗在我国取得了以Ⅱ期临床研究为主的阶段性研究进展和相关主要临床研究结果（如 ESPRIT 研究、KEYSTONE-001、NATION-1907 研究、NEOCRTEC1901 研究、NICE 研究、NIC-ESCC2019、PALACE-1 研究、TD-NICE 研究等）。食管癌新辅助免疫治疗联合化疗或放化疗的治疗模式能为患者带来良好的疾病缓解，客观缓解率达到 50%，不仅使患者在完成新辅助治疗后能够实现降期，同时也提高了 pCR 率。值得一提的是，中山医院胸外科谭黎杰、尹俊教授团队联合华大基因在国际顶级学术期刊《自然医学》发表研究成果采用 PD-L1 抗体免疫新辅助治疗联合手术有望提高局部晚期食管癌晚期患者的治疗效果。相比而言，国际领域食管癌免疫新辅助进展相对缓慢。日本学者开展的 JCOG1109 研究对比了新辅助双药（CF）化疗、新辅助三药（DCF）化疗和新辅助放化疗（CF-RT）在临床分期为Ⅰ B、Ⅱ和Ⅲ期（除外 T4）的食管鳞癌患者中的短期和长期疗效。结果显示，三组达到病理完全缓解的比例分别是 2.1%、19.8% 和 38.5%，三年 OS 分别是 62.6%、72.1% 和 68.3%。该项研究认为 DCF 三药新辅助方案相比 CF 两药化疗方案显著改善了 OS 且毒性可控，但是未公布三药组和放化疗组之间头对头的比较结果。此外，欧洲国家 24 个中心开展的 Neo-AEGIS 研究将 377 例临床分期为 T2 ~ 3N0 ~ 3M0 的食管胃交界部腺癌患者随机分为围手术期化疗组（MAGIC/FLOT 方案）和新辅助放化疗组（CROSS 方案）。结果显示，CROSS 方案组虽然在病理完全缓解率（$P = 0.012$）和 R0 切除率（$P = 0.0003$）上有显著优势，但是在三年生存率方面两者相似（55% vs 57%）。日本 JCOG1804E 研究报道了 DCF 联合纳武利尤单抗在食管鳞癌新辅助治疗的疗效及安全性，上述多项研究证明免疫治疗在食管癌新辅助治疗中是可行的，在放化疗的基础上，有可能进一步提高 pCR 率，但长期生存获益及副反应等需进一步得到Ⅲ期研究结果证实。需要注意的是，我国已经开展并进行了诸如 JUPITER-14、ESCORT-NEO、NICE-2、SCIENCE 等Ⅲ期临床研究，非常期待这些研究的结果报道。

食管癌颈部吻合技术在国内外都有广泛应用，其中，McKeown 食管切除术后进行颈部吻合术是常见的食管癌手术方法。目前对于食管颈部吻合方式有多种多样，比如手工吻合、机械吻合。不同器械吻合又存在不同的吻合方式，比如圆形吻合、侧侧吻合、三角吻合、T 型吻合等。在国内，传统的手工吻合包括单层吻合法、李印教授的“李氏吻合”、姜涛教授的隧道式的手术吻合方式等。随着吻合器械的进步，机械吻合存在操作简单、易掌握等优点，逐渐成为主流的吻合方式，包括传统的圆吻、吴齐飞教授的“T 型吻合”、方强教授全器械 Collard 侧侧吻合方法等。在国外，食管癌颈部吻合技术也得到了不断的发展和优化。例如，拉泰尔扎等人比较了手工和机械吻合术，发现使用后者治疗的患者吻合口漏和良性狭窄的发病率很高。Sugimura 等人使用修改后的 Collard 技术和线性吻合器来建立后壁吻合，并使用线性吻合器两次关闭前壁。吻合口狭窄的发生程度明显较低，而手工缝合吻合术组的食管切除术后初次扩张的间隔时间明显较短。同样地，石桥等人进行了三重吻合的四边形吻合术来创建食管胃吻合术，并报告了无显著的吻合口漏和狭窄。在我国，福建省肿瘤医院柳硕岩教授团队提出了一种新型吻合方法，通过对传统圆吻的食管胃吻合术上进行加固包埋（PIMA）。这种方法在操作上具有可行性和安全性的同时，吻合口漏发生率只有传统圆形吻合术（TMA）的一半。对比中外食管癌颈部吻合技术，我们可以看到，尽管技术手段和操作方法各有特点，但目标都是提高治疗效果、减少并发症，提高患者的生活质量。但目前仍不能确定某项吻合技术的孰优孰劣，仍需更好的临床研究和技术发展来减少吻合口相关并发症。

针对食管癌手术淋巴结清扫策略，食管切除术中扩大淋巴结清扫术如三野淋巴结清扫，尽管可提高生存率，同时也会增加围术期并发症。学术界关于食管切除术最佳淋巴结切除范围的争论甚嚣尘上。TIGER 研究是一项正在进行中的国际多中心观察性队列研究，计划纳入 5000 名患者，该研究将确定经胸食管切除术后食管及食管胃交界处癌的淋巴结转移的分布情况，规划如何进行二野淋巴结清扫术。日本即将启动 JCOG2013 研究，该研究将入组 480 例食管胸中上段鳞癌患者，经随机分组以比较在研究中进行或不进行预防性锁骨上淋巴结清扫的生存率差异。该研究预计将历时 11 年。随着我们对不同食管肿瘤扩散模式认识的加深，真正量身定制淋巴结切除术可能成为现实。

食管鳞癌的一个特点是对放射治疗敏感性比腺癌更高。这一点从 CROSS 研究中两种病理类型经术前同步放化疗后获得的病理完全缓解率（pCR）便可一窥而知（鳞癌 49%，腺癌 23%）。因此，国际上开展的绝大多数临床Ⅲ期研究的对象都是鳞癌和腺癌混合，其研究结果对以鳞癌为主的中国患者的治疗指导意义并不充分。其次，鳞癌的 PD-L1 高表达占比更高，这可能使更多的患者能从免疫治疗中获益。因此，对于可手术食管鳞癌，目前国外的新辅助治疗研究证据，仍然停留在 CROSS 模式，即标准的术前同步放化疗联合手术。但在中国，新辅助化疗联合免疫虽然尚未推荐进入指南，但临床研究应用极其普遍。国内也陆续报道新辅助化疗联合免疫的病理缓解率非劣于新辅助放化疗，但仍需前瞻性Ⅲ期随机对照研究结果比较二者的远期疗效和相关副作用。

此外，目前对于保留器官的放化疗方案，国内外亦有较大差异。荷兰多中心研究 SANO 针对食管腺癌和鳞癌患者，采用 CROSS 治疗模式后，将 PET-CT 联合内镜深咬活检的方式作为持续监测肿瘤复发的手段。而日本 JCOG0909（针对鳞癌）则在较高的放疗剂量 50.4Gy 并联合同步和巩固多周期后，利用增强 CT 和胃镜活检进行主动监测，并且取得了比 SANO 研究更高的保留食管比例。中国的小样本研究则设计为在 40Gy 放疗剂量完成时进行深咬活检和影像学评判，再决定后续是进行手术还是根治性放疗。那么，在免疫时代来临后，保食管率是否还能进一步的提高？目前已经完成入组的局部晚期食管鳞癌放化疗联合免疫治疗的Ⅲ期临床研究，如 Rationale 311、ESCORT-CRT，采用的就是 50Gy 联合化疗及免疫巩固的治疗模式，均已完成入组，预计随着研究数据的公布，放疗在食管癌中的重要作用可能进一步显现，为更多的食管癌患者提供“保留器官功能”的机会。而国际多中心的 KEYNOTE975 和 KUNLUN 研究也刚刚完成了入组，也能揭晓食管和食管胃交界腺癌的根治性放化疗联合免疫治疗的疗效。

晚期食管癌的免疫联合化疗在国内较国际开展了更广泛、更深入的研究，如 PD-1/PD-L1 抗体 +VEGF-TIK、PD-1 抗体 +EGFR 单抗、PD-1 抗体 + 表观遗传学药物、PD-1 抗体 +CCR8 抑制剂、PD-L1 抗体 +CDK4/6 抑制剂、PD-1 抗体 +PI3K 抑制剂、PD-1 抗体 + 光动力及 EGFR 单抗单药等。

综上所述，我国开展了众多的食管鳞癌的基础与临床研究，研究水平和成果位居世界前列。食管癌的个体化及精准化诊治正处于一个充满活力和快速发展的阶段。多学科协作集合了不同领域专家的知识和经验，为患者提供全面、个性化的治疗方案。随着更多生物标志物的发现、新治疗方法的开发，以及对疾病机制更深入的理解，食管癌患者的治疗效果有望得到进一步提升。

四、未来发展趋势及展望

1. 虽然食管癌防控已经取得了初步成果，但仍面临诸多挑战

一级预防上，既往的病因学研究已经提供了一系列食管癌风险因素的证据，但将病因学成果转化为公共卫生政策仍然任重道远。二级预防上，早诊早治是提高我国食管癌治疗效果、降低治疗费用，减少患者创伤、保障患者生理功能和生活质量最有效措施，未来必将成为我国防治食管癌的重要策略。现行的内镜筛查方案技术要求较高、花费大，目前在高发区开展的食管癌筛查覆盖率低，影响了筛查的效果和卫生服务的公平性。准确性高、操作简单、费用低廉的内镜检查前的初筛技术仍有待研究。另一方面，人群筛查方案也有待优化，包括筛查的起始年龄、筛查间隔和阳性病例分流随访等。此外，分子标志物作为早期诊断的预测指标也需要更多的研究来探索和验证。

未来的食管癌研究将加强病因学探索，揭示发生、复发、转移机制，发现新的危险因素；研究开发危险因素监测及控制关键技术，建立以人群为基础的高精度肿瘤监测控制体系；研究建立高危人群识别体系和发病风险预测模型；研究开发适合我国国情的肿瘤筛查和早诊早治技术和策略；开发和验证可用于肿瘤筛查的生物标志物；建立共享、开放的研究平台，实现资源整合和数据共享，持续探索防控新方法新技术，推动传统预防向个体化的精准预防不断发展。

2. 多学科协作及临床研究的进一步推动，增添更多中国证据

随着医学科技的发展和医疗服务的改进，多学科协作整合医疗在肿瘤领域中已经成为一种不可或缺的治疗模式。在中国，随着肿瘤治疗技术的日益完善，越来越多的临床医生和研究者认识到对于中晚期食管癌，多学科协作治疗提高疗效和临床研究的重要性。未来，随着技术的不断更新和研究的深入，我们可以期待更多的中国证据将被纳入食管癌的治疗决策中。

基于多学科合作和临床研究的基础，我们可以期待在食管癌治疗的各个方面，包括对手术、放疗、化疗、免疫治疗和中医等各种手段的有效整合，不断提高食管癌个体化规范化综合治疗水平。我们可以期待更多的临床医生和研究者参与到食管癌的治疗和研究中来，共同推动食管癌治疗的发展和进步。

3. 放疗在不可手术局部晚期食管癌综合治疗中将发挥越来越大的作用

随着影像学和放疗技术的进步，以及越来越有效的抗肿瘤药物的研发，放疗在不可手术的局部晚期食管癌综合治疗中的作用将越来越重要。首先，放疗是不可手术切除局部食管癌的标准治疗，一部分对放疗疗效较好的患者，还有望转化成可手术患者，继而得到显著的生存改善。其次，对于目前化疗免疫盛行的时代，部分对化疗免疫无效又无法手术切除的患者，需要依靠放疗获得肿瘤控制，进而提高生存。最后，放疗与免疫可称为“珠联璧合”，放疗已被证实可提高免疫治疗的疗效，当然放疗的照射剂量、分割模式以及联合免疫治疗的模式，还需要进一步探索。

目前，局部晚期食管癌的放化疗联合免疫治疗的几个Ⅲ期临床研究，如 Rationale 311、ESCORT-CRT 研究等，已完成入组，还有国际多中心的 KEYNOTE975 和 KUNLUN 研究正在进行中，预计随着以上几个研究疗效数据的公布，放疗在食管癌中的重要作用可能进一步提高，为更多的食管癌患者提供“保留器官功能”的机会。

肿瘤免疫微环境中的 T 细胞及其亚群功能和活化特征、T 细胞受体多样性、肠道菌群多样性等对放疗疗效的影响，都在研究中。未来食管肿瘤将利用更有效、更特异的生物标记物选择适合某种药物或适合放疗 / 手术的人群进行个体化、多样化的多模式治疗。

4. 新辅助治疗后疗效及食管保留评估策略

由于食管切除手术对患者的生理功能影响较大，在不影响整体疗效的基础上，采取保留食管的非手术治疗方法对于改善食管癌患者生活质量具有重要意义。经典的 CROSS 和 NEOCRTEC5010 研究证实 > 40% 的食管鳞癌患者行新辅助放化疗后能够达到 pCR。因此，这部分患者将是临床践行保留食管结构与功能的目标人群；对患者进行分层、明确哪些患者可以在新辅助治疗后仅“等待和观察”以保留食管，而将手术作为挽救手段的策略是未来食管鳞癌精准治疗的重要方向。荷兰学者 SANO 研究已证明基于内镜多点深挖活组织病理学检查联合 EUS-FNA 及 PET-CT 能提升 cCR 的评估准确性。针对亚洲鳞癌及其广泛淋巴结转移的特点，目前在研的 preSINO 试验中使用临床手段及液体活检等多种手段进行食管癌新辅助放化疗后评估，该研究结果预期于 2023 年公布，这将是采取保留食管策略的重要理论依据。

在免疫治疗广泛应用于实体恶性肿瘤并且取得优异疗效的时代，食管癌治疗中保留食管的可行性更值得深入探索。因为在免疫治疗参与的新辅助研究中，PALACE-1、NICE 等研究也获得 40% ~ 50% 的 pCR 率。此外，免疫治疗的全身效应可能对潜在微转移灶的控制更加有益。因此，期待在免疫新时代下食管癌个体化器官保护治疗策略能够进一步发展。

胃镜下食管癌早筛及内镜下切除加严密随访，为更多早期食管癌患者提供了器官保留的可能，随着内镜技术提高以及内镜筛查的普及，让更多患者早期发现食管癌病变及癌前病变，为器官保留提供更多机会。

5. 新辅助免疫治疗的研究方向多元化，期待更多数据结果

目前免疫治疗发展迅速，但新辅助免疫治疗的方案（药物的种类、剂量及周期）、受益人群、短期和长期的副作用、效果等，都期待更多的研究数据来明确。是否能找到更好的肿瘤免疫治疗的生物标志物用于受益人群的筛选，对方案的制定起指导作用。免疫联合化疗或者放化疗的时机，也有待进一步探索，免疫联合放疗的放疗剂量的探索，最大限度的转化效果，以及新辅助治疗后，手术方式及淋巴结清扫强度，仍有待进一步研究。

6. 食管癌个体化及精准化诊治亟待突破

未来，食管癌学科的发展目标将主要集中在以下几个方面：早期诊断和治疗、个体化治疗、生物标志物研究和预防控制。其中，随着医学技术和人工智能的不断发展和研究的深入，食管癌的个体化和精准化治疗已成为未来的趋势。未来，通过基因测序、分子分型多模态影像学结合临床资料的人工智能综合分析，可以对食管癌患者的病情、治疗方案和预后进行更加精准的评估和制定，实现治疗的个体化和精准化。同时，新的治疗技术和手段不断涌现，如免疫治疗、靶向治疗等，也为食管癌的治疗带来了新的希望。因此，我们有理由相信，未来的食管癌治疗将更加个体化和精准化，同时也将更加有效和安全。

7. 靶向治疗联合其他治疗

二线免疫单药治疗食管癌的客观缓解率仅约 13%～20%，OS 提升也不够显著，即使在 PD-L1 表达阳性的优势人群中也仅实现了 3 个月的 OS 提升，临床希望探索新的治疗方案，进一步提升二线免疫治疗的疗效。研究发现抑制肿瘤免疫逃逸和肿瘤血管生成具有协同作用。免疫联合抗血管生成药物在食管癌一线治疗中仍需要进一步临床研究。

8. 术中可视化操作用于喉返神经保护及淋巴结准确选择清扫

食管癌术中喉返神经损伤是导致术后肺部并发症增加的主要原因，也严重影响患者术后生活质量。因此，构建食管外科神经可视化喉返神经监测平台，通过术中特异性的分子探针染色、神经监测仪等研究，实现食管癌术中左、右喉返神经的可视化及电活动的可量化，可用于解决术中喉返神经损伤、术后声音嘶哑等难题，进一步推广到迷走神经功能保护方面，使得消化功能及气道排痰功能可以较大程度地保护。

虽然食管癌淋巴结清扫可以改善生存，但是过度清扫会明显增加术后并发症。因此，需构建食管外科淋巴结可视化平台进行个体化淋巴结清扫指导。加强研究 ICG、分子探针染色，试图更好的对潜在转移的淋巴结进行可视化的识别，在不遗漏高危淋巴结的前提下，更好地保留食管周围的淋巴功能，为术后进一步免疫治疗提供更好的微环境。

9. 食管类器官的研究

类器官是指不同分化状态的细胞在体外自组装出的类似于真实器官的功能单位，具有可维持原位组织的形态和功能，保留组织的体内环境等特点。类器官可模拟体内组织或器官的生理活动和病理变化，是器官发育、细胞命运可塑性、组织稳态调控、组织损伤再生修复、疾病的病理机制等研究领域的重要体外模型。食管类器官模型在基因组学、组织学

等方面均可以模拟原始食管肿瘤，在临床治疗上能够真实地反映患者对药物的反应，从而为临床用药指导提供理论依据。对新辅助治疗及术后治疗，以及晚期一线用药的方案制定有较大的指导作用。

参考文献

[1] Zheng, R., et al. Cancer incidence and mortality in China, 2016. Journal of the National Cancer Center, 2022.

[2] Saddoughi, S.A., et al., Survival After Surgical Resection of Stage IV Esophageal Cancer. Ann Thorac Surg, 2017. 103 (1): p. 261-266.

[3] Chen R, Zheng R, Zhang S, et al. Patterns and trends in esophageal cancer incidence and mortality in China: an analysis based on cancer registry data. Journal of the National Cancer Center. 2023, 3: 21-27.

[4] An L, Zheng R, Zeng H, et al. The survival of esophageal cancer by subtype in China with comparison to the United States. Int J Cancer. 2023, 152 (2): 151-161.

[5] Y. Mao, S. Gao, Y. Li et al. Minimally invasive versus open esophagectomy for resectable thoracic esophageal cancer (NST 1502): A multicenter prospective cohort study, Journal of the National Cancer Center.

[6] Yang Y, Li Y, Qin J, et al. Mapping of Lymph Node Metastasis From Thoracic Esophageal Cancer: A Retrospective Study. Ann Surg Oncol. 2022, 29 (9): 5681-5688. doi: 10.1245/s10434-022-11867-9.

[7] Xu L, Wei XF, Chen XK, et al. Clinical significance of left tracheobronchial lymphnode dissection in thoracic esophageal squamous cell carcinoma. J Thorac Cardiovasc Surg. 2022, 164 (4): 1210-1219.

[8] Wang P, Zhang D, Lin X, et al. Purse-indigitation mechanical anastomosis vs traditional mechanical anastomosis undergoing McKeown esophagectomy: a retrospective comparative cohort study. Ann Transl Med. 2022, 10 (16): 903. doi: 10.21037/atm-22-3865.

[9] Tian D, Li HX, Yang YS, et al. The minimum number of examined lymph nodes for accurate nodal staging and optimal survival of stage T1-2 esophageal squamous cell carcinoma: A retrospective multicenter cohort with SEER database validation. Int J Surg. 2022 Aug, 104: 106764.

[10] Liu J, Yang Y, Liu Z, et al. Multicenter, single-arm, phase Ⅱ trial of camrelizumab and chemotherapy as neoadjuvant treatment for locally advanced esophageal squamous cell carcinoma. J Immunother Cancer. 2022 Mar, 10 (3): e004291.

[11] He W, Leng X, Han Y et al. Toripalimab Plus Paclitaxel and Carboplatin as Neoadjuvant Therapy in Locally Advanced Resectable Esophageal Squamous Cell Carcinoma. Oncologist. 2022 Feb 3, 27 (1): e18-e28.

[12] Tang H, Wang H, Fang Y, et al. Neoadjuvant chemoradiotherapy versus neoadjuvant chemotherapy followed by minimally invasive esophagectomy for locally advanced esophageal squamous cell carcinoma: a prospective multicenter randomized clinical trial. Ann Oncol. 2023 Feb, 34 (2): 163-172.

[13] Wu HX, et al. Clinical Benefit of First-Line Programmed Death-1 Antibody Plus Chemotherapy in Low Programmed Cell Death Ligand 1-Expressing Esophageal Squamous Cell Carcinoma: A Post Hoc Analysis of JUPITER-06 and Meta-Analysis. J Clin Oncol. 2023 Mar 20, 41 (9): 1735-1746.

[14] Liu Z, Yang Y, Liu J, et al. Circulating tumor DNA (ctDNA) in predicting residual disease after neoadjuvant chemoradiotherapy (nCRT) for esophageal squamous cell carcinoma (ESCC). Journal of Clinical Oncology 2022, 40 (16_suppl): 4044-4044.

[15] Wang X, Yu N, Cheng G, et al. Prognostic value of circulating tumour DNA during post-radiotherapy surveillance in locally advanced esophageal squamous cell carcinoma [J]. Clin Transl Med, 2022, 12 (11): e1116.

[16] Liu Z, Zhao Y, Kong P, et al. Integrated multi-omics profiling yields a clinically relevant molecular classification for esophageal squamous cell carcinoma. Cancer Cell. 2023, (1): 181-195.e9.

[17] Nowicki-Osuch, K., L. Zhuang, T.S. Cheung, et al. Single-Cell RNA Sequencing Unifies Developmental Programs of Esophageal and Gastric Intestinal Metaplasia. Cancer Discov, 2023, 13 (6): p. 1346-1363.

[18] Luebeck, J., A.W.T. Ng, P.C. Galipeau, et al. Extrachromosomal DNA in the cancerous transformation of Barrett's oesophagus. Nature, 2023, 616 (7958): p. 798-805.

[19] Carroll, T.M., J.A. Chadwick, R.P. Owen, et al. Tumor monocyte content predicts immunochemotherapy outcomes in esophageal adenocarcinoma. Cancer Cell, 2023, 41 (7): p. 1222-1241 e7.

[20] Abby, E., S.C. Dentro, M.W.J. Hall, et al. Notch1 mutations drive clonal expansion in normal esophageal epithelium but impair tumor growth. Nat Genet, 2023, 55 (2): p. 232-245.

[21] Liu, Z., Y. Zhao, P. Kong, et al. Integrated multi-omics profiling yields a clinically relevant molecular classification for esophageal squamous cell carcinoma. Cancer Cell, 2023, 41 (1): p. 181-195 e9.

[22] Zhou, M., S. Bao, T. Gong, et al. The transcriptional landscape and diagnostic potential of long non-coding RNAs in esophageal squamous cell carcinoma. Nat Commun, 2023, 14 (1): p. 3799.

[23] Chen, Y., S. Zhu, T. Liu, et al. Epithelial cells activate fibroblasts to promote esophageal cancer development. Cancer Cell, 2023, 41 (5): p. 903-918 e8.

[24] Chang, J., X. Zhao, Y. Wang, et al. Genomic alterations driving precancerous to cancerous lesions in esophageal cancer development. Cancer Cell, 2023, 41 (12): p. 2038-2050 e5.

[25] Liu, Z., Y. Zhang, N. Ma, et al. Progenitor-like exhausted SPRY1 (+) CD8 (+) T cells potentiate responsiveness to neoadjuvant PD-1 blockade in esophageal squamous cell carcinoma. Cancer Cell, 2023, 41 (11): p. 1852-1870 e9.

[26] Chen, Y.X., Z.X. Wang, et al. An immunogenic and oncogenic feature-based classification for chemotherapy plus PD-1 blockade in advanced esophageal squamous cell carcinoma. Cancer Cell, 2023, 41 (5): p. 919-932 e5.

[27] Li, L., D. Jiang, Q. Zhang, et al. Integrative proteogenomic characterization of early esophageal cancer. Nat Commun, 2023, 14 (1): p. 1666.

[28] Liu, X., S. Zhao, K. Wang, et al. Spatial transcriptomics analysis of esophageal squamous precancerous lesions and their progression to esophageal cancer. Nat Commun, 2023, 14 (1): p. 4779.

[29] Yang G, Chen JK, Wang XB, et al. A New Esophagogastric Anastomosis for McKeown Esophagectomy in Esophageal Cancer. Ann Thorac Surg. Apr 2022, 113 (4): e307-e310.

[30] Sun HB, Li Y, Liu XB, et al. Embedded Three-Layer Esophagogastric Anastomosis Reduces Morbidity and Improves Short-Term Outcomes After Esophagectomy for Cancer. Ann Thorac Surg. Mar 2016, 101 (3): 1131-1138.

[31] Wang K, Xie Q, Wei X, et al. Advantages of Totally Stapled Collard Over Circular Stapled Technique for Cervical Esophagectomy Anastomosis. Ann Thorac Surg. Aug 11 2023.

[32] Li X, Wang Z, Zhang G, et al. T-shaped linear-stapled cervical esophagogastric anastomosis for minimally invasive esophagectomy: a pilot study. Tumori. Dec 2020, 106 (6): 506-509.

[33] Laterza E, de' Manzoni G, Veraldi GF, Guglielmi A, Tedesco P, Cordiano C. Manual compared with mechanical cervical oesophagogastric anastomosis: a randomised trial. Eur J Surg. Nov 1999, 165 (11): 1051-1054.

[34] Sugimura K, Miyata H, Matsunaga T, et al. Comparison of the modified Collard and hand-sewn anastomosis for cervical esophagogastric anastomosis after esophagectomy in esophageal cancer patients: A propensity score-matched analysis. Ann Gastroenterol Surg. Jan 2019, 3 (1): 104-113.

[35] Ishibashi Y, Fukunaga T, Mikami S, et al. Triple-stapled quadrilateral anastomosis: a new technique for creation

of an esophagogastric anastomosis. Esophagus. 2018，15（2）：88–94.
[36] Wang P，Zhang D，Lin X，et al. Purse–indigitation mechanical anastomosis vs traditional mechanical anastomosis undergoing McKeown esophagectomy：a retrospective comparative cohort study. Ann Transl Med. Aug 2022，10（16）：903.
[37] 国家癌症中心食管癌多学科协作组，中华医学会胸心血管外科学分会食管疾病学组，中国医师协会胸外科医师分会食管外科专家委员会 . 中国食管癌围手术期免疫治疗专家共识（2021 年）. 中华胸部外科电子杂志，2022，9（1）：12–22.

撰稿人：赫　捷　毛友生　于振涛　陈克能　刘俊峰　傅剑华　韩泳涛　方文涛
李　印　陈龙奇　戴　亮　柳硕岩　李志刚　李　勇　冷雪峰　康晓征
谭黎杰　魏文强　王立东　王　枫　王　峰　王　镇　王　鑫　汪　灏
袁　勇　尹　俊　杨　弘

胃癌

一、概述

胃癌是中国最常见的恶性肿瘤之一，发病率和死亡率均高居我国第3位。我国胃癌患者具有分期晚、肿瘤负荷大等特点，胃癌防治工作任重道远。胃癌研究取得多方面进展，包括诊断手段、治疗策略、转化研究等方面。本文总结2022—2023年我国胃癌研究结果，为未来临床研究的深入开展、临床实践的方案制定提供思路和建议。

二、胃癌研究进展

（一）胃癌免疫治疗进展

以CheckMate 649、ORIENT-16、KEYNOTE-811为代表的临床研究均显示免疫联合化疗可显著改善患者生存获益，已成为晚期胃癌的新标准一线治疗。Checkmate-649研究进一步分析提示，接受纳武利尤单抗（Nivolumab）治疗的患者PFS2（从随机分组到二线治疗进展的时间）也显著延长，这可能与PD-1单抗对肿瘤免疫微环境的重塑密切相关。胃癌免疫治疗主要研究方向如下。

1. 联合双免治疗是否可以进一步提高疗效

AIO Moonlight试验结果显示FOLFOX联合双免的疗效并未能优于FOLFOX化疗。此外，与FOLFOX诱导化疗后序贯双免治疗相比，FOLFOX联合双免治疗同时应用的客观有效率更高（46.7% vs 30%），但联合组3级以上不良反应发生率高达70%，而序贯治疗组仅为43.3%，联合双免治疗的安全性仍需引起重视。AK104（卡度尼利单抗）作为PD-1/CTLA4双特异性抗体，其Ⅰb/Ⅱ期数据显示总体的ORR可达65.9%（58/88），中位PFS和OS分别为7.1个月和17.4个月，而整体的3级及以上的不良事件发生率为62.5%，主要为化疗带来的血液学毒性，相比于 nivolumab 联合单抗克隆体（ipilimumab）安全性更为可控。未来联合双免治疗是否能够优于目前标准治疗有待Ⅲ期研究证实。

2. 针对特殊人群的精准免疫治疗探索

MSI-H 胃癌作为胃癌的特殊分子类型，一直以来被认为是免疫治疗的优势人群。Checkmate-649 研究今年报告了双免治疗队列结果，其中针对 MSI-H 亚组分析提示 ORR 高达 70%，远优于化疗。NEONIPIGA Ⅱ期临床试验探索了双免新辅助治疗 MSI-H 胃癌的疗效。结果显示使用新辅助 nivolumab 联合 ipilimumab 的 MSI-H 胃癌的病理完全缓解率为 59%，提示可能有部分 MSI-H 患者未来会免于手术治疗，但该研究病例数较少，中位随访时间较短，纳入的患者临床分期（cT2-3N0-1）偏早，针对 MSI-H 胃癌的最佳全程管理模式有待更大样本临床研究来回答。

3. 免疫治疗向局部进展期胃癌推进

ATTRACTION-5 研究首次探索了胃癌辅助治疗中联合 nivolumab 的疗效和安全性，结果提示 nivolumab + 化疗组和安慰剂 + 化疗组的 3 年 RFS 率分别为 68.4% 和 65.3%，虽然整体为阴性结果，但亚组分析显示对于 TPS ≥ 1% 的胃癌患者，联合免疫联合获益显著。2022 年报告的围术期多项Ⅱ期研究观察到了有前景的 pCR 率，治疗模式多样，包括双药 / 三药化疗 / 放化疗联合 PD-1 单抗等。此外，为精准筛选人群，针对疗效预测标志物也做了许多研究。伴随 PANDA 研究，研究者对接受 DOX+ 阿替利珠单抗新辅助治疗前后的样本进行了 NGS、转录组测序以及多重免疫组化检测，结果提示缓解患者治疗后出现免疫激活，数种免疫标记物的转录增加，而一些传统标志物，例如 TMB/PD-L1 的表达未能显著预测新辅助治疗获益。未来针对围手术期的治疗的临床研究需要基于精准免疫微环境特征来精准设计。

（二）胃癌靶向治疗进展

1. HER-2 阳性胃癌化疗免疫靶向联合的模式向局部进展期推进

Keynote-811 研究首次证实了联合免疫治疗在 HER2 阳性胃癌的作用，改写了指南。此外，新型抗 HER-2 药物，例如 ZW25 为一种靶向 HER-2 ECD4 和 ECD2 结构域的双特异性抗体，同样在 HER-2 阳性胃癌一线联合化免治疗中取得 ORR 72.7%，中位 PFS 10.9 个月的治疗效果。期待最终的生存数据。基于此，化疗免疫靶向联合模式也开始向 HER-2 阳性局部进展期胃癌的新辅助治疗中推进。卡瑞利珠单抗联合曲妥珠单抗和 CAPOX 新辅助治疗 HER2 阳性胃癌或 GEJ 腺癌的Ⅱ期临床试验初步结果显示出 31.3% 的 pCR 率，前景可期。

2. HER-2 阳性胃癌“去化疗”模式的探索

马格妥昔单抗（Margetuximab）是一种新型的靶向 HER-2 的单克隆抗体，在曲妥珠单抗的基础上对其 Fc 段进行了一定改造，可增加 Fc 段与 FcγRⅢA（CD16A）的亲和力。MAHOGANY 研究中队列 A 结果显示 Margetuximab 联合 Retifanlimab（PD-1 单抗）在 HER-2（3+）且 PD-L1 阳性患者中 ORR 可达 53%，DCR 达到 73%，中位 PFS 为 6.4 个月。

KN026 是一种靶向 HER-2 的双特异性抗体，KN046 是同时靶向 PD-L1 和 CTLA-4 的双特异性抗体，二者联合在一线治疗中达到 ORR 77.8% 的优异疗效，但是与 MAHOGANY 研究相似，其中位 PFS 仅为 6.2 个月。AIO INTEGA 研究在一线治疗中探索了 nivolumab+ 曲妥珠单抗 +ipilimumab 去化疗模式疗效，与 ToGA 历史数据对比并未延长患者生存。总之，去化疗的探索过程中仍然面临着 ORR 或 PFS 不足的挑战。是否需要进一步精准人群，或联合其他药物例如抗血管生成等治疗成为今后的探索方向，而在多种药物联合治疗的过程中平衡疗效和安全性也是需要考量的另一重要因素。

3. ADC 药物研发前景可期

DESTINY-Gastric01 和 C008 研究拉开了胃癌 ADC 药物研究的序幕。DESTINY-Gastric02 研究显示 HER2 阳性胃癌接受 DS-8201 二线治疗，确认的 ORR 为 41.8%，中位 PFS 和 OS 分别为 5.6 个月和 12.1 个月。在药物安全性方面，间质性肺炎发生率为 10.1%（8/79）。此外，新型 ADC，包括双抗 ADC-ZW49，ISAC-XMT-2056，以及靶向 HER-2 的新型 T 细胞疗法 TAC01-HER2 等也已获得初步结果，未来关于 HER-2 阳性胃癌的全程治疗模式将会不断发生改变，相关耐药机制有待更多探索。

4. 其他靶向治疗研究进展

Claudin18.2 可以说是近年胃癌靶向治疗的明星分子，CAR-T 细胞疗法为胃癌后线治疗带来前所未有的突破。公布在《自然医学》(*Nature Medicine*) 上中期研究数据结果显示在二线及以上的消化系统肿瘤中 ORR 达到 48.6%，胃癌的 ORR 高达 61.1%，DCR 为 83.3%，中位 PFS 和 OS 分别为 5.6 个月和 9.5 个月，整体安全可控。靶向 Claudin18.2 单抗在胃癌一线治疗中也看到优秀前景。SPOTLIGHT 研究结果显示佐妥昔单抗（zolbetuximab）联合 mFOLFOX6 可显著延长生存，OS 可达 18.23m。目前，多种 ADC、单抗、双抗类产品均在展开早期临床研究。除 HER-2 和 Claudin18.2 之外，胃癌的靶向治疗已经进展到多靶点时代。韩国研究者报告了 K-Umbrella 胃癌伞式研究，包含了 EGFR 队列、PTEN 队列、NIVO 队列等。尽管这项研究是阴性结果，但也有很多值得思考的地方以及改进的空间。包括平台试验的设计改进、生物标志物的筛选手段选择，以及如何从海量的测序数据中挖掘出哪些靶点在胃癌的发生发展中起主导作用，都是未来胃癌精准靶向治疗面临的挑战。

（三）胃癌外科治疗进展

1. 胃癌微创手术进展

胃癌微创治疗已在全国普遍开展。CLASS-01 研究是国内首个比较腹腔镜与开腹远端胃切除术治疗局部进展期胃癌的多中心临床试验。5 年生存更新数据显示，腹腔镜组 5 年 OS 率与开腹组相当（72.6% vs 76.3%，$P = 0.19$）。韩国 KLASS-02 研究证明了局部进展期胃癌中腹腔镜远端胃切除术较开腹手术的非劣效性，且腹腔镜手术远期并发症更少。上述研究均证实了腹腔镜手术在早期及局部进展期胃癌治疗中的安全性且与开腹手术相仿的临床疗效。目前，胃癌腹腔镜外科的核心争议问题已基本解决，未来以机器人手术和单孔/减孔为代表的“微创新”理念有待进一步研究与验证。

我国福建医科大学协和医院胃外科团队完成的一项单中心Ⅲ期临床研究，对进展期非大弯侧近端胃癌腹腔镜下保脾的脾门淋巴结清扫+D2和传统的腹腔镜胃癌根治术进行对比分析，发现两组DFS无明显差异，而前者OS有显著提升［75.7%（95% CI，70.6–80.8）vs 66.5%（95% CI，60.8–72.2），$P = 0.02$］。

2. 早期胃癌前哨淋巴结导航手术进展

早期胃癌外科治疗趋向微创手术以及功能保留性胃切除术，旨在根治肿瘤的同时保留胃功能，提升患者生活质量。前哨淋巴结导航手术（LSNNS）在早期胃癌治疗中的适用性仍存在争议。2022年韩国SENORITA研究比较了腹腔镜LSNNS和标准胃切除术（LSG）围手术期并发症、长期生存率和生活质量。LSNNS组在3y–DFS上非劣于LSG组，但其长期生活质量和营养状态更佳。在特定的早期胃癌患者中，LSNNS可能是LSG的替代选择。目前，更多高质量研究仍在进行中。

3. 胃癌术后并发症规范化诊治进展

随着近年来对手术安全和并发症规范化诊断、登记的推广，我国胃肠术后并发症的规范化诊断和治疗取得长足进步。中国胃肠肿瘤外科联盟在2018年发布了《中国胃肠肿瘤外科术后并发症诊断登记规范专家共识》，建立了相应的标准化登记系统。由北京大学肿瘤医院牵头的全国多中心PACAGE研究结果显示胃癌术后并发症发生率为18.14%。最常见的是腹腔感染（7.22%，包括吻合口瘘）及呼吸道感染（3.92%）。该研究首次报告了我国多个代表性中心的胃癌术后腹部并发症的横断面流行病学概况，可为后续研究和政策制定提供参考。

（四）胃癌放疗进展

放疗可有效缓解转移性胃癌患者的症状，如骨痛、出血等。此外，局部放疗，如立体定向放疗（SBRT）可为寡转移患者提供长期控制甚至治愈。一项来自欧洲多中心研究发现系统性治疗基础上联合局部治疗可显著延长胃癌寡转移患者OS（35个月 vs 13个月），目前也正在开展相关Ⅲ期随机对照研究（NCT0424845）。

近年来，在胃癌围手术期治疗中也在不断地探索联合免疫治疗的最佳模式。NEO-PLANT研究在局部晚期G/GEJ腺癌中探索了新辅助卡瑞丽珠单抗联合同步放化疗后行R0切除术的疗效和安全性。结果显示，R0切除率为91.7%，12例患者达到pCR（33.3%），主要病理学缓解（MPR）率为44.4%，两年PFS和OS率分别为66.9%和76.1%。提示新辅助卡瑞利珠单抗加同步化放疗在局部晚期胃腺癌患者中疗效显著且安全性可耐受。

（五）胃癌基础和转化研究进展

1. 胃癌基础研究进展

发现胃癌人群基因变异新特征：中国胃癌患者蛋白联合基因组分析中显示，ACOT1、GSTM1、SIGLEC14 和 UGT2B17 被确定为中国胃癌人群中高度缺失的基因。

建立胃癌新分型：一项研究基于表观遗传学验证微小 RNA 相关基因（MIRcor）和 DNA 甲基化相关基因（METcor）异常频率定义了 4 类胃癌分子亚型；另一项基于代谢组学测序将胃癌分为三种肿瘤特异性亚型及以及三种间质特异性亚型。相对传统胃癌分型，新分型更聚焦肿瘤微环境特征及不同治疗方式的敏感性。

2. 胃癌转化研究进展

构建胃癌疗效预测新模型：替代启动子负载、α-SMA 阳性成纤维细胞中 ACTA2 的表达情况、多维度的免疫细胞分布特征可有效地预测免疫治疗的疗效，辅助治疗结束后 ctDNA 阳性患者术后复发风险更高；此外，人工智能结合多组学信息在胃癌疗效预测方面的应用已日趋成熟。

挖掘耐药新机制：AKAP-8L、CAFs、MUC20v2MUC20 被证实参与化疗耐药现象发生。

阐明不同亚型胃癌微环境新特点：

Claudin18.2 阳性胃癌微环境中具有 CD8+PD-1- 等非耗竭 CD8+ T 细胞，且空间分布更近。EBV 阳性胃癌具有大量免疫细胞浸润，CTLA-4 可能为其另一主要的免疫逃逸通路。MSI-H 型胃癌仍存在一定异质性，TCR 结构多样性与更长的 PFS 相关。

（六）胃癌影像学研究进展

1. 胃癌影像分期诊断研究进展

影像组学提高了胃癌诊疗的精准性。Zhu 等纳入五个中心 2348 例早期胃癌（EGC），通过机器学习构建了准确性更高的淋巴结转移预测模型（XGBOOST）。联合原发灶和淋巴结或瘤周区域影像组学特征的多视角学习方法，可提供预测胃癌淋巴结转移准确性。Wang 等建立的预测隐匿性腹膜转移（OPM）影像组学模型效能显著高于临床模型，有助于早期诊断腹膜转移高危病例。另有研究表明，相比于 ^{18}FDG PET/CT，[^{68}Ga] Ga-DOTA-FAPI-04 PET/CT 在胃癌成像中展现更大潜力。

2. 胃癌治疗疗效评估研究进展

研究发现影像的动力学参数（如 K^{trans}、V_e 和 K_{ep} 等）可预测胃癌对新辅助化疗的病理反应。多参数影像组学模型和多序列联合模型可显著提高疗效预测的能力，并与生存相关，胃癌新辅助化疗有效和反应不良的患者，基线原发灶图像体素强度分布和纹理复杂度存在显著差异，提示特征性识别影像图像可用于胃癌新辅助疗效评估。Huang 等建立的预测 EGJ 腺癌新辅助化疗后 pCR 情况的影像组学 - 临床结合模型具有更好的区分能力（训练集 AUC：0.838；验证集 AUC：0.902）。一项多中心大样本研究结果显示，联合预定义和深度学习特征以及 cT 分期建立的模型，预测新辅助化疗后反应良好的 AUC 可达 0.800。Huang 等通过 2272 名胃癌患者数据开发的基于 CT 的影像组学评分（RS）与抗 PD-1 免疫治疗的反应率有关。

3. 胃癌预后及生存预测相关研究进展

国内一项研究开发的基于术前 CT 图像的多任务深度学习模型，可较好地预测胃癌腹膜复发转移的风险和 DFS 时间。另一项研究纳入三个中心 642 名胃癌患者数据，构建的影像学免疫抑制评分系统（RISS）可预测患者的预后并筛选辅助化疗获益人群。

（七）胃癌治疗新技术

纳米医学领域的进展促进了量子点、碳纳米管、金属纳米粒子等纳米颗粒在胃癌早期诊断与综合治疗中的应用诊断方面，纳米颗粒协助胃癌成像，可提高早诊率和准确性。治疗方面，纳米技术可提高肿瘤边缘敏感性和分辨率。国内研究表明碳纳米颗粒悬浮引导淋巴造影可提高淋巴结清扫精准度，替代远端胃切除术中常规淋巴结清扫；纳米技术联合化疗可提高疗效，降低毒副作用，增加药物生物利用度，为胃癌治疗提供了新的途径。

三、胃癌学科发展趋势和展望

（一）胃癌外科治疗展望

外科手术在不同分期的胃癌治疗中均发挥着重要作用。对于低危淋巴结转移的早期胃癌患者，内镜下治疗或单纯手术是潜在治愈手段。局部进展期胃癌患者可从淋巴结清扫和多模式综合治疗中获益。系统治疗的进步为晚期胃癌转移灶的手术切除提供更多机会。新型手术技术和系统治疗推动胃癌外科治疗不断发展，胃癌治疗需多模式联合并不断优化。

（二）胃癌围手术期治疗的探索

围手术期治疗模式已得到学术界的认可，但最佳的围手术期治疗模式仍有待进一步探索。优化围手术期治疗是改善预后的关键，相关探索如火如荼，新的证据不断出炉。新辅助治疗疗效预测生物标志物分析有望为获益人群筛选、个体化方案制订提供工具。

（三）胃癌精准免疫治疗探索

随着免疫治疗的兴起，更加强调治疗的“精准化”，主要体现在筛选获益人群、制定联合治疗策略及耐药机制探索等方面。目前胃癌实现了从 DNA 到 RNA 到蛋白的分子分型。未来胃癌治疗需要更精准的诊断、分型和决策，并进一步开展基于转化研究的临床试验，开发更多的新靶点和新药物来改善胃癌患者结局。充分利用高通量测序、NGS、单细胞测序等技术分析免疫微环境将为免疫治疗提供更精确的指导。

（四）胃癌分子分型对治疗的指导

胃癌具有高度异质性，不同患者间，甚至同一患者的肿瘤内部和不同时间点也存在异质性。这种异质性涉及基因突变、表观遗传学改变等并可能导致对同一治疗的不同反应。通过对胃癌进行分子分型，可以发现不同亚型间的差异性，为精准治疗提供新靶点。同时，肿瘤的时空间异质性与其克隆进化、耐药机制等密切相关。利用多组学数据整合，可以更深入地了解胃癌的分子特征，提高分子分型的准确性，为个体化治疗和预后判断提供关键信息。

四、总结

随着技术及理念的更新，胃癌在内外放疗影像等领域均取得了长足的进步。基于基础和转化研究的进展以及新药不断研发，胃癌精准治疗模式逐渐成为可能。未来胃癌治疗需要更精确的诊断、分型和决策，并进一步开展基于转化研究的临床试验，开发更多的新靶点和新药物来改善胃癌患者结局。相信随着更多高水平临床研究和新技术的推广与应用，胃癌诊治将突破现有瓶颈，使患者更好地生存获益。

参考文献

［1］Zheng R，Zhang S，Zeng H，et al. Cancer incidence and mortality in China，2016［J］. Journal of the National Cancer Center，2022，2（1）：1–9.

［2］Shitara K，Ajani J A，Moehler M，et al. Nivolumab plus chemotherapy or ipilimumab in gastro–oesophageal cancer［J］. Nature，2022，603（7903）：942–948.

［3］Lorenzen S，Thuss–Patience P C，Riera Knorrenschild J，et al. FOLFOX versus FOLFOX plus nivolumab and ipilimumab administered in parallel or sequentially versus FLOT plus nivolumab administered in parallel in patients with previously untreated advanced or metastatic adenocarcinoma of the stomach or gastroesophageal junction：A randomized phase 2 trial of the AIO［J］. Journal of Clinical Oncology，2022，40（16_suppl）：4043.

［4］Ji J，Shen L，Gao X，et al. A phase Ib/ Ⅱ，multicenter，open–label study of AK104，a PD–1/CTLA–4 bispecific antibody，combined with chemotherapy（chemo）as first–line therapy for advanced gastric（G）or gastroesophageal junction（GEJ）cancer［J］. Journal of clinical oncology，2022，40（4_suppl）：308.

［5］Andre T，Tougeron D，Piessen G，et al. Neoadjuvant Nivolumab Plus Ipilimumab and Adjuvant Nivolumab in Localized Deficient Mismatch Repair/Microsatellite Instability–High Gastric or Esophagogastric Junction Adenocarcinoma：The GERCOR NEONIPIGA Phase Ⅱ Study［J］. J Clin Oncol，2023，41（2）：255–265.

［6］Terashima M，Kang Y K，Kim Y W，et al. ATTRACTION–5：A phase 3 study of nivolumab plus chemotherapy as postoperative adjuvant treatment for pathological stage Ⅲ（pStage Ⅲ）gastric or gastroesophageal junction（G/GEJ）

cancer [J]. Journal of Clinical Oncology, 2023, 41 (16_suppl): 4000.
[7] Verschoor Y L, Kodach L, van den Berg J, et al. Neoadjuvant atezolizumab plus docetaxel/oxaliplatin/capecitabine in non-metastatic gastric and gastroesophageal junction adenocarcinoma: The PANDA trial [J]. Journal of clinical oncology, 2022, 40 (16_suppl): 4059.
[8] Liu Z, Liu N, Zhou Y, et al. Efficacy and safety of camrelizumab combined with FLOT versus FLOT alone as neoadjuvant therapy in patients with resectable locally advanced gastric and gastroesophageal junction adenocarcinoma who received D2 radical gastrectomy: Data update [J]. Journal of clinical oncology, 2022, 40 (16_suppl): e16044.
[9] Al-Batran S, Lorenzen S, Thuss-Patience P C, et al. Surgical and pathological outcome, and pathological regression, in patients receiving perioperative atezolizumab in combination with FLOT chemotherapy versus FLOT alone for resectable esophagogastric adenocarcinoma: Interim results from DANTE, a randomized, multicenter, phase Ⅱb trial of the FLOT-AIO German Gastric Cancer Group and Swiss SAKK [J]. Journal of Clinical Oncology, 2022, 40 (16_suppl): 4003.
[10] Yuan S, Nie R C, Jin Y, et al. Perioperative PD-1 antibody toripalimab plus SOX or XELOX chemotherapy versus SOX or XELOX alone for locally advanced gastric or gastro-oesophageal junction cancer: Results from a prospective, randomized, open-label, phase Ⅱ trial [J]. Journal of Clinical Oncology, 2023, 41 (16_suppl): 4001.
[11] Zhu M, Chen C, Foster N R, et al. Pembrolizumab in Combination with Neoadjuvant Chemoradiotherapy for Patients with Resectable Adenocarcinoma of the Gastroesophageal Junction [J]. Clin Cancer Res, 2022, 28 (14): 3021-3031.
[12] Sun W, Saeed A, Al-Rajabi R M T, et al. A phase Ⅱ study of perioperative mFOLFOX chemotherapy plus pembrolizumab combination in patients with potentially resectable adenocarcinoma of the esophageal, gastroesophageal junction (GEJ), and stomach [J]. Journal of clinical oncology, 2022, 40 (4_suppl): 329.
[13] Karukonda P, Czito B G, Duffy E, et al. Pembrolizumab, radiotherapy, and chemotherapy in neoadjuvant treatment of malignant esophago-gastric diseases (PROCEED): Assessment of pathologic response and toxicity in a prospective, phase Ⅱ single-arm trial [J]. Journal of Clinical Oncology, 2023, 41 (16_suppl): 4062-4062.
[14] Chalabi M, Verschoor Y L, Van De Haar J, et al. 1219P Neoadjuvant atezolizumab plus chemotherapy in gastric and gastroesophageal junction (G/GEJ) adenocarcinoma: The PANDA study [J]. Annals of Oncology, 2022, 33: S1106.
[15] Janjigian Y Y, Kawazoe A, Yanez P, et al. The KEYNOTE-811 trial of dual PD-1 and HER2 blockade in HER2-positive gastric cancer [J]. Nature, 2021, 600 (7890): 727-730.
[16] Lee K W, Bai L, Jung M, et al. Zanidatamab (zani), a HER2-targeted bispecific antibody, in combination with chemotherapy (chemo) and tislelizumab (TIS) as first-line (1L) therapy for patients (pts) with advanced HER2-positive gastric/gastroesophageal junction adenocarcinoma (G/GEJC): Preliminary results from a phase 1b/2 study [J]. Journal of Clinical Oncology, 2022, 40 (16_suppl): 4032.
[17] Li N, Li Z, Fu Q, et al. Phase Ⅱ study of SHR1210 and trastuzumab in combination with CAPOX for neoadjuvant treatment of HER2-positive gastric or gastroesophageal junction (GEJ) adenocarcinoma [J]. Journal of Clinical Oncology, 2022, 40 (4_suppl): 296.
[18] Nordstrom J L, Gorlatov S, Zhang W, et al. Anti-tumor activity and toxicokinetics analysis of MGAH22, an anti-HER2 monoclonal antibody with enhanced Fcgamma receptor binding properties [J]. Breast Cancer Res, 2011, 13 (6): R123.
[19] Catenacci D, Kang Y K, Yoon H H, et al. Margetuximab with retifanlimab as first-line therapy in HER2+/PD-L1+ unresectable or metastatic gastroesophageal adenocarcinoma: MAHOGANY cohort A [J]. ESMO Open, 2022, 7 (5): 100563.

[20] Shen L，Gong J，Niu Z，et al. 1210P The preliminary efficacy and safety of KN026 combined with KN046 treatment in HER2-positive locally advanced unresectable or metastatic gastric/gastroesophageal junction cancer without prior systemic treatment in a phase Ⅱ study [J]. Annals of Oncology，2022，33：S1102.
[21] Stein A，Paschold L，Tintelnot J，et al. Efficacy of Ipilimumab vs FOLFOX in Combination With Nivolumab and Trastuzumab in Patients With Previously Untreated ERBB2-Positive Esophagogastric Adenocarcinoma：The AIO INTEGA Randomized Clinical Trial [J]. JAMA Oncol，2022，8（8）：1150-1158.
[22] Shitara K，Bang Y J，Iwasa S，et al. Trastuzumab Deruxtecan in Previously Treated HER2-Positive Gastric Cancer [J]. N Engl J Med，2020，382（25）：2419-2430.
[23] Peng Z，Liu T，Wei J，et al. Efficacy and safety of a novel anti-HER2 therapeutic antibody RC48 in patients with HER2-overexpressing，locally advanced or metastatic gastric or gastroesophageal junction cancer：a single-arm phase Ⅱ study [J]. Cancer Commun（Lond），2021，41（11）：1173-1182.
[24] Ku G Y，Di Bartolomeo M，Smyth E，et al. 1205MO Updated analysis of DESTINY-Gastric02：A phase Ⅱ single-arm trial of trastuzumab deruxtecan（T-DXd）in western patients（Pts）with HER2-positive（HER2+）unresectable/metastatic gastric/gastroesophageal junction（GEJ）cancer who progressed on or after trastuzumab-containing regimen [J]. Annals of Oncology，2022，33：S1100.
[25] Jhaveri K，Han H，Dotan E，et al. 460MO Preliminary results from a phase I study using the bispecific，human epidermal growth factor 2（HER2）-targeting antibody-drug conjugate（ADC）zanidatamab zovodotin（ZW49）in solid cancers [J]. Annals of Oncology，2022，33：S749-S750.
[26] Duvall J R，Bukhalid R A，Cetinbas N M，et al. Abstract 3503：XMT-2056，a HER2-targeted Immunosynthen STING-agonist antibody-drug conjugate，binds a novel epitope of HER2 and shows increased anti-tumor activity in combination with trastuzumab and pertuzumab [J]. Cancer research（Chicago，Ill.），2022，82（12_Supplement）：3503.
[27] Schlechter B L，Ileana Dumbrava E E，Olson D，et al. 778TiP A phase Ⅰ/Ⅱ trial investigating safety and efficacy of autologous TAC T-cells targeting HER2 in relapsed or refractory solid tumors [J]. Annals of Oncology，2022，33：S896.
[28] Qi C，Gong J，Li J，et al. Claudin18.2-specific CAR T cells in gastrointestinal cancers：phase 1 trial interim results [J]. Nat Med，2022，28（6）：1189-1198.
[29] Shitara K，Lordick F，Bang Y J，et al. Zolbetuximab plus mFOLFOX6 in patients with CLDN18.2-positive，HER2-negative，untreated，locally advanced unresectable or metastatic gastric or gastro-oesophageal junction adenocarcinoma（SPOTLIGHT）：a multicentre，randomised，double-blind，phase 3 trial [J]. The Lancet，2023，401（10389）：1655-1668.
[30] Rha S Y，Lee C，Kim H S，et al. The first report of K-Umbrella Gastric Cancer Study：An open label，multi-center，randomized，biomarker-integrated trial for second-line treatment of advanced gastric cancer（AGC）[J]. Journal of clinical oncology，2022，40（16_suppl）：4001.
[31] Huang C，Liu H，Hu Y，et al. Laparoscopic vs Open Distal Gastrectomy for Locally Advanced Gastric Cancer：Five-Year Outcomes From the CLASS-01 Randomized Clinical Trial [J]. JAMA Surg，2022，157（1）：9-17.
[32] Son S Y，Hur H，Hyung W J，et al. Laparoscopic vs Open Distal Gastrectomy for Locally Advanced Gastric Cancer：5-Year Outcomes of the KLASS-02 Randomized Clinical Trial [J]. JAMA Surg，2022，157（10）：879-886.
[33] Lin J X，Lin J P，Wang Z K，et al. Assessment of Laparoscopic Spleen-Preserving Hilar Lymphadenectomy for Advanced Proximal Gastric Cancer Without Invasion Into the Greater Curvature：A Randomized Clinical Trial [J]. JAMA Surg，2023，158（1）：10-18.
[34] Kim Y W，Min J S，Yoon H M，et al. Laparoscopic Sentinel Node Navigation Surgery for Stomach Preservation in

Patients With Early Gastric Cancer: A Randomized Clinical Trial [J]. J Clin Oncol, 2022, 40 (21): 2342-2351.

[35] Wu Z, Yan S, Liu Z, et al. Postoperative abdominal complications of gastric and colorectal cancer surgeries in China: a multicentered prospective registry-based cohort study [J]. Sci Bull (Beijing), 2022, 67 (24): 2517-2521.

[36] Kroese T E, van Hillegersberg R, Schoppmann S, et al. Definitions and treatment of oligometastatic oesophagogastric cancer according to multidisciplinary tumour boards in Europe [J]. Eur J Cancer, 2022, 164: 18-29.

[37] Tang Z, Wang Y, Liu D, et al. The Neo-PLANET phase Ⅱ trial of neoadjuvant camrelizumab plus concurrent chemoradiotherapy in locally advanced adenocarcinoma of stomach or gastroesophageal junction [J]. Nat Commun, 2022, 13 (1): 6807.

[38] Yu Y, Zhang Z, Dong X, et al. Pangenomic analysis of Chinese gastric cancer [J]. Nat Commun, 2022, 13 (1): 5412.

[39] Weng S, Li M, Deng J, et al. Epigenetically regulated gene expression profiles decipher four molecular subtypes with prognostic and therapeutic implications in gastric cancer [J]. Clin Epigenetics, 2023, 15 (1): 64.

[40] Sundar R, Huang K K, Kumar V, et al. Epigenetic promoter alterations in GI tumour immune-editing and resistance to immune checkpoint inhibition [J]. Gut, 2022, 71 (7): 1277-1288.

[41] Park S, Karalis J D, Hong C, et al. ACTA2 Expression Predicts Survival and Is Associated with Response to Immune Checkpoint Inhibitors in Gastric Cancer [J]. Clin Cancer Res, 2023, 29 (6): 1077-1085.

[42] Chen Y, Jia K, Sun Y, et al. Predicting response to immunotherapy in gastric cancer via multi-dimensional analyses of the tumour immune microenvironment [J]. Nat Commun, 2022, 13 (1): 4851.

[43] Yuan S, Huang Y, Nie R, et al. Circulating tumor DNA and recurrence risk in stage Ⅱ - Ⅲ gastric cancer [J]. Journal of clinical oncology, 2022, 40 (16_suppl): 4054.

[44] Kong J, Ha D, Lee J, et al. Network-based machine learning approach to predict immunotherapy response in cancer patients [J]. Nat Commun, 2022, 13 (1): 3703.

[45] Zhang J, Cui Y, Wei K, et al. Deep learning predicts resistance to neoadjuvant chemotherapy for locally advanced gastric cancer: a multicenter study [J]. Gastric Cancer, 2022, 25 (6): 1050-1059.

[46] Zhang R, Liu L, Wang F, et al. AKAP8L enhances the stemness and chemoresistance of gastric cancer cells by stabilizing SCD1 mRNA [J]. Cell Death Dis, 2022, 13 (12): 1041.

[47] Lu Y, Jin Z, Hou J, et al. Calponin 1 increases cancer-associated fibroblasts-mediated matrix stiffness to promote chemoresistance in gastric cancer [J]. Matrix Biol, 2023, 115: 1-15.

[48] Fu L, Yonemura A, Yasuda-Yoshihara N, et al. Intracellular MUC20 variant 2 maintains mitochondrial calcium homeostasis and enhances drug resistance in gastric cancer [J]. Gastric Cancer, 2022, 25 (3): 542-557.

[49] Jia K, Chen Y, Sun Y, et al. Multiplex immunohistochemistry defines the tumor immune microenvironment and immunotherapeutic outcome in CLDN18.2-positive gastric cancer [J]. BMC Med, 2022, 20 (1): 223.

[50] Bai Y, Xie T, Wang Z, et al. Efficacy and predictive biomarkers of immunotherapy in Epstein-Barr virus-associated gastric cancer [J]. J Immunother Cancer, 2022, 10 (3).

[51] Kwon M, An M, Klempner S J, et al. Determinants of Response and Intrinsic Resistance to PD-1 Blockade in Microsatellite Instability-High Gastric Cancer [J]. Cancer Discov, 2021, 11 (9): 2168-2185.

[52] Zhu H, Wang G, Zheng J, et al. Preoperative prediction for lymph node metastasis in early gastric cancer by interpretable machine learning models: A multicenter study [J]. Surgery, 2022, 171 (6): 1543-1551.

[53] Yang J, Wang L, Qin J, et al. Multi-view learning for lymph node metastasis prediction using tumor and nodal radiomics in gastric cancer [J]. Phys Med Biol, 2022, 67 (5).

[54] Yang Y, Chen H, Ji M, et al. A new radiomics approach combining the tumor and peri-tumor regions to predict

lymph node metastasis and prognosis in gastric cancer [J]. Gastroenterol Rep(Oxf), 2023, 7: c80.
[55] Wang L, Lv P, Xue Z, et al. Novel CT based clinical nomogram comparable to radiomics model for identification of occult peritoneal metastasis in advanced gastric cancer [J]. Eur J Surg Oncol, 2022, 48 (10): 2166-2173.
[56] Qin C, Shao F, Gai Y, et al. (68) Ga-DOTA-FAPI-04 PET/MR in the Evaluation of Gastric Carcinomas: Comparison with(18) F-FDG PET/CT [J]. J Nucl Med, 2022, 63 (1): 81-88.
[57] Li J, Yan L L, Zhang H K, et al. Dynamic contrast-enhanced and diffusion-weighted MR imaging in early prediction of pathologic response to neoadjuvant chemotherapy in locally advanced gastric cancer [J]. Abdom Radiol(NY), 2022, 47 (10): 3394-3405.
[58] Li J, Zhang H L, Yin H K, et al. Comparison of MRI and CT-Based Radiomics and Their Combination for Early Identification of Pathological Response to Neoadjuvant Chemotherapy in Locally Advanced Gastric Cancer [J]. J Magn Reson Imaging, 2022.
[59] Li J, Yin H, Wang Y, et al. Multiparametric MRI-based radiomics nomogram for early prediction of pathological response to neoadjuvant chemotherapy in locally advanced gastric cancer [J]. Eur Radiol, 2023, 33 (4): 2746-2756.
[60] Song R, Cui Y, Ren J, et al. CT-based radiomics analysis in the prediction of response to neoadjuvant chemotherapy in locally advanced gastric cancer: A dual-center study [J]. Radiother Oncol, 2022, 171: 155-163.
[61] Huang W, Li L, Liu S, et al. Enhanced CT-based radiomics predicts pathological complete response after neoadjuvant chemotherapy for advanced adenocarcinoma of the esophagogastric junction: a two-center study [J]. Insights Imaging, 2022, 13 (1): 134.
[62] Cui Y, Zhang J, Li Z, et al. A CT-based deep learning radiomics nomogram for predicting the response to neoadjuvant chemotherapy in patients with locally advanced gastric cancer: A multicenter cohort study [J]. EClinicalMedicine, 2022, 46: 101348.
[63] Huang W, Jiang Y, Xiong W, et al. Noninvasive imaging of the tumor immune microenvironment correlates with response to immunotherapy in gastric cancer [J]. Nat Commun, 2022, 13 (1): 5095.
[64] Jiang Y, Zhang Z, Yuan Q, et al. Predicting peritoneal recurrence and disease-free survival from CT images in gastric cancer with multitask deep learning: a retrospective study [J]. Lancet Digit Health, 2022, 4 (5): e340-e350.
[65] Lin J X, Lin J P, Weng Y, et al. Radiographical Evaluation of Tumor Immunosuppressive Microenvironment and Treatment Outcomes in Gastric Cancer: A Retrospective, Multicohort Study [J]. Ann Surg Oncol, 2022, 29 (8): 5022-5033.
[66] Kanaoujiya R, Porwal D, Srivastava S. Applications of nanomaterials for gastrointestinal tumors: A review [J]. Front Med Technol, 2022, 4: 997123.
[67] Zhou J, Chen L, Chen L, et al. Emerging role of nanoparticles in the diagnostic imaging of gastrointestinal cancer [J]. Semin Cancer Biol, 2022, 86 (Pt 2): 580-594.
[68] Deng S, Gu J, Jiang Z, et al. Application of nanotechnology in the early diagnosis and comprehensive treatment of gastrointestinal cancer [J]. J Nanobiotechnology, 2022, 20 (1): 415.
[69] Tian Y, Yang P, Lin Y, et al. Assessment of Carbon Nanoparticle Suspension Lymphography-Guided Distal Gastrectomy for Gastric Cancer [J]. JAMA Netw Open, 2022, 5 (4): e227739.

撰稿人：梁　寒　黄　华　肖　莉　唐　磊　骆卉妍　张小田　王雅坤　邓靖宇
李　凯　臧　潞　陕　飞　邓　婷　季　刚　沈　琳　季加孚　李子禹
徐惠绵　朱正纲　陈　凛

结直肠癌

一、概述

2022 年美国癌症协会统计数据，美国结直肠癌（colorectal cancer，CRC）发病率和死亡率在男性和女性当中均居于第 3 位；从 2014—2018 年，50 岁及以上人群的发病率每年下降约 2%，而 50 岁以下的成年人每年增加 1.5%。我国国家癌症中心数据表明，结直肠癌在我国发病率和死亡率分列第 2 位和第 4 位，其中城市人口结直肠癌发病率远高于农村人口。本报告将就我国结直肠癌的最新研究进展及展望进行梳理和总结。

二、结直肠肿瘤研究进展

1. 机器人中低位直肠癌手术取得初步优势结果

自美国食品药品监督管理局（Food and Drug Administration，FDA）批准达·芬奇外科手术系统应用于常规腹腔镜手术后，机器人手术在各个外科领域的应用日趋普遍。机器人手术系统具有三维视觉、摄像平台稳定和机械臂灵活等技术优势，有助于提高外科手术质量。然而，其在中低位直肠癌的临床疗效仍存在争议。2022 年，刊于《柳叶刀·胃肠病学和肝病学》上的一项多中心随机对照临床研究比较了机器人与腹腔镜中低位直肠癌手术的短期预后区别（Robotic Versus Laparoscopic Surgery for Middle and Low Rectal Cancer，REAL trial）。该研究是由中国 8 个省份 11 家医院参与的多中心、随机对照、优势性研究，主要研究终点是 3 年局部复发率。本次发布的短期预后为该研究的次要研究终点，指标包括环周切缘阳性率和术后 30 天内并发症。研究发现机器人手术比传统腹腔镜手术的肿瘤切除质量更好，手术创伤更小，术后恢复更好。

2. 腹腔镜手术在低位直肠癌中具有优势

全直肠系膜切除术（Total Mesorectal Excision，TME）是直肠癌手术的基石。近几十年来，腹腔镜手术越来越多地用于治疗结直肠癌。然而，腹腔镜直肠癌手术要达到与开放手术同等的肿瘤学效果仍然是一项挑战，尤其是对于低位直肠癌。位于狭窄盆腔内的低位直肠癌增加了腹腔镜手术中锐性分离的难度，并可能危及手术质量。2022 年刊于 *JAMA Oncology* 上的一项多中心随机对照临床研究比较了腹腔镜与开腹低位直肠癌手术的短期预后区别（Laparoscopy-Assisted Surgery for Carcinoma of the Low Rectum，LASRE trial）。该研究是由中国 22 家医院参与的多中心、随机对照、非劣效性研究。短期结果包括病理指标、外科手术指标、术后恢复指标和术后 30 天内的并发症和死亡率。研究发现由经验丰富的外科团队实施腹腔镜低位直肠癌手术，其病理指标与开腹手术相当，并且腹腔镜手术具有较高的括约肌保留率，术后恢复更良好。

3. 中国结肠癌规范诊疗系列国家级指南和指标发布

国家癌症中心统计数据显示，中国结直肠癌发病率居所有恶性肿瘤第 2 位，死亡率居第 4 位。我国结直肠癌患者的生存率较前虽已有提高，但不同地区间诊断及治疗水平仍存在较大差异。2012 年，国家卫生健康委员会主导成立了国家肿瘤质控中心，推行肿瘤诊疗质量控制，规范肿瘤诊疗行为，促进全国范围内肿瘤诊疗规范化、同质化、标准化，最终提升恶性肿瘤患者的生存率和生活质量。2022 年 1 月，中华结直肠疾病电子杂志发表了由中国抗癌协会大肠癌专业委员会牵头撰写的《中国恶性肿瘤整合诊治指南 - 结肠癌部分》。该指南集合了中国专家和中国经验，是目前我国针对结肠癌诊治最为权威的一部指南。2022 年 7 月，国家癌症中心、国家肿瘤质控中心委托国家肿瘤质控中心结直肠癌质控专家委员会，依据《中国肿瘤整合诊治指南》（结直肠癌、肛管癌）等国家级结直肠癌诊疗指南规范，结合循证医学、临床经验，在符合科学性、普适性、规范性、可操作性指导原则下，起草并制定了《中国原发性结直肠癌规范诊疗质量控制指标（2022 版）》。系列指标包括质量控制和质量管理共计 16 项指标，对每项指标进行了详尽说明，并阐述了指标的计算公式，具有清晰、易理解和可复现的特点。质控指标涵盖了术前分期、术前病理、MDT 讨论比例、新辅助治疗率、放疗规范记录和手术清扫淋巴结合格率等关键指标。一系列指南和指标标志着我国结直肠癌诊疗的规范化进入了量化的时代，是提升我国结直肠癌患者预后的重要标杆尺度。

4. NOSES 手术获更广泛证据支持

经自然腔道取标本的结直肠癌根治术（Natural Orifice Specimen Extraction Surgery，NOSES）免除了辅助切口，是微创中的微创，显著加速了患者康复。但是，NOSES 也遇到了关于感染和肿瘤学安全性的质疑。随着 NSOES 手术的广泛开展，越来越多的证据阐述了以上质疑。王锡山教授牵头的登记研究汇总全国 39 个中心、5055 例Ⅰ～Ⅲ期接受 NOSES 手术的结直肠肿瘤患者数据，总体术后并发症发生率 14.1%。对比文献数据，

NOSES 手术具有术后恢复更快、术后疼痛更轻、美容效果更好等优势，且术后并发症风险并未升高。有随访数据的 701 例患者，中位随访 25.3 个月，3 年总生存率 93.2%，3 年无病生存率 82.2%。这是首个基于全国多中心的大规模队列的报道，数据来自中国 NOSES 数据库，是目前数量最大和证据级别最高的关于 NOSES 用于结直肠癌的安全性研究，终结了对 NOSES 安全性的质疑。蔡建春教授牵头了一项随机对照研究，纳入了 60 例左结直肠腺癌（肿瘤下缘距肛缘≥ 8 厘米的直肠癌、乙状结肠癌、降结肠癌和左半横结肠癌），随机行 NOSES 或传统腹腔镜手术。NOSES 组与传统腹腔镜手术组在 3 年无病生存率（96.7% 和 83.3%）和总生存率（100% 和 90.0%）的差异无统计学意义，表明 NOSES 手术长期疗效不劣于传统腹腔镜手术。

5. 围手术期化疗模式对比标准治疗未能显著改善局部晚期结肠癌 3 年 DFS

中山大学附属第六医院邓艳红教授团队在 2022 年美国临床肿瘤学会（American Society of Clinical Oncology，ASCO）年会中报告了局部进展期结肠癌新的围手术期治疗模式（术前术后 mFOLFOX 或 XELOX 化疗各 3 个月），对比标准的根治性手术联合传统辅助化疗的模式的多中心随机对照研究，结果显示，新的治疗模式未能显著改善 3 年无病生存期（Disease-Free Survival，DFS），但新辅助化疗诱导产生了 7% 的病理完全缓解率（pathologic Complete Response，pCR）与 20% 的降期率，同时未增加围手术期并发症。

6. 抗 EGFR 单抗联合化疗依旧是左半 RAS 野生型转移性结直肠癌一线首选治疗

2022 年，ASCO 年会报道了帕尼单抗联合 mFOLFOX 对比贝伐珠单抗联合 mFOLFOX 方案一线治疗 RAS 野生型转移性结直肠癌的研究 PARADIGM 结果数据显示，帕尼单抗组治疗左半肠癌总生存期（Overall Survival，OS）显著优于右半肠癌（HR 0.82）；整体人群 OS 显示同样的数据结果。结果进一步确证了在左半 RAS 野生型转移性结直肠癌治疗中，抗 EGFR 单抗联合化疗优于贝伐珠单抗联合化疗，可作为这类人群的首选治疗。

7. 三药联合抗 EGFR 单抗对比双药联合抗 EGFR 单抗治疗 RAS/BRAF 野生型转移性结直肠癌未能进一步提高疗效

2022 年，ASCO 年会报告了 GONO Ⅲ期研究的 TRIPLETE 研究初步结果，帕尼单抗联合 mFOLFOXIRI 对比帕尼单抗联合 mFOLFOX6 方案一线治疗 RAS/BRAF 野生型转移性结直肠癌，总客观缓解率为 76% vs 73%，R0 切除率为 29% vs 25%，均未显示出统计学差异，在 PFS 亦未显示出差异。

8. KRAS G12C 抑制剂用于标准治疗失败的晚期结直肠癌患者疗效令人期待

KRAS 作为最早被发现的癌基因之一，曾经的“不可成药”靶点已成为目前研发的热门方向。近年来，索托拉西布（Sotorasib）、阿达格拉西布（Adagrasib）等 KRAS G12C 抑制剂的出现，使得针对 KRAS G12C 突变肠癌的治疗获得了一些进展。国研的新型、具有口服活性的 IBI351（GFH925）是一种特异性共价不可逆的 KRAS G12C 抑制剂，广东省人民医院吴一龙教授牵头开展了 IBI351（GFH925）用于 KRAS G12C 突变的晚期实体肿瘤的Ⅰ期临床研究，并在2022年ASCO年会上公布了IBI351（GFH925）（KRAS G12C抑制剂）单药治疗晚期实体瘤患者的Ⅰ期研究最新数据（NCT05005234）{Zhou，2022 #2568}。截至2022年7月29日，IBI351在晚期非小细胞肺癌中疗效可观，疾病控制率（Disease Control Rate，DCR）达到了92.7%。晚期结直肠癌中，也看到了令人鼓舞的疗效信号，共5例晚期结直肠癌受试者接受了IBI351治疗，其中3例受试者达到部分缓解，客观缓解率（Overall Response Rate，ORR）和DCR为60%。IBI351在45例结直肠癌患者中的数据将在2023年6月份的ASCO年会上进一步报道。安全性方面，总体耐受性良好，大部分为1～2级药物相关不良事件，无导致死亡以及导致治疗终止的不良事件发生。IBI351优异的表现，将给国内KRAS G12C突变的晚期实体瘤患者带来新的选择，我们期待该研究有更多的积极持续的结果更新。

9. 小分子TKI吡咯替尼联合曲妥珠单抗治疗HER2阳性晚期结直肠癌患者取得新进展

研究显示，约4%～5%的结直肠癌患者存在HER2扩增，借鉴乳腺癌、胃癌领域的研究结果，国际上已开展抗HER2靶向药物治疗HER2阳性晚期结直肠癌的临床研究。吡咯替尼是我国自主研发的靶向HER1、HER2和HER4的小分子酪氨酸激酶抑制剂（TKI），在乳腺癌领域已证实了其良好的抗肿瘤活性。2022年，由浙江大学医学院附属第二医院张苏展教授和袁瑛教授团队完成的“吡咯替尼和曲妥珠单抗联合治疗HER2阳性晚期结直肠癌患者多中心Ⅱ期临床研究”（NCT04380012）发表于*Cancer Science*。该研究在2019年12月—2021年10月共入组20例HER2阳性晚期结直肠癌患者（BRAF均野生型），其中可评价患者18例，三线以上患者占44%。共4例患者获得部分缓解，总人群ORR为22.2%，DCR为61.1%，中位PFS为3.4个月。值得注意的是，在RAS和BRAF均野生型的人群中，ORR达到33.3%，DCR为83.3%，中位PFS达到了4.3个月。安全性方面，吡咯替尼最常见的不良反应是腹泻（3级及以上发生率为65.0%），但经过暂停药物或者减量治疗，不良反应可缓解，从而继续抗HER2治疗。本研究揭示了吡咯替尼联合曲妥珠单抗在RAS/BRAF野生型、HER2阳性的晚期结直肠癌患者中的潜力，提供了一种新的治疗选择。

10. 免疫治疗推荐用于dMMR/MSI-H局部晚期结直肠癌患者一线治疗

局部晚期结直肠癌的标准治疗方案是新辅助放化疗序贯根治性手术，术后行辅助化疗。2022年，由中山大学肿瘤防治中心徐瑞华、王峰、陈功教授团队开展的信迪利单抗用于错配修复缺陷局部晚期直肠癌新辅助治疗的Ⅱ期临床研究发表于《柳叶刀－胃肠病学与肝脏病学》（*The Lancet Gastroenterology & Hepatology*）。此研究共纳入17例dMMR/MSI-H局部晚期直肠癌患者，给予4周期新辅助信迪利单抗单药治疗后，根据治疗情况可选择：①接受根治性手术及术后辅助治疗（信迪利单抗 ±CapeOX化疗）；②继续4周期信迪利单抗治疗，随后进行根治性手术或随访观察。结果显示，在16例可评估疗效的患者中，15例（94%）患者治疗后病灶缩小；6例患者接受根治性手术，其中3例手术标本显示病理完全缓解（pCR）；9 例（75%）患者经治疗后实现临床完全缓解，继续观察随访。2022 年 6 月美国纪念斯隆凯特琳癌症中心发表于 *The New England Journal of Medicine* 的一项前瞻性Ⅱ期研究也获得类似的结果，共纳入 12 名局部晚期 dMMR/MSI–H 直肠腺癌患者，在接受 PD–1 单抗 dostarlimab 治疗后，患者均获得临床完全缓解，且随访期间未见进展及复发。此外，目前 NICHE–2 研究结果提示纳武利尤单抗联合伊匹单抗作为新辅助治疗在 dMMR/MSI–H 局晚期结肠癌患者中 pCR 率可达 67%。因此，免疫治疗在 dMMR/MSI–H 结直肠癌患者中适应证进一步拓展，使局部晚期患者有机会免于放化疗及手术，尽可能保全器官功能，提高生活质量。

11. 免疫治疗联合 CapeOx 及贝伐单抗一线治疗 RAS 突变 MSS 转移性结直肠癌患者可获得高缓解率（BBCAPX 研究）

浙江大学第二医院研究团队的一项开放标签、单臂、Ⅱ期临床试验纳入 18 ~ 75 岁经多学科综合治疗组织学确诊的不可切除转移性结直肠癌患者，且 RAS 基因为突变型和 MSS，予信迪利单抗联合 CapeOx 及贝伐单抗一线治疗。研究结果显示：共纳入 25 例患者，患者中位年龄为 60 岁（范围：45 ~ 74 岁），60% 的患者确诊肝转移，原发肿瘤部位位于左侧结肠的患者比例为 64.0%。所有患者的 ORR 为 84.0%（肝转移患者 ORR 为 93.3%，肺转移患者 ORR 为 100%），其中 2 例患者实现 CR，19 例患者实现 PR，4 例患者 SD，DCR 为 100%。6 例患者治疗后行手术切除，实现了无疾病状态。尽管此研究尚未达到中位 PFS，但证实了免疫检查点抑制剂联合标准化疗 / 贝伐珠单抗作为转移性 RAS/BRAF 突变结直肠癌患者一线治疗的初步疗效和安全性。

12. 中国直肠癌放疗研究进展

在新辅助治疗的探索上，备受瞩目的是一项由中国医学科学院肿瘤医院牵头、全国 16 家单位共同完成的局部晚期直肠癌术前短程放疗序贯新辅助化疗的Ⅲ期临床研究（STELLAR）。该研究以短程放疗序贯化疗的模式，挑战标准新辅助同步放化疗，在中低位局部晚期直肠癌患者中，取得了更优的完全缓解率（21.5% vs 12.3%，$P = 0.002$）和 3 年总生存率（86.5% vs 75.1%，$P = 0.033$），同时 3 年无病生存率也达到了研究预设的非劣假设（64.5% vs 62.3%，$P < 0.001$），将短程放疗序贯化疗作为局部晚期直肠癌新辅助治疗的可选项。相关结果在 ASCO、ASTRO、ESMO、CSCO、CSTRO 等多项国内外重磅级学术会议上发声，最终发表在《临床肿瘤学杂志》，并被 2022 年 NCCN 指南引用。此外，浙江大学医学院附属第二医院牵头的研究（PSSR）显示，对距肛门缘 6 ~ 12 厘米、经 MRI 评估直肠系膜筋膜未受侵的局部晚期直肠癌患者，直接手术后行选择性辅助放化疗对比接受标准同步放化疗序贯手术，按照符合方案人群进行分析，局部复发率显著升高（4.44% vs 0.03%），3 年 DFS 更低（81.1% vs 86.6%，$P = 0.04$），显示同步放化疗在该部分局部晚期直肠癌患者中的治疗价值。另有基于临床研究的转化探索揭示了血清代谢产物在直肠癌个体化新辅助治疗中的应用前景。上述研究为放疗参与直肠癌治疗提供新思路，也为后续

放疗联合免疫治疗等新模式奠定了研究基础。

三、结直肠肿瘤学科发展趋势和展望

1. 机器人手术临床研究欣欣向荣

目前，机器人手术在各个外科领域的应用日趋普遍。随着 2015 版和 2020 版《机器人结直肠癌手术中国专家共识》的发布，机器人结直肠癌手术的开展日趋规范化、标准化和同质化。近年来，来自中国学者的机器人与腹腔镜结直肠癌手术的对照研究正在逐步开展，相关研究的近期成果已然问世。未来，期待更多的多中心、大样本的真实世界研究能够陆续开展，对机器人手术的预后情况进行全面、系统的评价，为中国机器人结直肠癌手术的开展提供更多询证医学证据。此外，国产手术机器人方兴未艾，开展国产机器人结直肠癌手术临床疗效的系统性研究及与进口机器人的随机对照研究，将为“中国制造”提供强有力的支撑，造福更多结直肠癌患者。

2. 外科手术将趋向高质量同质化

随着《中国肿瘤整合诊治指南》（结直肠癌、肛管癌）和《中国原发性结直肠癌规范诊疗质量控制指标（2022 版）》等国家级结直肠癌诊疗指南规范的发布和广泛宣讲，我国结直肠癌整体诊治水平将进一步提升并趋向同质化，这是提升我国结直肠癌患者预后的必由之路，也是 CACA 和大肠癌专委会为之奋斗的重要目标。在此目标引领下，更为广泛地面向基层医疗单位宣讲 CACA 结直肠癌诊治指南将是未来一段时间内的重要工作。

3. 微创手术没有尽头

微创外科平台设备的进步使外科医生可以更加微观地观察解剖区域，实现更精准的解剖，从而保留血管和神经。更加高清的影像设备的运用，使外科医生的能动性得以充分调动。可以预见在未来结直肠癌微创手术的禁区将进一步缩小，更多的患者实现无辅助切口手术，更多的患者避免大范围的切除正常组织，患者的外科体验将更加趋向无感。

4. 精准靶向治疗是未来的主要研究方向

精准医学的发展，推动着我们对不同分子分型的结直肠癌认知不断深入。目前结直肠癌通过各种检测手段可以分为不同亚群，包括微卫星高度不稳定（MSI-H）、RAS 突变、BRAF 突变、HER2 扩增以及极少数的 NTRK 融合等。在规范化诊疗的框架下，针对不同亚型更精准的给予不同的靶向药物或免疫治疗，是结直肠癌的个体化精准治疗的体现，也是结直肠癌靶向治疗未来发展的方向。如 BRAF、RAS 突变患者预后较差，针对 BRAF 及 RAS 突变的特异性抑制剂单药及联合抗 EGFR 单抗治疗近年来获得一定成果；MSI-H 患者能从免疫治疗获益，且疗效持久；对于 HER2 扩增患者，即使为 RAS 野生型，西妥昔单抗疗效欠佳，选择更有针对性的抗 HER2 靶向治疗有望提高疗效。

另外，晚期结直肠患者的后线靶向治疗将是未来研究的重点。当前晚期结直肠癌的一线、二线治疗策略已经基本明确，即两大类化疗方案和靶向治疗的搭配。三线治疗的药物种类较多，可选择的方案有瑞戈非尼、呋喹替尼、TAS102、抗体偶联药物等。根据患者分子分型，在三线治疗中探索特异性靶向药物或不同作用机制药物的联合方案，排兵布阵，通过科学探索、合理结合这两方面，相信能进一步提高后线晚期结直肠癌靶向治疗的疗效，为患者带来更多的临床获益。

5. 深入挖掘结直肠癌免疫治疗耐药机制

多种因素会导致恶性肿瘤对免疫检查点抑制剂治疗反应不佳，主要包括：①肿瘤组织内中免疫细胞的浸润受阻；②肿瘤细胞缺乏特异性新抗原，阻碍细胞毒性 T 细胞对肿瘤的识别和杀伤；③肿瘤内的免疫抑制细胞的存在抑制抗肿瘤免疫反应；④肿瘤血管化不足导致免疫细胞功能缺陷。但结直肠癌仍存在许多独特的耐药机制，如 MSI-H 结直肠癌患者原发病灶存在的炎症反应可能会导致免疫治疗疗效不佳。因此，利用日益发展的技术（单细胞测序、空间转录组学、全基因组体内外功能筛选、器官芯片等）结合临床样本积累，深入挖掘肿瘤部位耐药机制，明确关键靶点，对于未来结直肠癌免疫治疗的发展是十分有必要的。

6. 进一步富集免疫治疗优势人群

目前，结直肠癌免疫治疗主要以微卫星状态区分是否可以从免疫治疗中获益。但即便是 MSI-H/dMMR 的患者，也只有小部分患者可以从免疫治疗中获得长期、持续的获益；而携带 POLE/POLD1 突变或其他超突变的患者和一小部分高肿瘤突变负荷的 MSS 型肿瘤也可能从免疫治疗中获益。除此以外，有研究报道肿瘤突变负荷（Tumor Mutational Burden，TMB）升高和肿瘤浸润淋巴细胞增多可提示免疫治疗获益，而外周血中性粒细胞 - 淋巴细胞比值升高提示抑制性免疫状态及对免疫治疗反应不佳，接受免疫治疗患者粪便样本中梭杆菌门升高提示生存率较差，但这些仍存在局限性。因此，以 MSI-H/dMMR 作为免疫治疗获益与否的生物标志物是远远不够的，需进一步富集结直肠癌免疫治疗优势人群。

7. 寻求合理的免疫治疗联合增敏策略

目前结直肠癌免疫治疗研究的思路主要集中在基于不同机制寻找不同的联合治疗策略，以期逆转“冷肿瘤”为“热肿瘤”。已报道的联合治疗策略包括不同靶点免疫检查点抑制剂的联合，免疫检查点抑制剂联合放 / 化疗、免疫检查点抑制剂联合靶向治疗（如 VEGF 抑制剂、EGFR 抑制剂、MAPK 信号抑制剂、KRAS 抑制剂、MEK 抑制剂等）、免疫检查点抑制剂联合肿瘤疫苗等，但临床获益十分有限。建议立足于结直肠癌患者肿瘤部位免疫耐药机制，从改变肿瘤免疫微环境、阻断免疫抑制机制、增强 T 细胞介导的免疫等方面出发，寻找合理的免疫治疗联合增敏策略。

8. 探索结直肠癌免疫治疗新方法

除免疫检查点抑制剂以外，CAR-T、肿瘤疫苗、溶瘤病毒等产业的兴起和发展，可能会给结直肠癌免疫治疗增添新的活力。GCC19 CAR-T 专门靶向并清除表达结直肠癌肿瘤标记物鸟苷酸环化酶 C（Guanylyl cyclase C，GCC/GUCY2C），在复发 / 难治性转移性结直肠癌患者中已显示出与剂量相关的良好的临床初步疗效以及可控安全性。新型肿瘤疫苗 PolyPEPI1018 专门针对 MSS 型结直肠癌，用于一线化疗后作为转移性结直肠癌维持治疗，目前小样本临床试验也初步证明疫苗对 MSS 型晚期结直肠癌具有早期临床活性，能够有效地延缓肿瘤进展。期待未来有更多的临床数据支持。

9. 寻求新辅助放疗精准模式

直肠癌新辅助放疗精准模式的实践近年来，我国直肠癌治疗已步入多学科协作背景下的综合治疗时代，机遇和挑战并存。从联合治疗的角度，以放疗为核心的全程新辅助治疗（Total Neoadjuvant Therapy，TNT）带来了更高的肿瘤退缩率，给有肛门保留需求的患者带来了福音。然而，TNT 本身如何优化，能否给高危局限期直肠癌患者带来生存获益，是否额外带来了手术并发症等问题并未得到很好的回答。免疫治疗在多种实体瘤中的成功应用，给直肠癌的治疗带来了更多机会。尽管大多数直肠癌患者仍属于 MSS 人群，对免疫治疗敏感性不够，但放疗作为免疫激发的一种有效手段，近年来多项小样本研究已经证实放疗联合 PD-1/PD-L1 抑制剂对 MSS 肿瘤的协同作用。最后，我国多数肿瘤中心加速器配比无法满足患者需求的困境仍然存在，STELLAR 研究证实了短程放疗续贯化疗模式的价值，在此基础上，我国越来越多的学者正从卫生经济学和治疗获益等多个角度出发，为直肠癌患者探索综合治疗的新模式。目前我国在临床实验上注册在研的直肠癌放疗相关临床研究 60 余项，其中和免疫治疗相关的 18 项，而包括 STELLAR Ⅱ、TORCH 等在内的以短程放疗为基石的临床研究达 12 项，未来将会有更多新辅助放疗精准模式相关的循证证据出现并在临床上应用。

四、总结

我国研究者在结直肠癌的外科、药物治疗及放疗等方向均取得了众多突破和进展，为结直肠癌的诊治提供了更多的诊疗方向。展望未来，靶向治疗、免疫治疗、放疗模式等领域仍有大量探索空间，而外科手术平台及策略的推陈出新定会进一步改善患者预后。期待我国的研究成果能造福更多患者，期待我国研究者在世界舞台发出更多“中国好声音”。

参考文献

[1] SIEGEL R L，MILLER K D，FUCHS H E，et al. Cancer statistics，2022[J]. CA Cancer J Clin，2022，72（1）：7-33.

[2] HU Y，STRONG V E. Robotic Surgery and Oncologic Outcomes[J]．JAMA Oncol，2020，6（10）：1537–1539.

[3] FENG Q，YUAN W，LI T，et al. Robotic versus laparoscopic surgery for middle and low rectal cancer（REAL）：short–term outcomes of a multicentre randomised controlled trial[J]．Lancet Gastroenterol Hepatol，2022，7（11）：991–1004.

[4] JIANG W Z，XU J M，XING J D，et al. Short–term Outcomes of Laparoscopy–Assisted vs Open Surgery for Patients With Low Rectal Cancer：The LASRE Randomized Clinical Trial[J]．JAMA Oncol，2022，8（11）：1607–1615.

[5] GUAN X，HU X，JIANG Z，et al. Short–term and oncological outcomes of natural orifice specimen extraction surgery（NOSES）for colorectal cancer in China：a national database study of 5055 patients[J]．Sci Bull（Beijing），2022，67（13）：1331–1334.

[6] ZHOU Q，YANG N，ZHAO J，et al. Phase I dose–escalation study of IBI351（GFH925）monotherapy in patients with advanced solid tumors[J]．Journal of Clinical Oncology，2022，40（16）：1.

[7] FU X，YING J，YANG L，et al. Dual targeted therapy with pyrotinib and trastuzumab for HER2–positive advanced colorectal cancer：A phase 2 trial[J]．Cancer science，2023，114（3）：1067–1074.

[8] CHEN G，JIN Y，GUAN W L，et al. Neoadjuvant PD–1 blockade with sintilimab in mismatch–repair deficient，locally advanced rectal cancer：an open–label，single–centre phase 2 study[J]．Lancet Gastroenterol Hepatol，2023，8（5）：422–431.

[9] CERCEK A，LUMISH M，SINOPOLI J，et al. PD–1 Blockade in Mismatch Repair–Deficient，Locally Advanced Rectal Cancer[J]．N Engl J Med，2022，386（25）：2363–2376.

[10] FANG X，ZHONG C，ZHU N，et al. A phase 2 trial of sintilimab（IBI 308）in combination with CAPEOX and bevacizumab（BBCAPX）as first–line treatment in patients with RAS–mutant，microsatellite stable，unresectable metastatic colorectal cancer[J]．Journal of Clinical Oncology，2022，40（16_suppl）：3563.

[11] JIN J，TANG Y，HU C，et al. Multicenter，Randomized，Phase Ⅲ Trial of Short–Term Radiotherapy Plus Chemotherapy Versus Long–Term Chemoradiotherapy in Locally Advanced Rectal Cancer（STELLAR）[J]．J Clin Oncol，2022，40（15）：1681–1692.

[12] WANG H，JIA H，GAO Y，et al. Serum metabolic traits reveal therapeutic toxicities and responses of neoadjuvant chemoradiotherapy in patients with rectal cancer[J]．Nat Commun，2022，13（1）：7802.

[13] SCHOENFELD A J，HELLMANN M D. Acquired Resistance to Immune Checkpoint Inhibitors[J]．Cancer Cell，2020，37（4）：443–455.

[14] GONG J，WANG C，LEE P P，et al. Response to PD–1 Blockade in Microsatellite Stable Metastatic Colorectal Cancer Harboring a POLE Mutation[J]．J Natl Compr Canc Netw，2017，15（2）：142–147.

[15] WANG C，FAKIH M. Targeting MSS colorectal cancer with immunotherapy：are we turning the corner [J]．Expert Opin Biol Ther，2021，21（10）：1347–1357.

[16] BORELLI B，ANTONIOTTI C，CARULLO M，et al. Immune–Checkpoint Inhibitors（ICIs）in Metastatic Colorectal Cancer（mCRC）Patients beyond Microsatellite Instability[J]．Cancers（Basel），2022，14（20）．

[17] LIU C，XIAO H，CUI L，et al. Epigenetic–related gene mutations serve as potential biomarkers for immune checkpoint inhibitors in microsatellite–stable colorectal cancer[J]．Front Immunol，2022，13：1039631.

[18] SUI Q，ZHANG X，CHEN C，et al. Inflammation promotes resistance to immune checkpoint inhibitors in high microsatellite instability colorectal cancer[J]．Nat Commun，2022，13（1）：7316.

[19] WANG F，HE M M，YAO Y C，et al. Regorafenib plus toripalimab in patients with metastatic colorectal cancer：a phase Ib/Ⅱ clinical trial and gut microbiome analysis[J]．Cell Rep Med，2021，2（9）：100383.

[20] BARAIBAR I，MIRALLAS O，SAOUDI N，et al. Combined Treatment with Immunotherapy–Based Strategies for MSS Metastatic Colorectal Cancer[J]．Cancers（Basel），2021，13（24）．

[21] KIM T K, VANDSEMB E N, HERBST R S, et al. Adaptive immune resistance at the tumour site: mechanisms and therapeutic opportunities[J]. Nat Rev Drug Discov, 2022, 21(7): 529-540.
[22] HUBBARD J M, TOKE E R, MORETTO R, et al. Safety and Activity of PolyPEPI1018 Combined with Maintenance Therapy in Metastatic Colorectal Cancer: an Open-Label, Multicenter, Phase Ib Study[J]. Clin Cancer Res, 2022, 28(13): 2818-2829.
[23] 郑荣寿，张思维，孙可欣，等. 2016年中国恶性肿瘤流行情况分析[J]. 中华肿瘤杂志，2023,(03): 212-220.
[24] 中国恶性肿瘤整合诊治指南-结肠癌部分[J]. 中华结直肠疾病电子杂志，2022，11(01): 1-16.
[25] 国家癌症中心，国家肿瘤质控中心结直肠癌质控专家委员会. 中国原发性结直肠癌规范诊疗质量控制指标(2022版)[J]. 中华肿瘤杂志，2022,(07): 623-627.
[26] 陈志正，许淑镇，丁志杰，等. 左结直肠癌自然腔道取标本根治术与传统腹腔镜手术的随机对照研究：3年随访结果[J]. 中华胃肠外科杂志，2022,(07): 604-611.
[27] 王锡山. 经自然腔道取标本手术学(第4版)[J]. 北京：人民卫生出版社，2023.

撰稿人：王锡山　顾　晋　丁克峰　房学东　沈　琳　徐忠法　许剑民
刘　骞　王贵玉　李　健　唐　源　李　军　袁　瑛　顾艳宏
张筱倩

胰腺癌

一、概述

胰腺癌是当前世界范围内第7大癌症相关致死病因，也是死亡率最接近发病率的恶性肿瘤（2020年全球新增患者495773例，死亡患者466003例），其5年生存率为9%～11%，严重危害人类的生命健康。随着人民生活水平的稳定提高和人口老龄化社会的到来，中国胰腺癌的发病率将进一步攀升，急需加速临床医学专业人才的培养和有效治疗手段的研发，提前布局，应对趋势。

二、胰腺癌研究进展

1. 胰腺癌的早期诊断研究进展

胰腺癌早期诊断率极低，不足5%。约60%的患者首诊时已转移，5年生存率仅为7.2%～9%。因此，临床上亟须开发精准有效的针对胰腺癌的早筛早诊新技术。液态活检作为体外诊断的重要分支，具有快速便捷且侵入性小的优点，能够检测到肿瘤释放到血液中的血清肿瘤标志物、循环肿瘤细胞（Circulating Tumor Cell，CTC）、循环游离肿瘤DNA（Circulating Tumor DNA，ctDNA）及甲基化、RNA、外泌体等，为癌症的早筛早诊提供了极具潜力的途径。DNA甲基化检测用于癌种在其他癌种中已有临床结果实现了临床转化应用，美国FDA已于2016年批准血液SEPT9基因甲基化检测用于结直肠癌的筛查。2019年中国肺癌防治联盟《肺癌筛查与管理中国专家共识》中提到SHOX2的超甲基化在肺癌的敏感性和特异性分别为68%和95%，以液体活检为基础的检测技术简便易行，适合肺癌筛查。目前，基于DNA甲基化检测预测和早诊包括胰腺癌在内的多癌种研究正在进行，液体活检技术的不断发展使其癌症早筛早诊领域提供了新的潜力和可能性，以期通过早诊早治来提高癌症患者的生存率，降低死亡率。

2. 单孔机器人技术在胰腺癌外科手术的应用

单孔机器人辅助手术系统（daVinci Single Port Surgical System）是由美国直观公司（Intuitive）研发的最新一代机器人辅助手术系统，与传统多孔机器人手术系统不同，它仅需要在患者腹壁上作一处 3 厘米左右切口，即可完成布孔及装机，具有创伤更小、操作更为精准的优点。该系统已在国外被广泛运用于胰腺癌切除，国内已有北京 301 医院与上海瑞金医院试点安装并使用该系统。根据刘荣教授的最新研究结果，单孔机器人手术系统可完成包括胰十二指肠切除术、胰体尾切除术、胰腺肿瘤剜除术等术式。手术效果甚至优于多孔机器人手术系统。然而，国内外目前暂无大样本随机对照临床研究，因此暂时无法从循证医学角度证实单孔机器人的优势。

3. 局部进展期胰腺癌的综合治疗

对于局部进展期胰腺癌的治疗目前最优选的方案是首先取得病理学依据，接受新辅助治疗，观察治疗效果，评估有无进一步手术切除指征。最理想的结果是通过上述方案的治疗之后，能够进行 R0 手术切除，从而获得较好的治疗效果。但是从目前来看，效果仍然不是很理想。四川大学华西医院胰腺外科田伯乐教授团队最近重点关注到，对于不可切除的局部进展期胰腺癌，采用局部冷冻消融、配合全身系统治疗（包括化疗、免疫治疗等），有可能会改善患者的治疗效果，特别是对于局部进展期胰腺癌，新辅助治疗后仍未达到根治性切除的要求的患者，再行局部冷冻消融治疗，效果可能会更好。田伯乐教授团队从去年开始尝试，并获得四川省课题资助，已经治疗了 10 多例，证实了其安全性，对癌性疼痛有很明显的缓解率。国内南京、天津、山东已有单位进行了为数不多的尝试，尚缺乏长期效果的研究结果。

4. 胰腺癌免疫微环境研究进展

近期一项研究提出，脂质核受体 δ 的激活可以诱导 KRAS 突变的胰腺上皮细胞分泌趋化因子 CC 配体 2［chemokine（C–C motif）ligand 2，CCL2］，CCL2 通过 CCL2/ 趋化因子 CC 受体 2［chemokine（C–C motif）receptor 2，CCR2］轴招募免疫抑制性的巨噬细胞和髓系来源的抑制性免疫细胞，进而促进 PDAC 免疫抑制微环境的形成。特定的细胞类型也是 PDAC 免疫抑制微环境的调控因素，一项研究关注到胰腺星形细胞在重塑胰腺癌免疫抑制微环境中的功能，并描述了自噬阻断和维生素 D 受体（Vitamin D Receptor，VDR）信号通路激活在胰腺星形细胞调控中的作用。与健康细胞相比，胰腺癌细胞表面存在异常糖基化和 N– 聚糖涂层，近期一项研究表明，N– 聚糖涂层可以干扰免疫细胞和肿瘤细胞之间的免疫突触的形成，而 2– 脱氧 –d– 葡萄糖治疗可以破坏该涂层，增强 T 细胞对肿瘤的杀伤。另一项类似的研究则表明，胰腺癌细胞表面失活的 CXCL12–TGM2–KRT19 可以形成一层保护性的纤丝盔甲，固定并排除原本会攻击肿瘤的 T 细胞，应用药物或遗传手段干预 KRT19 和 TGM2，可以使癌细胞失去保护，促进 T 细胞的浸润和攻击。

5. 晚期胰腺癌分子靶向药物治疗进展

一项国际性、多中心Ⅰ－Ⅱ期试验评估了Sotorasib作为单药治疗在包含KRAS p.G12C突变的胰腺癌患者中的疗效和安全性，并展示出较好的治疗潜力，表明靶向KRAS是治疗晚期胰腺癌的可行策略。Ⅲ期POLO研究表明，对于转移性胰腺癌和胚系BRCA突变患者，活性奥拉帕尼维持治疗与安慰剂相比具有显著的无进展生存期（PFS）益处。患者奥拉帕尼耐受性良好，尽管未观察到具有统计学意义的OS获益，但HR在数值上奥拉帕尼表现出临床获益，包括延长停止化疗的时间和部分患者的生存期。

6. 胰腺癌肿瘤代谢基础研究进展

异常的能量代谢已被认为是肿瘤细胞的特征之一，且在近年愈发受到学者关注。肿瘤细胞通过各种机制，改变其自身和肿瘤微环境的代谢方式，支持其自身存活和增殖。在胰腺癌中，有研究认为肿瘤化疗抵抗、放疗抵抗、免疫抑制均与胰腺癌代谢异常相关。Seki T等发表在*Nature*上的研究发现，棕色脂肪组织对于胰腺癌细胞糖代谢极为关键，激活BAT可有效减少肿瘤细胞糖酵解，从而抑制胰腺癌生长。Zhou Z等发表在《胃肠病学》的研究显示，高表达的ACSS2通过调控胰腺癌中异常脂代谢上调肿瘤细胞巨胞饮，促进肿瘤进展。Zheng S等发表在《尖端科学》上的研究则阐明了异常胆固醇代谢在胰腺癌中通过Fzd5影响肿瘤进展的具体机制。这些研究发现了一些脂代谢相关的治疗新靶点，且均表明肿瘤代谢在胰腺癌发生发展的过程中发挥了重要作用。

7. 胰腺癌蛋白翻译后修饰相关基础研究进展

翻译后修饰（PTM）是对蛋白质结构及功能调控的重要机制之一，不同的修饰方式会影响蛋白质的电荷状态、疏水性、构象及稳定性，最终调控蛋白质功能。常见的PTM方式包括磷酸化、泛素化、乙酰化及甲基化，已有大量研究证实PTM在肿瘤中起到了重要的作用。例如，Kumar S等发表在*Gut*上的研究显示，针对SUMO化修饰的小分子抑制剂TAK-981能通过引起胰腺癌细胞周期阻滞、同时激活抗肿瘤免疫，最终达到良好的抗肿瘤效果。Greco B等在《科学转化医学》期刊上发表的研究显示，针对胰腺癌细胞胞膜蛋白的N-糖基化修饰会通过干扰免疫突触形成、减轻抗肿瘤免疫反应，最终负调控CAR-T细胞对肿瘤细胞的杀伤作用，这也为CAR-T治疗在胰腺癌中的应用困境提供了一定的理论解释。Zhu Q等在《自然》上的一项研究显示，在KRAS突变激活的胰腺癌中，MDH1上存在O-糖基化修饰，这使得MDH1活性增强并上调谷氨酰胺代谢，最终导致胰腺癌增殖加快。以上研究证实，蛋白质翻译后修饰对底物蛋白的功能存在调控作用，且继而会影响胰腺癌细胞的生物学行为。

三、胰腺癌学科发展趋势和展望

1. 液态活检技术在胰腺癌早期无创诊断中的展望

实现肿瘤的早期发现是胰腺癌治疗中的重要议题。在肿瘤中，基因的异常甲基化作为促癌发生发展的原因之一，在癌症发展的早期阶段即可出现，甚至出现在基因突变和组织学改变之前。因此，基于甲基化的高度一致性特征和组织特异性特征，ctDNA 的甲基化检测在癌症的早筛早诊领域具有巨大潜力。

近年来，随着二代测序技术的快速革新和成本的不断降低，ctDNA 检测已成为当前肿瘤领域的热点之一。但由于早期肿瘤患者血浆肿瘤 DNA 突变数目低，因此目前 ctDNA 的检测多用于局部晚期或远处转移的肿瘤，如何更好地利用 ctDNA 检测提高早筛的敏感度成为未来需要解决的命题之一。

采用联合型液态活检技术可能弥补单一标志物检测的缺陷。乔舒亚等学者在 2017 年的研究发现，ctDNAKRAS 检测联合 4 种血清标志物（CA19-9、CEA、HGF 和 OPN）对比单纯使用 KRAS 检测可提高对胰腺癌检测的灵敏度（64% vs 30%）。故基于不同组学（cfDNA 甲基化检测、血清肿瘤标志物、ctDNA 突变检测、血液 RNA）的联合型液态技术对胰腺癌早筛早诊的效能尚不明确，还需要进一步的临床研究验证。探索基于不同组学联合方式的联合型液态活检技术在胰腺癌中进行早检的效能，具有广阔的临床前景，对促进我国胰腺癌的早诊早治、提高患者生存率、降低死亡率，具有重要的临床意义和社会价值。

2. 胰腺癌微创外科的发展

未来，随着患者对微创要求的进一步加强，外科医师对手术器械精细程度要求的进一步提升，单孔机器人势必会在胰腺癌外科治疗中占据一席之地。对于部分手术范围较小的手术比如胰体尾切除术，单孔机器人极有希望取代多孔手术机器人成为微创手术的首选。单孔机器人目前仍存在诸多不足，比如手术范围小、器械内不包含超声刀等能量组件。随着器械的进一步开发和发展，在弥补上短板后，诸如胰十二指肠切除术这类胰腺癌手术，也将得以常规开展。根据该系统在泌尿外科及胃肠外科目前的应用，单孔机器人基本可以做到多孔机器人同样等级的淋巴结清扫，因此也可保证对胰腺癌的根治性。对外科医师和患者来说，单孔机器人手术系统的推出，使得手术方式更为丰富，也带来更小的创伤，是科技向医疗转化的又一杰出体现。

3. 基于不同代谢状态对胰腺癌的新分型方法

2019 年 Karasinska JM 等在《临床肿瘤研究》上提出了一种基于糖酵解及胆固醇代谢状态对胰腺癌进行分型的新方法。如今，随着多中心、大样本临床队列研究项目的不断推动及以代谢组学为基础的多组学检测手段的广泛应用，相信未来对于胰腺癌代谢状态的研究会愈加深入，并使得我们更方便从包括糖代谢、脂代谢、蛋白质代谢和其他代谢等单方面及多方面对胰腺癌进行更详细地区分，并以此为基础，针对不同代谢亚型胰腺癌患者进行针对性精准治疗。同时还能寻找到更多能作为治疗靶点的代谢酶，开发出更多胰腺癌靶向药物，为胰腺癌的治疗提供更多助力。

4. KRAS G12D 抑制剂在胰腺癌靶向治疗中的前景

多年来，KRAS 基因被称为胰腺癌中难以成药的明星靶点，这种情况目前有所改变。

Sotorasib（AMG510）和 Adgrasib（MRTX849）均是第 2 代 KRAS G12C 高选择性抑制剂，可以结合KRAS G12C，将其锁定在非活性状态，临床研究中显示出良好效果，并获得美国 FDA 快速批准用于治疗 KRAS G12C 突变的肿瘤。胰腺癌中 KRAS 致癌突变主要是 KRAS G12D，近期一项研究报道了一种新型小分子抑制剂可以攻击 KRAS G12D，并已在胰腺癌临床前模型中成功缩小肿瘤、阻止癌症生长。该研究中使用的小分子抑制剂 MRTX1133 专门针对 KRAS G12D 突变体而设计，不仅可以靶向突变蛋白，还可以招募免疫系统的协同杀伤，目前处于临床试验中，结果令人期待。

5. 靶向 PTM 激酶的胰腺癌治疗新药物

在胰腺癌中最常见的几类基因突变，包括 KRAS、TP53、CDKN2A 和 SMAD4 突变等，其突变率 > 20%，而 KRAS 突变率可达 90%，这使得学者对于针对这些高突变率靶点开发相关药物极为关注。不幸的是，由于这些靶点分子结构特殊、涉及生物学功能过于广泛等原因，目前仍未开发出针对这些分子的有效药物。由于蛋白质翻译后修饰（PTM）对底物蛋白活性及功能有着重要作用，此时选择靶向调控这些高突变分子翻译后修饰的上游激酶可能可以作为替代方法。同一底物蛋白往往有数十甚至数百个 PTM 激酶，这也使得针对这些激酶开发相应药物，并最终靶向底物分子的可能性更大。随着以蛋白质组学、蛋白质修饰组学为代表的多组学研究手段的不断发展，相信未来会有数个针对这些高突变分子上游激酶的药物问世，打破它们“不可成药”的魔咒。

6. 胰腺癌的肿瘤疫苗和细胞免疫疗法

来自阿尔伯特·爱因斯坦医学院的研究人员设计了一种基于微生物的疫苗治疗策略，成功地提高了免疫系统对胰腺癌的识别和攻击，将癌症转移减少了 87%，研究者利用减毒后的李斯特菌，将高免疫原性的破伤风毒素蛋白（TT856–1313）输送到 PDAC 肿瘤中，表达破伤风毒素蛋白的肿瘤细胞可以激活人体原有的破伤风特异性记忆 T 细胞，将其吸引到肿瘤微环境中，产生穿孔素和颗粒酶 B，对受感染的肿瘤细胞进行杀伤。该策略巧妙地利用了这样一个事实，即几乎所有人都在幼年时接种过破伤风疫苗并保留有强特异性的破伤风特异性记忆 T 细胞。

2022 年，胰腺癌细胞治疗领域的最大突破在于新生抗原特异性的 T 细胞受体工程化 T（T–cell receptor engineered T，TCR–T）细胞治疗。在一项临床试验中，1 例晚期胰腺癌女性患者在接受了 1 次 16.2×10^9 个识别 HLA–C*08：02 递呈的 KRAS G12D 抗原的 TCR–T 细胞后获得了缓解，在 TCR–T 细胞输注 6 个月后，患者肿瘤缩小了 72%,TCR–T 占外周血的 2% 以上。该研究描述了 TCR–T 细胞在胰腺癌个性化精准治疗中的可行性和巨大潜力。

四、总结

胰腺癌是一种系统性疾病，没有任何一种治疗手段能够完全控制或消灭肿瘤。以手术为例，对于已经播散至循环系统或隐匿位点的癌细胞，以手术为主的局部治疗往往无能为力，必须依靠术前、术后的辅助治疗加以控制。因此，系统性疾病需要应用综合治疗的理论和策略，这是短期内提升胰腺癌生存率的重要路径。同时，胰腺癌的治疗急需新突破，开发新型治疗药物和方法是未来攻克胰腺癌的唯一希望。在今天，我们已经看到了诸如KRAS G12D小分子抑制剂和新生抗原特异性TCR-T细胞这些曾经被认为很难实现的科研转化成果，相信在未来的5～10年，我们将一起见证胰腺癌诊断治疗技术更令人惊叹的发展。

参考文献

[1] Siegel RL，Miller KD，Fuchs HE，et al. Cancer statistics，2022. CA Cancer J Clin 2022;72：7–33. PMID：35020204. doi：10.3322/caac.21708.

[2] Chen M，Zhao H. Next–generation sequencing in liquid biopsy：cancer screening and early detection. Hum Genomics 2019;13：34. PMID：31370908. doi：10.1186/s40246–019–0220–8.

[3] Liu R，Liu Q，Zhao G，et al. Single–port（SP）robotic pancreatic surgery using the da Vinci SP system：A retrospective study on prospectively collected data in a consecutive patient cohort. Int J Surg 2022;104：106782. PMID：35918008. doi：10.1016/j.ijsu.2022.106782.

[4] Bazeed AY，Day CM，Garg S. Pancreatic Cancer：Challenges and Opportunities in Locoregional Therapies. Cancers（Basel）2022;14. PMID：36077794. doi：10.3390/cancers14174257.

[5] Wu Y，Gu Y，Zhang B，et al. Laparoscopic ultrasonography–guided cryoablation of locally advanced pancreatic cancer：a preliminary report. Jpn J Radiol 2022;40：86–93. PMID：34279799. doi：10.1007/s11604–021–01175–9.

[6] Liu Y，Deguchi Y，Wei D，et al. Rapid acceleration of KRAS–mutant pancreatic carcinogenesis via remodeling of tumor immune microenvironment by PPARδ. Nat Commun 2022;13：2665. PMID：35562376. doi：10.1038/s41467–022–30392–7.

[7] Kong W，Liu Z，Sun M，et al. Synergistic autophagy blockade and VDR signaling activation enhance stellate cell reprogramming in pancreatic ductal adenocarcinoma. Cancer Lett 2022;539：215718. PMID：35526650. doi：10.1016/j.canlet.2022.215718.

[8] Greco B，Malacarne V，De Girardi F，et al. Disrupting N–glycan expression on tumor cells boosts chimeric antigen receptor T cell efficacy against solid malignancies. Sci Transl Med 2022;14：eabg3072. PMID：35044789. doi：10.1126/scitranslmed.abg3072.

[9] Wang Z，Moresco P，Yan R，et al. Carcinomas assemble a filamentous CXCL12–keratin–19 coating that suppresses T cell–mediated immune attack. Proc Natl Acad Sci U S A 2022;119. PMID：35046049. doi：10.1073/pnas.2119463119.

[10] Strickler JH，Satake H，George TJ，et al. Sotorasib in KRAS p.G12C–Mutated Advanced Pancreatic Cancer. N Engl J Med 2023;388：33–43. PMID：36546651. doi：10.1056/NEJMoa2208470.

[11] Kindler HL，Hammel P，Reni M，et al. Overall Survival Results From the POLO Trial：A Phase Ⅲ Study of Active Maintenance Olaparib Versus Placebo for Germline BRCA–Mutated Metastatic Pancreatic Cancer. J Clin Oncol 2022;40：3929–3939. PMID：35834777. doi：10.1200/jco.21.01604.

[12] Chang CH，Qiu J，O'Sullivan D，et al. Metabolic Competition in the Tumor Microenvironment Is a Driver of Cancer

Progression. Cell 2015;162：1229–1241. PMID：26321679. doi：10.1016/j.cell.2015.08.016.

[13] Seki T，Yang Y，Sun X，et al. Brown–fat–mediated tumour suppression by cold–altered global metabolism. Nature 2022;608：421–428. PMID：35922508. doi：10.1038/s41586–022–05030–3.

[14] Zhou Z，Ren Y，Yang J，et al. Acetyl–Coenzyme A Synthetase 2 Potentiates Macropinocytosis and Muscle Wasting Through Metabolic Reprogramming in Pancreatic Cancer. Gastroenterology 2022;163：1281–1293.e1281. PMID：35777482. doi：10.1053/j.gastro.2022.06.058.

[15] Zheng S，Lin J，Pang Z，et al. Aberrant Cholesterol Metabolism and Wnt/β–Catenin Signaling Coalesce via Frizzled5 in Supporting Cancer Growth. Adv Sci（Weinh）2022;9：e2200750. PMID：35975457. doi：10.1002/advs.202200750.

[16] Kumar S，Schoonderwoerd MJA，Kroonen JS，et al. Targeting pancreatic cancer by TAK–981：a SUMOylation inhibitor that activates the immune system and blocks cancer cell cycle progression in a preclinical model. Gut 2022;71：2266–2283. PMID：35074907. doi：10.1136/gutjnl–2021–324834.

[17] Zhu Q，Zhou H，Wu L，et al. O–GlcNAcylation promotes pancreatic tumor growth by regulating malate dehydrogenase 1. Nat Chem Biol 2022;18：1087–1095. PMID：35879546. doi：10.1038/s41589–022–01085–5.

[18] Widschwendter M，Jones A，Evans I，et al. Epigenome–based cancer risk prediction：rationale，opportunities and challenges. Nat Rev Clin Oncol 2018;15：292–309. PMID：29485132. doi：10.1038/nrclinonc.2018.30.

[19] Moore LD，Le T，Fan G. DNA methylation and its basic function. Neuropsychopharmacology 2013;38：23–38. PMID：22781841. doi：10.1038/npp.2012.112.

[20] Cohen JD，Javed AA，Thoburn C，et al. Combined circulating tumor DNA and protein biomarker–based liquid biopsy for the earlier detection of pancreatic cancers. Proc Natl Acad Sci U S A 2017;114：10202–10207. PMID：28874546. doi：10.1073/pnas.1704961114.

[21] Canon J，Rex K，Saiki AY，et al. The clinical KRAS（G12C）inhibitor AMG 510 drives anti–tumour immunity. Nature 2019;575：217–223. PMID：31666701. doi：10.1038/s41586–019–1694–1.

[22] Fell JB，Fischer JP，Baer BR，et al. Identification of the Clinical Development Candidate MRTX849，a Covalent KRAS（G12C）Inhibitor for the Treatment of Cancer. J Med Chem 2020;63：6679–6693. PMID：32250617. doi：10.1021/acs.jmedchem.9b02052.

[23] Kwan AK，Piazza GA，Keeton AB，The path to the clinic：a comprehensive review on direct KRAS（G12C）inhibitors. J Exp Clin Cancer Res 2022;41：27. PMID：35045886. doi：10.1186/s13046–021–02225–w.

[24] Kemp SB，Cheng N，Markosyan N，et al. Efficacy of a Small–Molecule Inhibitor of KrasG12D in Immunocompetent Models of Pancreatic Cancer. Cancer Discov 2023;13：298–311. PMID：36472553. doi：10.1158/2159–8290.cd–22–1066.

[25] Selvanesan BC，Chandra D，Quispe–Tintaya W，et al. Listeria delivers tetanus toxoid protein to pancreatic tumors and induces cancer cell death in mice. Sci Transl Med 2022;14：eabc1600. PMID：35320003. doi：10.1126/scitranslmed.abc1600.

[26] Leidner R，Sanjuan Silva N，Huang H，et al. Neoantigen T–Cell Receptor Gene Therapy in Pancreatic Cancer. N Engl J Med 2022;386：2112–2119. PMID：35648703. doi：10.1056/NEJMoa2119662.

撰稿人：虞先濬　陈汝福　傅德良　郝继辉　刘续宝　秦仁义　邵成浩　陈　洁　黄　强　李升平　李宜雄　梁廷波　廖　泉　刘大伟　刘颖斌　麦　刚　牟一平　沈柏用　孙　备　谭　广　田伯乐　王成锋　王理伟　王　巍　吴河水　徐　近　徐晓武　杨尹默　余　枭　赵　刚

腹膜肿瘤

一、概述

由于腹膜肿瘤尤其是继发腹膜肿瘤患者数量多、治疗难度大、效果不明显，腹膜肿瘤的诊断、治疗持续受到临床医学界关注。腹膜肿瘤诊疗和技术的CACA指南，持续在国内推广。C-HIPEC的规范操作培训也在持续推进。

免疫微环境在腹膜癌的发生发展过程中起着关键作用，腹膜腔免疫微环境的评估与调节也是腹膜癌研究和临床领域的热点之一。在腹膜腔免疫微环境评估方面，最突出的进展就是以单细胞测序、质谱流式、质谱成像、生物芯片等为代表的高通量、多组学检测技术在腹膜腔免疫微环境评估中的应用。

既往认为胆胰肿瘤一旦腹膜转移则治疗手段有限，预后不容乐观。但随着治疗理念的更新和以肿瘤细胞减灭术（CRS）+腹腔热灌注化疗（HIPEC）为核心的治疗策略的建立，患者的预后和生活质量已经得到了极大的改善，甚至有部分患者可能获得临床治愈。纳米药物、PIPAC技术、近红外荧光引导手术等更多新的方法依然在探索中。

人工智能可以辅助腹膜肿瘤的早期筛查和诊断，通过分析大量的医学影像数据，如CT扫描、MRI和超声等，人工智能可以快速准确地检测和定位腹膜肿瘤，帮助医生在早期阶段发现病变，并及时制定治疗方案。

二、腹膜肿瘤研究进展

1. 原发性腹膜肿瘤研究进展

原发性腹膜癌（Primary Peritoneal Carcinoma，PPC）是一种起源于腹膜间质，呈多灶性的恶性肿瘤。根据组织学对原发性腹膜癌可分为如下几类：卵巢外原发性腹膜癌

（EOPPC）、恶性腹膜间皮瘤、播散性腹膜平滑肌瘤病，临床上往往会与继发性腹膜癌、卵巢恶性肿瘤伴转移相混淆。

原发性腹膜癌的治疗方法是采用多模式治疗，手术、化疗和靶向治疗相结合是主要的治疗方法。EOPPC 的治疗方式与浆液性卵巢癌相同。在所有病例中均进行子宫切除术与双侧输卵管卵巢切除术和网膜切除术。一项Ⅲ期临床试验表明，腹腔内化疗在总生存期方面优于静脉化疗。此外，广泛切除具有 < 2 厘米残余结节的肿瘤的减瘤手术被称为细胞减灭手术（CRS），与化疗联合治疗能在 33% ~ 69% 的患者中产生最佳效果。相比之下，挽救性化疗用于肿瘤复发，同时联用阿霉素、甲氨蝶呤、紫杉醇和 5- 氟尿嘧啶。

2. 腹膜肿瘤免疫微环境的研究进展

在腹膜腔免疫微环境评估方面，最突出的进展就是以单细胞测序、质谱流式、质谱成像、生物芯片等为代表的高通量、多组学检测技术在腹膜腔免疫微环境评估中的应用。英国斯旺西大学医学院与美国德州 A&M 健康科学中心团队发现 CD4+、CD8+、记忆 T 细胞等在腹水浸润免疫细胞亚群中占据优势分布。中国医科大学第一附属医院肿瘤与普通外科团队应用单细胞测序技术对胃癌腹膜转移患者腹水单细胞转录组学特征进行研究后发现，胃癌腹膜转移患者腹水中树突状状细胞增加，这些 DC 抗原提呈能力减弱，同时具有抗血管生成作用。日本自治医科大学团队通过多色流式技术检测胃癌患者腹腔灌洗液，发现腹腔淋巴细胞与巨噬细胞表型的上述剧烈变化可能参与腹膜转移的发生和进展。

在腹膜腔免疫微环境调节方面，以靶向腹膜腔免疫微环境的新的治疗策略也不断涌现。受到天然凋亡小体和囊泡功能的启发，温州医科大学第一附属医院团队构建了工程化细胞凋亡仿生纳米颗粒（EBN）以用于肝癌腹膜转移的治疗。四川大学华西医院团队通过腹腔注射靶向 PD-L1 的嵌合体开关受体（PD-L1.BB CSR）修饰的 CAR-T 细胞治疗恶性腹水，使腹腔 T 细胞活化、增殖、细胞毒性相关基因表达上调，该疗法已进入一期临床实验。

3. 胃肠肿瘤腹膜转移研究进展

HIPEC 的应用逐渐精细化和规范化，国内学者研发了高精度、大容量、恒温灌注、持续循环等优点的中国腹腔热灌注化疗（China Hyperthermic Intraperitoneal Chemotherapy，C-HIPEC）技术，同时提出了肿瘤治疗 C-HIPEC 模式，包括预防模式、治疗模式和转化模式：经过 HIPEC 联合全身治疗后，肿瘤病灶减少和缩小，争取转化为 CRS+HIPEC。

荷兰的一项研究提出了新型 PDGFR β -T 靶向纳米抗体检测结直肠癌腹膜转移结直肠癌可以转移到多个远处部位。因此，探索了一种这样的标记物 PDGFR β 作为通过分子成像检测腹膜转移的靶标的潜在价值。

4. 胆胰肿瘤腹膜转移研究进展

虽然胆胰恶性肿瘤腹膜癌的研究相对较少，但已有的研究显示出了较好的前景。转化手术定义为化疗或放化疗后进行根治性手术，可以提高最初无法切除的晚期胆管癌（包括胆囊癌）患者的生存率。Yusuke Wakasa 等人诊治了一名 69 岁的女性因最初无法切除的胆囊癌伴腹膜癌转移。她接受了吉西他滨加顺铂治疗 9 个月。然后进行扩大胆囊切除术、肝外胆管切除术和区域淋巴结清扫术以及全网膜切除术作为转化手术。患者在继续化疗的同时，术后 19 个月（初诊后 31 个月）无复发生存。这表明中晚期胆囊癌的转化手术和术前新辅助是有效的，可能治愈局部晚期疾病以及腹膜癌为代表的远处转移。

在胆胰肿瘤转移性腹膜癌中，如何有效的多学科联合治疗以及化疗药物治疗反应和耐药性依然是亟须解决的难题，一些个体化的治疗正在被众多学者尝试。Uehara S 等人成功诊疗了一名 70 多岁的女性因胆囊癌伴肝转移和腹膜播散的患者。在标准化疗失败后，对其进行了肝活检。FoundationOne CDx 分析显示肿瘤突变负荷（TMB）很高。免疫检查点抑制剂（ICI）派姆单抗治疗产生了部分反应。总之，ICIs 可能对 TMB 高 BTC 患者有效。

5. 卵巢肿瘤腹膜转移研究进展

血清 CA125-Tn 水平可能是腹膜播散的新型生物标志物，也是手术彻底清除肿瘤细胞的有希望的预测指标。安罗替尼是一种新型口服多靶点酪氨酸激酶抑制剂，四川大学华西医院 2023 年发表数据显示：安罗替尼通过抑制体内细胞增殖和血管生成来抑制肿瘤生长。此外，安洛替尼在体外能够抑制卵巢癌细胞的迁移。这项研究证明了安洛替尼非凡的抗卵巢癌作用，可能为卵巢癌提供一种有前景的治疗策略。

6. 不同国家在腹膜肿瘤领域中的研究成果数量及合作情况

从每个国家在腹膜肿瘤领域中的研究成果数量及合作可以看出，这一领域的研究以美国为主导，发表的文章最多，共发表论文 398 篇，欧洲国家次之，其次是日本、中国和澳大利亚，其余各个国家论文的发表数量相对较少。

7. 不同国家及研究机构在腹膜肿瘤研究领域中的影响力分析

根据国家研究成果爆发图（图 1），腹膜肿瘤领域的论文影响力自 2013 年起开始出现引用的高峰，近年来印度、日本、匈牙利、中国、瑞士五个国家是高被引论文的产出国家。我国从 2022 年开始在该领域爆发式产出成果，在爆发成果排名中居于第 19 位。

在腹膜肿瘤领域高被引排名前 25 所研究机构中（图 2），欧美国家、澳大利亚和日本的研究机构较多，其中有 10 家机构近三年来仍在持续发表高水平文章，保持其在本领域的高影响力，例如荷兰癌症研究所、伦敦大学、日本国立癌症中心等，这也表明该领域仍然有众多科研者在持续开展相关研究。

8. 腹膜肿瘤研究领域发表文章数量较多的研究者及其合作关系分析

腹膜肿瘤领域发表文章数量（表 1）最多的是澳大利亚 Olivier Glehen 博士，在该领域发文 45 篇，平均引用次数 18.534，该领域发文最多的前 15 名研究者中，有法国研究者 6 名，美国 3 名，在前 15 名中我国的 Yan Li 教授位列 12 位。

对腹膜肿瘤研究领域中的作者分析表明，该领域中的作者之间合作并不密切，少数作者间的合作基本集中在 2014—2018 年。

Top 20 Countries with the Strongest Citation Bursts

国家	年份	强度	开始	截止	2013 – 2023
苏格兰	2013	1.66	2013	2014	
加拿大	2013	2.34	2014	2014	
美国	2013	3.47	2015	2015	
希腊	2013	1.97	2015	2015	
丹麦	2013	3.27	2017	2017	
埃及	2016	2.86	2017	2019	
澳大利亚	2013	2.33	2017	2017	
新加坡	2013	1.9	2017	2018	
巴西	2014	1.26	2017	2018	
阿根廷	2017	1.23	2017	2017	
泰国	2016	1.71	2019	2019	
沙特阿拉伯	2015	1.52	2019	2019	
黎巴嫩	2019	1.21	2019	2021	
马来西亚	2019	1.15	2019	2019	
孟加拉国	2019	1.15	2019	2019	
印度	2014	6.85	2020	2021	
日本	2013	3.18	2020	2020	
匈牙利	2020	2.53	2021	2023	
中国	2013	3.12	2022	2023	
瑞士	2014	1.91	2022	2023	

图 1　腹膜肿瘤领域研究中的国家研究成果爆发图

表 1　腹膜肿瘤领域发表文章数量前 20 位的研究者

Rank	Author	Country	Count	Total citations	Average Citation
1	Olivier Glehen	France	45	834	18.534
2	David L Morris	Australia	29	343	11.828
3	Naoual Bakrin	France	24	297	12.375
4	Giovanni Scambia	Italy	24	644	26.834
5	Yutaka Yonemura	Japan	22	429	19.500
6	Dominique Elias	France	21	1045	49.762
7	Marc Pocard	France	21	554	26.381
8	Jalid Sehouli	Germany	21	913	43.476
9	Gwenael Ferron	France	19	296	15.579
10	Kathleen Moore	USA	19	1254	66.000
11	Diane Goere	France	18	150	8.334
12	Yan Li	China	19	192	10.105
13	Ursula A Matulonis	USA	18	233	12.944
14	Martin H ü bner	Switzerland	17	41	2.412
15	Paul H Sugarbaker	USA	17	57	3.353

最高爆发引用的前25个机构

关键词	年份	爆发前度	开始时间	结束时间	2013 - 2023
克雷顿大学	2013	5.3	2013	2014	
埃森米特医院	2013	5.14	2013	2017	
福克斯詹士癌症中心	2013	3.66	2013	2015	
匹兹堡大学	2014	7.03	2014	2018	
罗斯威尔公园癌症研究所	2014	5.42	2014	2015	
美国国立卫生研究院	2014	4.66	2014	2015	
美国国家癌症研究所	2014	4.66	2014	2015	
康奈尔大学	2015	5.79	2015	2017	
斯隆—凯特林癌症研究所	2013	3.84	2015	2017	
里昂第一大学	2016	5.05	2016	2018	
圣乔治医学院	2013	4.38	2016	2017	
新南威尔士大学	2015	4.46	2017	2018	
法国国家卫生与社会医学研究院	2019	4.65	2019	2023	
荷兰癌症研究所	2019	3.9	2019	2020	
Gemelli 综合医院	2013	7.89	2020	2023	
圣心天主教大学	2013	7.1	2020	2023	
伦敦大学学院	2020	6.98	2020	2023	
伦敦大学	2014	4.19	2020	2023	
国立癌症研究中心	2018	4.18	2020	2021	
藤田保健医疗大学	2020	3.91	2020	2021	
墨尔本大学	2021	6	2021	2023	
意大利国家癌症研究中心帕斯卡基金会	2021	5.71	2021	2023	
洛桑大学医院中心	2018	5.3	2021	2023	
蒙彼利埃大学	2021	5.07	2021	2023	
詹姆斯癌症医院与索洛夫研究所	2021	4.15	2021	2023	

图 2　腹膜肿瘤领域研究中的机构研究成果爆发图

9. 腹膜肿瘤研究领域关键词分析

腹膜肿瘤研究领域的关键词大致可分为 3 类，关键词以“细胞减灭术”为核心包含 112 条关键词，红色以“卵巢癌”为核心有 215 条关键词，蓝色区域是以“生存”为核心的一类研究。

从腹膜肿瘤研究领域的关键词在不同时间的分布上看，“间期减灭术”“功效”“指标”“腹膜肿瘤”“腹膜转移”“输卵管肿瘤”“PARP 抑制剂”“诊断”“安全”“细胞减少”也是近年来的热点词汇，并且热度仍在持续（图 3）。

三、腹膜肿瘤学科发展趋势和展望

1. 癌性急腹症是值得临床关注的“盲点”

肿瘤腹膜转移是造成癌性急腹症的重要原因。癌性急腹症，也称为恶性肿瘤相关急腹症，是指由恶性肿瘤导致，或者各种抗肿瘤治疗手段引发的以急性腹痛为主要临床表现的一种非围手术期腹部急性病变，是综合医院急诊常见病种，占急诊收治急腹症患者的

最高爆发引用的前25个关键词

关键词	年份	爆发前度	开始时间	结束时间	2013 – 2023
妇科肿瘤组	2013	7.7	2013	2016	
原发性腹膜癌	2013	5.9	2013	2016	
二期试验	2013	5.89	2013	2014	
二期	2013	4.45	2013	2015	
第三期卵巢	2013	4.07	2013	2016	
经验	2013	3.64	2013	2016	
热灌注化疗	2013	3.62	2013	2016	
表面恶性肿瘤	2014	4.29	2014	2018	
聚乙二醇化多柔脲脂质体	2015	4.25	2015	2018	
初级减积手术	2015	3.86	2015	2017	
突变	2015	3.66	2015	2016	
晚期卵巢上皮性癌	2016	6.81	2016	2018	
减积手术	2017	3.59	2017	2018	
双盲	2018	5.03	2018	2020	
活化作用	2018	4.21	2018	2020	
卵巢肿瘤	2018	4.07	2018	2021	
肿瘤细胞减灭术	2015	3.44	2018	2021	
效力	2019	5.2	2019	2021	
指数	2020	5.77	2020	2023	
腹膜转移	2014	5.6	2020	2023	
腹膜肿瘤	2018	5.01	2020	2021	
输卵管肿瘤	2020	3.99	2020	2021	
诊断	2020	3.65	2020	2023	
安全	2021	5.32	2021	2023	
细胞减少	2021	3.66	2021	2023	

图 3　腹膜肿瘤领域研究中关键词爆发图

11.6%、肿瘤急症的 40%，往往不在肿瘤专科医院收治。

2. 腹部肿瘤腹膜转移风险的多组学评估

多组学评估已经应用于复杂生物学事件的临床评估。随着以单细胞测序、质谱流式、质谱成像、生物芯片等为代表的高通量技术被广泛应用，通过生物信息学手段整合分析多组学数据，描述生命过程的全貌，系统评估个体的生物学状态。

3. 腹膜腔的免疫调节策略防治腹膜肿瘤

目前，各种类型的载体（药物递送系统）的开发，使针对腹膜腔肿瘤微环境的调节成为可能。目前，针对腹膜腔环境的药物递送系统包括偶联靶向递送系统（如抗体 – 药物偶联物 ADC、siRNA–N– 乙酰半乳糖胺偶联物）、颗粒载体递送系统（脂质体、病毒、外泌体、细胞外囊泡、活细胞）、非颗粒载体递送系统（如植入物、薄膜、凝胶），可直接注入或植入腹膜腔，也可利用肿瘤新生血管通透性增大的特点经血管给药。

4. 人工智能辅助腹膜肿瘤治疗决策

在治疗决策和规划方面，人工智能也扮演十分重要的角色。通过整合患者的临床资料、病理学数据、基因组学信息以及大规模的临床试验结果，其可以生成个性化的治疗方案。人工智能辅助决策在腹膜肿瘤研究中的发展前景广阔，但也面临一些挑战和限制。一方面，人工智能算法的可解释性是一个重要问题。在医疗领域，决策的可解释性对于医生和患者来说至关重要。

5. PIPAC 的临床应用评价

Case A 等人综述了 PIPAC 治疗胃癌伴腹膜转移（GCPM）的疗效、耐受性和对生活质量的影响，得出 PIPAC 可为 GCPM 患者提供良好的生存效益，且毒性低使患者生活质量基本不受影响。Di Giorgio A 等人对 PIPAC 的可行性、安全性和有效性进行了系统回顾和荟萃分析。结果显示，在最新可用的研究中，数据具有很高的异质性，在每个原发性肿瘤来源的亚群分析中，68% 的研究记录了肿瘤病理消退。

Somashekhar SP 等人回顾性队列研究了多个 PIPAC 中心连续治疗的阑尾源性腹膜转移患者。研究结论阑尾源性腹膜癌患者经 PIPAC 治疗后疗效客观，生存曲线良好，值得进一步前瞻性评价。

四、总结

随着技术的不断发展和研究的深入，人工智能辅助决策在腹膜肿瘤研究中将继续取得重要的进展。通过改进算法的可解释性、解决数据质量和隐私问题，并提高算法的可靠性和鲁棒性，人工智能将成为腹膜肿瘤研究和临床实践中不可或缺的重要工具，为医生和患者提供更精准、个性化的诊断和治疗决策支持，最终改善患者的生存率和生活质量。

腹膜转移多组学多维度的评估，将为腹膜腔微环境调节策略的选择提供依据，有可能形成个体化的调节方案。通过多组学、多维度的评估，描绘不同患者腹膜腔微环境的基因组学、表观遗传组学、蛋白组学、代谢组学、免疫组学图景，基于对腹膜腔微环境的多组学多维度系统评估，选择最适合该患者的精准干预策略。人工智能在腹膜腔多组学多维度系统评估和精准干预辅助决策方面展现出良好的应用前景。

腹腔内加压雾化化疗（PIPAC）是一种新型的小剂量腹腔给药方法，用于原发性或继发性腹膜癌患者。PIPAC 允许重复应用和客观评估肿瘤反应，现在世界范围内开始使用。与静脉化疗相比，PIPAC 具有药代动力学优势，可以使腹膜肿瘤组织中化疗药的浓度更高，并可以降低全身化疗毒性。此项技术在我国需要开展临床应用，以评价在我国临床应用的价值。

参考文献

[1] Cortés-Guiral D，H ü bner M，Alyami M，et al. Primary and metastatic peritoneal surface malignancies [J]. Nat

Rev Dis Primers. 2021，7（1）：91.

［2］ Armstrong D K，Alvarez R D，Backes F J，et al. NCCN Guidelines® Insights：Ovarian Cancer，Version 3.2022［J］. J Natl Compr Canc Netw. 2022，20（9）：972–980.

［3］ Armstrong D K，Bundy B，Wenzel L，et al. Intraperitoneal cisplatin and paclitaxel in ovarian cancer［J］. N Engl J Med. 2006，354（1）：34–43.

［4］ Pisano S，Lenna S，Healey G D，et al. Assessment of the immune landscapes of advanced ovarian cancer in an optimized in vivo model［J］. Clin Transl Med. 2021，11（10）：e551.

［5］ Huang X Z，Pang M J，Li J Y，et al. Single–cell sequencing of ascites fluid illustrates heterogeneity and therapy–induced evolution during gastric cancer peritoneal metastasis［J］. Nat Commun. 2023，14（1）：822.

［6］ Takahashi K，Kurashina K，Yamaguchi H，et al. Altered intraperitoneal immune microenvironment in patients with peritoneal metastases from gastric cancer［J］. Front Immunol. 2022，13：969468.

［7］ Huang A，Guo F，Yu Z，et al. Engineered Apoptosis–Bioinspired Nanoparticles Initiate Immune Cascade for Cancer Immunotherapy of Malignant Ascites［J］. ACS Appl Mater Interfaces. 2023，15（8）：10371–10382.

［8］ Ma Q，He X，Zhang B，et al. A PD–L1–targeting chimeric switch receptor enhances efficacy of CAR–T cell for pleural and peritoneal metastasis［J］. Signal Transduct Target Ther. 2022，7（1）：380.

［9］ Strating E，Elias S，van Scharrenburg G，et al. Detection of Experimental Colorectal Peritoneal Metastases by a Novel PDGFR β –Targeting Nanobody［J］. Cancers（Basel）. 2022，14（18）：4348.

［10］ Kepenekian V，Bhatt A，P é ron J，et al. Advances in the management of peritoneal malignancies［J］. Nat Rev Clin Oncol. 2022，19（11）：698–718.

［11］ Wakasa Y，Toyoki Y，Kusumi T，et al. Conversion surgery following gemcitabine plus cisplatin therapy for initially unresectable gallbladder cancer with peritoneal carcinomatosis：a case report［J］. Surg Case Rep. 2022，8（1）：50.

［12］ Uehara S，Naganuma A，Furuichi N，et al. Successful Treatment of Metastatic Gallbladder Carcinoma with a High Tumor Mutational Burden Using Pembrolizumab：A Case Report［J］. Intern Med. 2023.

［13］ Jin X，Du M，Wang Y，et al. Evaluation of serum CA125–Tn glycoform in peritoneal dissemination and surgical completeness of high–grade serous ovarian cancer［J］. J Ovarian Res. 2022，15（1）：134.

［14］ Zhu Y，Wang X，Chen Z，et al. Anlotinib Suppressed Ovarian Cancer Progression via Inducing G2/M Phase Arrest and Apoptosis［J］. J Clin Med. 2022，12（1）：162.

［15］ Dumont F，Goéré D，Honoré C，et al. Abdominal surgical emergencies in patients with advanced cancer［J］. J Visc Surg. 2015，152（6 Suppl）：S91–96.

［16］ Ukkonen M，Kivivuori A，Rantanen T，et al. Emergency Abdominal Operations in the Elderly：A Multivariate Regression Analysis of 430 Consecutive Patients with Acute Abdomen［J］. World J Surg. 2015，39（12）：2854–2861.

［17］ Swenson K K，Rose M A，Ritz L，et al. Recognition and evaluation of oncology–related symptoms in the emergency department［J］. Ann Emerg Med. 1995，26（1）：12–17.

［18］ Babu M，Snyder M Multi–omics profiling for health［J］. Mol Cell Proteomics. 2023100561.

［19］ Ceelen W，Ramsay R G，Narasimhan V，et al. Targeting the Tumor Microenvironment in Colorectal Peritoneal Metastases［J］. Trends Cancer. 2020，6（3）：236–246.

［20］ Roy P，Mignet N，Pocard M，et al. Drug delivery systems to prevent peritoneal metastasis after surgery of digestives or ovarian carcinoma：A review［J］. Int J Pharm. 2021，592：120041.

［21］ Yuan Z，Xu T，Cai J，et al. Development and Validation of an Image–based Deep Learning Algorithm for Detection of Synchronous Peritoneal Carcinomatosis in Colorectal Cancer［J］. Ann Surg. 2022，275（4）：e645–e651.

[22] Fanget F, Kefleyesus A, Peron J, et al. Comparison of Neoadjuvant Systemic Chemotherapy Protocols for the Curative–Intent Management of Peritoneal Metastases from Colorectal Cancer, Regarding Morphological Response, Pathological Response, and Long–Term Outcomes: A Retrospective Study [J]. Ann Surg Oncol. 2023, 30 (6): 3304–3315.

[23] Case A, Prosser S, Peters C J, et al. Pressurised intraperitoneal aerosolised chemotherapy (PIPAC) for gastric cancer with peritoneal metastases: A systematic review by the PIPAC UK collaborative [J]. Crit Rev Oncol Hematol. 2022, 180: 103846.

[24] Di Giorgio A, Macrì A, Ferracci F, et al. 10 Years of Pressurized Intraperitoneal Aerosol Chemotherapy (PIPAC): A Systematic Review and Meta–Analysis [J]. Cancers (Basel). 2023, 15 (4): 1125.

撰稿人：王西墨　朱正纲　崔书中　陶凯雄　梁　寒　李　雁　丁克峰
林仲秋　姜小清　蔡国响　胡建昆　揭志刚　刘建华　彭　正
熊　斌　张相良　周岩冰

前列腺癌

一、概述

前列腺癌（Prostate Cancer，PC）是指发生在前列腺的上皮性恶性肿瘤，以前列腺腺泡腺癌为主要病理类型。2020 年世界卫生组织统计，在世界范围内，PC 年龄标化发病率 30.7/10 万，在男性所有恶性肿瘤中位仍居第二，死亡率为 7.7/10 万。我国 PC 的发病率远低于欧美国家，但近年来呈现上升趋势，且增长比欧美发达国家更为迅速。据估计，2020 年我国 PC 年龄标化发病率为 10.2/10 万，年龄标化死亡率为 4.6/10 万。2020 年我国新发病例有 115426 例，死亡病例约 51090 例。

前列腺癌的预后差异很大，有惰性和进展性之分。我国的 PC 新发病例中在确诊时仅 30% 为临床局限型患者，余者均为局部晚期或远处转移患者，这些患者无法接受根治性治疗，预后较差。针对我国的疾病特点，本学科发展报告除了将一部分篇幅用于局限性 PC 的诊疗以外，将更多篇幅用于晚期、去势抵抗期的诊疗，包括新型内分泌治疗、化疗、靶向治疗、核素治疗等。在未来发展方向上，也关注了人工智能的应用前景、前列腺特异膜抗原（Prostate-Specific Membrane Antigen，PSMA）诊疗前景和新兴靶点的药物治疗应用。可以说，多学科会诊模式下的个体化、精准治疗方式为 PC 指明了未来治疗的方向。

二、前列腺恶性肿瘤研究进展

（一）高危局限期激素敏感性前列腺癌的局部治疗

前列腺癌根治术是局部治疗的标准方案之一，对于高危局限期前列腺癌是否行淋巴结清扫目前普遍推荐使用诺模图计算淋巴结转移风险，若转移风险大于 2% 则推荐进行淋巴结清扫。扩大盆腔淋巴结清扫是高危前列腺癌分期的重要手段，然而其预后价值目前仍然存在争议。最新的研究显示若是使用吲哚菁绿引导进行淋巴结清扫，或许可以在降低并发症的同时获得类似于扩大淋巴结清扫的临床获益。

POP-RT 研究是一项Ⅲ期、单中心、随机对照试验，对比高危和极高危前列腺癌患者仅行前列腺放疗或行全盆腔放疗对预后的影响。结果显示：全盆腔放疗组患者 5 年无生化复发时间更具优势（95.0% vs 81.2%），也显示出较好的 5 年无疾病生存时间（89.5%：77.2%）。

（二）转移性激素敏感性前列腺癌的药物治疗

TITAN 研究共纳入 1052 例患者，按 1：1 比例随机分配接受阿帕他胺 + 雄激素剥夺疗法（Androgen Deprivation Therapy，ADT）组或安慰剂 +ADT 组。结果显示，阿帕他胺联合 ADT 可有效延长转移性去势敏感性前列腺癌（metastatic Hormone-Sensitive Prostate Cancer，mHSPC）患者的总生存期（Overall Survival，OS），降低 35% 死亡风险。

达罗他胺应用于转移性激素敏感性前列腺癌国内适应证也已获批，其证据来源于 ARASENS 研究。结果显示相对于对照组，达罗他胺组可降低 32.5% 的死亡风险。

PEACE-1 研究是一项在标准治疗（Standard Of Care，SOC）基础上联合阿比特龙 + 泼尼松和 / 或局部放疗治疗转移性去势抵抗性 CRPC（metastatic Castration Resistant Prostate Cancer，mCRPC）的Ⅲ期研究。在总体人群中，SOC 联合阿比特龙可显著延长患者 OS（5.7 年：4.7 年）；在 ADT+ 多西他赛人群中，联合阿比特龙同样可显著改善患者 OS（NR：4.4 年）。SOC+ 阿比特龙 + 放疗组患者进展风险降低 46%，进展时间延长接近 2.3 年。

瑞维鲁胺是国内原研的新型雄激素受体（Androgen Receptor，AR）阻断药物。CHART 试验提示，ADT 联合瑞维鲁胺在转移性激素敏感高瘤负荷前列腺癌患者中可显著延长影像学无进展生存时间（rPFS），亦可显著延长 OS。

（三）去势抵抗性前列腺癌的药物治疗

1. 非转移性去势抵抗性前列腺癌的药物治疗

SPARTAN 研究显示接受 ADT+ 阿帕他胺治疗后，可显著延长 nmCRPC 患者的无转移生存时间（40.5 个月：16.2 个月）。达罗他胺与恩扎卢胺都是新型二代抗雄激素药物，ARAMIS 研究和 PROSPER 研究分别证实了 ADT 联合此两种药物可以延长无转移生存时间（40.4 个月：18.4 个月和 36.6 个月：14.7 个月）。

2. 新型雄激素受体阻断剂治疗转移性去势抵抗性前列腺癌进展

ACIS 研究对阿比特龙与新型雄激素受体拮抗剂阿帕他胺的联合应用效果进行了探索。结果显示，阿帕他胺 + 阿比特龙 + 泼尼松组患者中位 rPFS 延长了 7.4 个月（24.0 个月：16.6 个月）。在次要研究终点中，阿帕他胺 + 阿比特龙 + 泼尼松组患者中位 OS 有延长趋势，但无统计学意义（36.2 个月：33.7 个月）。

2022 年 ASCO-GU 会议上报道了新型 AR 抑制剂：ARV-110 的一项研究进展。ARV-110 是经口服的蛋白降解类药物，可选择性靶向并降解 AR 蛋白。结果显示在 28 例 AR T878A/S 和 / 或 H875Y 突变的患者中，前列腺特异抗原（prostate specific antigen，PSA）下降率≥ 50%（PSA50）和≥ 30%（PSA30）的患者分别达 46% 和 57%。

3. 化疗对转移性去势抵抗性前列腺癌进展

最近的一项研究发现：携带 DNA 损伤修复基因（DNA damage repair，DDR）突变的患者对铂类化疗似乎有更好的疗效。在紫杉醇治疗失败且未接受过 PARP 抑制剂治疗的患者中，携带 DDR 突变的患者中有 50%(8/16）获得 PSA50 应答，中位治疗时间为 3.0 个月；未携带 DDR 突变的患者中，仅有 5 例（共 40 例）达到 PSA50 应答，中位治疗时间为 1.6 个月；虽然中位 OS 时间无明显差异，但此研究提示我们 DDR 基因状态可以作为预测疗效的潜在生物标志物。

多西他赛和卡巴他赛均可用于 mCRPC。近期有研究纳入未接受过化疗的 mCRPC 患者，等比分组给予多西他赛继以卡巴他赛治疗或相反顺序治疗。结果提示第一阶段选用卡巴他赛（43%：27%）的 mCRPC 患者在同等治疗效果上拥有更少不良反应。患者对卡巴他赛的偏好主要与较少的疲劳（72%）、更好的生活质量（64%）和其他不良事件（脱发、疼痛、指甲疾病、水肿）有关。

4. 放射性核素治疗转移性去势抵抗性前列腺癌进展

VISION 研究显示，^{177}Lu-PSMA-617+SOC 组的 rPFS 和 OS 分别为分别为 8.7 个月和 15.3 个月，而对照组的 rPFS 和 OS 仅为 3.4 个月和 11.3 个月，提示 ^{177}Lu-PSMA-617 可显著延长患者生存。在安全性方面，^{177}Lu-PSMA-617+SOC 组患者的严重不良事件率略高一些（52.7% vs 38.0%），但患者总体耐受性良好。

TheraP 研究纳入了经多西他赛治疗后进展的 mCRPC 患者，患者随机化并 1 : 1 分配，分别接受 ^{177}Lu-OS-617 和卡巴他赛治疗。研究显示 ^{177}Lu-PSMA-617 组的 1 年无进展生存率为 19%，而卡巴他赛组仅为 3%，HR 为 0.63，说明 PFS 获益显著优于卡巴他赛。在 78 例病灶可测量的患者中显示，^{177}Lu-PSMA-617 组对比卡巴他赛组的客观有效率为 49% vs 24%。

镭 -223 在 2023ASCO-GU 上亦有数据更新，研究显示镭 -223 后继续使用镥 ^{177}Lu-PSMA-617 进行序贯治疗是安全的，耐受性良好的，该研究提示核素治疗的序贯疗法为一种可行方案。

5. PARP 抑制剂治疗转移性去势抵抗性前列腺癌进展

近期，大量临床试验进一步探究了 PARP 抑制剂联合新型内分泌治疗在转移性去势抵抗性前列腺癌中的疗效。

PROpel 研究显示，在 mCRPC 患者中阿比特龙 + 奥拉帕利对比单用阿比特龙展现出持续优势。至 2022 年 10 月，阿比特龙 / 奥拉帕利队列（$n = 399$）的中位 OS 为 42.1 个月，阿比特龙/安慰剂队列（$n = 397$）为34.7个月，死亡风险降低19%。研究观察到有同源重组修复（Homologous Recombination Repair，HRR）突变的mCRPC患者改善最明显。而在非HRR突变人群中，阿比特龙/奥拉帕利组中位OS为42.1个月，阿比特龙/安慰剂组为38.9个月（HR，0.89；95%CI，0.70–1.14）。虽然在PROpel研究的最终分析结果中，两组OS并未达到统计学差异，但是亚组分析的结果提示对于HRR突变的患者这种联合治疗方案获益比较显著。

2023年MAGNITUDE研究结果正式公布，显示尼拉帕利联合阿比特龙治疗存在BRCA1/2突变的mCRPC患者可显著延长rPFS（16.6个月 vs 10.9个月），而对于HRR突变人群，也可延长rPFS（16.5个月 vs 13.7个月）。

2023年的ASCO会议更新了TALAPRO-2研究数据，结果提示他拉唑帕利联合恩扎卢胺一线治疗HRR突变的mCRPC患者可显著改善全人群rPFS（HR 0.63；$P < 0.001$）。如果对该人群按照BRCA1/2进行分层：BRCA1/2突变（HR = 0.20，$P < 0.001$）及非BRCA1/2突变（HR = 0.68，$P = 0.06$）均观察到获益。

三、前列腺癌学科发展趋势和展望

（一）前列腺癌治疗的新靶点探索

美国FDA已经于2022年3月批准了^{177}Lu-PSMA用于PSMA阳性、接受过AR通路抑制和紫杉类化疗的mCRPC患者。该研究的成功，标志着前列腺癌治疗的新靶点探索又增加了一个里程碑事件。而除了PSMA以外，传统的AR通路、PI3K-AKT通路、Cell Cycle通路等在近年来也有诸多进展，新的药物不断涌现，也引起了学界广泛的讨论。此外，许多明星药物如EZH2抑制剂、LSD1抑制剂、BET抑制剂、HDAC抑制剂、DNMT抑制剂等也都在进行前列腺癌临床前探索或临床试验，期待着在不久的将来在前列腺癌领域可能有更多突破性的新靶点治疗成果。

（二）人工智能助力前列腺癌的精准诊治

近年来，人工智能（artificial intelligence，AI）和深度学习的发展显著影响了肿瘤研究领域。目前，人工智能在前列腺癌预测、前列腺癌恶性程度判定（Gleason评分等）、影像诊断和病理诊断等方面都有诸多进展。例如一项采用生物信息深度学习模型（P-NET）的研究，利用P-NET这一神经网络架构，以前列腺癌患者的基因组图谱为基础，来预测肿瘤状态、对引起耐药的分子因素进行评估等。P-NET使前列腺癌的临床前发现和临床预测成为可能。此外，AI同样可辅助前列腺癌治疗策略的制定以及帮助医生综合影像、病理等信息制定更准确的预后评估系统。相对于传统的由人主导的诊断以及治疗，AI在客观性、效率以及性价比上可能更具优势。随着更多的临床研究的副产品如临床病理资料、影像资料，数字化的病理 HE 切片被公开和研究，AI 将不断的迭代，从而提高预测精准度和可重复性。未来，我们有望利用人工智能技术进一步提升前列腺癌的早期筛查和精准诊断能力，从而优化前列腺癌治疗策略、改善患者的生存预后和生活质量。

（三）局限性前列腺癌的局部消融治疗

最近的研究表明，对于不愿意根治性治疗的局限性前列腺癌患者，局部消融治疗的结果也令人满意。最新来自中国香港、意大利等团队的显示：局灶性消融治疗被证明是准确、有效、安全的，且易于应用于患有特定局限性前列腺癌的男性（例如早期低危等）。此外，针对手术、放疗后局部复发、高龄高危、寡转移、寡复发等复杂应用场景，局部治疗也是可选择的挽救性治疗手段，具备积极的意义和研究价值。

（四）局限高危或局部晚期前列腺癌的新辅助治疗

术前新辅助治疗可显著降低肿瘤包膜外侵犯率、切缘阳性率和淋巴结阳率，并延长术后无生化复发生存期。但是，新辅助内分泌治疗尚未观察到患者术后的 OS 获益。近年来，随着新一代抗雄药物的获批以及越来越多的前列腺癌精准治疗药物的问世，局部高危或局部晚期前列腺癌的新辅助治疗也有了更多方案。ARNEO 研究观察了地加瑞克联合阿帕他胺 / 安慰剂在高危前列腺癌中新辅助治疗的疗效，结果提示地加瑞克联合阿帕他胺可以显著改善术后最小残余疾病或减少残余肿瘤负荷。亦有研究将一种 B7-H3 抗体 Enoblituzumab 应用于前列腺癌新辅助治疗阶段，发现患者接受这种新辅助免疫治疗后，术后一年 PSA 处于无法检测范围的概率为 66%。

目前来看，大部分高危前列腺癌对于新辅助治疗的反应良好，但是仍然有一部分患者其 AR 信号无法被完全阻断，导致病理完全缓解率（Pathologic Complete Response，pCR）和最小残余灶总体不达预期。因此也许存在其他导致肿瘤进展的驱动因素。期待未来更多的分子和遗传研究帮助我们将容易发生内分泌治疗抵抗的患者筛选出来并进行针对性的治疗。

（五）转移性去势抵抗性前列腺癌（mCRPC）的治疗

mCRPC 是前列腺癌的终末阶段，患者预后较差，治疗策略主要是化疗、NHT、Ra-223 等方案的换用，或者根据生物标志物选择 PARP 抑制剂。近年来涌现的一些新型疗法为 mCRPC 患者提供了更多的治疗选择。这其中我们可以期待的是各种机制药物的联合治疗，在增加疗效的同时避免不良反应的叠加，例如 NHT 联合核素治疗、NHT 联合靶向治疗等。

在 NHT 治疗进展后的用药策略方面也有一些有意思的探索。例如，2022 年 11 月发表于《柳叶刀》的Ⅲ b 期 PRESIDE 研究主要入组的患者为既往接受恩扎卢胺一线治疗有效，在发生疾病进展后二线治疗继续保留恩扎卢胺（化疗 ± 恩扎卢胺），结果显示：相较于化疗，化疗 + 恩扎卢胺可显著改善患者 PFS（9.5 个月 vs 8.3 个月），且不良反应发生率相当。这项研究给我们的启示是：经过 NHT 治疗发生进展（而且既往 NHT 治疗有效）的患者，并非所有肿瘤细胞均产生耐药，抑制 AR 通路可能仍有重要意义；二线治疗模式可以包括以往的“A 替换为 B”，也可以考虑“A 替换为 A+B”。

四、总结

内分泌治疗是 PC 的传统治疗方式，其在 PC 的早期和晚期治疗中均占据重要地位。随着新型内分泌治疗的发展，前列腺癌的疾病控制及长期生存均得到了有效提升。除了内分泌治疗之外，靶向治疗、核素治疗、免疫治疗等不同作用机制的治疗方法在 PC 的治疗中同样大放异彩。在未来，我们期待更多新的治疗靶点的药物应用于临床，同样期望人工智能等新技术可以应用于 PC 的诊疗当中。

参考文献

[1] Cagiannos I，Karakiewicz P，Eastham JA，et al. A preoperative nomogram identifying decreased risk of positive pelvic lymph nodes in patients with prostate cancer. J Urol 170：1798–1803. doi：10.1097/01.ju.0000091805.98960.13.

[2] de Pablos-Rodriguez P，Claps F，Rebez G，et al. Personalised indocyanine-guided lymphadenectomy for prostate cancer：a randomised clinical trial. BJU Int. doi：10.1111/bju.16117.

[3] Murthy V，Maitre P，Kannan S，et al. Prostate-Only Versus Whole-Pelvic Radiation Therapy in High-Risk and Very High-Risk Prostate Cancer（POP-RT）：Outcomes From Phase Ⅲ Randomized Controlled Trial. J Clin Oncol 39：1234–1242. doi：10.1200/JCO.20.03282.

[4] Chi KN，Chowdhury S，Bjartell A，et al. Apalutamide in Patients With Metastatic Castration-Sensitive Prostate Cancer：Final Survival Analysis of the Randomized，Double-Blind，Phase Ⅲ TITAN Study. J Clin Oncol 39：2294–2303. doi：10.1200/JCO.20.03488.

[5] Smith MR，Hussain M，Saad F，et al. Darolutamide and Survival in Metastatic，Hormone-Sensitive Prostate Cancer. N Engl J Med 386：1132–1142. doi：10.1056/NEJMoa2119115.

[6] Fizazi K，Foulon S，Carles J，et al. Abiraterone plus prednisone added to androgen deprivation therapy and docetaxel in de novo metastatic castration-sensitive prostate cancer（PEACE-1）：a multicentre，open-label，randomised，phase 3 study with a 2 x 2 factorial design. Lancet 399：1695–1707. doi：10.1016/S0140-6736（22）00367-1.

[7] Gu W，Han W，Luo H，et al. Rezvilutamide versus bicalutamide in combination with androgen-deprivation therapy in patients with high-volume，metastatic，hormone-sensitive prostate cancer（CHART）：a randomised，open-label，phase 3 trial. Lancet Oncol 23：1249–1260. doi：10.1016/S1470-2045（22）00507-1.

[8] Saad F, Cella D, Basch E, et al. Effect of apalutamide on health-related quality of life in patients with non-metastatic castration-resistant prostate cancer: an analysis of the SPARTAN randomised, placebo-controlled, phase 3 trial. Lancet Oncol 19: 1404–1416. doi: 10.1016/S1470-2045 (18) 30456-X.

[9] Fizazi K, Shore N, Tammela TL, et al. Darolutamide in Nonmetastatic, Castration-Resistant Prostate Cancer. N Engl J Med 380: 1235–1246. doi: 10.1056/NEJMoa1815671.

[10] Hussain M, Fizazi K, Saad F, et al. Enzalutamide in Men with Nonmetastatic, Castration-Resistant Prostate Cancer. N Engl J Med 378: 2465–2474. doi: 10.1056/NEJMoa1800536.

[11] Saad F, Efstathiou E, Attard G, et al. Apalutamide plus abiraterone acetate and prednisone versus placebo plus abiraterone and prednisone in metastatic, castration-resistant prostate cancer (ACIS): a randomised, placebo-controlled, double-blind, multinational, phase 3 study. Lancet Oncol 22: 1541–1559. doi: 10.1016/S1470-2045 (21) 00402-2.

[12] Yedla P, Babalghith AO, Andra VV, et al. PROTACs in the Management of Prostate Cancer. Molecules 28. doi: 10.3390/molecules28093698.

[13] Mota JM, Barnett E, Nauseef JT, et al. Platinum-Based Chemotherapy in Metastatic Prostate Cancer With DNA Repair Gene Alterations. JCO Precis Oncol 4: 355–366. doi: 10.1200/po.19.00346.

[14] Sartor O, de Bono J, Chi KN, et al. Lutetium-177-PSMA-617 for Metastatic Castration-Resistant Prostate Cancer. N Engl J Med 385: 1091–1103. doi: 10.1056/NEJMoa2107322.

[15] Hofman MS, Emmett L, Sandhu S, et al. [(177) Lu] Lu-PSMA-617 versus cabazitaxel in patients with metastatic castration-resistant prostate cancer (TheraP): a randomised, open-label, phase 2 trial. Lancet 397: 797–804. doi: 10.1016/S0140-6736 (21) 00237-3.

[16] Saad F, Clarke NW, Oya M, et al. Olaparib plus abiraterone versus placebo plus abiraterone in metastatic castration-resistant prostate cancer (PROpel): final prespecified overall survival results of a randomised, double-blind, phase 3 trial. Lancet Oncol 24: 1094–1108. doi: 10.1016/S1470-2045 (23) 00382-0.

[17] Chi KN, Rathkopf D, Smith MR, et al. Niraparib and Abiraterone Acetate for Metastatic Castration-Resistant Prostate Cancer. J Clin Oncol 41: 3339–3351. doi: 10.1200/JCO.22.01649.

[18] Sweeney C, Bracarda S, Sternberg CN, et al. Ipatasertib plus abiraterone and prednisolone in metastatic castration-resistant prostate cancer (IPATential150): a multicentre, randomised, double-blind, phase 3 trial. Lancet 398: 131–142. doi: 10.1016/S0140-6736 (21) 00580-8.

[19] Kumaraswamy A, Welker Leng KR, Westbrook TC, et al. Recent Advances in Epigenetic Biomarkers and Epigenetic Targeting in Prostate Cancer. Eur Urol 80: 71–81. doi: 10.1016/j.eururo.2021.03.005.

[20] Elmarakeby HA, Hwang J, Arafeh R, et al. Biologically informed deep neural network for prostate cancer discovery. Nature 598: 348–352. doi: 10.1038/s41586-021-03922-4.

[21] Xie W, Reder NP, Koyuncu C, et al. Prostate Cancer Risk Stratification via Nondestructive 3D Pathology with Deep Learning-Assisted Gland Analysis. Cancer Res 82: 334–345. doi: 10.1158/0008-5472.CAN-21-2843.

[22] Chiu PK, Chan CH, Yee CH, et al. Transperineal Targeted Microwave Ablation (TMA) of localized prostate cancer guided by MRI-Ultrasound fusion and organ-based tracking: a pilot study. Prostate Cancer Prostatic Dis. doi: 10.1038/s41391-022-00577-8.

[23] Oderda M, Marquis A, Calleris G, et al. Safety and Feasibility of Transperineal Targeted Microwave Ablation for Low- to Intermediate-risk Prostate Cancer. Eur Urol Open Sci 46: 3–7. doi: 10.1016/j.euros.2022.10.004.

[24] Ryan ST, Patel DN, Parsons JK, et al. Neoadjuvant Approaches Prior To Radical Prostatectomy. Cancer J 26: 2–12. doi: 10.1097/PPO.0000000000000424.

[25] Devos G, Devlies W, De Meerleer G, et al. Neoadjuvant hormonal therapy before radical prostatectomy in high-risk prostate cancer. Nat Rev Urol 18: 739–762. doi: 10.1038/s41585-021-00514-9.

[26] Devos G，Tosco L，Baldewijns M，et al. ARNEO：A Randomized Phase Ⅱ Trial of Neoadjuvant Degarelix with or Without Apalutamide Prior to Radical Prostatectomy for High-risk Prostate Cancer. Eur Urol 83：508-518. doi：10.1016/j.eururo.2022.09.009.

[27] Shenderov E，De Marzo AM，Lotan TL，et al. Neoadjuvant enoblituzumab in localized prostate cancer：a single-arm，phase 2 trial. Nat Med 29：888-897. doi：10.1038/s41591-023-02284-w.

[28] Merseburger AS，Attard G，Astrom L，et al. Continuous enzalutamide after progression of metastatic castration-resistant prostate cancer treated with docetaxel（PRESIDE）：an international，randomised，phase 3b study. Lancet Oncol 23：1398-1408. doi：10.1016/S1470-2045（22）00560-5.

撰稿人：叶定伟 史本康 邢金春 朱绍兴 何志嵩 邹 青 魏 强 戴 波
毕建斌 边家盛 苟 欣 郭剑明 何朝宏 胡志全 金百冶 廖 洪
刘 南 齐 琳 孙忠全 涂新华 王东文 吴登龙 杨 勇 张爱莉
潘铁军 陈 捷 陈 鹏 崔殿生 崔心刚 傅 强 谷 江 韩邦旻
韩惟青 蒋军辉 李 军 李 鑫 李恭会 李毅宁 李长福 梁朝朝
刘 明 蒙清贵 邱建宏 王 东 王军起 王小林 翁国斌 吴 芃
肖 峻 肖克峰 薛波新 薛学义 严维刚 姚旭东 章小平 周家权
朱 耀 王 科 秦 扬 李 磊 李永红 谢 宇 徐仁芳 马利民
黄玉华 胡 强 贾瑞鹏 余志贤 曹晓明 张庆云 俞洪元 周广臣
吕 忠 韩从辉 张 凯 王弘恺

妇科肿瘤

一、概述

2022年，国家癌症中心发布的最新数据显示，中国妇科肿瘤的发病率呈上升趋势，以卵巢癌为例，年新发病例数为57200例，粗发病率为8.47/10万，年死亡病例数为27200例，粗死亡率达4.04/10万，发病率和死亡率均高于世标率（分别为5.59/10万和2.45/10万），中国从事妇科肿瘤防治事业的医师面临更大的挑战。本文总结了2022—2023年度妇科肿瘤手术治疗、放疗、化疗、靶向治疗、免疫治疗和生物标志物检测等方面的重大进展，以期更好地指导妇科肿瘤个体化精准治疗。

二、妇科恶性肿瘤研究进展

（一）宫颈癌诊治进展

1. 初始治疗

（1）手术治疗

2018年，LACC Trial研究比较了早期宫颈癌患者接受开放手术与微创手术后的预后，结果令人震惊，也因此改写了多项权威指南。2022年美国妇科肿瘤学会（Society of Gynecologic Oncology，SGO）会议报道了LACC Trial研究的最终结果，与开放手术相比，微创手术的复发率高出4倍。亚组分析发现，肿瘤直径≥2厘米的患者，行微创手术预后更差，<2厘米患者因例数较少，差异无统计学意义，但从无病生存期（disease-free survival，DFS）事件数看，微创（7/75）还是高于开腹（0/65）。上述研究再次证实，与开腹手术相比，微创手术的复发率更高，复发时播散性转移更多，患者生存更差。

（2）新辅助治疗

2022 年的 ESMO 会议报道了一项免疫检查点抑制剂（Immune Checkpoint Inhibitor，ICI）卡瑞利珠单抗联合化疗作为局部晚期宫颈癌新辅助治疗的单臂、Ⅱ期研究（NACI 研究），作为首个免疫治疗用于局部晚期宫颈癌新辅助治疗的研究，结果表明，新辅助化疗（Neoadjuvant Chemotherapy，NACT）–免疫治疗方案能提高客观缓解率（ORR）和病理学完全缓解率（pCR），且安全可控。

（3）局部晚期宫颈癌根治性同步放化疗（Concurrent Chemoradiotherapy，CCRT）

根治性 CCRT 是局部晚期宫颈癌首选的治疗方式。近年来，ICI 联合 CCRT 成为局部晚期宫颈癌治疗的研究热点。美国临床肿瘤学会（ASCO）报道了另外一项Ⅰ期纳武利尤单抗与 CCRT 在局部晚期宫颈癌治疗中的临床研究（NiCOL），ORR 达 93.8%，1 年无进展生存（PFS）率为 81.2%。然而，大样本的Ⅲ期 CALLA 研究却得出了阴性的结果，CALLA 研究是目前评估 CCRT 联合 ICI 治疗局部晚期宫颈癌患者的最大规模研究，2022 年国际妇科癌症学会（IGCS）会议公布了此研究的部分数据，与 CCRT 相比，度伐利尤单抗联合 CCRT 未显著改善患者的 PFS，且基于现有的亚组分析尚不能确认在 ICI 联合 CCRT 治疗中获益的具体亚组人群。除 CALLA 研究外，另一项大型Ⅲ期研究 KEYNOTE–A18 正在进行中，我们期待这一研究结果的公布为后续局部晚期宫颈癌 ICI+CCRT 联合治疗的临床应用提供更多依据。

CCRT 后继续巩固化疗是否可以改善局部晚期宫颈癌患者的生存一直是临床焦点问题。2022 年 SGO 会议报告了 OUTBACK 研究的最新结论，对于局部晚期宫颈癌患者，初始 CCRT 后辅助化疗不改变患者的总生存期（OS）和 PFS。有鉴于此，2022 年 NCCN 宫颈癌指南新增了条目：当使用 CCRT 时，通常在盆腔外照射时进行化疗。专家组认为使用“全身巩固治疗”（即在放化疗后加用化疗）应仅在临床试验中使用。

2. 复发或转移宫颈癌的一线治疗

基于 Keynote 826 研究，2022 年 NCCN 宫颈癌指南将帕博利珠单抗 + 化疗 ± 贝伐珠单抗纳入一线治疗推荐，标志着复发、转移性宫颈癌一线治疗的重新布局。2022 年 ASCO 会议进一步报道了该研究的亚组分析结果，无论贝伐珠单抗、铂类药物使用情况、组织学和既往是否接受 CCRT，联合免疫组患者的 PFS 均有所改善。

2022 年 ASCO 会议报道了开坦尼（AK104）联合标准方案一线治疗复发、转移性宫颈癌患者的Ⅱ期临床研究（AK104–210），AK104 是一种靶向程序性死亡［蛋白］–1（PD–1）和细胞毒性 T 淋巴细胞相关抗原 4（CTLA–4）的双特异性抗体，结果表明，无论 PD–L1 联合阳性分散（CPS）状态如何，AK104 联合铂类化疗 ± 贝伐珠单抗均显示出良好的抗肿瘤活性，标志着宫颈癌免疫治疗从单药治疗时代进入双抗治疗时代。

3. 复发或转移性宫颈癌的二线治疗

2022 年 Xu 等报道了一项Ⅱ期 ALTER–C201 研究，信迪利单抗 + 安罗替尼用于 PD–L1

阳性（CPS ≥ 1）晚期宫颈癌患者的二线 / 后线治疗，在疗效可评估人群中，ORR 和 DCR 分别为 59.0% 和 94.9%，中位 PFS 和中位 OS 分别为 9.4 个月和未达到。

复旦大学附属肿瘤医院牵头的多中心、单臂、Ⅱ期临床试验（AK104-201）在 2022 年 SGO 会议中报道了结果，AK104 单药用于复发、转移性宫颈癌治疗，安全性和耐受性良好，且不论 PD-L1 表达状态如何、既往是否使用过贝伐珠单抗，患者均能从 AK104 单药治疗中获益。基于这一研究结果，2022 年 6 月 29 日国家药品监督管理局（NMPA）批准 AK104 用于治疗既往经受含铂治疗失败的复发、转移性宫颈癌患者。

（二）卵巢癌诊治进展

1. 手术治疗

著名的 DESKTOP Ⅲ期临床研究已证实，接受二次细胞减灭术并达到 R0 切除患者的预后显著优于接受单纯化疗的患者。2022 年的 ASCO 会议上更新了 DESKTOP Ⅲ期临床研究的结果，即对于首次复发时仅接受化疗的患者，后续复发时行细胞减灭术也是可行的。

2. 化疗

（1）新辅助化疗

NANT 研究是一项评估尼拉帕利用于同源重组缺陷（HRD）阳性、晚期上皮性卵巢癌新辅助治疗的前瞻性、多中心、二阶段单臂研究，2022 年 SGO 会议公布了该研究前 20 例入组患者的疗效和安全性数据，在 8 例可评估的患者中，6 例达到部分缓解；在 7 例进行间歇性手术的患者中，4 例实现了 R0 切除。2022 年 ESMO 会议报道了奥拉帕利单药用于 HRD 阳性、晚期卵巢癌患者新辅助治疗的效果，结果显示出良好的疗效和耐受性，ORR 为 50%。这两项研究将多腺苷二磷酸核糖聚合酶抑制剂［poly（ADP-ribose）polymerase inhibitor，PARPi）］的使用节点创新性前移至 NACT 阶段，这为新型药物 ± 标准治疗在 NACT 中的应用提供了真实世界数据。

（2）腹腔热灌注化疗（hyperthermic intraperitoneal chemotherapy，HIPEC）

韩国团队报道了一项随机对照研究，该研究首次证明Ⅳ期患者可以从 HIPEC 中获益，且结论符合目前 NCCN 指南中的推荐意见，即 NACT/IDS 后行 HIPEC 能够提高患者生存率。

3. 卵巢癌的维持治疗

（1）一线维持治疗

2022 年 SGO 会议公布了 PRIME 研究的主要终点，其结果显示，无论生物标志物突变情况和术后残留病灶状态如何，与安慰剂相比，尼拉帕利作为新诊断晚期卵巢癌的一线维持治疗，具有显著的 PFS 获益。目前 OS 数据尚未成熟，但目前观察到的数据显示出尼拉帕利组获益的趋势。

SOLO1 研究在完成了长达 7 年的随访后，于 2022 年 ESMO 会议上公布了其 OS 数据。

奥拉帕利维持治疗提供了具有临床意义的 OS 获益，奥拉帕利组的中位 OS 仍未达到，安慰剂组为 75.2 个月，提示在新诊断 BRCA 突变的晚期卵巢癌患者中，使用奥拉帕利维持治疗能实现长期缓解。

PAOLA-1 研究的 OS 数据也在 2022 年 ESMO 会议上公布。尽管在总体人群中奥拉帕利联合贝伐珠单抗对比贝伐珠单抗单药未观察到显著获益，但在 HRD 阳性人群中，奥拉帕利联合贝伐珠单抗组的 OS 有所延长。该结果支持在贝伐珠单抗基础上加用奥拉帕利作为 HRD 阳性患者的一线维持治疗能够获得更好的疗效。

2023 年在 ESMO GC 大会上，来自中国的 NORA 研究中期 OS 分析结局公布，结果显示，在 gBRCA 未突变亚组中，尼拉帕利维持治疗显示出明显的生存获益，较安慰剂组延长了 10.5 个月；且在整体人群中，尼拉帕利维持治疗组 mOS 长达 46.3 个月，较安慰剂组延长 12 个月。安全性方面，个体化剂量方案下患者依从性仍旧存在，但整体安全可控。

2023 年 4 月，君实生物的 PARP 抑制剂塞纳帕利在晚期卵巢癌全人群一线维持治疗的Ⅲ期临床 FLAMES 研究达到主要终点。虽具体数据未公示，但提示了塞纳帕利可显著延长晚期卵巢癌患者的 PFS，且不论患者的 BRCA 突变状态如何，均可获益。

2.3.2　铂敏感复发（Platinum Sensitive Recurrence，PSR）维持治疗

L-MOCA 研究在 2022 年的 ASCO 会议上更新了亚组 PFS 数据，奥拉帕利维持治疗在 PSR 患者中的中位 PFS 达 16.1 个月。亚组分析显示，较既往接受≥三线化疗的患者，既往接受二线化疗的患者获益显著，中位 PFS 达 18 个月，且不论 BRCA 突变状态如何，不同既往治疗线数的患者采用奥拉帕利维持治疗均有获益。

2022 年 11 月英国 GSK 公司宣布，在美国境内尼拉帕利应用于 PSR 卵巢癌维持治疗的适应证将限制在 gBRCA 突变患者中。这项适应证的调整是基于尼拉帕利在欧美国家开展的Ⅲ期 NOVA 临床研究的最终 OS 结果，表明 BRCA 野生型 PSR 卵巢癌患者在接受尼拉帕利维持治疗之后，OS 未观察到获益。

4. 卵巢癌的后线治疗

SOLO3 是一项在既往接受过多线治疗的 gBRCA 突变的 PSR 卵巢癌患者中评估奥拉帕利单药治疗与非铂化疗的Ⅲ期临床试验。2022 年 SGO 会议上公布了该研究最终分析 OS 的结果，奥拉帕利组（$n=178$）和化疗组（$n=88$）的 OS 分别是 34.9 和 32.9 个月，差异无统计学意义（风险比为 0.17，$P=0.714$）。因不良反应导致治疗终止的比例在奥拉帕利组中更低。

SORAYA 研究是评价索星－米妥昔单抗（MIRV）在叶酸受体 α 高表达的铂耐药卵巢癌患者中疗效和安全性的Ⅲ期研究。在可评估的 105 例患者中，ORR 达 32.4%，中位 DOR 达 6.9 个月，中位 OS 达 13.8 个月，提示 MIRV 可能是一种潜在的、变革性的生物标志物驱动的新疗法。

（三）子宫内膜癌诊治进展

2022 年初，基于 KEYNOTE-158 研究结果，美国食品药品管理局（Food and Drug Administration，FDA）批准帕博利珠单抗用于二线及以上高 MSI（MSI-high，MSI-H）/ 错配修复缺陷（mismatch repair deficiency，dMMR）子宫内膜癌的治疗，2022 年 ESMO 会议上更新了该研究的长期随访结果，总体 ORR 为 50%，完全缓解率为 16%，部分缓解率为 34%，中位 DOR 为 63.2 个月，中位 PFS 为 13.1 个月，中位 OS 为 65.4 个月。这些更新结果再次证实，帕博利珠单抗在既往系统治疗后发生疾病进展且不适合根治性手术或放疗的 MSI-H/dMMR 晚期子宫内膜癌患者中具有稳健持久的抗肿瘤活性。

KEYNOTE-775 是第一项子宫内膜癌免疫治疗取得 PFS/OS 双终点获益的Ⅲ期临床研究，ESMO 会议上更新了 KEYNOTE-775 的疗效和安全性数据，随访延长超 16 个月，与化疗相比，仑伐替尼 + 帕博利珠单抗的 OS 和 PFS 均持续获益。

2023 年 3 月，新英格兰杂志发表了 NRG-GY018 研究的结果，评估了治疗晚期子宫内膜癌患者接受免疫治疗联合化疗的有效性。本次公布了其主要终点 PFS 结果，OS 尚未成熟。dMMR 队列中位随访时间 12 个月，帕博利珠单抗组的 PFS 率为 74%，安慰剂组为 38%。pMMR 队列中位随访时间为 7.9 个月。两组中位 PFS 分别为 13.1 个月 vs 8.7 个月，帕博利珠单抗降低患者疾病进展及死亡风险达 46%。两队列均到达主要终点。

在 2023SGO 年会上，同样公布了多塔利单抗（Dostarlimab）联合化疗治疗原发性晚期或复发性子宫内膜癌的 RUBY 研究结果，与单独使用化疗相比，多塔利单抗联合化疗在 dMMR/MSI-H 和总体人群中显示出持续显著且具有临床意义的 PFS 获益。在 MMRp/MSS 人群中也观察到了 PFS 的临床相关益处。在所有人群中都观察到了 OS 改善的早期趋势。因此，联合治疗或为初诊原发性晚期或复发性 EC 患者的新标准治疗方案。

（四）外阴癌诊治进展

外阴癌作为一种罕见的妇科恶性肿瘤，近年来逐渐有发病率升高和年轻化趋势。

基于 KEYNOTE-028 研究的结果，帕博利珠单抗在 PD-L1 阳性外阴癌患者中显示出一定的抗肿瘤活性，ORR 为 6%。帕博利珠单抗治疗 VSCC 的安全性与疗效的Ⅱ期临床研究（KEYNOTE-158）于 2022 年发表，结果表明，帕博利珠单抗在 VSCC 患者中具有一定疗效，一旦有效则疗效持久，且其疗效与 PD-L1 状态无关。

三、妇科恶性肿瘤学科发展趋势和展望

（一）宫颈癌免疫治疗提高疗效的探索

免疫治疗为宫颈癌患者的治疗开辟了新天地，但纵观各项研究的结果，免疫治疗单药

疗效有限，获益人群整体较狭窄。目前除了国外的 PD-1 抑制剂，我国自主研发的免疫单抗联合小分子抗血管药物以及免疫双抗类药物，提示能够大大提高复发转移性宫颈癌的治疗效果。在局部晚期宫颈癌治疗方面，免疫治疗为患者的治疗获益带来更多选择，但免疫与同步放化疗的最佳组合模式仍在探索中。

（二）卵巢癌 PARP 抑制剂耐药后治疗方式的选择

当前卵巢癌治疗手段层出不穷，但手术治疗依然是卵巢癌治疗的重要基石。化疗可作为疗效的保障，维持治疗、抗血管治疗以及靶向治疗则是锦上添花的多种治疗选择。我们作为妇科肿瘤医生，应该不断提高手术技巧，借助新兴的技术手段，让更多的患者实现真正 R0 切除，为后续的化疗和靶向治疗提供坚实基础。未来对于 PARPi 的最佳使用时机、PARPi 治疗的后线治疗方案选择等新兴问题值得我们进一步探索。

（三）子宫内膜癌免疫维持治疗模式的进一步探索与优化

近年来，晚期子宫内膜癌系统治疗迎来里程碑式进展，生物标志物指导下的免疫单药或联合治疗已成为晚期或复发性子宫内膜癌二线标准治疗，显著改善了患者的生存。而得益于目前正在进行的临床研究的结果，使得免疫联合化疗有望成为晚期或复发性子宫内膜癌的一线治疗新标准。对于出现免疫治疗进展，暂无标准治疗，也是未来探索的方向。

四、总结

2022 年，宫颈癌的研究进展主要聚焦于免疫治疗。免疫治疗处于飞速发展阶段，越来越多的新靶点、新药涌现，大量的临床试验得以开展。宫颈癌的免疫治疗中也存在耐药问题，探索肿瘤免疫治疗耐药的分子机制及其临床转化亟待解决。

2022 年卵巢癌的研究进展主要仍是集中在 PARPi 相关研究，更新的数据基本符合预期。随着新药物的不断涌现，卵巢癌治疗将逐步慢病化，也给了临床医师更多的机会，能够开展更多研究改善患者预后，期待将来能有更多的创新成果用于卵巢癌治疗。

对于晚期子宫内膜癌，除传统治疗方法外，免疫单药及联合治疗方案已取得较大进展，如何最大化疗效，如何进一步扩大获益人群，需要更多研究探索。

外阴癌在 2022 年更新较少，随着早期筛查手段及 HPV 疫苗的发展，外阴癌得以早期发现、早期诊断和预防，个体化治疗是未来研究的重点。

参考文献

[1] RAMIREZ P T，FRUMOVITZ M，PAREJA R，et al. Minimally invasive versus abdominal radical hysterectomy for cervical cancer [J]. N Engl J Med，2018，379 (20)：1895–1904.

[2] RAMIREZ P，FRUMOVITZ M，PAREJA R，et al. Open vs Minimally Invasive Radical Hysterectomy in Early Cervical Cancer：LACC Trial Final Analysis (LBA 10) [J]. Gynecol Oncol，2022，166：S53–S54.

[3] CHEN J，LI K，HAN Y，et al. 560P Neoadjuvant camrelizumab plus chemotherapy in patients with locally advanced cervical cancer (NACI)：a prospective，single–arm，phase Ⅱ trial [J]. Ann Oncol，2022，33：S804.

[4] Rodrigues M，Loap P，Dubot C，et al. 2022. Combination of nivolumab with chemoradiotherapy for locally advanced cervical cancer：NiCOL phase I trial. American Society of Clinical Oncology.

[5] MONK B，TOITA T，WU X H，et al. Durvalumab，in combination with and following chemoradiotherapy，in locally advanced cervical cancer：results from the phase 3 international，randomized，double–blind，placebo–controlled CALLA trial [R]. Oral Abstracts (Regular and Late–Breaking Submission) . BMJ Publishing Group Ltd，2022.

[6] NASIOUDIS D，RAMIREZ P T. 2022 Society of Gynecologic Oncology meeting report [J]. Int J Gynecol Cancer，2022. [Online ahead of print]

[7] National Comprehensive Cancer Network. NCCN Clinical Practice Guidelines in Oncology. Cervical Cancer. Version 1. 2022 [EB/OL]. [2022–12–20]. https：//www.nccn.org/professionals/physician_gls/pdf/cervical.

[8] TEWARI K S ，COLOMBO N ，MONK B J ，et al . Pembrolizumab+chemotherapy in patients with persistent，recurrent，or metastatic cervical cancer：subgroup analysis of KEYNOTE–82 [M]. American Society of Clinical Oncology，2022.

[9] WANG J，LOU H M，CAI H B，et al. A study of AK104 (an anti–PD1 and anti–CTLA4 bispecific antibody) combined with standard therapy for the first–line treatment of persistent，recurrent，or metastatic cervical cancer (R/M CC) [J]. J Clin Oncol，2022，40 (16_suppl)：106.

[10] XU Q，WANG J J，SUN Y，et al. Efficacy and safety of sintilimab plus anlotinib for PD–L1–positive recurrent or metastatic cervical cancer：a multicenter，single–arm，prospective phase Ⅱ trial [J]. J Clin Oncol，2022，40 (16)：1795–1805.

[11] WU X H，JI J F，LOU H M，et al. Efficacy and safety of cadonilimab，an anti–PD–1/CTLA4 bi–specific antibody，in previously treated recurrent or metastatic (R/M) cervical cancer：a multicenter，open–label，single–arm，phase Ⅱ trial (075) [J]. Gynecol Oncol，2022，166：S47–S48.

[12] SEHOULI J，FOTOPOULOU C，VERGOTE I，et al. Role of cytoreductive surgery for the second ovarian cancer relapse in patients previously treated with chemotherapy alone at first relapse：a subanalysis of the DESKTOP Ⅲ trial [J]. J Clin Oncol，2022，40 (16_suppl)：5520.

[13] ZHOU D C，LIU J H，LIU R H，et al. Effectiveness and safety of niraparib as neoadjuvant therapy in advanced ovarian cancer with homologous recombination deficiency (NANT)：studyprotocol for a prospective，multicenter，exploratory，phase 2，single–arm study [J]. Front Oncol，2022，12：852772.

[14] LIM M C，CHANG S J，PARK B，et al. Survival after hyperthermic intraperitoneal chemotherapy and primary or interval cytoreductive surgery in ovarian cancer：a randomized clinical trial [J]. JAMA Surg，2022，157 (5)：374–383.

[15] DISILVESTRO P，BANERJEE S，COLOMBO N，et al. 517O Overall survival (OS) at 7–year (y) follow–up (f/u)

in patients (pts) with newly diagnosed advanced ovarian cancer (OC) and a BRCA mutation (BRCAm) who received maintenance olaparib in the SOLO1/GOG-3004 trial [J]. Ann Oncol, 2022, 33: S779.

[16] RAY-COQUARD I L, LEARY A, PIGNATA S, et al. LBA29 Final overall survival (OS) results from the phase Ⅲ PAOLA-1/ENGOT-ov25 trial evaluating maintenance olaparib (ola) plus bevacizumab (bev) in patients (pts) with newly diagnosed advanced ovarian cancer (AOC) [J]. Ann Oncol, 2022, 33: S1396-S1397.

[17] Xiaohua Wu, et al.Overall Survival of Niraparib with Individualized Starting Dose as Maintenance Therapy in Patients with Platinum-Sensitive Recurrent Ovarian Cancer Adjusted for Subsequent PARPi Use in Placebo Group: Results from an Ad Hoc Interim Analysis for the Phase 3 NORA Study. ESMO Gynae 2023.

[18] GAO Q L, ZHU J Q, ZHAO W D, et al. Olaparib maintenance monotherapy in Asian patients with platinum-sensitive relapsed ovarian cancer: phase Ⅲ trial (L-MOCA) [J]. Clin Cancer Res, 2022, 28 (11): 2278-2285.

[19] GSK. GSK provides an update on Zejula (niraparib) US prescribing information [EB/OL]. (2022-11-11) [2022-12-20]. https: //www.gsk.com/en-gb/media/press-releases/gskprovides-an-update-on-zejula-niraparib-us-prescribinginformation/.

[20] MATULONIS U, LORUSSO D, OAKNIN A, et al. Efficacy and safety of mirvetuximab soravtansine in patients with platinumresistant ovarian cancer with high folate receptor alpha expression: results from the SORAYA study (LBA 4) [J]. Gynecol Oncol, 2022, 166: S50.

[21] O'MALLEY D, BARIANI G M, CASSIER P A, et al. 546P Pembrolizumab for microsatellite instability-high (MSI-H) or mismatch repair deficient (dMMR) advanced endometrial cancer: long-term follow-up results from KEYNOTE-158 [J]. Ann Oncol, 2022, 33: S796-S797.

[22] MAKKER V, COLOMBO N, CASADO HERRAEZ A, et al. 525MO Updated efficacy and safety of lenvatinib (LEN) + pembrolizumab (pembro) vs treatment of physician's choice (TPC) in patients (pts) with advanced endometrial cancer (aEC): study 309/KEYNOTE-775 [J]. Ann Oncol, 2022, 33: S785-S786.

[23] Eskander RN, Sill MW, Beffa L, et al. Pembrolizumab plus chemotherapy in advanced endometrial cancer. N Engl J Med 2023;388: 2159-2170.

[24] Mirza MR, Chase DM, Slomovitz BM, et al. Dostarlimab for primary Advanced or recurrent endometrial cancer. N Engl J Med 2023;388: 2145-2158.

[25] multicenter study [J]. Ann Oncol, 2022, 33: S816.

[26] SHAPIRA-FROMMER R, MILESHKIN L, MANZYUK L, et al. Efficacy and safety of pembrolizumab for patients with previously treated advanced vulvar squamous cell carcinoma: results from the phase 2 KEYNOTE-158 study [J]. Gynecol Oncol, 2022, 166 (2): 211-218.

撰稿人：吴小华 朱 俊 郭勤浩 温 灏

淋巴瘤

一、概述

淋巴瘤是一组淋巴细胞起源恶性肿瘤的总称，病理类型复杂，异质性强，治疗策略和预后各不相同。2022 年，淋巴瘤的病理分类进一步更新，分别发布了《WHO 淋巴造血系统肿瘤分类第五版》和《成熟淋巴瘤国际共识》，淋巴瘤分类名称进一步规范，分类标准更加符合疾病类型的临床、病理学和分子生物学特点。淋巴瘤对药物治疗敏感，在细胞毒性药物治疗的基础上，近年来随着小分子靶向药物（例如 PI3K 抑制剂、BTK 抑制剂、核输出蛋白抑制剂、BCL2 抑制剂等）、新靶点单抗药物（如 CCR4 单抗）、抗体偶联药物（如 CD79b、CD30 抗体偶联 MMAE）、双特异性抗体（如 CD3-CD20 双抗）和细胞治疗（CAR-T 和 CAR-NK）的进展，淋巴瘤患者的预后持续改善。本文主要就 2022—2023 年度淋巴瘤的不同病理类型诊疗研究进展与未来发展进行总结和展望。

二、淋巴瘤研究进展

1. 霍奇金淋巴瘤

在 2022 年，霍奇金淋巴瘤（Hodgkin Lymphoma，HL）临床研究的进展主要涉及靶向治疗、免疫治疗领域。靶向治疗主要包括维布妥昔单抗（Bv）及 ADCT-301。Bv 是一种靶向 CD30 的抗体偶联（ADC）药物。ECHELON-1、BREACH、AHOD1331、SGN35-015 Part E 等多项 Bv 相关研究均在 HL 一线治疗中取得了良好疗效。Bv 联合化疗有望成为经典型霍奇金淋巴瘤（cHL）一线治疗的标准方案。ADCT-301，一种靶向 CD25 的新型 ADC 药物，在复发 / 难治性经典型霍奇金淋巴瘤（R/R cHL）的Ⅱ期单臂研究中初步展现了良好的疗效与安全性。

免疫治疗在 HL 中持续取得进展。KEYNOTE-667 研究结果表明，帕博利珠单抗联合化疗能够提高 SER（早期应答迟缓）高危 cHL 患者的化疗缓解率。卡瑞丽珠单抗联合 AVD 方案在晚期 cHL 一线以及 ASCT 前桥接治疗中表现出良好的临床疗效。此外，LAG-3 抑制剂法维利单抗联合帕博利珠单抗治疗 R/R cHL 在Ⅰ/Ⅱ期试验中显示出有效的抗肿瘤活性与安全性。纳武利尤单抗联合放疗在治疗 R/R HL 方面也可能存在潜在优势。嵌合抗原受体 T 细胞疗法（CAR-T）是淋巴瘤治疗领域的重大突破。2022 年 ASH 年会上发布的 CHARIOT 研究显示 CD30 CAR-T（TT11X）后线治疗 R/R cHL 耐受性良好且疗效优异，单次输注的 ORR 达到了 73.3%，CR 为 60%。

总体来说，免疫抑制与靶向治疗仍是未来时间内 HL 治疗的主流方向。

2. 弥漫大 B 细胞淋巴瘤

弥漫大 B 细胞淋巴瘤（DLBCL）是最常见且异质性强的一组侵袭性淋巴瘤，R-CHOP 一线治疗后 60% 患者可治愈。通过精准靶向治疗进一步提高 DLBCL 初次治愈率仍是 2022 年重要的研究方向，2022 年，ASH 会议中泽布替尼联合 R-CHOP 治疗初治、伴结外侵犯、非生发中心来源的 DLBCL 患者，ORR 和 CR 率均提高至 91.7%。2022 年 ASCO 和 EHA 会议进一步报告了 POLARIX 研究亚洲人群亚组分析研究结果，Pola-R-CHP 较 R-CHOP 完全缓解率提高（82.3% vs 77.9%），疾病进展或死亡风险降低 33%。First-MIND 研究（Tafa+ 来那度胺联合 R-CHOP 一线治疗高危 DLBCL）及数项 CD3-CD20 双特异抗体（如 Mosunetuzumab、Epcoritamab 和 Glofitamab）在一线 DLBCL 的研究均正在进行中，疗效值得期待。

2022 年，难治复发 DLBCL 的研究主要针对未能行自体造血干细胞移植（ASCT）或嵌合抗原受体 T（CAR-T）细胞免疫治疗治疗失败的患者。CD79b、CD19、CD22 和 CD30 的抗体化疗药物偶联物（ADC）和 CD3-CD20 双特异抗体不管是单药还是联合治疗都显示出非常有前景的疗效和安全性。一项多中心Ⅱ期研究探索了 Pola-R-ICE 用于 R/R DLBCL 的治疗，在可评估疗效的 38 例患者中，ORR 和 CR 率为 92% 和 55%，61% 的患者顺利桥接 ASCT。2022 年，ASCO 会议 NP30179 研究探索了 Glofitamab 在 R/R DLBCL 患者中的疗效与安全性，入组 154 例患者，其中 34% 的患者接受过 CAR-T 治疗，ORR 和 CR 率分别为 51.6% 和 39.4%，中位 PFS 和 OS 分别为 4.9 个月和 11.5 个月。CAR-T 治疗无论在二线还是三线治疗中均显示出优于常规治疗的疗效。2022 年，ASH 会议 GLA/DRST 研究中匹配比较了 CNS 受累患者与不伴有中枢受累患者中位 PFS，分别为 3.8 个月与 3.6 个月（$P = 0.26$）。

3. 滤泡淋巴瘤、边缘区淋巴瘤

滤泡淋巴瘤（FL）和边缘区淋巴瘤（MZL）是最常见的惰性 B 细胞非霍奇金淋巴瘤（iB-NHL）。目前新型抗 CD20 单抗奥妥珠单抗（Obinutuzumab）已获批与化疗联合用于初治 FL 患者，此项获批基于 GALLIUM 研究结果，该研究入组 1202 例初诊进展期达到治疗指征的 FL 患者，分别接受 R-chemo 或 G-chemo 方案治疗。中位随访时间 7.9 年，与

R-chemo 方案相比，G-chemo 方案的 PFS 显著改善（7 年 PFS 率 63.4% vs 55.7%）。在中国 FL 亚组中也得到了与全球人群相一致的结果。

AUGMENT 研究揭示了来那度胺 + 利妥昔单抗（R2）与利妥昔单抗 + 安慰剂相比治疗复发性 / 难治性惰性非霍奇金淋巴瘤患者疗效与安全性，R2 组的中位 PFS（研究的主要终点）为 27.6 个月，而安慰剂组为 14.3 个月。OS 最新结果得到与 PFS 相一致的改善。MAGNOLIA 研究入组 68 例难治复发边缘区淋巴瘤患者，中位随访 15.7 个月，ORR 为 68.2%，CR 为 25.8%。中位 PFS 未达到。此项研究使泽布替尼的边缘区淋巴瘤适应证获美国 FDA 加速批准。另外，基于 RELIANCE 研究结果，瑞基奥仑赛 2022 年在中国获批用于治疗 r/r FL。研究结果显示，瑞基奥仑赛治疗 r/r FL 患者，3 个月 CRR 和 ORR 可达 85.2% 和 100%，展示出良好的短期疗效和安全性。除此之外，一些新的靶向药物如 PI3K 抑制剂、CD20/CD3 双特异性抗体、抗体偶联药物等为复发难治的 iNHL 患者提供更多治疗选择。

4. 套细胞淋巴瘤

套细胞淋巴瘤（MCL）占非霍奇金淋巴瘤（NHL）的 6% ~ 8%，且好发于老年人。近年来，MCL 在分子发病机制、预后和治疗方法等领域均取得了较大进展。2022 年 EHA 公布了一项随机、开放、Ⅲ期研究（MCL Younger）长期随访数据，采用含有大剂量阿糖胞苷的 R-DHAP 方案治疗的患者中位 TTF 为 7.7 年，未采用大剂量阿糖胞苷治疗的中位 TTF 仅为 4.1 年。该结果再次证实了对于年轻初治 MCL 患者诱导治疗中大剂量阿糖胞苷的重要性。去年 EHA 一项 R-BAC 方案治疗新诊断 MCL 老年患者的长期随访结果研究数据示：共 57 例患者参加，7 年 PFS 率及 OS 率分别达 56% 及 63%，此数据显含阿糖胞苷的 R-BAC 方案在老年初治 MCL 的治疗中也是重要的治疗选择。BTK 抑制剂在 MCL 一线治疗中的应用是 MCL 治疗的热点问题，2022 年新英格兰杂志重磅发表的 SHINE 是一项多中心、双盲、安慰剂对照Ⅲ期研究，纳入 523 例老年初治 MCL 患者，对比 IBR（伊布替尼 +BR）方案和 BR 联合安慰剂方案的 PFS，结果 IBR 方案中位 PFS 达到了 6.7 年，而对照组为 4.4 年。针对年轻初诊患者，2022 年 ASH 会议报告了欧洲 MCL 协作组发起了一项随机、开放标签、国际多中心的Ⅲ期 Triangle 研究：初诊适合 ASCT 的 MCL 患者随机分成 3 组，旨在评估与既往标准治疗（免疫化疗诱导序贯 ASCT，A 组）和不进行 ASCT 的诱导治疗中联合伊布替尼治疗（I 组）以及标准治疗联合伊布替尼（标准治疗组 + 伊布替尼，A+I 组）治疗的疗效和安全性。结果显示在诱导期和维持期加用伊布替尼（进行或不进行 ASCT）显示出强效疗效和可接受的毒性，已明确证实当前免疫化疗诱导序贯 ASCT 的标准治疗未优效于含伊布替尼无 ASCT 的方案。

R/R MCL 的临床治疗方案包括新一代 BTK 抑制剂、BCL-2 抑制剂、CAR-T 细胞治疗、PI3K 抑制剂、CD3/CD20 双抗和异基因移植等。2022 年我国学者发表于《血液》上的一项多中心、开放Ⅱ期临床试验表明泽布替尼治疗 R/R MCL 患者的 ORR 为 83.7%，CR 率为 77.9%，PFS 为 33.0 个月，经过长期随访，泽布替尼显示出持久的反应性和良好的安全性。根据发表在 2022 年《血液进展》上的一项小型 I 期试验的结果，在伊布替尼的基础上加入新型 PI3K 抑制剂 Aliqopa 治疗 R/R MCL 患者的 ORR 87.5%，其中包括 50% 的 CR 和 37.5% 的 PR，中位 PFS 为 7.7 个月。2022 年 EHA 会议报告了 ZUMA-2 最新随访数据：所有 R/R MCL 患者以及接受≥随访 180 天的患者中，总有效率为 84%，ORR 为 93%，CR 率为 67%。2022 年 ASH 会议报告了多中心 TARMAC 研究，评估了伊布替尼和抗 CD19 CAR-T 的时间限制性联合治疗 R/R MCL 的疗效和安全性。研究纳入 21 例患者，18 例患者基因检测结果可分析，8/18（44%）存在 TP53 突变，伊布替尼治疗耐受良好，中位随访时间为 13.0 个月，ORR 为 90%（CR 率 85%，PR 率 5%）。在输注后第 4 个月，16 例患者（80%）达到 CR，尚未达到中位疾病缓解时间（DOR），83% 的缓解患者在 12 个月时仍保持缓解。TP53 野生型和 TP53 突变患者的 12 个月 CR 率分别为 78% 和 71%。双抗在 R/R MCL 的病例也取得较好疗效，如 Glofitamab，$n=6$，均为 CMR；Odronextamab，$n=6$，ORR 67%，CR 33%；Epcoritamab，$n=4$，ORR 50%，CR 25%。

5. 慢性淋巴细胞白血病 / 小淋巴细胞淋巴瘤

在过去的 20 年里，慢性淋巴细胞白血病 / 小淋巴细胞淋巴瘤（CLL/SLL）的治疗模式发生了巨大变化。从化疗到免疫化疗再到以 B 细胞抗原受体激酶抑制剂（BTKi）为代表的新型靶向药物，患者生存已经获得巨大改善。

BTKi 在一线治疗中的优势地位，证据来源于多项三期随机对照临床研究：E1912 研究证实对于年轻无 TP53 异常的初治 CLL 患者，伊布替尼联合利妥昔单抗的 PFS 显著优于 FCR 方案。（5 年 PFS 78% vs 51%），3 年 OS 率也更优（98.8% vs 91.5%）。针对老年患者，A041202 研究显示伊布替尼或者伊布替尼联合利妥昔单抗，PFS 均优于 BR 方案（2 年 PFS 87%/88% vs 74%），而前两者之间无显著差异。其他 BTKi，如泽布替尼、阿可替尼在一线治疗中的优势也分别在 SEQUOIA 和 ELEVATE TN 研究中得到证实。

由于 BTKi 需终身服药，固定疗程的探索是目前的热点。CLL-14 研究中，维奈克拉 - 奥妥珠单抗（12 个周期）对于初治 CLL 的疗效显著优于 Chl-O 组（3 年 PFS 81.9% vs 49.5%；$P<0.001$），MRD 转阴率为 75.5%。伊布替尼联合维奈克拉的组合也是固定疗程的另一选择。在 GLOW 研究中，伊布替尼 - 维奈克拉组的 2 年 PFS 率优于 Chl-O 组（84.4% vs 44.1%；$P<0.001$），54.7% 获得 MRD 转阴。免疫化疗年代，TP53 异常的高危 CLL 患者生存十分不理想。BTKi 和 BCL-2 抑制剂 + 奥妥珠单抗均被证实可改善这类患者的预后。

对于难治 / 复发的 CLL，治疗应根据其既往治疗决定。首选维奈克拉 - 利妥昔单抗或 BTK 抑制剂治疗。PI3K 抑制剂 Idelalisib（联合利妥昔单抗）和度维利塞也已获批用于 CLL，但使用时密切监测免疫介导的事件和感染。

6. 外周 T 细胞淋巴瘤（包括 NK/T 细胞淋巴瘤）

外周 T 细胞淋巴瘤（PTCL）的发病率占中国非霍奇金淋巴瘤的 23% ~ 26%。目前

PTCL 尚无标准的一线化疗方案，CHOP 方案的治疗效果欠佳。一项Ⅲ期随机对照研究对比了罗米地辛联合 CHOP（Ro-CHOP）与 CHOP 方案在初治 PTCL 的疗效。该研究共纳入 421 名患者，结果显示 Ro-CHOP 和 CHOP 的中位 PFS 分别为 12.0 个月和 10.2 个月。在 Ro-CHOP 组和 CHOP 组中，中位总生存期（OS）分别为 51.8 个月和 42.9 个月，客观缓解率（ORR）分别为 63% 和 60%，完全缓解率（CRR）分别为 41% 和 37%。结果显示 CHOP 中加入罗米地辛没有改善 PFS、CRR 和 OS，而且增加了治疗中≥ 3 级不良事件（AEs）的发生率。PTCL 更佳的一线治疗模式还需要进一步探索。

血管免疫母细胞 T 细胞淋巴瘤（AITL）是一种常见的 PTCL 亚型，其预后较差，缺乏标准一线治疗方案。一项由中国学者开展的多中心Ⅱ期临床试验，使用西达苯胺、强的松、依托泊苷和沙利度胺全口服方案（CPET 方案）治疗初治 AITL。研究共入组 71 例患者，51 例完成了 8 个周期的 CPET 治疗方案，ORR 和 CRR 分别为 90.2% 和 54.9%。中位随访 11.4 个月后，51 例患者的中位 PFS 为 42.6 个月。最常见的 3/4 级 AEs 是中性粒细胞减少症（32.3%）。结果显示，全口服 CPET 方案是治疗 AITL 一种安全、有效、性价比高的治疗方法。

结外自然杀伤 / T 细胞淋巴瘤（ENKTL）是一种常发病于鼻腔的侵袭性 PTCL 亚型，亚洲发病率较欧美更高。 在 2022 年 ASH 年会上，中国学者一项前瞻性Ⅱ期临床研究报告了 PD-1 单抗联合 P-GemOx 一线治疗晚期 ENKTL 的研究结果。共入组 27 例患者，ORR 为 100%，CRR 为 88.9%，中位缓解持续时间为 11.5 个月。预计 2 年 PFS 为 79.4%，预计 2 年 OS 为 100%。该研究结果显示 PD-1 单抗联合 P-GemOx 对晚期 ENKTL 安全高效。

然而对于复发难治性外周 T 细胞淋巴瘤（R/R PTCL）的治疗选择较为有限，其有效率较低。一项Ⅰ/Ⅱ期临床研究探索了 PI3K 抑制剂可泮利塞联合吉西他滨治疗 R/R PTCL 的疗效。共 25 名患者参加Ⅱ期研究，ORR 为 72%，CRR 为 32%。中位缓解持续时间为 8.2 个月，中位 PFS 为 6.9 个月，中位 OS 未达到。此外，可泮利塞联合吉西他滨在 AITL 中展示出更高的 CRR（55.6% vs 15.4%），其 PFS 更长（13.0 个月 vs 5.1 个月）。在安全性方面，3/4 级 AEs 主要是短暂性高血糖、中性粒细胞减少、血小板减少和短暂性高血压。无治疗相关死亡，结果显示可泮利塞联合吉西他滨对 R/R PTCL 是一个安全有效的治疗方案，尤其是针对 AITL。2022 年 ASH 年会上，中国学者公布了林普利塞（PI3K δ 抑制剂）在 R/R PTCL 患者中的研究结果。研究显示 43 例患者中，ORR 为 60%（26 例），截至中位随访时间 17 个月时，中位 PFS 为 10 个月。R/R ENKTL 常规化疗预后较差，含有 PD-1 的治疗方案可进一步提高疗效，但仍有疗效和安全性提升空间。中国多中心 GEMSTONE-201 研究评估了舒格利单抗（PD-L1）在 R/R ENKTL 中的疗效和安全性。该研究共纳入 80 例 R/R ENKTL 患者，中位随访时间为 18.7 个月，ORR 为 44.9%，CRR 为 35.9%。该研究为 R/R ENKTL 患者提供了新的免疫治疗选择，值得期待。

7. 结外淋巴瘤

原发性结外淋巴瘤（PENL）约占淋巴瘤发病数的 30%，可发生于头颈部、胸部、腹部、盆腔部和会阴、脊柱、骨骼、肌肉、皮肤等全身各个部位，其中最常见的淋巴结外发病部位是胃肠道，其次是皮肤和头颈部。近些年结外淋巴瘤的诊疗进展主要集中在中枢神经系统淋巴瘤（CNSL），2022 年 EHA 会议报告了 AUTO1 是一种靶向 CD19 具有快速的目标结合解离率的CAR-T疗法，测试了 CAR-T 的静脉（IV）和脑室内（I-VEN）给药途径。共入组6例患者，并给5例患者注入了IV AUTO1 和1例I-VEN AUTO1，中位随访4.7个月，6 例可评估疗效的患者静脉注射 AUTO1 后，ORR 为 4/6（67%），研究中 2 例患者死于疾病进展（PD）。此外 2022 年 ASH 会议也口头报告了 Axi-cel 治疗 R/R PCNSL：9 例患者，67% 为原发性 CNSL，中位治疗线数为 2。中位随访时间为 11.3 个月，最佳 ORR 为 78%，CR/CRu 67%。2022 年 ASH 会议报告了欧洲多中心回顾性研究的 253 例初治 PCNSL 患者中，116 例接受“强”化疗，137 例接受中等强度化疗。CR 为 49%，PR 为 35%，两组 OS 无显著差异，后续 84 例患者进入巩固阶段，强化疗组（49%），其中 31 例接受 ASCT，26 例接受 WBRT，中等化疗强度组（20%），27 例患者全部接受 WBRT 巩固。接受任何巩固治疗的患者 OS 更高，巩固治疗显著降低 56% 死亡风险。2022 年 ASH 会议报道了 PD-1 抑制剂联合 RMA 诱导治疗初治 PCNSL：纳入 11 例患者，皆为 MCD 亚型，8 例进行评估，ORR = 75%，6 例 CR。

结外边缘区淋巴瘤（EMZL）是一种罕见疾病，占所有 B 细胞淋巴瘤的 5% ~ 8%。EMZL 可发生于任何黏膜部位，但最常累及胃（30%）、眼附属器（12%）、皮肤（10%）、肺（9%）和唾液腺（7%）。EMZL 诊断时多为早期，局部治疗为主要手段。有 20% ~ 40% 的 EMZL 患者为晚期，患者结局较差，晚期疾病患者的治疗方法仍存在争议。去年 EHA 会议报告了一项评价苯达莫司汀联合利妥昔单抗（BR）一线治疗 EMZL 的国际临床研究，估计 5 年 PFS 和 OS 分别为 80.5% 和 89.6%；BR 后达到 CR 或 PR 的患者中 PFS 无差异；BR 治疗后实现 CR 或 PR 后接受利妥昔单抗维持治疗的患者 PFS 更长。对于复发难治性 EMZL，2022 年 ASH 和 EHA 报告了阿可替尼和泽布替尼治疗的结果，ORR 分别为 65% 和 75%，且在高龄人群中显示良好的安全性，目前 FDA 已经批准泽布替尼治疗 R/R MZL 的适应证。

8. 淋巴瘤病理

传统的 WHO 分类对于造血淋巴肿瘤分类结构的安排，是按照髓细胞肿瘤、前驱 B/T 淋巴母细胞性肿瘤、成熟 B 细胞肿瘤、成熟 T/NK 细胞肿瘤、免疫缺陷相关肿瘤、组织细胞 / 树突细胞肿瘤顺序予以阐述。在修订第五版分类中，阐述顺序调整为髓细胞肿瘤、组织细胞 / 树突细胞肿瘤、B 细胞淋巴组织增生性疾病及肿瘤、T/NK 细胞淋巴组织增生性疾病及肿瘤、淋巴组织间质源性肿瘤以及遗传性肿瘤综合征这五大类内容。之所以作出这样的调整，是因为更加严格地按照细胞系起源对于肿瘤加以归类梳理：绝大部分的组织细胞 /

树突细胞肿瘤起源于造血干细胞，和髓细胞关系密切，所以把这部分内容紧接着髓系肿瘤予以介绍；但滤泡树突细胞及其肿瘤并非起源于造血干细胞，而属于间叶源性成分，所以新分类把所有滤泡树突细胞源性肿瘤以及一些脾脏、淋巴结特有的间叶源性肿瘤单独列为一类新的大类——淋巴组织间质源性肿瘤，可以理解为原发于淋巴造血组织的软组织肿瘤。B 系和 T/NK 系疾病中除了罗列肿瘤性疾病（包括前躯淋巴母细胞性肿瘤和成熟淋巴细胞肿瘤），还对很多交界性疾病（包括诸多恶性潜能有限的克隆性淋巴组织增生性疾病）加以介绍，广义的淋巴组织增生性疾病除了恶性淋巴肿瘤、交界性淋巴组织增生性疾病，当然还包括诸多的反应性淋巴组织增生或淋巴结病，所以，在第五版分类中，首次增添良性淋巴病变——瘤样病变内容。这些瘤样病变，虽然并非真正意义上的肿瘤，但和淋巴瘤鉴别诊断非常重要，某些疾病（例如，卡斯特曼病）临床诊治还有较多进展，因此有必要予以适当篇幅介绍。所有按细胞系罗列的各大类属中，分别按照“类别（category）”、“家族（family/class）”“病种（type/entity）”和“亚型（subtype）”四个层级对所有疾病加以分层归类，例如，“弥漫性大 B 细胞淋巴瘤，非特指性”这一病种，归在“成熟 B 细胞肿瘤”类别之下，属于“大 B 细胞肿瘤”家族，还可进一步再分为“生发中心 B 细胞样”以及“活化 B 细胞样”亚型。在病种阐述顺序上，通常先介绍低危 / 惰性肿瘤，再按侵袭性逐渐升高顺序介绍高度恶性肿瘤。值得注意的是，新分类首次把霍奇金淋巴瘤（包括经典型和结节性淋巴细胞为主型）纳入 B 细胞肿瘤目录之下，不再作为一个疾病大类和 B 系或 T/NK 系肿瘤并列，这从生物学角度，特别是肿瘤分类原则——细胞系起源而言，无疑是合理的，因为所有霍奇金淋巴瘤都是生发中心发育阶段 B 细胞起源的肿瘤，尽管临床治疗方案和治疗反应不同于非霍奇金淋巴瘤，但从生物学角度而言，经典型和结节性淋巴细胞为主型霍奇金淋巴瘤都是真正意义上的 B 细胞肿瘤，特别是结节性淋巴细胞为主型霍奇金淋巴瘤，越来越多的证据表明该病本质上是一种大 B 细胞性非霍奇金淋巴瘤，和富于 T 细胞 / 组织细胞的大 B 细胞淋巴瘤关系密切，其命名也迟早必须调整（尽管这次修订考虑诸多因素，暂时未予变动）。浆细胞类肿瘤，是 B 细胞终末分化阶段的肿瘤形式，也一如既往地放于 B 细胞肿瘤目录之下，尽管其临床诊疗策略和淋巴瘤迥然不同。存有争议的一处变动在于：新分类将免疫缺陷 / 免疫失调相关性淋巴组织增生和肿瘤也首次罗列于 B 细胞淋巴组织增生及肿瘤目录之下，这从逻辑上可能存在问题，因为此类疾病除 B 系表型病变，也存在一定数量的 T/NK 系表型病变，在东方人群尤为如此。所以，把所有免疫缺陷 / 免疫失调性疾病和肿瘤都纳入 B 系病变目录之下，无疑有失偏颇。

大 B 细胞性淋巴瘤除了弥漫性大 B 细胞淋巴瘤，非特指性之外，还罗列出 17 种具有独特临床病理特征的大 B 细胞淋巴瘤（例如，富于 T 细胞 / 组织细胞的大 B 细胞淋巴瘤、原发性纵隔大 B 细胞淋巴瘤、浆母细胞性淋巴瘤、EB 病毒阳性的弥漫性大 B 细胞淋巴瘤、血管内大 B 细胞淋巴瘤等），新增亚型主要包括了“体液过载相关性大 B 细胞淋巴瘤”，即过去所谓 HIV 阴性、HHV8 阴性的原发性渗液性淋巴瘤亚组，临床主要表现为浆膜腔积液性肿瘤，多数预后尚可，不如 HHV8 相关的原发性渗液性淋巴瘤侵袭性高。原发性中枢神经系统弥漫性大 B 细胞淋巴瘤的概念在新分类中扩展到包括了三个免疫特许 / 豁免部位的大 B 细胞淋巴瘤，包括原发于“中枢神经系统”“眼球视网膜、玻璃体”以及“睾丸”部位的大 B 细胞肿瘤，统称为“原发性免疫赦免部位大 B 细胞淋巴瘤”。此类肿瘤有着相似的组织学和病理生理发病机制，近年来分子病理研究所揭示的 MCD/C5 表型也为此类肿瘤的诊治策略提出了新的思路，更为此类肿瘤概念的拓展提供了临床意义。但是，有无必要将所有 MCD 表型的弥漫性大 B 细胞淋巴瘤、换言之，把所有的结外 ABC 型弥漫性大 B 细胞淋巴瘤都作为一大类肿瘤单独列出，目前尚存较大争议，多数学者认为异质性过大，不宜简单合并，例如，血管内大 B 细胞淋巴瘤分子表型也存在 MYD88L265P 和 CD79b 突变，但临床表现和病理特点显然和原发于中枢神经系统的大 B 细胞淋巴瘤有所不同。因此，肿瘤分类仍应坚持临床、组织学、免疫表型以及遗传、分子四结合的原则，不可片面强调某一方面（例如，一味追求所谓分子意义上的病种或亚型）。关于高级别 B 细胞淋巴瘤，修订第五版分类强调这类肿瘤形态上具有淋巴母细胞样或介于弥漫性大 B 细胞淋巴瘤与伯基特淋巴瘤之间的中间特点，细胞起源免疫表型通常呈现生发中心 B 细胞样特征，即所谓生发中心“暗区”型淋巴瘤。其中，如果具有 MYC 和 BCL2 基因同时易位（不伴或伴有 BCL6 基因重排，即所谓“双打击”或“三打击”），此类肿瘤具有相对均一的表型、遗传学和临床特点，新分类将其归为一类独特类型。对于伴有 11q 异常的伯基特样淋巴瘤，近来研究提示其基因突变特点并不同于伯基特淋巴瘤而更接近于大 B 细胞淋巴瘤，故新分类也将其归入“暗区”型肿瘤，易名为“伴有 11q 异常的高级别 B 细胞淋巴瘤”。对于形态、表型也呈现“暗区”淋巴瘤特点，但 FISH 技术检测不到 MYC 和 BCL2 同时重排的病例，可以使用“高级别 B 细胞淋巴瘤，非特指性”的名称，此类肿瘤基因表达谱和生物学行为接近于伴有 MYC 和 BCL2 同时重排的经典型高级别 B 细胞淋巴瘤。需要指出的是，对于仅伴 MYC 和 BCL6 基因同时易位的病例，能否归入高级别 B 细胞淋巴瘤，目前尚存争议，多数研究提示其生物学特点可能有别于经典双打击 / 三打击高级别 B 细胞淋巴瘤，所以暂时归入高级别 B 细胞淋巴瘤，非特指性或弥漫性大 B 细胞淋巴瘤，非特指性较为合适。对于伴有双打击 / 三打击但形态不呈淋巴母细胞样或中间特征的大 B 细胞淋巴瘤，则不宜套用高级别 B 细胞淋巴瘤的名称，可诊断为伴有 MYC 和 BCL2 重排（或 MYC 和 BCL6 重排）的弥漫性大 B 细胞淋巴瘤。

关于小 B 细胞类肿瘤分类的变化，主要是新增了“伴有明显核仁的脾 B 细胞淋巴瘤 / 白血病”这一新的暂定类型，多数对应于过去所谓毛细胞白血病变异型，少数则为过去误判为脾边缘区淋巴瘤或 B 幼淋巴细胞性白血病的病例。需要指出的是，B 幼淋巴细胞性白血病这一术语在修订第五版分类中不复存在，绝大部分过去诊断幼淋巴细胞性白血病的病例，实质代表的是慢性淋巴细胞性白血病 / 小淋巴细胞性淋巴瘤伴幼淋巴细胞性进展（指幼淋巴细胞占比 >15%），少数具有 CCND1 重排的病例则应归入套细胞淋巴瘤范畴，剩下部分病例则可归入上述伴有明显核仁的脾 B 细胞淋巴瘤 / 白血病。新分类愈发注重疾病发病机制对于疾病界定的影响，原发于皮肤的边缘区淋巴瘤因为独特的发病机制以及极好的预后表现，在新分类中被单独列为一类，不再归入黏膜相关淋巴组织结外边缘区淋巴瘤范畴。滤泡性淋巴瘤的概念也相应作出部分调整，除了 BCL2 重排相关的经典型滤泡性淋巴瘤（包括绝大部分 1 ~ 3A 级病例），新增了部分具有独特细胞学特征或生长模式特征的亚型，3B 级滤泡性淋巴瘤在新分类中被重新命名为滤泡性大 B 细胞淋巴瘤，以凸显其不同于经典滤泡性淋巴瘤、而更接近于弥漫性大 B 细胞淋巴瘤的生物学特点。这些变动是否合适，可能还有待后续的临床实践以及研究工作予以进一步验证。

外周 T 细胞淋巴瘤分类变化不大，常见肿瘤中，把血管免疫母细胞性 T 细胞淋巴瘤的概念扩展到所有具有滤泡辅助 T 细胞表型且以淋巴结受累为主要变现的肿瘤，赋予新命名“淋巴结滤泡辅助 T 细胞淋巴瘤”，再进一步根据其形态特点分为“血管免疫母细胞型”“滤泡型”和“非特指性”三类，此类肿瘤具有相同的细胞起源和分子发病机制，其治疗策略也基本雷同，所以合并为一大类肿瘤完全合理，尽管形态表现多样，主体类型仍然是经典的血管免疫母细胞性 T 细胞淋巴瘤。新增两类罕见的类型包括“胃肠道惰性 NK 细胞淋巴组织增生性疾病”及“EB 病毒阳性的淋巴结 T 细胞 /NK 细胞淋巴瘤”，前者主要表现为胃肠道溃疡性病灶，组织学表现为非 EB 病毒相关的克隆性 NK 细胞增殖，临床表现惰性、低危，可相对保守处理，后者则表现为侵袭性外周 T 细胞或 NK 细胞淋巴瘤，以淋巴结受累为主要表现，肿瘤细胞 EB 病毒阳性且呈细胞毒表型，预后极差。

三、淋巴瘤学科发展趋势和展望

1. 积极开展淋巴瘤基础和转化研究

淋巴瘤病理分型复杂，且病理类型的分布比例在中国和西方国家具有差别，因此在未来淋巴瘤的基础和转化研究中，我们需要聚焦于中国高发的淋巴瘤类型，建立适合中国患者的分子分型体系；紧扣淋巴瘤细胞生物学行为，发现治疗耐药的新靶点；针对淋巴瘤致病关键信号通路，应用靶向治疗新策略，积极开展更多高质量、高水平、具有改变治疗指南作用的淋巴瘤基础和转化研究，以提高中国淋巴瘤的研究和诊治水平，改善中国淋巴瘤患者的治疗效果。随着二代测序（NGS）等分子检测技术的进步，伴随着多基因组学技术的整合，研究成果应转化为不断优化的诊治手段和方法，为提高淋巴瘤患者生存带来契机。因此，积极开展更多高质量、高水平、具有临床意义的淋巴瘤基础和转化研究，明确免疫、靶向治疗等新的治疗方法的意义，客观、科学地评价其临床中的真实价值，就显得尤为重要。

2. 建立基于中国淋巴瘤患者预后模型

目前在临床上得到广泛应用的预后模型如国际预后指数（IPI）多是基于西方国家淋巴瘤患者制定的，由于中国的淋巴瘤病理类型分布、疾病特征和分子遗传学特点等和西方国家不尽相同，因此通过基因测序、表达谱分析等分子生物学手段，基于中国淋巴瘤患者的相关临床数据，建立针对中国患者的精准、高效预后模型是未来淋巴瘤的研究方向之一。除此以外，开展一些多中心的前瞻性临床研究建立针对不同淋巴瘤亚型的精准的预测模型，进而指导不同亚型淋巴瘤的预后及治疗。目前已有一些中国学者基于中国淋巴瘤患者的临床、病理和分子生物学特征，建立了新型的淋巴瘤预后模型，这些预后模型有待于在更大样本量的前瞻性临床研究中进行验证。

3. 以循证医学证据为指导规范淋巴瘤诊疗

2022 年中国抗癌协会淋巴瘤专业委员会组织全国专家共同制定了淋巴瘤领域的全国性指南《中国抗癌协会淋巴瘤整合指南（2022 年版）》。这个指南的制定与发表及时反映了国内外淋巴瘤治疗领域的进展，进一步促进了中国淋巴瘤的规范化诊断和治疗水平的提高和普及。因为指南整合了国内外淋巴瘤诊疗领域最好的询证医学证据和临床经验，因此我们期待着这个指南指导中国淋巴瘤规范化、正规化诊断和治疗的普及，我们仍然需要以循证医学证据为指导，编写淋巴瘤治疗指南和诊疗规范，并对指南和规范的成果进行推广、宣传，以促进淋巴瘤的规范诊疗，同时按照中国抗癌协会要求进一步推动淋巴瘤指南进校园和下基层活动。

4. 我国淋巴瘤病理发展规划与展望

近年来，中国淋巴瘤和血液病中心建设，特别是大中心正蓬勃发展，但学科发展的短板依然存在，其中，淋巴瘤病理诊断就属于极为重要、但又相对薄弱而亟待发展的一个方面。中国病理诊断医技人员严重短缺，实验室建设、质量控制和专业人员培训水平参差不齐，绝大部分医疗机构尚未设立淋巴血液病理亚专科，一定程度上影响了我国淋巴瘤精准诊治前进的步伐。

淋巴血液病理专业性极强，需要长期的培训和大量的临床实践才能真正提高医疗水准和服务水平，一时还难以做到所有医疗机构同质化发展。借鉴发达国家发展经验，学科建设以及分层诊疗是解决医疗服务供需矛盾的必由之路。区、县级医疗机构的病理中心主要做好活检、组织处理以及切片制作等前期工作，并配备适量免疫组化检测初步筛选淋巴瘤病例，通过上级机构提供的病理会诊服务完成病理诊断。地市级（包括部分少数民族自治区）医疗机构的病理中心必须具备有资质的淋巴专科病理医师（或至少有学有专长的通科病理医师）从事淋巴瘤病理诊断，具备完备的免疫组化、原位杂交等检测手段，独立完成绝大部分常见、多发病种的病理诊断。省级（或部分直辖市）医疗机构的病理中心必须建设淋巴病理亚专科，有专人从事淋巴瘤病理诊断，并配备完善的自动免疫组化、分子检测平台，接纳适度规模的病理会诊任务，并能承担相应的教学和培训任务。国家级淋巴瘤病理中心和国家级淋巴瘤临床诊疗中心直接对接，具备完整的技术平台和相对充分的医疗、师资人力资源和教学、科研条件。实验室质量控制体系完备。主要依托国家级淋巴瘤病理中心基地开展继续教育与专业人才培训工作。

四、总结

中国淋巴瘤的诊断和治疗相关研究在近年来取得了许多成果，中国研究者的研究也在国内外期刊、大会上做了报告，中国淋巴瘤研究能力和国际影响力不断扩大。为进一步提高中国淋巴瘤诊疗的普遍水平，未来需要加强淋巴瘤病理专科医生的培养和对淋巴瘤指南进行推广和宣传。推动指南进校园及下基层活动。坚持以循证医学证据为指导，加强开展MDT 诊疗活动为患者选择规范个体化的治疗方案；积极开展更多淋巴瘤的基础和转化研究；深入了解淋巴瘤的发生发展机制，寻找新的治疗靶点，特别是在靶向治疗、免疫治疗和细胞治疗领域开展更多的高质量临床协作研究，为中国淋巴瘤患者的个体化治疗提供理论和实践基础。

参考文献

[1] CASTELLINO S M，PEI Q，PARSONS S K，et al. Brentuximab Vedotin with Chemotherapy in Pediatric High-Risk Hodgkin's Lymphoma[J]. N Engl J Med，2022，387（18）：1649-1660.

[2] MAUZ-KORHOLZ C，LANDMAN-PARKER J，BALWIERZ W，et al. Response-adapted omission of radiotherapy and comparison of consolidation chemotherapy in children and adolescents with intermediate-stage and advanced-stage classical Hodgkin lymphoma（EuroNet-PHL-C1）：a titration study with an open-label，embedded，multinational，non-inferiority，randomised controlled trial[J]. Lancet Oncol，2022，23（1）：125-137.

[3] WAGNER C B，ERMANN D A，BOUCHER K M，et al. Real-world outcomes of brentuximab vedotin maintenance after autologous stem cell transplant in relapsed/refractory classical Hodgkin lymphoma：Is less enough?[J]. Journal of Clinical Oncology，2022，40（16_suppl）：7514.

[4] YASENCHAK C A，BORDONI R，PATEL-DONNELLY D，et al. Brentuximab Vedotin in Frontline Therapy of Hodgkin Lymphoma in Patients with Significant Comorbidities Ineligible for Standard Chemotherapy（SGN35-015 Part E）[J]. Blood，2022，140（Supplement 1）：3685-3686.

[5] ANSELL S M，RADFORD J，CONNORS J M，et al. Overall Survival with Brentuximab Vedotin in Stage Ⅲ or Ⅳ Hodgkin's Lymphoma[J]. N Engl J Med，2022，387（4）：310-320.

[6] Vinti L，Daw S，Alvarez C S，et al. S204：Pembrolizumab in Children and Young Adults With Newly Diagnosed Classical Hodgkin Lymphoma With Slow Early Response to Frontline Chemotherapy：The Phase 2，Open-Label，Keynote-667 Study[J]. HemaSphere，2022，6：105-106.

[7] Xie Y，Tang Y，Zheng W，et al. P1090：Camrelizumab（CAM）Combined With Gemox Chemotherapy Results In High Complete Metabolic Response Rates In Relapsed/Refractory Classic Hodgkin Lymphoma（CHL）：A Phase Ⅱ Trial[J]. HemaSphere，2022，6（Suppl）：980-981.

[8] ZHAO S，LIU Y，YAO Z，et al. Phase Ⅱ Clinical Trial of Camrelizumab Combined with AVD（Epirubicin，Vincristine and Dacarbazine）in the First-Line Treatment for Patients with Advanced Classical Hodgkin's Lymphoma[J]. Blood，2022，140（Supplement 1）：6579-6580.

[9] JOHNSON N A, LAVIE D, BORCHMANN P, et al. Favezelimab (anti–LAG–3) plus pembrolizumab in patients with anti–PD–1–naive relapsed or refractory (R/R) classical Hodgkin lymphoma (cHL): An open–label phase 1/2 study[J]. Journal of Clinical Oncology, 2022, 40 (16_suppl): 7516.

[10] Bröckelmann P, Bühnen I, Zijlstra J, et al. S203: Abscopal Effect of Radiotherapy And Nivolumab in Relapsed or Refractory Hodgkin Lymphoma: Pre–Planned Interim Analysis of the International Ghsg Phase Ⅱ Aern Trial[J]. HemaSphere, 2022, 6: 104–105.

[11] QUACH D H, RAMOS C A, LULLA P D, et al. CD30. CAR–Modified Epstein–Barr Virus–Specific T Cells (CD30. CAR EBVSTs) Provide a Safe and Effective Off–the–Shelf Therapy for Patients with CD30–Positive Lymphoma[J]. Blood, 2022, 140 (Supplement 1): 412–414.

[12] Linton K. P1214 Subcutaneous Epcoritamab+ R–Chop For First–Line Treatment of Patients With Highrisk Diffuse Large B–Cell Lymphoma: phase 1/2 Update: Michael Roost Clausen1, Fritz Offner 2, David Belada 3, Joshua Brody4, Kim M. Linton5, Yasmin Karimi 6, Raul Cordoba7, Sylvia Snauwaert 8, Aqeel Abbas 9, Liwei Wang9, Jun Wu10, Brian Elliott 9, Lorenzo Falchi 11 [J]. HemaSphere, 2022: 2119–2120.

[13] Song Y, Jin J, Tilly H, et al. P1192: Asia Subpopulation Analysis From The Phase Ⅲ Polarix Trial [J]. HemaSphere, 2022, 6 (Suppl).

[14] Li C, Geng H, Zong X, et al. P1185: Antitumor Activity And Safety Of Zanubrutinib Combined With R–Chop Regimen In The Treatment of Newly Diagnosed Non–Gcb Dlbcl With Extranodal Involvement: a Prospective Phase Ⅱ Study [J]. HemaSphere, 2022, 6 (Suppl).

[15] Dickinson M, Carlo–Stella C, Morschhauser F, et al. Glofitamab in patients with relapsed/refractory (R/R) diffuse large B–cell lymphoma (DLBCL) and ≥ 2 prior therapies: Pivotal phase Ⅱ expansion results [J]. 2022.

[16] Cordoba R, Falchi L, Phillips T, et al. P1215: Preliminary Phase 1/2 Results of Subcutaneous Epcoritamab+ R–Dhax/C In Patients With Relapsed Or Refractory Diffuse Large B–Cell Lymphoma Eligible For Autologous Stem Cell Transplant [J]. HemaSphere, 2022, 6 (Suppl).

[17] Wahlin B E, Brody J, Phillips T, et al. P1213: Subcutaneous Epcoritamab With Gemox Induced High Response Rates In Patients With Relapsed/Refractory Diffuse Large B–Cell Lymphoma Ineligible For Autologous Stem Cell Transplant [J]. HemaSphere, 2022, 6: 1099–1100.

[18] HERRERA A F, CHEN L, CROMBIE J L, et al. Polatuzumab Vedotin Combined with R–ICE (PolaR–ICE) As Second–Line Therapy in Relapsed/Refractory Diffuse Large B–Cell Lymphoma [J]. Blood, 2022, 140 (S1).

[19] Bartlett N L, Yasenchak C A, Ashraf K K, et al. P1178: Brentuximab Vedotin In Combination With Lenalidomide And Rituximab In Patients With Relapsed/Refractory Dlbcl: safety And Efficacy Results From The Safety Run–In Period Of The Phase 3 Echelon–3 Study [J]. HemaSphere, 2022, 6.

[20] BACHY E, SEYMOUR J F, FEUGIER P, et al. Sustained Progression–Free Survival Benefit of Rituximab Maintenance in Patients With Follicular Lymphoma: Long–Term Results of the PRIMA Study [Z]. 2019: 37, 2815–2824.

[21] ROSSI D, BERTONI F, ZUCCA E. Marginal–Zone Lymphomas [J]. N Engl J Med, 2022, 386 (6): 568–581.

[22] Townsend W, Hiddemann W, Buske C, Et Al. S206: Obinutuzumab Plus Chemotherapy Demonstrates Long–Term Benefit Over Rituximab Plus Chemotherapy In Patients With Previously Untreated Follicular Lymphoma: Final Analysis of The Gallium Study [J]. HemaSphere, 2022, 6.

[23] Hong X, Song Y, Shi Y, et al. Efficacy and safety of obinutuzumab for the first–line treatment of follicular lymphoma: a subgroup analysis of Chinese patients enrolled in the phase Ⅲ GALLIUM study [J]. Chinese Medical Journal, 2022, 135 (04): 433–440.

[24] HEROLD M, HOSTER E, JANSSENS A, et al. Immunochemotherapy and Maintenance With Obinutuzumab or Rituximab in Patients With Previously Untreated Marginal Zone Lymphoma in the Randomized GALLIUM Trial [J].

HemaSphere, 2022, 6 (3): e699.

[25] LEONARD J P, TRNENY M, OFFNER F, et al. Five-Year Results and Overall Survival Update from the Phase 3 Randomized Study Augment: Lenalidomide Plus Rituximab (R2) Vs Rituximab Plus Placebo in Patients with Relapsed/Refractory Indolent Non-Hodgkin Lymphoma [J]. Blood, 2022, 140 (S1).

[26] YING Z, ZOU D, YANG H, et al. Preliminary efficacy and safety of Relmacabtagene autoleucel (Carteyva) in adults with relapsed/refractory follicular lymphoma in China: A phase I/II clinical trial [Z]. 2022: 97, E436-E438.

[27] Jain P, Wang M L. Mantle cell lymphoma in 2022—A comprehensive update on molecular pathogenesis, risk stratification, clinical approach, and current and novel treatments [J]. American journal of hematology, 2022, 97 (5): 638-656.

[28] Villa D, Hoster E, Hermine O, et al. Bendamustine or high-dose cytarabine-based induction with rituximab in transplant-eligible mantle cell lymphoma [J]. Blood advances, 2022, 6 (18): 5285-5294.

[29] WANG M L, JURCZAK W, JERKEMAN M, et al. Ibrutinib plus Bendamustine and Rituximab in Untreated Mantle-Cell Lymphoma [J]. The New England journal of medicine, 2022, 386 (26): 2482-2494.

[30] DREYLING M, DOORDUIJN J K, GINE E, et al. Efficacy and Safety of Ibrutinib Combined with Standard First-Line Treatment or As Substitute for Autologous Stem Cell Transplantation in Younger Patients with Mantle Cell Lymphoma: Results from the Randomized Triangle Trial By the European MCL Network [J]. Blood, 2022, 140 (S1).

[31] SONG Y, ZHOU K, ZOU D, et al. Zanubrutinib in relapsed/refractory mantle cell lymphoma: long-term efficacy and safety results from a phase 2 study [J]. Blood, 2022, 139 (21): 3148-3158.

[32] EYRE T A, CHEAH C Y, WANG M L. Therapeutic options for relapsed/refractory mantle cell lymphoma [J]. Blood, 2022, 139 (5): 666-677.

[33] MINSON A, HAMAD N, CHEAH C Y, et al. Time-Limited Ibrutinib and Tisagenlecleucel Is Highly Effective in the Treatment of Patients with Relapsed or Refractory Mantle Cell Lymphoma, Including Those with TP53 Mutated and Btki-Refractory Disease: First Report of the Tarmac Study [J]. Blood, 2022, 140 (S1).

[34] Sancho J M, Lopez G A, Abrisqueta P, Et Al. P1102: A Phase 1 Study of Parsaclisib In Combination With Rituximab, Bendamustine + Rituximab, or Ibrutinib In Patients With Previously Treated B-Cell Lymphoma (Citadel-112): Preliminary Safety Results [J]. HemaSphere, 2022, 6.

[35] ALAGGIO R, AMADOR C, ANAGNOSTOPOULOS I, et al. The 5th edition of the World Health Organization Classification of Haematolymphoid Tumours: Lymphoid Neoplasms [J]. Leukemia, 2022, 36 (7): 1720-1748.

[36] CAMPO E, JAFFE E S, COOK J R, et al. The International Consensus Classification of Mature Lymphoid Neoplasms: a report from the Clinical Advisory Committee [J]. Blood, 2022, 140 (11): 1229-1253.

[37] SLAGER S L, PARIKH S A, ACHENBACH S J, et al. Progression and survival of MBL: a screening study of 10 139 individuals [J]. Blood, 2022, 140 (15): 1702-1709.

[38] CHERNG H J, KHWAJA R, KANAGAL-SHAMANNA R, et al. TP53-altered chronic lymphocytic leukemia treated with firstline Bruton's tyrosine kinase inhibitor-based therapy: A retrospective analysis [J]. American journal of hematology, 2022, 97 (8): 1005-1012.

[39] ALLAN J N, SHANAFELT T, WIESTNER A, et al. Long-term efficacy of first-line ibrutinib treatment for chronic lymphocytic leukaemia in patients with TP53 aberrations: a pooled analysis from four clinical trials [J]. British journal of haematology, 2022, 196 (4): 947-953.

[40] BARR P M, OWEN C, ROBAK T, et al. Up to 8-year follow-up from RESONATE-2: first-line ibrutinib treatment for patients with chronic lymphocytic leukemia [J]. Blood advances, 2022, 6 (11): 3440-3450.

[41] Woyach JA, Ruppert AS, Heerema NA, et al. Longterm results of alliance A041202 show continued advantage of ibrutinib-based regimens compared with bendamustine plus rituximab (BR) chemoimmunotherapyl [J]. Blood,

2021，138：639.

［42］ SHANAFELT T D，WANG X V，HANSON C A，et al. Long-term outcomes for ibrutinib-rituximab and chemoimmunotherapy in CLL：updated results of the E1912 trial［J］. Blood，2022，140（2）：112-120.

［43］ HILLMEN P，PITCHFORD A，BLOOR A，et al. Ibrutinib Plus Rituximab Is Superior to FCR in Previously Untreated CLL：Results of the Phase Ⅲ NCRI FLAIR Trial［J］. Blood，2021，138（S1）.

［44］ SHARMAN J P，EGYED M，JURCZAK W，et al. Efficacy and safety in a 4-year follow-up of the ELEVATE-TN study comparing acalabrutinib with or without obinutuzumab versus obinutuzumab plus chlorambucil in treatment-naive chronic lymphocytic leukemia［J］. Leukemia，2022，36（4）：1171-1175.

［45］ TAM C S，BROWN J R，KAHL B S，et al. Zanubrutinib versus bendamustine and rituximab in untreated chronic lymphocytic leukaemia and small lymphocytic lymphoma（SEQUOIA）：a randomised，controlled，phase 3 trial［Z］. 2022：23，1031-1043.

［46］ TAM C S，ALLAN J N，SIDDIQI T，et al. Fixed-duration ibrutinib plus venetoclax for first-line treatment of CLL：primary analysis of the CAPTIVATE FD cohort［J］. Blood，2022，139（22）：3278-3289.

［47］ SEYMOUR J F，KIPPS T J，EICHHORST B F，et al. Enduring undetectable MRD and updated outcomes in relapsed/refractory CLL after fixed-duration venetoclax-rituximab［J］. Blood，2022，140（8）：839-850.

［48］ Stilgenbauer S，Tausch E，Roberts A W，et al. S146：Venetoclax In Patients With Chronic Lymphocytic Leukemia With 17P Deletion：6-Year Follow-Up And Genomic Analyses In A Pivotal Phase 2 Trial［J］. HemaSphere，2022，6：47-48.

［49］ Blombery P，Thompson ER，Lew TE，et al. Enrichment of BTK Leu528Trp mutations in patients with CLL on zanubrutinib：potential for pirtobrutinib cross resistance. Blood Adv. 2022，6：5589-5592.

［50］ MBERY P，THOMPSON E R，LEW T E，et al. Enrichment of BTK Leu528Trp mutations in Patients with CLL on Zanubrutinib：Potential for Pirtobrutinib Cross Resistance［J］. Blood advances，2022，6（20）：5589-5592.

［51］ HAMPEL P J，RABE K G，CALL T G，et al. Clinical outcomes in patients with chronic lymphocytic leukemia with disease progression on ibrutinib［J］. Blood Cancer Journal，2022，12（9）：124.

［52］ THOMPSON M C，HARRUP R A，COOMBS C C，et al. Venetoclax retreatment of patients with chronic lymphocytic leukemia after a previous venetoclax-based regimen［J］. Blood advances，2022，6（15）：4553-4557.

［53］ THOMALLA D，BECKMANN L，GRIMM C，et al. Deregulation and epigenetic modification of BCL2-family genes cause resistance to venetoclax in hematologic malignancies［J］. Blood，2022，140（20）：2113-2126.

［54］ HAMPEL P J，RABE K G，CALL T G，et al. Combined ibrutinib and venetoclax for treatment of patients with ibrutinib-resistant or double-refractory chronic lymphocytic leukaemia［J］. Br J Haematol，2022，199（2）：239-244.

［55］ HYAK J M，HUANG Y，ROGERS K A，et al. Combined BCL2 and BTK inhibition in CLL demonstrates efficacy after monotherapy with both classes［J］. Blood advances，2022，6（17）：5124-5127.

［56］ MELENHORST J J，CHEN G M，WANG M，et al. Decade-long leukaemia remissions with persistence of CD4（+）CAR T cells［J］. Nature，2022，602（7897）：503-509.

［57］ SIDDIQI T，SOUMERAI J D，DORRITIE K A，et al. Phase 1 TRANSCEND CLL 004 study of lisocabtagene maraleucel in patients with relapsed/refractory CLL or SLL［J］. Blood，2022，139（12）：1794-1806.

［58］ GORDON M J，FERRAJOLI A. Unusual complications in the management of chronic lymphocytic leukemia［J］. American Journal of Hematology，2022，97：e26-e34

［59］ PORPACZY E，JÄGER U. How I manage autoimmune cytopenias in patients with lymphoid cancer［J］. Blood，2022，139（10）：1479-1488.

［60］ Bachy，E，Camus，V，Thieblemont，C，et al. Romidepsin Plus CHOP Versus CHOP in Patients With Previously Untreated Peripheral T-Cell Lymphoma：Results of the Ro-CHOP Phase Ⅲ Study（Conducted by LYSA）. Journal of clinical oncology：official journal of the American Society of Clinical Oncology，2022，40（3），242-251.

[61] Wang, Y, Zhang, M., Song, W, et al.Chidamide plus prednisone, etoposide, and thalidomide for untreated angioimmunoblastic T-cell lymphoma in a Chinese population: A multicenter phase Ⅱ trial. American journal of hematology, 2022, 97(5), 623-629.

[62] Yan, G, Zhang, Y, Wang, X, et al. Novel Induction Therapy for Newly Diagnosed Extranodal Natural Killer/T Cell Lymphoma (ENKTL) Treated By Anti-PD-1 Antibody Plus Histone Deacetylase Inhibitor Followed By P-GemOx Regimen. Blood, 2021, 138(Supplement 1), 137.

[63] Cai, Q, Liu, P, Xia, Y, et al. Sintilimab Plus P-Gemox (Pegaspargase, Gemcitabine and Oxaliplatin) Regimen for Newly-Diagnosed Advanced, Extranodal Natural Killer/T Cell Lymphoma, Nasal Type: A Multicenter, Phase 2 Cohort of the Open-Label Spirit Study. Blood, 2022, 140(Supplement 1), 2299-2301.

[64] Yhim, H. Y, Kim, T, Kim, S. J, et al.Combination treatment of copanlisib and gemcitabine in relapsed/refractory PTCL (COSMOS): an open-label phase Ⅰ/Ⅱ trial. Annals of oncology : official journal of the European Society for Medical Oncology, 2021, 32(4), 552-559.

[65] Jin J, Cen H, Zhou K, et al. A Phase Ib Study of Linperlisib in Patients with Relapsed or Refractory Peripheral T-Cell Lymphoma [J]. Blood, 2021, 138 (S1), 1386.

[66] Huang H, Tao R, Hao S, et al. Sugemalimab Monotherapy for Patients With Relapsed or Refractory Extranodal Natural Killer/T-Cell Lymphoma (GEMSTONE-201): Results From a Single-Arm, Multicenter, Phase Ⅱ Study [J]. J Clin Oncol, 2023: JCO2202367.

[67] Roddie C, Dias J, O R M, et al. P1460: Safety And Efficacy Findings Of Auto1, A Fast-Off Rate Cd19 Car, In Relapsed/Refractory Primary Cns Lymphoma [J]. HemaSphere, 2022, 6. Supplement 3: 2560-2561.

[68] De GROOT F A, DOORDUIJN J K, BRINK M, et al. Consolidation Improves Survival in Primary Central Nervous System Lymphoma without Preference for Type of High-Dose Methotrexate-Based Induction Treatment Regimen [J]. Blood, 2022, 140 (S1): 369-371.

[69] SHEN H, WU J, LIANG J, et al. Preliminary Results of Penpulimab Combined with RMA (rituximab, methotrexate, and cytarabine) for Newly Diagnosed Primary Central Nervous System Lymphoma [J]. Blood, 2022, 140 (S1): 3821-3822.

[70] JACOBSON C A, FALVEY C, BOUVIER R, et al. A Pilot Study of Axicabtagene Ciloleucel (axi-cel) for the Treatment of Relapsed/Refractory Primary and Secondary Central Nervous System Lymphoma (CNSL) [J]. Blood, 2022, 140 (S1): 1060-1061.

[71] Strati P, Coleman M, Stevens D, et al. P1129: Acalabrutinib In Patients With Relapsed/Refractory (R/R) Marginal Zone Lymphoma (Mzl): Results Of A Phase 2, Multicenter, Open-Label Trial [J]. HemaSphere, 2022, 6.Supplement 3: 1962-1963.

[72] Opat S, Hu B, Tedeschi A, et al. P1162: Zanubrutinib In Older Patients (Pts) With Relapsed/Refractory (R/R) Marginal Zone Lymphoma (Mzl): Subgroup Analysis Of The Magnolia Study [J]. HemaSphere, 2022, 6.Supplement 3: 2024-2025.

[73] OPAT S, TEDESCHI A, HU B, et al. Long-Term Efficacy and Safety of Zanubrutinib in Patients with Relapsed/Refractory (R/R) Marginal Zone Lymphoma (MZL): Final Analysis of the Magnolia (BGB-3111-214) Trial [J]. Blood, 2022, 140 (S1): 573-576.

[74] ALAGGIO R, AMADOR C, ANAGNOSTOPOULOS I, et al. The 5th edition of the World Health Organization Classification of Haematolymphoid Tumours: Lymphoid Neoplasms [J]. Leukemia, 2022, 36 (7): 1720-1748.

[75] Khoury JD, Solary E, Abla O, et al. The 5th edition of the World Health Organization Classification of Haematolymphoid Tumours: Myeloid and Histiocytic/Dendritic Neoplasms. Leukemia, 2022, 36 (7): 1703-1719.

[76] YUANKAI S, HANG S, YONGPING S, et al. Safety and activity of sintilimab in patients with relapsed or

refractory classical Hodgkin lymphoma（ORIENT-1）：a multicentre，single-arm，phase 2 trial［J］. The Lancet Haematology，2019，6（1）：e12-e19.
［77］TILLY H，MORSCHHAUSER F，SEHN L H，et al. Polatuzumab Vedotin in Previously Untreated Diffuse Large B-Cell Lymphoma［J］. N Engl J Med，2022，386（4）：351-363.
［78］SHI Y，SONG Y，QIN Y，et al. A phase 3 study of rituximab biosimilar HLX01 in patients with diffuse large B-cell lymphoma［J］. J Hematol Oncol，2020，13（1）：38.
［79］SHEN Q D，ZHU H Y，WANG L，et al. Gemcitabine-oxaliplatin plus rituximab（R-GemOx）as first-line treatment in elderly patients with diffuse large B-cell lymphoma：a single-arm，open-label，phase 2 trial［J］. Lancet Haematol，2018，5（6）：e261-e269.
［80］REN W，YE X，SU H，et al. Genetic landscape of hepatitis B virus-associated diffuse large B-cell lymphoma［J］. Blood，2018，131（24）：2670-2681.
［81］MARCUS R，DAVIES A，ANDO K，et al. Obinutuzumab for the First-Line Treatment of Follicular Lymphoma［J］. N Engl J Med，2017，377（14）：1331-1344.
［82］ROCCUZZO G，MASTORINO L，GALLO G，et al. Folliculotropic Mycosis Fungoides：Current Guidance and Experience from Clinical Practice［J］. Clinical，cosmetic and investigational dermatology，2022，15：1899-1907.
［83］EYRE T A，CHEAH C Y，WANG M L. Therapeutic options for relapsed/refractory mantle cell lymphoma.［J］. Blood，2021，139（5）：666-677.
［84］WEN T，WANG J，SHI Y，et al. Inhibitors targeting Bruton's tyrosine kinase in cancers：drug development advances［J］. Leukemia，2020，35（2）：312-332.
［85］CHEN S，YANG Y，QI S，et al. Validation of nomogram-revised risk index and comparison with other models for extranodal nasal-type NK/T-cell lymphoma in the modern chemotherapy era：indication for prognostication and clinical decision-making［J］. Leukemia，2021，35（1）：130-142.
［86］TAO R，FAN L，SONG Y，et al. Sintilimab for relapsed/refractory extranodal NK/T cell lymphoma：a multicenter，single-arm，phase 2 trial（ORIENT-4）［J］. Signal Transduction and Targeted Therapy，2021，6（1）：365.
［87］XIONG J，CUI B，WANG N，et al. Genomic and Transcriptomic Characterization of Natural Killer T Cell Lymphoma［J］. Cancer cell，2020，37（3）：403-419.
［88］WEN T，SUN G，JIANG W，et al. Histone deacetylases inhibitor chidamide synergizes with humanized PD1 antibody to enhance T-cell chemokine expression and augment Ifn-γ response in NK-T cell lymphoma［J］. EBioMedicine，2022，87：104420.

撰稿人：张清媛　石远凯　王华庆　张会来　黄慧强　高玉环　李小秋
杜玉昕　高凤华　刘　鹏　吕　妍　马光宇　秦　燕　王　为
王先火　王　宇　喻经纬　赵　曙　宋永平　白　鸥　苏丽萍
徐　兵　曹军宁　李志铭　周道斌　耿敬姝

血液肿瘤

一、概述

血液肿瘤是一类起源于造血系统的恶性肿瘤，主要包括白血病、淋巴瘤、多发性骨髓瘤等，其发病率有逐年增高的趋势，临床表现及预后呈现高度的异质性。近年来，随着二代基因测序等新型技术的大力开展、预后分层体系的不断细化、新型靶向治疗及免疫治疗药物的研发应用，血液肿瘤进入精准诊疗的新时代，针对患者实施有效的个体化治疗，有助于提高患者的缓解率，延长患者生存。

二、血液肿瘤研究进展

1. 急性髓系白血病（AML）分类与预后分层新进展

2022 年，世界卫生组织（WHO）更新了 AML 分类系统，在命名上更加强调分子 / 基因组学特征。将 AML 伴骨髓增生异常改变（AML-MR）并入遗传学定义类型，并更名为 AML 伴骨髓异常相关；取消了 AML 伴 RUNX1 突变；将治疗相关髓系肿瘤另列为细胞毒治疗后髓系肿瘤；以 AML，细胞分化定义及其类型取代 AML，NOS 及其类型；除了 AML 伴 BCR：ABL1 和 AML 伴 CEBPA 突变类型外，取消了原始细胞≥ 20% 的要求；将 NPM1 突变定为 AML 的亚型；将框内碱性亮氨酸拉链区（bZIP）CEBPA 突变定义为 AML 的亚型；引入伴其他遗传学改变定义的 AML；缺乏遗传学异常定义的 AML，根据细胞分化程度进行分类。

2022 版欧洲白血病网（ELN）指南对危险度分层进行了以下更新：将具有 FLT3-ITD 的 AML 都归类为预后中等组；将伴有骨髓增生异常相关基因突变的 AML 归类为预后不良组；NPM1 突变 AML 如果伴高危细胞遗传学异常则归类为预后不良组；（bZIP）CEBPA 突

变归类为预后良好组；某些特异性细胞遗传学异常纳入预后不良组；具有多重三体或多体的超二倍体核型不再归为复杂核型和预后不良组。

2. 靶向药物联合治疗提高急性白血病的疗效

FLT3 抑制剂奎扎替尼（Quizartinib）联合治疗初诊 FLT3-ITD 突变 AML 患者，可明显改善患者治疗反应及生存。吉瑞替尼（Gilteritinib）单药治疗有助于延长 R/R FLT3 突变 AML 患者生存。双靶 / 三靶（FLT3 抑制剂 +VEN ± HMA）联合治疗 R/R AML 患者也具有良好疗效。

IDH1 抑制剂（Ivosidenib，IVO）联用 AZA 显著改善了 IDH1 突变 AML 患者的长期生存。口服 IDH1 抑制剂 Olutasidenib 可明显提高 R/R IDH1 突变 AML 患者的 CR 率，减少输血依赖。此外，IDH2 抑制剂 Enasidenib（ENA）单药或与 AZA、VEN 等联合显著提高了 R/R 老年 AML 患者 ORR 和 CR 率，且耐受性良好。

BCL-2 抑制剂维奈克拉（Venetoclax，VEN）与化疗联合也展现出良好的疗效和耐受性。金洁教授团队研究显示，DA 联合 VEN 治疗初诊年轻 AML 患者，具有良好的反应率和生存改善。VEN 联合强化疗提高了患者 MRD 阴性率及 HSCT 桥接率。其他新型靶向药物，如 NAE 抑制剂（Pevonedistat）、Menin-KMT2A 抑制剂（Ziftomenib）、P53-MDM2 抑制剂（Idasanutlin）、TRAIL-R 激动剂（Eftozanermin-alfa）等也展现出初步疗效。

三代 TKIs 治疗 Ph^+ ALL 患者疗效显著。普纳替尼联合治疗 Ph^+ ALL 可获得长期深度缓解。奥雷巴替尼在伴 T315I 突变或复发 Ph^+ ALL 中也展现出良好的安全性和有效性。

3. 免疫治疗日渐成为急性白血病的重要治疗手段

贝林妥欧单抗（Blinatumomab）对于初诊或 R/R B-ALL 疗效及耐受性良好，与普纳替尼联合治疗初诊或 R/R Ph^+ ALL 安全有效。新型 CD19/CD22/CD3 三特异性抗体（tsAb）亦可显著增强疗效。低剂量、分次奥加伊妥珠单抗（Inotuzumab ozogamicin，INO）INO 治疗是 ALL 患者清除 MRD 的有效手段。INO 对 R/R 儿童和青少年 $CD22^+$ B-ALL 患者有效，且耐受性良好。此外，Hyper-CVAD+Blinatumomab+INO 一线治疗 Ph^- B-ALL 对患者生存获益显著。抗 CD47 单克隆抗体 Magrolimab 联合 AZA 治疗 TP53 突变 AML 患者具有良好的疗效和安全性。Magrolimab+AZA+VEN 治疗初诊预后不良组 AML 患者具有较高 CR 率。GO 联合 CPX-351 治疗 $CD33^+$ R/R AML，ORR 达 52%。与 FLAG+IDA 相比，FLAG+GO 方案可改善初诊 CBF-AML 患者的生存及反应。

CAR-T 细胞治疗给急性白血病患者带来新生机。王建祥教授团队研究显示 CD123-CD33 复合 CAR-T 疗法对 AML 具有显著疗效。黄晓军教授团队证实了 NS7CAR-T 疗法在 T-ALL/LBL 中安全高效。此外，CD22 CAR-T 和 CD19 CAR-T 序贯疗法或 CD19/CD22 CAR-T 治疗 B-ALL 也具有极大潜力。

4. 三代酪氨酸激酶抑制剂（TKI）在慢性髓性白血病（CML）中展现显著疗效

新型三代 TKIs 对 TKI 耐药的 CML 患者展现出了较好的疗效。奥雷巴替尼是中国首个获批上市的三代 TKI，对多线治疗失败的 CML-CP 及 AP 患者，以及对普纳替尼或阿西米尼耐药的患者具有良好的安全性和有效性。阿西米尼是首个特异性靶向 STEMP 的 TKI，被批准用于治疗既往接受过≥ 2 种 TKIs 治疗的 CML-CP 以及 T315I 突变的 CML-CP 患者。

5. 淋巴瘤免疫治疗依然表现卓越

ECHELON-1 研究显示，维布妥昔单抗（BV）联合化疗明显改善初治、Ⅲ / Ⅳ期 cHL 患者的 PFS，降低死亡风险。Ⅲ期 ECHELON-2 研究显示 BV 联合化疗治疗 CD30 阳性外周 T 细胞淋巴瘤（PTCL）明显改善 PTCL 患者的 PFS 和 OS，且安全性可控。Ⅲ期 POLARIX 研究显示 Pola-R-CHP 方案显著改善 DLBCL 患者 2 年 PFS，降低 36% 疾病进展、复发或死亡的风险。2022 年度，CD20 × CD3 双特异性抗体治疗在淋巴瘤中表现依然亮眼，格罗菲妥单抗可显著改善 R/R DLBCL 患者的 ORR 和 CR，且安全性良好。莫妥珠单抗单药治疗三线 R/R FL 患者，表现出持续高缓解率。

浙江大学医学院附属第一医院和华东师范大学团队合作构建完成全新的非病毒定点整合 CAR-T 细胞（PD1-19bbz），Ⅰ期临床研究结果显示在难治复发淋巴瘤患者中，ORR 高达 100%，CR 达到 87.5%，且具有出色的临床安全性。Ⅱ期、多中心、单臂 ZUMA-12 研究评价了阿基仑赛注射液（axi-cel）治疗高危 LBCL 的有效性，CRR 为 78%，ORR 为 89%。PILOT 研究分析了 Liso-cel 治疗不适合移植 R/R DLBCL 患者的临床疗效与安全性，ORR 和 CRR 为 80% 和 54%，提示准确筛选 CAR-T 治疗能够获益的患者至关重要。

6. 淋巴瘤化疗方案进展

一项Ⅰb/ Ⅱ期临床研究显示，来那度胺和奥妥珠单抗联合 CHOP 化疗（LO-CHOP）表现出较高的疗效和可耐受的毒性特征，ORR 和 CR 为 98% 和 90%。Ⅲ期 PHOENIX 研究显示，伊布替尼联合 R-CHOP 治疗明显改善小于 60 岁的 MYC/BCL2 共表达的初治 DLBCL 患者的 EFS 和 OS。RELEVANCE 试验显示，R2 在既往未经治疗的晚期 FL 患者中与利妥昔单抗联合化疗（R-chemo）具有相似的疗效和安全性，提供了可接受的无化疗替代方案。LYSA 研究报告了Ⅱ期奥妥珠单抗联合来那度胺治疗（GALEN 组合）用于未经治疗的晚期 FL 患者，3 年 PFS 为 82%，OS 为 94%，安全性良好。SHINE Ⅲ期临床试验研究显示，在初治的老年（≥ 65 岁）MCL 患者中，BR 方案后利妥昔单抗维持治疗的基础上，加用依鲁替尼可显著延长中位 PFS 达 2.3 个月。

为促进对 PCNSL 患者进行更标准化、有效和安全的治疗，中华医学会神经外科学分会和中国抗癌协会血液肿瘤专业委员会专家小组联合制定了 PCNSL 循证共识。

7. 淋巴瘤分子生物学研究的创新发现

中国医学科学院血液病医院邱录贵教授课题组与美国贝克曼研究所希望之城 Lili Wang（王莉莉）教授团队揭示了 MCL 遗传特征图谱，并首次对 MCL 患者根据遗传学特征进行分子分型，为 MCL 个体化治疗提供理论基础。Rong Shen 等基于 35 个基因的突变和 3 个基因（BCL2、BCL6 和 MYC）的重排信息，建立了一个简化的 38 基因算法（称为

“LymphPlex”），确定了 7 种不同的遗传亚型：TP53Mut，MCD、BN2 样、N1 样、EZB 样和 ST2 样，并描述了每种基因亚型的临床相关性和生物学特征。

8. CLL 诊疗进展

江苏省人民医院李建勇教授团队进行了一项多中心、开放标签的关于 BCL-2 抑制剂 Lisaftoclax（APG-2575）治疗 R/R CLL/SLL 患者的Ⅰb/Ⅱ期临床试验，在 41 例可评估的 CLL 患者中，有 1 例达到 CR，27 例 CLL/SLL 患者达到 PR，ORR 为 68.29%。CLL2-GIVe 入组了既往未经治疗的携带 del（17p）和 / 或 TP53 突变的 CLL 患者，第 15 周期时 CR 率为 58.5%，24 个月时估计的 PFS 和 OS 率均为 95.1%。

9. 多发性骨髓瘤分子生物进展

来自比利时的研究通过单细胞多组学分析，生成了参与疾病进展的各种细胞类型的全面和颗粒状视图，并为早期和逐渐增加的免疫失调及致癌驱动通路的激活提供了证据，证明了基因组的不稳定性与 MM 肿瘤微环境之间发生直接的相互作用。首都医科大学王亮团队的研究结合单细胞 RNA 测序和单分子长读长基因组测序数据，建立了多发性骨髓瘤患者骨髓的全局细胞生态景观，研究结果显示，在所有亚群中，恶性突变事件定位于具有 ANK1 和 IFITM2 共同突变的肿瘤细胞群，提示这两种变异发生在恶性克隆起源的早期阶段，介导浆细胞向 MM 细胞的恶性转化。这种在单细胞水平上对 MM 恶性克隆进化模式的表征为个性化精准治疗策略和进一步开发结合表观遗传剂和免疫检查点阻断的潜在新辅助策略提供了理论基础和科学依据。

目前，MM 逐渐进入免疫治疗时代，但患者仍无法避免复发。接受免疫治疗产生初始应答后，骨髓瘤通常会产生额外的耐药性，美国塞德曼癌症中心（Seidman Cancer Center）的詹姆斯·J. 德里斯科尔教授等总结了多发性骨髓瘤免疫逃逸的各种机制，研究表明免疫治疗的疗效可能受到功能性肿瘤免疫微环境（iTME）的影响。来自埃默里大学和宾夕法尼亚大学的研究人员发现，骨髓中存在具有耗竭表型的超扩增克隆，以及 BAFF 阳性 / PD-L1 阳性骨髓细胞，似乎与 CAR-T 细胞治疗后 PFS 缩短相关。而 CLEC9A 阳性树突状细胞、具有不同 T 细胞受体的 CD27 阳性 /TCF1 阳性 T 细胞的比例增加，以及表达骨髓驻留基因的 T 细胞的出现与 PFS 延长相关。这一发现强调了患者原有的免疫微环境作为持久反应决定因素的重要性，表明持久缓解可能不仅取决于 CAR-T 细胞的特性，还取决于内源性 T 细胞状态和肿瘤微环境的特性。

中国医学科学院血液病医院（中国医学科学院血液学研究所）邱录贵教授团队的研究首次发现并证实靛玉红衍生物 Indirubin-3’-monoxime 作为一种新型的蛋白酶体抑制剂在 MM 治疗中的新用途，并揭示了其杀伤骨髓瘤细胞的分子机制及靶点。徐兵教授团队在 *Blood* 上发表研究揭示了传统老药全反式维甲酸可以通过激活 OAS-RNase L 固有免疫途径克服蛋白酶体抑制剂对多发性骨髓瘤细胞的耐药。杨烨顾春艳教授课题组先后报道了 AIMP1 介导 acetyl-H3、Nat10 介导乙酰化 CEP170 Mrna 在 MM 发生发展中的调控机制，揭示 MM 治疗新靶点。

10. 多发性骨髓瘤逐渐进入免疫治疗时代

达雷妥尤单抗凭借其良好的耐受性和有效性在老年虚弱患者中斩获佳绩。IFM2017-03 Ⅲ期研究显示 RD 方案能够给虚弱 NDMM 患者带来更快更深的缓解且更安全。MAIA 研究结果显示，在不适合移植的 NDMM 患者中，DRd 组显示出持续的 PFS 和 OS 的获益，其 MRD 阴性率是 Rd 组的 3 倍左右（32.1% vs 11.1%；$P < 0.0001$），12 个月持续阴性率是 Rd 组的 4 倍以上（18.8% vs 4.1%；$P < 0.0001$），并且 DRd 组有更高比例的虚弱患者仍在持续治疗中，表明 DRd 组不仅能给虚弱患者带来临床获益，并且可持续提高健康相关生活质量，证实了 DRd 作为不适合移植 NDMM 患者的标准治疗方案地位。MyDRUG 研究探索了 DIPd 在功能性高危 MM 患者中的疗效和安全性，结果显示，DIPd 治疗的 ORR 高达 92.1%，其中 VGPR 率为 50%，CR 率为 15.8%。

由国内团队开展的 MARCH Ⅱ期研究报道了口服塞利尼索（Selinexor）联合低剂量地塞米松治疗国内复发难治性 MM 患者的具有良好的疗效与安全性，ORR 为 26.7%，中位缓解持续时间为 4.6 个月，中位 PFS 为 3.7 个月，中位 OS 未达到，9 个月 OS 率为 68.5%。

特立妥单抗是一种靶向 BCMA 的双特异性 T 细胞接合器，MajesTEC-1 研究的结果显示，特立妥单抗对 RRMM 显示了深度持久的缓解作用，165 例接受特立妥单抗治疗的患者中，ORR 为 63.0%，65 例患者（39.4%）达到至少完全缓解，MRD 阴性率为 26.7%，中位缓解持续时间 18.4 个月，中位无进展生存 11.3 个月。

中国 CAR-T 细胞疗法已经在取得了一系列创新性成就。CARTITUDE-1 是 cilta-cel 在美国的注册临床研究，CARTIFAN-1 是 cilta-cel 在中国的注册临床关键Ⅱ期研究，两个研究的反应深度和持续时间相当，两个研究中位随访 18 个月时，获得≥ CR 的患者比例分别为 77.1% 和 80.4%；PFS 和 OS 率在 CARTIFAN-1 和 CARTITUDE-1 之间也相似，18 个月 PFS 率分别为 67% 和 66%，18 个月 OS 率为 79% 和 81%，与此同时，Legend-2 作为 cilta-cel 在中国的 IIT 研究，数据显示在中位随访 4 年时，患者的中位 OS 仍未到达，且研究中仍有 16 例患者处于无病生存的状态，最长的已经超过五年。

C-CAR088 细胞是经过基因修饰的抗 BCMA-CAR T 细胞，安刚等人评估了 C-CAR088 细胞疗法在 RRMM 患者的安全性和疗效，结果显示在 28 例可评估患者中，ORR 为 96.4%（13 例 sCR，3 例 CR，9 例 VGPR），12 个月 PFS 和 OS 率分别为 69.5% 和 94.4%。徐开林团队开展的单臂Ⅱ期试验表明抗 BCMA 和抗 CD19 CAR T 细胞的组合在 R/R MM 患者中引起持久反应，总体反应率为 92%（57/62），中位 PFS 为 18.3 个月，长期安全性可控。傅琤琤教授团队开展了一项研究探索在适合移植的高危 NDMM 患者中，采用抗 CD19 和抗 BCMA CAR-T 疗法作为 ASCT 后巩固治疗的安全性、耐受性和临床结局，目前，10 名患者均取得 CR 及以上的疗效，中位随访 42 个月，70% 的患者获得了 2 年以上的持续 MRD 阴性，表明 ASCT 后序贯 CAR-T 治疗可以进一步加深抗骨髓瘤治疗的深度。

GPRC5D 是一种 G 蛋白偶联受体，是多发性骨髓瘤的另一个免疫治疗靶抗原。黄河教授团队评估了 GPRC5D CAR-T 细胞（OriCAR-017）在 R/R MM 患者中的安全性和活性，所有患者（100%）均达到总体缓解，6 例达到 sCR，4 例达到 VGPR，所有患者 9 个月时估计的 PFS 率为 87.5%（95%CI 38.7% ~ 98.1%）。

在复发难治领域药物进展非常迅速，未来如何选择复发难治多发性骨髓瘤的药物及使用顺序也是值得大家探讨和研究的方向。

三、血液肿瘤学科发展趋势和展望

1. 基础研究

未来在精准诊疗的大时代背景下，进一步挖掘血液肿瘤发生发展的分子生物学机制及遗传学特征仍是其基础研究的主要方向之一，有助于寻找更多更好的治疗靶点。目前复发难治仍是血液肿瘤临床诊治中的难点，进一步探究疾病复发耐药的机制及克隆演变过程，有助于寻求有效耐药逆转策略。此外，血液肿瘤患者免疫功能明显受损的具体机制尚不明确，积极探索免疫微环境的全景图，可为免疫治疗提供新方向。

2. 治疗方面

未来应积极寻找靶向治疗与免疫治疗的联合之路，探寻靶向治疗、免疫治疗协同化疗药物治疗的最佳联合治疗方案及用药顺序，开展新型靶向与免疫治疗药物临床研究，继续优化造血干细胞移植，并结合 MRD 探索新药治疗时代有限治疗疗程，最终实现提升治疗效果，改善患者生存的目的。

3. 预后判断

新药的应用提高了血液肿瘤的整体疗效。在新药时代，如何进一步区分高危与低危患者，如何更好地预测患者对各种治疗方案的疗效，对实现精准诊疗、个体化诊疗具有重要意义。因此，进一步探索预后相关因素，完善并丰富预后分层体系，开展新技术、新方法预测药物治疗反应，是今后的研究方向，有助于指导个体化治疗方案的制定。

四、总结

近年来白血病、淋巴瘤、多发性骨髓瘤等领域基础与临床研究取得了巨大的进展，为血液肿瘤的治疗带来了革命性的突破。未来，血液肿瘤精准诊疗体系的全面建立健全，预后分层体系的不断完善丰富，基于传统化疗方案的多治疗手段整合，实现化疗、靶向和免疫治疗的精准化联合施治，将为血液肿瘤患者赢得新的生机。

参考文献

[1] Khoury JD, Solary E, Abla O, et al. The 5th edition of the World Health Organization Classification of Haematolymphoid Tumours: Myeloid and Histiocytic/Dendritic Neoplasms. Leukemia. 2022, 36 (7): 1703–1719.

[2] Döhner H, Wei AH, Appelbaum FR, et al. Diagnosis and management of AML in adults: 2022 recommendations from an international expert panel on behalf of the ELN. Blood. 2022, 140 (12): 1345–1377.

[3] Harry Erba, et al. EHA 2022; Abstract S100.

[4] Perl AE, Larson RA, Podoltsev NA, et al. Follow–up of patients with R/R FLT3–mutation–positive AML treated with gilteritinib in the phase 3 ADMIRAL trial. Blood. 2022, 139 (23): 3366–3375.

[5] Smith CC, Levis MJ, Perl AE, et al. Molecular profile of FLT3–mutated relapsed/refractory patients with AML in the phase 3 ADMIRAL study of gilteritinib. Blood Adv. 2022;6 (7): 2144–2155. Blood Adv. 2022, 6 (22): 5886.

[6] Dumas PY, Raffoux E, B é rard E, et al. Gilteritinib activity in refractory or relapsed FLT3–mutated acute myeloid leukemia patients previously treated by intensive chemotherapy and midostaurin: a study from the French AML Intergroup ALFA/FILO. Leukemia. 2023, 37 (1): 91–101.

[7] Musa Yilmaz, et al. EHA 2022; Oral S127.

[8] Nicholas Short, Courtney D. DiNardo, et al. Updated Results from a Phase Ⅰ/Ⅱ Study of the Triplet Combination of Azacitidine, Venetoclax and Gilteritinib for Patients with FLT3–Mutated Acute Myeloid Leukemia. Blood 2022, 140 (Supplement 1): 2007–2009.

[9] Daver N, Perl AE, Maly J, et al. Venetoclax Plus Gilteritinib for FLT3–Mutated Relapsed/Refractory Acute Myeloid Leukemia. J Clin Oncol. 2022, 40 (35): 4048–4059.

[10] Montesinos P, Recher C, Vives S, et al. Ivosidenib and Azacitidine in IDH1–Mutated Acute Myeloid Leukemia. N Engl J Med. 2022, 386 (16): 1519–1531.

[11] de Botton S, Fenaux P, Yee K, et al. Olutasidenib (FT–2102) induces durable complete remissions in patients with relapsed or refractory IDH1–mutated AML. Blood Adv. 2023, 7 (13): 3117–3127.

[12] de Botton S, Montesinos P, Schuh AC, et al. Enasidenib vs conventional care in older patients with late–stage mutant–IDH2 relapsed/refractory AML: a randomized phase 3 trial. Blood. 2023, 141 (2): 156–167.

[13] Venugopal S, Takahashi K, Daver N, et al. Efficacy and safety of enasidenib and azacitidine combination in patients with IDH2 mutated acute myeloid leukemia and not eligible for intensive chemotherapy. Blood Cancer J. 2022, 12 (1): 10.

[14] Wang H, Mao L, Yang M, et al. Venetoclax plus 3+7 daunorubicin and cytarabine chemotherapy as first–line treatment for adults with acute myeloid leukaemia: a multicentre, single–arm, phase 2 trial. Lancet Haematol. 2022, 9 (6): e415–e424.

[15] Lachowiez CA, Reville PK, Kantarjian H, et al. Venetoclax combined with induction chemotherapy in patients with newly diagnosed acute myeloid leukaemia: a post–hoc, propensity score–matched, cohort study. Lancet Haematol. 2022 May;9 (5): e350–e360.

[16] Guru Subramanian Guru Murthy, et al. EHA 2022; Abstract P540.

[17] Harry P. Erba, Amir T. Fathi, Ghayas C. Issa, et al. Update on a Phase 1/2 First–in–Human Study of the Menin–KMT2A (MLL) Inhibitor Ziftomenib (KO–539) in Patients with Relapsed or Refractory Acute Myeloid Leukemia.

Blood. 2022，140(Supplement 1)：153–156.

[18] Daver NG，Dail M，Garcia JS，et al. Venetoclax and idasanutlin in relapsed/refractory AML：a nonrandomized, open–label phase 1b trial. Blood. 2023;141 (11)：1265–1276.

[19] Tahir SK，Calvo E，Carneiro BA，et al. Activity of eftozanermin alfa plus venetoclax in preclinical models and patients with acute myeloid leukemia. Blood. 2023;blood.2022017333.

[20] Daniel Nguyen，Elias Jabbour，Nicholas Short，et al. A Phase Ⅱ Study of the Sequential Combination of Low-Intensity Chemotherapy (mini–hyper–CVD) and Ponatinib Followed By Blinatumomab and Ponatinib in Patients with Philadelphia Chromosome–Positive (Ph+) Acute Lymphoblastic Leukemia (ALL) . Blood. 2022，140 (Supplement 1)：6127–6129.

[21] Ribera JM，Garc ı a–Calduch O，Ribera J，et al. Ponatinib，chemotherapy，and transplant in adults with Philadelphia chromosome–positive acute lymphoblastic leukemia. Blood Adv. 2022，6 (18)：5395–5402.

[22] LIU WY，LIU YF，ZHU YM，et al. The First Report of Third–Generation TKI Olverembatinib in Adult Ph/BCR–ABL1–Positive Acute Lymphoblastic Leukemia with T315I Mutation and Relapsed Disease. Blood. 2022，140 (Supplement 1)：3266–3267.

[23] Advani AS，Moseley A，O'Dwyer KM，et al. SWOG 1318：A Phase Ⅱ Trial of Blinatumomab Followed by POMP Maintenance in Older Patients With Newly Diagnosed Philadelphia Chromosome–Negative B–Cell Acute Lymphoblastic Leukemia. J Clin Oncol. 2022，40 (14)：1574–1582.

[24] Jabbour E，Short NJ，Jain N，et al. Hyper–CVAD and sequential blinatumomab for newly diagnosed Philadelphia chromosome–negative B–cell acute lymphocytic leukaemia：a single–arm，single–centre，phase 2 trial. Lancet Haematol. 2022 ，9 (12)：e878–e885.

[25] Nicholas Short，Hagop Kantarjian，Nitin Jain，et al. Ponatinib and Blinatumomab for Patients with Newly Diagnosed Philadelphia Chromosome–Positive Acute Lymphoblastic Leukemia：A Subgroup Analysis from a Phase Ⅱ Study. Blood. 2022，140 (Supplement 1)：513–515.

[26] Jabbour E，Short NJ，Jain N，et al. Ponatinib and blinatumomab for Philadelphia chromosome–positive acute lymphoblastic leukaemia：a US，single–centre，single–arm，phase 2 trial. Lancet Haematol. 2023，10 (1)：e24–e34.

[27] Zhao L，Li S，Wei X，et al. A novel CD19/CD22/CD3 trispecific antibody enhances therapeutic efficacy and overcomes immune escape against B–ALL. Blood. 2022，140 (16)：1790–1802.

[28] Jayastu Senapati，et al. EHA 2022；Posters S368.

[29] O'Brien MM，Ji L，Shah NN，et al. Phase Ⅱ Trial of Inotuzumab Ozogamicin in Children and Adolescents With Relapsed or Refractory B–Cell Acute Lymphoblastic Leukemia：Children's Oncology Group Protocol AALL1621. J Clin Oncol. 2022，40 (9)：956–967.

[30] Nicholas Short，Elias Jabbour，Farhad Ravandi，et al. The Addition of Inotuzumab Ozogamicin to Hyper–CVAD Plus Blinatumomab Further Improves Outcomes in Patients with Newly Diagnosed B–Cell Acute Lymphoblastic Leukemia：Updated Results from a Phase Ⅱ Study. Blood. 2022，140 (Supplement 1)：8966–8968.

[31] Naval G Daver，et al. EHA 2022；Oral S132.

[32] Naval Daver, Jayastu Senapati, Abhishek Maiti, et al. Phase Ⅰ/Ⅱ Study of Azacitidine (AZA) with Venetoclax (VEN) and Magrolimab (Magro) in Patients (pts) with Newly Diagnosed (ND) Older/Unfit or High–Risk Acute Myeloid Leukemia (AML) and Relapsed/Refractory (R/R) AML. Blood. 2022，140 (Supplement 1)：141–144.

[33] Jayastu Senapati，Emmanuel Huante Almanza，Tapan M. Kadia，et al. Updated Results of CPX–351 in Combination with Gemtuzumab Ozogamicin (GO) in Relapsed Refractory (R/R) Acute Myeloid Leukemia (AML) and Post–Hypomethylating Agent (Post–HMA) Failure High–Risk Myelodysplastic Syndrome (HR–MDS) . Blood. 2022，140 (Supplement 1)：9050–9053.

[34] Borthakur G，Ravandi F，Patel K，et al. Retrospective comparison of survival and responses to Fludarabine,

Cytarabine, GCSF (FLAG) in combination with gemtuzumab ozogamicin (GO) or Idarubicin (IDA) in patients with newly diagnosed core binding factor (CBF) acute myelogenous leukemia: MD Anderson experience in 174 patients. Am J Hematol. 2022, 97 (11): 1427–1434.

[35] Zhenzhen Wang , et al. EHA 2022; Oral S121.

[36] Lu P, Liu Y, Yang J, et al. Naturally selected CD7 CAR–T therapy without genetic manipulations for T–ALL/LBL: first–in–human phase 1 clinical trial. Blood. 2022, 140 (4): 321–334.

[37] Shalabi H, Qin H, Su A, et al. CD19/22 CAR T cells in children and young adults with B–ALL: phase 1 results and development of a novel bicistronic CAR. Blood. 2022, 140 (5): 451–463.

[38] ZHANG Y, LI S, WANG Y, et al. A novel and efficient CD22 CAR–T therapy induced a robust antitumor effect in relapsed/refractory leukemia patients when combined with CD19 CAR–T treatment as a sequential therapy. Exp Hematol Oncol. 2022, 11 (1): 15.

[39] JIANG Q, LI Z, QIN Y, et al. Olverembatinib (HQP1351), a well–tolerated and effective tyrosine kinase inhibitor for patients with T315I–mutated chronic myeloid leukemia: results of an open–label, multicenter phase 1/2 trial. J Hematol Oncol. 2022, 15 (1): 113.

[40] Qian Jiang, Zongru Li, Ya–Zhen Qin, et al. A Five–Year Follow–up on Safety and Efficacy of Olverembatinib (HQP1351), a Novel Third–Generation BCR–ABL Tyrosine Kinase Inhibitor (TKI), in Patients with TKI–Resistant Chronic Myeloid Leukemia (CML) in China. Blood. 2022, 140 (Supplement 1): 198–199.

[41] JIANG Q, LI ZR, HOU Y, et al. Updated Results of Pivotal Phase 2 Trials of Olverembatinib (HQP1351) in Patients (Pts) with Tyrosine Kinase Inhibitor (TKI) –Resistant Chronic– and Accelerated–Phase Chronic Myeloid Leukemia (CML–CP and CML–AP) with T315I Mutation. Blood. 2022, 140 (Supplement 1): 203–204.

[42] Elias Jabbour, Paul B. Koller, Vivian G. Oehler, et al. Olverembatinib (HQP1351) Overcomes Ponatinib Resistance in Patients with Heavily Pretreated/Refractory Chronic Myeloid Leukemia (CML) and Philadelphia Chromosome–Positive Acute Lymphoblastic Leukemia (Ph+ ALL) . Blood.2022, 140 (Supplement 1): 200–202.

[43] Delphine Réa, Michael J Mauro, Carla Boquimpani, et al. A phase 3, open–label, randomized study of asciminib, a STAMP inhibitor, vs bosutinib in CML after 2 or more prior TKIs. Blood. 2021, 138 (21): 2031–2041.

[44] Delphine Rea , et al. EHA 2022; Oral S155.

[45] Jorge E. Cortes, Timothy Hughes, Jan Geissler, et al. Efficacy and Safety Results from ASC4MORE, a Randomized Study of Asciminib (ASC) Add–on to Imatinib (IMA), Continued IMA, or Switch to Nilotinib (NIL) in Patients (Pts) with Chronic–Phase Chronic Myeloid Leukemia (CML–CP) Not Achieving Deep Molecular Responses (DMRs) with ≥ 1 Year of IMA. Blood. 2022, 140 (Supplement 1): 195–197.

[46] Stephen M Ansell, John Radford, Joseph M Connors, et al. Overall Survival with Brentuximab Vedotin in Stage Ⅲ or IV Hodgkin's Lymphoma.N Engl J Med. 2022, 387 (4): 310–320.

[47] Horwitz S, O'Connor OA, Pro B, et al. The ECHELON–2 Trial: 5–year results of a randomized, phase Ⅲ study of brentuximab vedotin with chemotherapy for CD30–positive peripheral T–cell lymphoma. Ann Oncol 2022,33 (3): 288–298.

[48] Song Y, et al. ASCO 2022; Poster 7558.

[49] Dickinson M, et al. ASCO 2022; Abstract 7500; EHA 2022; Abstract S220.

[50] McMillan A, et al. ASCO 2022; Poster 7551.

[51] Matasar M, et al. EHA 2022; Poster 1126.

[52] Zhang J,Hu Y,Yang J,et al. Non–viral,specifically targeted CAR–T cells achieve high safety and efficacy in B–NHL. Nature. 2022, 609 (7926): 369–374.

[53] Neelapu SS, Dickinson M, Munoz J, et al. Axicabtagene ciloleucel as first–line therapy in high–risk large B–cell lymphoma: the phase 2 ZUMA–12 trial. Nat Med. 2022, 28 (4): 735–742.

[54] Alison Sehgal, et al. EHA 2022; Abstract S258.

[55] Cherng HJ, Alig SK, Oki Y, et al. A phase 1/2 study of lenalidomide and obinutuzumab with CHOP for newly diagnosed DLBCL. Blood Adv. 2023, 7 (7): 1137–1145.

[56] Johnson PWM, Balasubramanian S, Hodkinson B, et al. Clinical impact of ibrutinib plus R–CHOP in untreated DLBCL coexpressing BCL2 and MYC in the phase 3 PHOENIX trial. Blood Adv. 2023;7 (10): 2008–2017.

[57] Morschhauser F, Nastoupil L, Feugier P, et al. Six–Year Results From RELEVANCE: Lenalidomide Plus Rituximab (R2) Versus Rituximab–Chemotherapy Followed by Rituximab Maintenance in Untreated Advanced Follicular Lymphoma. J Clin Oncol. 2022, 40 (28): 3239–3245.

[58] Bachy E, Houot R, Feugier P, et al. Obinutuzumab plus lenalidomide in advanced, previously untreated follicular lymphoma in need of systemic therapy: a LYSA study. Blood. 2022, 139 (15): 2338–2346.

[59] Wang ML, Jurczak W, Jerkeman M, et al. SHINE Investigators. Ibrutinib plus Bendamustine and Rituximab in Untreated Mantle–Cell Lymphoma. N Engl J Med. 2022 , 386 (26): 2482–2494.

[60] Chen T, Liu Y, Wang Y, et al. Evidence–based expert consensus on the management of primary central nervous system lymphoma in China. J Hematol Oncol. 2022, 15 (1): 136.

[61] Yi S, Yan Y, Jin M, et al. Genomic and transcriptomic profiling reveals distinct molecular subsets associated with outcomes in mantle cell lymphoma. J Clin Invest. 2022, 132 (3): e153283.

[62] Shen R, Fu D, Dong L, et al. Simplified algorithm for genetic subtyping in diffuse large B–cell lymphoma. Signal Transduct Target Ther. 2023;8 (1): 145. Published 2023 Apr 10.

[63] Li Jianyong, et al. ASCO 2022; Oral 7543.

[64] Huber H, Edenhofer S, von Tresckow J, et al. Obinutuzumab (GA–101), ibrutinib, and venetoclax (GIVe) frontline treatment for high–risk chronic lymphocytic leukemia. Blood. 2022, 139 (9): 1318–1329.

[65] Köse, M.C., et al., S170: DYNAMIC INTERPLAY BETWEEN TUMOR AND MICRO–ENVIRONMENT DURING MYELOMA DISEASE PROGRESSION. HemaSphere, 2022. 6: 71–72.

[66] Liang Y, He H, Wang W, et al. Malignant clonal evolution drives multiple myeloma cellular ecological diversity and microenvironment reprogramming. Mol Cancer, 2022, 21 (1): p182.

[67] Swamydas M, Murphy EV, Ignatz–Hoover JJ, et al., Deciphering mechanisms of immune escape to inform immunotherapeutic strategies in multiple myeloma. J Hematol Oncol, 2022, 15 (1): p17.

[68] Dhodapkar, K.M , Cohen AD, Kaushal A, et al. Changes in Bone Marrow Tumor and Immune Cells Correlate with Durability of Remissions Following BCMA CAR T Therapy in Myeloma. Blood Cancer Discov, 2022, 3 (6): p490–501.

[69] Yu, Z, Wei X, Liu L, et al. Indirubin–3'–monoxime acts as proteasome inhibitor: Therapeutic application in multiple myeloma. EBioMedicine, 202, 78: p103950.

[70] Wang, Q, Lin Z, Wang Z, et al. RAR γ activation sensitizes human myeloma cells to carfilzomib treatment through the OAS–RNase L innate immune pathway. Blood, 2022, 139 (1): p. 59–72.

[71] Wei, R, Zhu Y, Zhang Y, et al. AIMP1 promotes multiple myeloma malignancy through interacting with ANP32A to mediate histone H3 acetylation. Cancer Commun (Lond), 2022, 42 (11): p. 1185–1206.

[72] Wei, R, Cui X, Min J, et al. NAT10 promotes cell proliferation by acetylating CEP170 mRNA to enhance translation efficiency in multiple myeloma. Acta Pharm Sin B, 2022, 12 (8): p3313–3325.

[73] Moreau, P., et al. Daratumumab Plus Lenalidomide and Dexamethasone (D–Rd) Versus Lenalidomide and Dexamethasone (Rd) in Transplant–Ineligible Patients (Pts) with Newly Diagnosed Multiple Myeloma (NDMM): Clinical Assessment of Key Subgroups of the Phase 3 Maia Study. Blood, 2022, 140: 7297–7300.

[74] Facon, T., et al. Daratumumab Plus Lenalidomide and Dexamethasone in Patients with Transplant–Ineligible Newly Diagnosed Multiple Myeloma: Maia Age Subgroup Analysis. Blood, 2022, 140: 10133–10136.

[75] Perrot, A., et al. Health-Related Quality of Life for Frail Transplant-Ineligible Patients with Newly Diagnosed Multiple Myeloma Treated with Daratumumab, Lenalidomide and Dexamethasone: Subgroup Analysis of MAIA Trial. Blood, 2022, 140: 1142-1145.
[76] Jayasinghe, R.G., et al. Myeloma Developing Regimens Using Genomics (MyDRUG): Longitudinal Single-Cell Transcriptional Landscape of the Myeloma and Immune Microenvironment in Relapsed/Refractory Multiple Myeloma Patients Treated with MEK-Inhibitor, Cobimetinib. Blood, 2022, 140: 7090-7091.
[77] Qiu, L, Xia Z, Fu C, et al. Selinexor plus low-dose dexamethasone in Chinese patients with relapsed/refractory multiple myeloma previously treated with an immunomodulatory agent and a proteasome inhibitor (MARCH): a phase Ⅱ, single-arm study. BMC Med, 2022, 20 (1): 108.
[78] Moreau, P, Garfall AL, van de Donk NWCJ, et al.Teclistamab in Relapsed or Refractory Multiple Myeloma. N Engl J Med, 2022, 387 (6): 495-505.
[79] Mi, J.Q, Zhao W, Jing H, et al. Phase Ⅱ, Open-Label Study of Ciltacabtagene Autoleucel, an Anti-B-Cell Maturation Antigen Chimeric Antigen Receptor-T-Cell Therapy, in Chinese Patients With Relapsed/Refractory Multiple Myeloma (CARTIFAN-1). J Clin Oncol, 2023, 41 (6): 1275-1284.
[80] Zhao WH, Wang BY, Chen LJ, et al. Four-year follow-up of LCAR-B38M in relapsed or refractory multiple myeloma: a phase 1, single-arm, open-label, multicenter study in China (LEGEND-2). J Hematol Oncol, 2022, 15 (1): 86.
[81] Qu, X, An G, Sui W, et al. Phase 1 study of C-CAR088, a novel humanized anti-BCMA CAR T-cell therapy in relapsed/refractory multiple myeloma. J Immunother Cancer, 2022, 10 (9).
[82] Wang, Y, Cao J, Gu W, et al. Long-Term Follow-Up of Combination of B-Cell Maturation Antigen and CD19 Chimeric Antigen Receptor T Cells in Multiple Myeloma. J Clin Oncol, 2022, 40 (20): 2246-2256.
[83] Shi, X, Yan L, Shang J, et al. Anti-CD19 and anti-BCMA CAR T cell therapy followed by lenalidomide maintenance after autologous stem-cell transplantation for high-risk newly diagnosed multiple myeloma. Am J Hematol, 2022, 97 (5): 537-547.
[84] Zhang, M, Devlin SM, Landa J, et al. GPRC5D CAR T cells (OriCAR-017) in patients with relapsed or refractory multiple myeloma (POLARIS): a first-in-human, single-centre, single-arm, phase 1 trial. Lancet Haematol, 2023, 10 (2): e107-e116.

撰稿人：纪春岩　邱录贵　李建勇　王建祥　王　迎　安　刚　叶静静
朱华渊　纪　敏　卢　菲　施文瑜　夏　奕　易树华　邹德慧

骨与软组织肉瘤

一、概述

骨与软组织肉瘤是指发生在肌肉骨骼系统的肉瘤，包括原发恶性骨肿瘤和软组织肉瘤两大类。原发恶性骨肿瘤和软组织肉瘤大约占成人恶性肿瘤的1%，儿童恶性肿瘤的15%。骨肉瘤（35%）、软骨肉瘤（30%）和尤文肉瘤（16%）是最常见的3种原发恶性骨肿瘤。到目前为止，软组织肉瘤的亚型有50余种，其中最常见的是未分化多型性肉瘤、脂肪肉瘤及平滑肌肉瘤等。

当今中国的肿瘤防治领域，普遍倡导以循证医学证据为基础，参考发达国家临床实践指南（如美国NCCN指南），制订适合我国国情和患者特点的临床诊疗指南，以实现肿瘤诊疗的规范化、科学化和可持续化。

二、本学科研究进展

1. 度伐利尤单抗（Durvalumab）联合替西木单抗（Tremelimumab）可能是晚期或转移性肉瘤患者的一种有效治疗方案

对于晚期或转移性肉瘤患者，目前仍缺乏标准治疗方案。2022年9月发表在《柳叶刀肿瘤学》期刊上的一项单中心Ⅱ期临床试验研究结果中，美国得克萨斯大学安德森癌症肿瘤中心招募了57位18岁及以上的晚期或转移性肉瘤患者（包括脂肪肉瘤、平滑肌肉瘤、血管肉瘤、多形性未分化肉瘤、滑膜肉瘤、骨肉瘤、牙槽软组织肉瘤、脊索瘤和其他肉瘤），以PD-L1单抗度伐利尤单抗（Durvalumab）1500 mg联合CTLA-4单抗替西木单抗（Tremelimumab）75 mg治疗4个周期，接着以度伐利尤单抗（Durvalumab）单药治疗（每4周一次，直至满12个月）。试验的中位随访时间为37.2个月，12周无进展生存率为 49%，其中发生了 21 起 3 ~ 4 级治疗相关不良事件，其中最常见的是脂肪酶升高（7%）、结肠炎（5%）和肺炎（5%）。有 9 位患者（16%）发生了治疗相关的严重不良事件，1 位患者发生了 5 级肺炎和结肠炎。该研究表明度伐利尤单抗（Durvalumab）联合替西木单抗（Tremelimumab）可能是晚期或转移性肉瘤患者的一种有效治疗方案，值得在特定亚型的肉瘤患者中继续进行后续研究。

2. 帕博西尼（Palbociclib）可能是 CDK4 高表达或 CDKN2A 低表达的高级别肉瘤患者的一种有效治疗方案

研究表明 CDK4/6 抑制剂可提高去分化脂肪肉瘤的无进展生存率，帕博西尼（Palbociclib）和阿贝西利（Abemaciclib）治疗去分化脂肪肉瘤的无进展生存率分别为 4 个月和 7 个月，但对其他类型肉瘤的效果仍未明确。在 2022 年 ASCO 会议上，一项关于帕博西尼（Palbociclib）治疗多种类型肉瘤患者的Ⅱ期临床试验纳入了治疗后仍有进展的高级别软组织肉瘤（去分化脂肪肉瘤除外）和成人骨肉瘤患者，其肿瘤样本中均有 CDK4 高表达或 CDKN2A 低表达。这些患者接受了帕博西尼（Palbociclib）125 mg/ 天，共 21 天，接着停药 7 天，以 28 天为一个完整疗程。试验的中位随访时间为 10 个月，中位无进展生存率为 4.2 个月，6 个月和 12 个月无进展生存率分别为 30% 和 18%。在 19 位患者中，有 11 位（58%）达到了疾病稳定（stable disease，SD），另外 8 位（42%）仍有进展。另外，CDK4 表达水平在中位值以上的患者中位无进展生存率和总体生存率显著高于 CDK4 表达水平在中位值以下的患者：mPFS 5.9 m（95% CI 1.4 ~ 10.4）vs 1.9 m（95% CI 0.6 ~ 3.2），P = 0.046；OS 15.5 m（95% CI 6.8 ~ 24.3）vs 10.6 m（95% CI 0 ~ 23.2），P = 0.047。该研究表明对于 CDK4 高表达或 CDKN2A 低表达的高级别肉瘤患者（去分化脂肪肉瘤除外），帕博西尼（Palbociclib）可能是一种有效治疗方案。

3. 联合应用 GD2 单抗和 CD47 单抗对骨肉瘤具有潜在治疗效果

研究表明双唾液酸神经节苷脂（disialoganglioside，GD2）在多种实体瘤中过表达，而且 GD2 单抗可显著改善儿童高危神经母细胞瘤患者的预后。然而，约 40% 的神经母细胞瘤患者在治疗后仍会复发，且 GD2 单抗对于 GD2 阳性的其他类型肿瘤无明显疗效。巨噬细胞是肿瘤免疫治疗的重要参与者，但肿瘤细胞常通过表达 CD47 向巨噬细胞传递“别吃我”的信号，以抑制巨噬细胞的吞噬作用。2022 年 1 月发表在《自然医学》期刊上的一项研究表明，在同种和异种移植小鼠骨肉瘤模型，联合 GD2 单抗和 CD47 单抗治疗可显著减轻肿瘤负担并延长小鼠的生存期。这种协同作用可能是由于两个 GD2 特异性因子重新改变了巨噬细胞活性的平衡。GD2 单抗与肿瘤细胞上的 GD2 结合：一方面导致肿瘤细胞表面钙网蛋白的表达上调（这种蛋白具有促吞噬作用），促使肿瘤细胞被清除；另一方面可以阻断 GD2 与其新发现的配体 Siglec-7（一种抑制性免疫受体）的相互作用。这项工作表明了联合应用 GD2 单抗和 CD47 单抗具有潜在的临床转化价值，并提示 CD47 单抗与可改变肿瘤微环境中促吞噬和抗吞噬信号的单抗联合使用可能是最有效的治疗方式。

4. cfDNA 和 ctDNA 检测在骨肉瘤中具有潜在应用价值

研究表明，循环游离 DNA（circulating free DNA，cfDNA）和循环肿瘤 DNA（circulating tumour DNA，ctDNA）对于肿瘤监测和预后分析可能具有重要辅助价值，但目前在骨肉瘤中的相关研究仍比较少。2022 年 4 月发表在《欧洲癌症杂志》期刊上的一项研究表明，ctDNA 分别在 69%（以 1 个阳性标志物为参照）和 40%（以 2 个阳性标志物为参照）的骨肉瘤术前患者血清样本中可检测到，而在 29%（5/17）的术后患者中可检测到。在 5 例检测到 ctDNA 的术后患者中，有 4 例出现了肿瘤复发。另外，患者的总体生存率分别与术前 cfDNA 和 ctDNA 水平显著相关。这项研究表明了基于突变非依赖性甲基化的 ctDNA 检测在骨肉瘤中的潜在应用价值，并为后续多中心联合研究血清来源的生物标志物检测在骨肉瘤中的应用价值奠定了基础。

5. 美国标准化疗方案治疗新诊断尤文肉瘤的疗效与安全性优于欧洲方案

在国际上，尤文肉瘤的单一标准化学方案尚未确定。对于新诊断的尤文肉瘤，欧洲和美国采用的治疗方案不尽相同。欧洲国家参考应用的主要治疗方案来自 EURO-EWING 99 试验，使用诱导化疗（在局部控制之前大约每 3 周给予 6 个周期的长春新碱、异环磷酰胺、多柔比星和依托泊苷），然后是长春新碱、放线菌素 D 和异环磷酰胺的风险适应随机治疗或环磷酰胺作为巩固化疗，或高剂量白消安和美法仑。而美国依据儿童肿瘤组 AEWS0031 试验，尤文肉瘤化疗的标准治疗方案为长春新碱、多柔比星和环磷酰胺的交替周期，再加上异环磷酰胺和依托泊苷作为诱导化疗，依托泊苷和长春新碱和环磷酰胺的交替周期作为巩固化疗。

2022 年 10 月，《柳叶刀》杂志公布了一项开放标签、随机对照Ⅲ期临床试验 EURO EWING 2012，该研究由欧洲研究者发起，由 10 个欧洲国家联合完成，研究主旨是比较这两种广泛应用的化疗方案疗效。研究组招募 2 ~ 49 岁患者共 640 人，入组后随机（1∶1）分为两组分别接受两种化疗方案治疗。结果显示：第 1 组的 3 年无事件生存率为 61%，第 2 组为 67%。第 1 组中有 234 例（74%）患者出现热性中性粒细胞减少症，为 3 ~ 5 级治疗毒性，第 2 组中有 183 例（58%）患者。第 1 组患者中有 205 例（64%）需要至少输一次血小板，第 2 组患者中有 138 例（43%）。研究结果表明，长春新碱、阿霉素、环磷酰胺、异环磷酰胺和依托泊苷的剂量强化化疗对新诊断尤文肉瘤的所有分期都比长春新碱、异环磷酰胺、阿霉素和依托泊苷诱导更有效、毒性更小、持续时间更短。因此，研究者们推荐该化疗方案成为治疗尤文肉瘤的标准方案。

6. 复发性 / 难治性尤文肉瘤（RR-ES）的“最佳化疗方案”

ASCO2022 年会上，英国曼彻斯特大学马丁・麦卡比报告了关于复发性 / 难治性尤文肉瘤（RR-ES）化疗方案的首个随机对照试验，评估了 4 种不同方案：拓扑替康 + 环磷酰胺（TC）、伊立替康 + 替莫唑胺（IT）、吉西他滨 + 多西他赛（GD）或高剂量异环磷酰胺（IFOS）的疗效和毒性。该研究入组 451 例患者，主要终点是无事件生存期（event-free survival，EFS）。次要终点包括总生存期（overall survival，OS）、毒性和生活质量（quality of life，QOL）。在第一次和第二次中期评估中，与其他组相比，分配到 GD 和 IT 组患者的客观缓解（objective response rate，ORR）和 EFS 更差，因此停止了这两组患者继续入组。最初四组的最终意向治疗评估最终是对 TC 组和 IFOS 组的Ⅲ阶段评估。中位随访时间为 40 个月，对于 TC 和 IFOS（均为 73 名患者）组的Ⅲ阶段比较，TC 组的中位 EFS 为 3.7 个月（95% CI，2.1 ~ 6.2），IFOS 组为 5.7 个月（95% CI，3.8 ~ 7.0）。TC 组的中位 OS 为 10.4 个月（95% CI，7.5 ~ 15.5），IFOS 组的中位 OS 为 16.8 个月（95% CI，11.1 ~ 25.8）。TC 组 vs IFOS 组的主要 3/4 级不良事件发生率分别为：发热性中性粒细胞减少症（26% vs 25%）、感染（8% vs 14%）、呕吐（1% vs 1%）、恶心（0% vs 3%）、腹泻（1% vs 1%）、脑病（0% vs 7%）和肾毒性（0% vs 8%）。儿童中，IFOS 组的生活质量评分更高。该研究提示与 TC 相比，IFOS 在延长 EFS 和 OS 方面更有效，而 IFOS 在儿童中的获益更加明显。Martin McCabe 表示可以考虑将 IFOS 作为未来 IFOS 联合治疗Ⅱ / Ⅲ期临床研究的对照组。

7. 免疫治疗和 IDH1 抑制剂有望为软骨肉瘤治疗带来新突破

对于可切除的软骨肉瘤，手术切除是治疗的有效手段，但对于无法通过手术彻底切除或发生转移的普通型软骨肉瘤，国内外诊疗指南均无推荐方案。国内研究团队通过深入分析普通型软骨肉瘤的免疫微环境，绘制了普通型软骨肉瘤的免疫细胞图谱，发现普通型软骨肉瘤可以分为 3 种免疫亚型，分别为高度免疫抑制的“G-MDSC 优势型”、富含树突状细胞和 T 细胞的“免疫衰竭型”及免疫细胞浸润极少的“免疫沙漠型”。进一步回顾分析使用 PD-1 抗体免疫治疗的普通型软骨肉瘤病例，发现所有 3 例通过免疫治疗获益患者的分子和临床特征均符合“免疫衰竭型”。因此，研究团队认为，“免疫衰竭型”普通型软骨肉瘤可能是免疫治疗的获益对象。随后研究团队使用包括全外显子测序、影像学资料和病理资料在内的多组学手段，发现 IDH1/2 突变、磁共振 T2 相的瘤周水肿、病理高级别是普通型软骨肉瘤中存在免疫反应的生物标记，同时符合以上三个条件的肿瘤对应“免疫衰竭”亚型。另外，针对 IDH1 的抑制剂艾伏尼布开展的Ⅱ期单药多中心临床试验结果公布，艾伏尼布药物毒副作用较低，12 例晚期软骨肉瘤患者入组，中位无进展生存期（progress free survival，PFS）为 5.6 个月，7 个患者（52%）达到 SD。

8. Letetresgene-autoleucel（lete-cel；GSK337794）治疗晚期和转移性黏液样 / 圆细胞脂肪肉瘤（MRCLS）患者的初步疗效和安全性

SPEAR-T 细胞研究结果表明：针对 MAGE-A4 的细胞治疗对于黏液 / 圆细胞脂肪肉瘤（MRCLS）效果不佳，而 NY-ESO-1 表达于 80% ~ 90% 的 MRCLS 肿瘤，可能 NY-ESO-1 比 MAGE-A4 更有希望成为有效的治疗靶点。

Lete-cel 是 GSK 公司的一种利用基因修饰、高亲和力 T 细胞受体，靶向于 NY-ESO-1 肿瘤的自体 T 细胞疗法。该研究的主要入组标准为：年龄≥ 18 岁；HLA-A*02：01；A*02：05 或 A*02：06；晚期或转移性 NY-ESO-1+MRCLS（≥ 30% 的肿瘤细胞 NY-

ESO-1 IHC 2+/3+）；既往接受过蒽环类药物治疗和具有可测量的疾病。转导的 T 细胞剂量范围为 $1-8\times10^9$。

2017 年 3 月至 2020 年 2 月，共入组 23 名患者。患者需先进行淋巴细胞删除性化疗：低剂量（队列 C1；30 mg/m^2 氟达拉滨 ×3 d + 600 mg/m^2 环磷酰胺 ×3 d）或标准剂量（队列 C2；30 mg/m^2 氟达拉滨 ×4 d + 900 mg/m^2 环磷酰胺 ×3 d）化疗。共有 20 名患者接受了 T 细胞治疗，每个队列各有 10 名。8 例（40%）既往接受过 1 线治疗，6 例（30%）接受过 2 线治疗，6 例（30%）接受过≥ 3 线治疗。中位随访时间分别为 5.6 个月（C1）和 12.9（C2）个月。C1 患者的 ORR 为 20%，其中 2 例患者的最佳缓解程度为部分缓解（partial response，PR），8 例患者为 SD。中位 TTR 为 1.9 个月，中位 DOR 为 5.3 个月（95%CI：1.9 ~ 8.7），中位 PFS 为 5.4 个月（95%CI：2.0 ~ 11.5）。C2 患者的 IA ORR 为 40%，包括 4 例 PR，5 例 SD。中位 TTR 为 1.9 个月，中位 DOR 为 7.5 个月（95%CI：6.0 ~ NE），中位 PFS 为 8.7 个月（95%CI：0.9 ~ NE），OS 尚未成熟。

55% 的患者经历了严重 TEAE。90% 患者有≥ 3 级的中性粒细胞减少，其中大多数（83%）在第 30 天可得到解决。80% 的患者发生细胞因子释放综合征，其中 25% 为 3 级，首次发病时间为输注后 5 天，中位持续时间为 7.5 天。未报告移植物抗宿主病、免疫效应细胞相关神经毒性综合征、格林 – 巴利综合征。

9. 针对 NY-ESO-1 的 TCR 细胞疗法（TAEST16001）治疗晚期软组织肉瘤的 I 期 PK/PD 研究

TAEST16001 细胞也是针对 NY-ESO-1 抗原的基因修饰的 HLA-A02：01 限制性自体 T 细胞，该研究主要针对表达 NY-ESO-1 的晚期软组织肉瘤进行剂量递增和扩展研究。

入选患者接受细胞单采分离 T 细胞，用含有 NY-ESO-1 TCR 的慢病毒载体转导后在体外扩增制备 TAEST16001 细胞。然后患者接受淋巴细胞删除性化疗：环磷酰胺（15 mg/kg/ 天 ×3 d）和氟达拉滨（20 mg/m^2/ 天 ×3 d）。随后给予 TAEST16001 细胞治疗［按照四个剂量递增：5 × 108 ± 30%（剂量 1），2 × 109 ± 30%（剂量 2），5 × 109 ± 30%（剂量 3）和 1.2 × 1010 ± 30%（剂量 4）］。然后患者接受白细胞介素 -2 皮下注射 14 天。

截至 2021 年 12 月 31 日，共入组 12 名晚期软组织肉瘤患者，平均接受过 2 线治疗，结果显示 TAEST1601 细胞耐受性良好，未观察到剂量限制毒性。最常报告的 3 级不良事件为淋巴细胞减少（$n=12$）、白细胞减少（$n=10$）、中性粒细胞减少（$n=11$）、贫血（$n=4$）、血小板减少（$n=1$）、低钾血症（$n=1$）和发热（$n=1$）。两名患者出现细胞因子释放综合征（2 级），经对症治疗后痊愈。没有一名患者出现神经毒性或与细胞输注相关的严重不良事件。

12 例患者中，5 名患者部分缓解，5 名患者病情稳定，总有效率为 41.7%。初始响应的平均时间为 1.9 个月（范围为 0.9 ~ 3.0），中位缓解时间为 14.1 个月（范围为 5.0 ~ 14.2）。

该研究结果表明，TAEST1601 细胞总体表现出可接受的耐受性。新出现的疗效数据鼓励了 TAEST1601 细胞的继续扩展研究晚期软组织肉瘤。

10. 双免联合曲贝替定三药方案用于晚期平滑肌肉瘤一线治疗初步显示了良好的疗效和安全性

最近报道了一项为期 5 年的Ⅰ/Ⅱ期研究（SAINT 研究），其中Ⅱ期研究扩充至 101 例。该研究入组患者包括了晚期平滑肌肉瘤（leiomyosarcomas，LMS）。肉瘤肿瘤在疾病发作时更具免疫原性，促进 T 细胞活化持久性的免疫检查点抑制剂作为一线治疗时最为有效，与肿瘤杀伤药物（如曲贝替定）可以一起消耗肿瘤微环境中的促生长巨噬细胞。

此次分析主要来自 101 例晚期软组织肉瘤患者中的局晚期或不可切除 LMS 患者亚组，年龄≥ 18 岁，且可通过 RECISTv1.1 评估。主要目标：评估剂量限制毒性（dose limiting toxicity，DLT）和最大耐受剂量（MTD）；次要目标：评估治疗反应、PFS 和 OS 以及不良事件的发生率。治疗方案：伊匹木单抗 1.0 mg/kg IV q12w，纳武利尤单抗 3 mg/kg IV q2w，曲贝替定 1.2 mg/m^2 IV q3w。

最终共有 26 例 LMS 患者入组，安全性分析（$n=26$）：13/26（50%）的患者发生＞ 3 级 TRAE，包括 ALT 升高 5 例，蜂窝织炎、AST 升高、乏力 2 例、贫血各 2 例，血小板计数降低、白细胞减少、碱性磷酸酶升高 1 例，TSH 降低、TSH 升高、T4 升高、CK 升高各 1 例。没有脱发和心脏毒性的发生。MTD 为 1.2 mg/m^2。疗效分析：22/26（84.6%）例患者是有效的。在 1 期阶段，既往经过治疗的 3 例患者（100%）均达到 SD；2 期扩展阶段，19 例既往未经治疗中，CR 2 例，PR 4 例，SD 11 例，PD 2 例。总体缓解率为 31.6%，疾病控制率为 89.5%。中位 PFS 为 7.4 个月（范围：1.2 ~ 33.6），中位 OS 为 36.1 个月（范围：1.6 ~ 45.8）；6 个月 PFS 率为 63.2%，6 个月 OS 为 89.5%。

这些数据表明伊匹木单抗、纳武利尤单抗和曲贝替定一线联合治疗可能比标准的一线治疗更有效、更安全。目前学者们正计划进行 2 期随机试验以证实这些发现。

11. Nirogacestat 用于进展性 DT 显示出临床获益，有望作为这类罕见疾病的治疗选择

硬纤维瘤（desmoid tumor，DT）是一种罕见的局部侵袭性软组织肿瘤，尚无已获批的系统治疗药物。Nirogacestat（Niro）是一种新型的口服 γ 分泌酶抑制剂（GSI），已在 DT 患者中显示出了抗肿瘤活性。

DeFi 是一项全球、Ⅲ期、随机、双盲、安慰剂（pbo）对照试验，受试者是根据 RECIST v1.1（NCT03785964）确定的进展期 DT 成人患者。按目标肿瘤位置（腹内 / 腹外），142 例受试者以 1∶1 的比例随机分配至 Niro（$n=70$）150 mg 或安慰剂（$n=72$）每日 2 次。主要终点是每个盲态独立中心阅片的无进展生存期（PFS）。预设的次要终点是安全性、客观缓解率（ORR）和患者报告结局（PROs）。

与安慰剂相比，Niro 组的 PFS 有显著改善（HR 0.29，95%CI：0.15 ~ 0.55；$P<0.001$）。Niro 组与安慰剂相比，ORR 显著改善（41% vs 8%；$P<0.001$），中位缓解时间为 5.6 个月和 11.1 个月。Niro 的 CR 率为 7%，而安慰剂为 0%。与安慰剂相比，使用 Niro 早期和持

续治疗中观察到所有预设 PRO 的统计学和临床指标均有显著改善。在 niro 治疗的不良事件中，95% 为 1/2 级，最常见的是腹泻（84%）、恶心（54%）、疲劳（51%）、低磷血症（42%）和斑丘疹（32%）。75%（27/36）的育龄女性接受 Niro 治疗后出现卵巢功能障碍，其中 20 例（74%）得到缓解，包括 11 名由于任何原因停用了 Niro 的患者。

Niro 治疗具有统计学意义和临床意义的显著改善，包括 PFS、ORR、症状负担、身体/角色功能，与健康相关的生活质量等方面。并且在患有进展性 DT 的成年人中具有可控的安全性。

DeFi 是迄今为止在 DT 中进行的最严格的随机对照试验，也是 GSI 药物在任何适应证中第一个获得阳性结果的Ⅲ期试验。

12. 靶向治疗研究进展

一项纳入 51 例骨巨细胞瘤患者的多中心、开放性Ⅱ期研究表明在骨巨细胞瘤患者中使用地舒单抗可诱导 ALP、OCN 和 s-CTX 的普遍降低。高基线 s-CTX 可能指导识别复发风险较高的患者，并可能支持多学科团队对地舒单抗新辅助治疗的决策。

目前多靶点小分子酪氨酸激酶抑制剂（tyrosine kinase inhibitor，TKI；主要针对 VEGFR、FGFR、KIT 等）已被全球多地批准用于难治性，包括帕唑帕尼、瑞戈非尼和安罗替尼。近期研究提示索拉菲尼和瑞伐菲尼可以通过上调 PINK1 抑制 Rab22a-NeoF1 诱导的骨肉瘤肺转移。表明索拉非尼和瑞戈非尼可能有益于 RAB22A-NeoF1 融合基因阳性的癌症患者的治疗。ASCO 会议 2022 年提交的 2 项临床试验中，瑞戈非尼和索凡替尼均显示出非常短的 PFS，仅约 2 个月。特异性抗 VEGFR2TKI 药物阿帕替尼在转移性软组织肉瘤的线后治疗中也显示出稍微好一些的疗效。在国内之前关于阿帕替尼治疗化疗失败后转移性软组织肉瘤的报告中，在 12 周评估的最佳 ORR 为 26.32%（10/38），mPFS 达到 7.87 m。

新型药物的出现在去分化和高分化脂肪肉瘤的治疗中取得新进展。除了 EZH2 抑制剂和 HDAC 抑制剂等表观遗传药物外，2022 年 ASCO 会议还出现了针对 MDM-TP53 通路和 DNA 损伤修复通路基因的新型药物。BI907828 是一种高效的口服 MDM2-p53 拮抗剂，已在实体瘤（包括晚期或转移性脂肪肉瘤）的Ⅰ期临床试验中进行了研究。这种药物在去分化和高分化脂肪肉瘤中均显示出良好的疗效，ORR 分别为 12.5% 和 26.7%，疾病控制率（disease control rate，DCR）分别为 87.5% 和 100%。

靶向治疗联合化疗、免疫治疗成为治疗新趋势。最新研究认为，PD-L1 抗体联合安罗替尼在对局部晚期或转移性软组织肉瘤患者的治疗中表现出良好的治疗活性及可耐受的毒性，安罗替尼联合化疗药用于局部晚期和转移性软组织肉瘤具有良好的有效性与安全性。一项单臂Ⅰb/Ⅱ期多中心研究中，乐伐替尼联合艾立布林用于 30 例晚期平滑肌肉瘤与脂肪肉瘤患者的治疗，且显示出良好疗效。目前正在进行 EZH2 抑制剂联合治疗和其他治疗的临床试验，包括免疫治疗、常规化疗和靶向治疗。

13. 放疗联合免疫新辅助治疗是易复发软组织肉瘤治疗的新希望?

易复发软组织肉瘤患者预后差，目前还未有推荐的免疫药物，既往免疫治疗相关的临床试验并未获得理想的效果。在2022年的ASCO会议上，Keung EZ-Y介绍了纳武利尤单抗或易普利姆单抗联合放疗治疗可切除、未分化多形性肉瘤（undifferentiated pleomorphic sarcoma，UPS）和去分化脂肪肉瘤（dedifferentiated liposarcoma，DDLPS）的生存率和生物标志物的最新结果。前期研究（2020年ASCO）表明，纳武利尤单抗+放疗或纳武利尤单抗+易普利姆单抗+放疗在DDLPS和UPS的治疗中具有较好的安全性和耐受性。与仅接受免疫治疗相比，放疗联合免疫新辅助治疗的UPS组获得较高的病例缓解率（90%的病理性玻璃样变），该结果表明，放疗联合免疫新辅助治疗可能有助于UPS的病理反应。本次大会上公布了该研究两年的生存数据和预后相关因素。结果显示，单纯免疫新辅助治疗的有效率低，免疫联合放疗在部分UPS患者新辅助治疗中具有疗效，但是需长时间随访和增加样本量确认这一结果。此外，术前放疗、瘤内B细胞浸润、TLS形成等都是UPS患者有利的预后因素。因此，基于有效标志物的患者筛选可能有助于提高UPS患者免疫治疗的效果，放疗联合免疫新辅助治疗可能是UPS有前景的治疗策略。

14. 节拍化疗联合免疫检查点抑制剂用于晚期肉瘤二/三线治疗

以阿霉素为基础的化疗仍是晚期肉瘤的一线治疗，但患者生存获益有限，仅有15%~18%的客观有效率，中位进展生存期和总生存期分别为4~6个月和16个月。并且化疗剂量较大导致患者耐受性较差，总体预后不良。目前免疫检查点抑制剂如PD-1抗体在多种实体肿瘤包括黑色素瘤、非小细胞肺癌等取得了惊喜的疗效，但在肉瘤中以SARC028研究为代表和其他一些早期研究结果则显示，除了特定的亚型如多形性未分化肉瘤、腺泡状软组织肉瘤等对于PD-1抗体较为敏感，其他亚型的肉瘤对PD-1抗体无明显效果。随着PD-1抗体联合其他治疗方案应用于各种实体肿瘤的研究越来越多，在晚期肉瘤中探索最佳的联合方案也成为目前的研究前沿。2022年ASCO会议上诺尔菲·阿德南报道的Ⅱ期GALLANT研究（NCT04535713）：采用吉西他滨、阿霉素、多西他赛节拍给药的方式，并联合纳武利尤单抗作为晚期肉瘤的二/三线治疗方案。总体最佳疗效评价为：2例CR（经手术病理证实），6例PR，30例SD，5例PD。疾病控制率（CR+PR+SD）为88.4%。中位PFS＞4.6（范围：1-27）个月；4个月PFS率为60%。中位OS为6.2个月,4个月OS率为74%。接受过前线治疗患者的中位PFS为2个月（范围：1-14）。最常见的3/4级不良反应包括疲劳（13例）、恶心（9例）、中性粒细胞减少（8例）、血小板减少（6例）、贫血（6例）。该研究结果显示，这种低剂量节拍式化疗与免疫检查点抑制剂联合使用可能会产生协同作用。此外，通过低剂量、持续、不间断的化疗给药方式，克服了既往肉瘤高剂量化疗带来严重不良反应弊端的前提下，一定程度上提高晚期肉瘤治疗的有效率，期待后续研究结果及Ⅲ期临床研究的开展。

15. 双免疫联合治疗或成为晚期骨与软组织肿瘤的重要研究方向

肿瘤免疫治疗是继手术、化疗、放疗等传统治疗方法后快速发展的新一代肿瘤治疗方法，具有巨大的临床应用前景。随着免疫检查点抑制剂（immune checkpoint inhibitors，ICI）、CAR-T、TIL 疗法的发展，肿瘤治疗步入了免疫治疗新时代。但单免疫治疗的疗效在肺癌、软组织肉瘤、骨肿瘤等实体瘤的疗效仍欠佳。基于 CTLA4 和 PD-1 在机体免疫系统中功能相补的理论，CTLA4 抑制剂和 ICI 联用或可增加免疫疗效。因此，“双免疫疗法”成为当前研究的热门方向之一。在肉瘤领域，“双免疫疗法”亦取得喜人的结果，Somaiah N 等人通过随机对照试验证明度伐利尤单抗（Durvalumab，PD-L1 免疫检查点抑制剂）联合替西木单抗（tremelimumab，CTLA-4 抑制剂）是晚期或转移性骨肉瘤的有效治疗方案，中位随访 37.2 个月，12 周无进展生存率为 49%。其报告了 21 起 3-4 级治疗相关不良事件，其中最常见的是脂肪酶升高、结肠炎和肺炎。双免联合方案或许是骨肉瘤免疫治疗的新方向。除了 PD-L1 单抗与 CTLA-4 单抗的联合带来了肉瘤患者的希望，PD-1 单抗与 CTLA-4 单抗的联用也有了新进展。Davis KL 等人通过随机对照试验评估了纳武利尤单抗（Nivolumab，PD-1 单抗）联合伊匹木单抗（Ipilimumab，CTLA4 单抗）在患有复发 / 难治性实体瘤的儿童和年轻人中耐受性良好，并显示出一定的临床活性。

16. 双免疫联合化疗或成为晚期平滑肌肉瘤的一线治疗方案

曲贝替定（Trabectedin）是第一个海洋来源的新型抗软组织肿瘤药物，并于 2015 年获得 FDA 批准上市，用于接受过蒽环类药物治疗的患有不可切除或转移脂肪肉瘤或平滑肌肉瘤患者的治疗。研究表明，曲贝替定具有消耗肿瘤微环境中的促生长巨噬细胞的作用，其与 ICI 联用可能具有协同作用。2022 年 6 月 Gordon E M 在 ASCO 会议上公布了 SAINT 研究（NCT03138161）初步结果，该研究探索了伊匹木单抗（IPI）、纳武利尤单抗（NIVO）和曲贝替定（T）联合治疗晚期软组织肉瘤一线的疗效和安全性，在可进行疗效分析的 88 例患者中，总体反应率 21.6%，疾病控制率 87.5%，mPFS 为 7 个月，mOS 为 14 个月。2022 年 ESMO 大会再次公布了三药联合作为晚期平滑肌肉瘤一线治疗的Ⅰ/Ⅱ期试验数据，效果喜人，这可能与曲贝替定对免疫微环境中巨噬细胞的清除作用有关，可协同免疫治疗疗效。双免联合曲贝替定的组合方案或许可以一改 LMS 免疫治疗效果不理想的现状，使免疫联合化疗在晚期 LMS 治疗中迎来更多可能。期待Ⅱ期随机试验进一步证实这些发现。

17. 新型细胞疗法或成为晚期软组织肉瘤治疗的利器

近年来，细胞免疫疗法呈井喷式发展，CAR-T、TCR-T、TILs、NK 等细胞疗法在血液肿瘤取得巨大突破后，开始转向实体瘤的“战场”。肉瘤患者的预后较差，晚期系统治疗十分有限，一线化疗后的选择更是捉襟见肘。细胞治疗有望开启晚期肉瘤治疗新征程。早在 2011 年，罗宾斯等人就在 JCO 大会上报道了使用靶向 NY-ESO-1 的 CAR-T 疗法治疗转移性滑膜肉瘤，入组患者病灶缩小，细胞疗法在肉瘤领域开始崭露头角。

2021 年 ASCO 会议上，细胞疗法公司公布了 TCR-T 治疗产品 afami-cel 在肉瘤领域的Ⅱ期临床试验数据（NCT04044768）。该研究旨在评估 afami-cel 在晚期 / 转移性滑膜肉瘤或黏液样脂肪肉瘤患者的疗效、安全性和耐受性。SPEARHEAD-1 结果显示 afami-cel 耐受性良好，通过 TCR-T 疗法治疗高表达 NY-ESO-1、检测配型为 HLA-A2 的滑膜肉瘤的效果显著，缓解率为 41.4%，总体疾病控制率为 84.8%。这一结果进一步引起细胞治疗在肉瘤领域的研究热潮。

（1）针对 NY-ESO-1 的 TCR 细胞疗法在晚期软组织肉瘤患者中疗效显著

NY-ESO-1 是一种癌症 - 睾丸抗原，能够被 TCR-T 细胞识别的"特有标志"，如同靶向治疗的"靶点"，78% ~ 80% 软组织肉瘤表达 NY-ESO-1。TAEST16001 细胞是一种基因工程自体 T 细胞，可表达高亲和力 NY-ESO-1 特异性 T 细胞受体（TCR），TCR 可靶向 NY-ESO-1 阳性软组织肉瘤。在 2022 年的 ASCO 大会上，中山大学肿瘤防治中心张星教授公布了 TAEST16001 细胞疗法治疗表达 NY-ESO-1 的晚期软组织肉瘤 I 期研究结果（NCT04318964）。这项旨在评估 TAEST16001 细胞疗法在晚期软组织肉瘤患者中的安全性、耐受性、药物动力学（PK）和初步疗效。入选患者接受细胞单采术分离 T 细胞，并用含有 NY-ESO-1 TCR 的慢病毒载体转导后，在体外扩增制备 TAEST16001 细胞。在输注 TAEST16001 细胞前，患者每隔三天接受环磷酰胺（15 mg/kg/ 天）和氟达拉滨（20 mg/m^2/ 天）治疗，输注 TAEST16001 细胞后，患者再进行两周的 IL-2 皮下注射治疗。12 例患者中，5 例患者达到部分缓解，5 例病情保持稳定，2 例疾病进展，总有效率为 41.7%。初始响应的平均时间为 1.9 个月（范围为 0.9 ~ 3.0），中位缓解时间为 14.1 个月（范围为 5.0 ~ 14.2）。TAEST16001 细胞疗法显示出较好的耐受性，未出现 MTD。期待Ⅱ期临床研究进一步明确该细胞疗法在晚期软组织肉瘤中的疗效。

（2）Lete-cel 治疗晚期和转移性黏液样 / 圆细胞脂肪肉瘤（MRCLS）

Letetresgene-autoleucel（lete-cel；GSK337794）也是靶向 NY-ESO-1 的 TCR-T 疗法肿瘤的自体 T 细胞疗法。该研究的主要入组标准为：年龄≥ 18 岁；HLA-A*02：01；A*02：05 或 A*02：06；晚期或转移性 NY-ESO-1+MRCLS（≥ 30% 的肿瘤细胞 NY-ESO-1 IHC 2+/3+）；既往接受过蒽环类药物治疗和具有可测量的疾病。2017 年 3 月至 2020 年 2 月共入组 23 名患者。共有 20 名患者接受了 T 细胞治疗，每个队列各有 10 名。8 例（40%）既往接受过 1 线治疗，6 例（30%）接受过 2 线治疗，6 例（30%）接受过≥ 3 线治疗。中位随访时间分别为 5.6（C1）个月和 12.9（C2）个月。C1 患者的 ORR 为 20%，其中 2 例患者的最佳缓解程度为 PR，8 例患者为 SD。中位 TTR 为 1.9 个月，中位 DOR 为 5.3 个月（95%CI：1.9 ~ 8.7），中位 PFS 为 5.4 个月（95%CI：2.0 ~ 11.5）。C2 患者的 IA ORR 为 40%，包括 4 例 PR，5 例 SD。中位 TTR 为 1.9 个月，中位 DOR 为 7.5 个月（95%CI：6.0 ~ NE），中位 PFS 为 8.7 个月（95%CI：0.9 ~ NE），OS 尚未成熟。55% 的患者经历了严重 TEAE。90% 患者有≥ 3 级的中性粒细胞减少，其中大多数（83%）在第 30 天可得到

解决。80% 的患者发生细胞因子释放综合征，其中 25% 为 3 级，首次发病时间为输注后 5 天，中位持续时间为 7.5 天。未报告移植物抗宿主病、免疫效应细胞相关神经毒性综合征、格林 – 巴利综合征。该研究结果显示，Lete–cel 治疗晚期和转移性黏液样 / 圆细胞脂肪肉瘤初步有效性，但其安全性仍需进一步研究确认。

（3）SNK01 联合 PD–L1 单抗治疗晚期复发性肉瘤患者的Ⅰ期临床研究中期分析结果

有证据表明自然杀伤细胞（natural killer cell，NK）与 PD–L1 单抗有协同作用，特别是 PD–L1 低表达患者中。SNK01 是一种自体非遗传修饰的 NK 细胞疗法，具有高度增强的细胞毒性，在多线治疗失败患者中也能激活＞ 90% 的相关受体表达。2022 年 ASCO 会议公布的一项Ⅰ期研究的队列 4 采用的是两药联合：800 mg Avelumab q2w+4 × 10^9 SNK01 细胞治疗，最多入组 18 例患者。截至 2022 年 2 月 1 日，共入组 15 名晚期难治性肉瘤患者，中位接受过 5 线治疗。平滑肌肉瘤 6 例，骨肉瘤 2 例，多形性脂肪肉瘤 1 例，尤文肉瘤 1 例，上皮样肉瘤、上皮样间皮瘤、子宫内膜间质肉瘤、非特殊性肉瘤各 1 例。2 名患者出现 PR（ORR 为 13.3%），3 名患者出现 SD。中位 PFS 为 11.14 周。某些 PD–L1 阴性患者也能看到疗效，还有一些患者虽然进展，但总体生活质量（QOL）有改善，症状改善后有机会能接受其他的一些姑息性化疗。结果表明，NK 细胞联合 ICI 可能是治疗晚期肉瘤的利器。

18. 恶性骨肿瘤免疫微环境特征的持续探索或为骨肿瘤免疫治疗提供新靶点

骨肉瘤是一种好发于儿童和青少年的高度恶性骨肿瘤，骨肉瘤在基因组、转录组和表观遗传学水平上存在高度异质性。揭开骨肉瘤免疫微环境特征景观对于提高骨肉瘤免疫治疗效果至关重要。上海交通大学附属第六人民医院胡海燕教授首次应用单细胞 RNA 测序（scRNAseq）技术探索了骨肉瘤免疫微环境的单细胞图谱，发现骨肉瘤组织内 TIGIT+ 表达 Treg 细胞的浸润，为骨肉瘤免疫治疗提供了新的靶点。自此，骨肉瘤免疫微环境的研究引起兴趣。

2022 年发表的两项主要研究，安东尼 · R. 奇洛等人对患者血液和骨肉瘤肿瘤样本进行了单细胞 RNA 测序（scRNAseq）。结果显示，在尤文肉瘤和骨肉瘤中，复发肿瘤与原发肿瘤相比，复发肿瘤中免疫细胞浸润增加。CD8+T 细胞分别在骨肉瘤中表达共抑制受体以及尤文肉瘤中表达效应 T 细胞亚群。此外，尤文肉瘤和骨肉瘤中存在不同的 CD14+ CD16+ 巨噬细胞亚群。该研究为复发性骨肉瘤免疫治疗靶点提供了临床前依据。另一项来自梅克纳 · 达斯 · 塔库尔等人的研究，运用基因表达和免疫组织化学（IHC）研究了五种主要儿科癌症的免疫微环境：尤文肉瘤（ES）、骨肉瘤（OS）、横纹肌肉瘤（RMS）、髓母细胞瘤（MB）和神经母细胞瘤（NB），描述了这五种主要儿童癌症中免疫细胞的质量和数量。结果显示，OS 和 ES 肿瘤中 T 细胞浸润数量较少，但抗原处理细胞的基因高表达。此外，OS 具有最高的巨噬细浸润（CSF1R、CD163 和 CD68）数量，而 ES 的巨噬细胞数量最低。这两项基础研究为骨肉瘤免疫治疗靶点提供了新的临床前证据。

19. 三级淋巴结构（TLS）有望成为 ICI 治疗软组织肉瘤的有效生物标志物

三级淋巴结构（TLS，tertiary lymphoid structures）是指免疫细胞在非淋巴组织中聚集而成的类淋巴结构，也称为三级淋巴器官或异位淋巴结构。TLS 在生理条件下并不存在，而是在慢性炎症环境中形成的。近年来，在黑色素瘤、肺癌、结直肠癌等多种癌肿中已发现 TLS 的存在。肉瘤是第一种免疫疗法与临床获益相关的肿瘤类型，但现有的 ICI 均未获批准用于治疗肉瘤患者。ICI 在晚期软组织肉瘤患者中的临床活性有限。研究表明，肿瘤中 TLS 的存在可能与晚期软组织肉瘤患者预后改善及更好的免疫治疗反应率相关。几项 ICI 靶向治疗晚期肉瘤患者Ⅱ期研究均纳入了未经选择的人群，临床获益有限。

安托万・意大利诺教授团队对肉瘤进行了大规模的免疫景观分析，深入研究了 ICI 对肉瘤患者的治疗影响及其与肉瘤微环境的相关性。通过分析来自 600 多个软组织肉瘤的转录组数据，他们确定了一个以“B 细胞相关基因高表达”为特征的肉瘤亚组，这类肉瘤的特征是肿瘤中存在 TLS，这是由 B 细胞滤泡形成的异位聚集体，SARC028 试验（NCT02301039）招募了 86 名患者，接受过三线及以上的全身抗癌治疗的患者。研究结果显示，Pembrolizumab（派姆单抗）在总体入组患者中未达到其预设的主要研究终点，但在多形性未分化肉瘤（UPS）和去分化脂肪肉瘤（DDLPS）亚型中较为敏感，在 UPS 组的有效率为 23%，DDLPS 组的有效率为 10%。对 SARC028 研究中 47 名患者的活检标本进行的回顾性分析表明，“B 细胞相关基因高表达”的特征可以有效预测软组织肉瘤患者对 pembrolizumab 单抗的治疗反应。因此，TLS 可能具有作为肉瘤患者免疫疗效“指示灯”的强大潜力。

基于这些数据，研究小组修改了 PEMBROSARC 研究，纳入了一个基于 TLS 存在选择的新队列，以研究派姆单抗（pembrolizumab）对具有这种潜在生物标志物特征的晚期肉瘤患者的疗效。安托万・意大利诺教授在 2022 年 ASCO 汇报的 PEMBROSARC：pembrolizumab 联合低剂量环磷酰胺治疗晚期软组织肉瘤患者的多队列 2 期研究（NCT02406781），此研究增加了基于 TLS 的研究队列，比较了 pembrolizumab 治疗具有三级淋巴结构的软组织肉瘤的疗效。结果显示，6 个月的 NPR 为 40%（95%CI，22.7 ~ 59.4），ORR 为 30%（95%CI，14.7 ~ 49.4）。相比之下，所有参与者的 6 个月 NPR 和 ORR 分别为 4.9%（95% CI，0.6 ~ 16.5）和 2.4%（95% CI，0.1 ~ 12.9）。最常见的毒性是 1 级或 2 级疲劳、恶心、甲状腺功能障碍、腹泻和贫血。在 PEMBROSARC 研究中，以 TIL 筛选目标患者，抗 PD1 单药治疗 pembrolizumab 的 ORR 增加至 30%，PFS 延长至 4.1 个月。这表明，TLS 可能是晚期软组织肉瘤 ICI 治疗反应率的一个强有力的潜在生物标志物，基于 TLS 的患者选择有望实现 pembrolizumab 的精准治疗。此外，2022 年 ESMO 大会报告了接受纳武利尤单抗 ± 伊匹单抗新辅助治疗可切除的去分化脂肪肉瘤（DDLPS）和未分化的多形性肉瘤（UPS）患者的生存外周免疫生物标志物。可以预见，新的免疫生物标志物或实现肉瘤和患者的个体化和精准免疫治疗。

三、学科未来展望

1. 分子诊断助力争取黄金时间窗

肿瘤学诊治中“早诊断”是十分重要的理念。分子诊断在“早诊断”中起到不可或缺的作用。既往报道的特征性分子标志物已经在临床上广泛应用。例如：尤文肉瘤中 EWS 和 ETS 家族成员之一形成的融合基因；滑膜肉瘤中的 SS18–SSX1/2/4 融合基因；多形性脂肪肉瘤中特征性 RB1 缺失等。而且有些分子标志物不仅能作为诊断标记，也可作为治疗靶标。2022 年 ASCO 大会上提出针对黏液 / 圆细胞脂肪肉瘤特征性分子标记物 NY–ESO–1 的工程 T 细胞在临床治疗中 ORR 约为 40%，PFS 约 8.7 个月。同期，大会上中山大学肿瘤防治中心的张星教授报告针对 NY–ESO–1 的工程 T 细胞治疗在中国软组织肉瘤患者的治疗中 ORR 约为 41.7%，PFS 约 7.2 个月。随着研究不断深入，潜在的特征性分子标记物也逐渐被发现。其他标志物，如血清 2–HG 以及 Tensin2 等虽然仍处于基础研究阶段，但也具有相当的临床转化潜力。在未来，随着分子诊断技术的提升，不仅可为患者争取到更宽的治疗时间窗，而且也能提供更多的治疗靶点，提高患者预后使患者获益。

2. 靶向治疗前景展望

在 OS 和 ES 患者的临床试验中对各种抗血管生成多受体酪氨酸激酶抑制剂进行了测试，作为单一药物治疗也显示出一些临床收益。该领域目前正在进行的绝大多数临床试验都围绕瑞戈非尼和卡博替尼进行，既可以作为单一疗法，也可以与化疗或免疫疗法联合使用。抗血管生成多靶点受体酪氨酸激酶抑制剂与免疫检查点抑制剂的组合对于 OS 和 ES 的治疗很有前景，因为这些药物中的绝大多数能够调节肿瘤微环境，从而提高抗 PD–1 的疗效疗法。抗血管生成多受体酪氨酸激酶抑制剂单用或与其他药物联用，未来 OS 和 ES 患者的治疗中拥有良好前景。靶向治疗联合化疗、免疫治疗已成为治疗新趋势。同时，新型药物的出现也是难治性、高级别肉瘤治疗方向的新希望。当然，在临床实施之前，需要更多前瞻性随机临床试验的开展，以最大限度地提高治疗效果，降低药物毒性。

3. 免疫治疗已成为骨与软组织肉瘤领域的研究热点

新型免疫联合治疗（免疫联合放疗、免疫联合化疗、免疫联合靶向药、双免联合）的肉瘤临床试验数据表现不俗。与单免疫治疗相比，免疫联合法治疗肉瘤不仅获得了较高的客观缓解率，部分研究还显示出了较明显的 PFS 获益。免疫联合治疗策略或将为骨与软组织肉瘤带来治疗新希望。新型免疫联合治疗使骨与软组织肉瘤的治疗趋向复杂化。免疫联合其他疗法具有一定治疗潜力，发现并验证有效的“1+1 > 2”协同效应的治疗组合仍具有挑战。对于免疫联合治疗的优势组合的探索任重道远。

自从 CAR–T、TCR–T、TILs、NK 等细胞疗法已在血液系统肿瘤治疗中获得巨大成功后，细胞疗法在实体瘤的研究成为热点。肉瘤患者预后较差，尤其是晚期肉瘤患者，传统的治疗获益有限，急需新的疗法实现治疗突破。2022 年，TAEST16001 细胞，Lete-cel，SNK01（NK 细胞）联合 PD-L1 单抗在晚期软组织肉瘤患者治疗中取得了较为显著的疗效。TILs 细胞疗法也肉瘤领域也给出了不俗的数据。

此外，三级淋巴结构（TLS）与派姆单抗（pembrolizumab）治疗反应相关性被发现，TLS 可能是晚期软组织肉瘤 ICI 治疗反应率的一个强有力的潜在生物标志物。TLS 有望成为 ICI 治疗软组织肉瘤的有效生物标志物，基于 TLS 的患者选择有望实现肉瘤患者精准免疫治疗。期待后续研究能发现更多有强大的免疫治疗相关生物标志物，以此来明确哪些患者能从免疫治疗获益，实现患者的分层治疗，有效克服对免疫治疗反应不佳肉瘤患者的耐药。这就意味着，基于标志物筛选患者的免疫治疗，或将实现肉瘤和患者的精准免疫治疗，有望成为肉瘤治疗的潜力方向。另外，对肉瘤免疫景观特征的持续深入研究或将为肉瘤免疫治疗提供更多的临床前依据。对于新靶点、新标志物、新免疫联合治疗组合的探索依然是未来发展的重点和难点。个体化免疫和精准免疫策略可能是肉瘤患者治疗发展的新方向。

参考文献

[1] Neeta Somaiah，Conley AP，Parra ER，et al. Durvalumab plus tremelimumab in advanced or metastatic soft tissue and bone sarcomas：a single-centre phase 2 trial. Lancet Oncol. 2022，23（9）：1156-1166.

[2] Javier Martin Broto et al. Phase Ⅱ trial of palbociclib in advanced sarcoma overexpressing CDK4 gene excluding dedifferentiated liposarcoma（DD LPS）-A study from the Spanish Group for Research on Sarcoma（GEIS）. ASCO. 2022.

[3] Johanna Theruvath，Menard M，Smith BAH，et al. Anti-GD2 synergizes with CD47 blockade to mediate tumor eradication. Nat Med. 2022，28（2）：333-344.

[4] Lyskjær I，Kara N，De Noon S，et al.Osteosarcoma：Novel prognostic biomarkers using circulating and cell-free tumour DNA. Eur J Cancer. 2022 Jun;168：1-11.

[5] Ladenstein R，Ptschger U，Deley M，et al. Primary disseminated multifocal Ewing sarcoma：results of the Euro-EWING 99 trial［J］. Journal of Clinical Oncology Official Journal of the American Society of Clinical Oncology，2010，28（20）：3284.

[6] Brennan B，Kirton L，Marec-B é rard P，et al. Comparison of two chemotherapy regimens in patients with newly diagnosed Ewing sarcoma（EE2012）：an open-label，randomised，phase 3 trial. Lancet. 2022，400（10362）：1513-1521.

[7] Phase Ⅲ assessment of topotecan and cyclophosphamide and high-dose ifosfamide in rEECur：An international randomized controlled trial of chemotherapy for the treatment of recurrent and primary refractory Ewing sarcoma（RR-ES）. J Clin Oncol 40，2022（suppl 17；abstr LBA2）.

[8] National Comprehensive Cancer Network：NCCN Clinical Practice Guidelines in Oncology：Bone Cancer—Version 1.2020. https：//www.nccn.org/professionals/physician_gls/default.aspx.

[9] Li B, Li G, Yan X, et al. Fresh Tissue Multi-omics Profiling Reveals Immune Classification and Suggests Immunotherapy Candidates for Conventional Chondrosarcoma. Clin Cancer Res 2021, 27: 6543-6558.

[10] Tap WD, Villalobos VM, Cote GM, et al. Phase I Study of the Mutant IDH1 Inhibitor Ivosidenib: Safety and Clinical Activity in Patients With Advanced Chondrosarcoma. Journal of Clinical Oncology: Official Journal of the American Society of Clinical Oncology 2020, 38: 1693-1701.

[11] D'Angelo, S.P. Primary efficacy and safety of letetresgene autoleucel (lete-cel; GSK3377794) pilot study in patients with advanced and metastatic myxoid/round cell liposarcoma (MRCLS). Oral Abstract Session of ASCO, 2022.

[12] Xing Zhang, et al. Phase I clinical trial to assess safety, pharmacokinetics (PK), pharmacodynamics (PD), and efficacy of NY-ESO-1-specific TCR T-cells (TAEST16001) in HLA-A*02: 01 patients with advanced soft tissuesarcoma. J Clin Oncol 40, 2022 (suppl 16; abstr 11502). DOI: 10.1200/JCO.2022.40.16_suppl.11502. 11502 Oral Abstract Session.

[13] Fallon, M, Dierberger K, Leng M, et al. An international, open-label, randomised trial comparing a two-step approach versus the standard three-step approach of the WHO analgesic ladder in patients with cancer. Ann Oncol, 2022, 33 (12): p. 1296-1303.

[14] Casali, P.G, Blay JY, Abecassis N, et al. Gastrointestinal stromal tumours: ESMO-EURACAN-GENTURIS Clinical Practice Guidelines for diagnosis, treatment and follow-up. Ann Oncol, 2022, 33 (1): p. 20-33.

[15] PALMERINI E, PAZZAGLIA L, CEVOLANI L, et al. Bone Turnover Marker (BTM) Changes after Denosumab in Giant Cell Tumors of Bone (GCTB): A Phase Ⅱ Trial Correlative Study [J]. Cancers (Basel), 2022, 14 (12).

[16] ZENG C, ZHONG L, LIU W, et al. Targeting the Lysosomal Degradation of Rab22a-NeoF1 Fusion Protein for Osteosarcoma Lung Metastasis [J]. Adv Sci (Weinh), 2023, 10 (5): e2205483.

[17] LIU X, XU J, LI F, et al. Efficacy and safety of the VEGFR2 inhibitor Apatinib for metastatic soft tissue sarcoma: Chinese cohort data from NCT03121846 [J]. Biomed Pharmacother, 2020, 122: 109587.

[18] CORNILLIE J, WOZNIAK A, LI H, et al. Anti-tumor activity of the MDM2-TP53 inhibitor BI-907828 in dedifferentiated liposarcoma patient-derived xenograft models harboring MDM2 amplification [J]. Clin Transl Oncol, 2020, 22 (4): 546-554.

[19] LIU J, GAO T, TAN Z, et al. Phase Ⅱ Study of TQB2450, a Novel PD-L1 Antibody, in Combination with Anlotinib in Patients with Locally Advanced or Metastatic Soft Tissue Sarcoma [J]. Clin Cancer Res, 2022, 28 (16): 3473-3479.

[20] LIU Z, WANG X, WANG J, et al. The efficacies and biomarker investigations of antiangiogenic agents and PD-1 inhibitors for metastatic soft tissue sarcoma: A multicenter retrospective study [J]. Front Oncol, 2023, 13: 1124517.

[21] WANG Z M, ZHUANG R Y, GUO X, et al. Anlotinib plus Epirubicin Followed by Anlotinib Maintenance as First-line Treatment for Advanced Soft-tissue Sarcoma: An Open-label, Single-arm, Phase Ⅱ Trial [J]. Clin Cancer Res, 2022, 28 (24): 5290-5296.

[22] LONG Z, LU Y, LI M, et al. Evaluation of Anlotinib Combined with Adriamycin and Ifosfamide as Conversion Therapy for Unresectable Soft Tissue Sarcomas [J]. Cancers (Basel), 2023, 15 (3).

[23] CHEN T W, HSU C L, HONG R L, et al. A Single-Arm Phase Ⅰb/Ⅱ Study of Lenvatinib plus Eribulin in Advanced Liposarcoma and Leiomyosarcoma [J]. Clin Cancer Res, 2022, 28 (23): 5058-5065.

[24] STRAINING R, EIGHMY W. Tazemetostat: EZH2 Inhibitor [J]. J Adv Pract Oncol, 2022, 13 (2): 158-163.

[25] Keung EZ-Y, Nassif EF, Lin HY, et al. Randomized phase Ⅱ study of neoadjuvant checkpoint blockade for surgically resectable undifferentiated pleomorphic sarcoma (UPS) and dedifferentiated liposarcoma (DDLPS):

survival results after 2 years of follow-up and intratumoral B-cell receptor (BCR) correlates. J Clin Oncol. 2022; 40 (16_suppl): LBA11501.
[26] Noufil Adnan, Simranjit Sekhon, Sant P. Chawla, et al.GALLANT: A phase 2 study using metronomic gemcitabine, doxorubicin, nivolumab, and docetaxel as second/third-line therapy for advanced sarcoma (NCT04535713) .2022 ASCO Annual Meeting I.
[27] Somaiah N, Conley AP, Parra ER, et al. Durvalumab plus tremelimumab in advanced or metastatic soft tissue and bone sarcomas: a single-centre phase 2 trial. Lancet Oncol. 2022 Sep;23 (9): 1156-1166. doi: 10.1016/S1470-2045 (22) 00392-8.
[28] Davis KL, Fox E, Isikwei E, et al. A Phase Ⅰ/Ⅱ Trial of Nivolumab plus Ipilimumab in Children and Young Adults with Relapsed/Refractory Solid Tumors: A Children's Oncology Group Study ADVL1412. Clin Cancer Res. 2022 Dec 1;28 (23): 5088-5097. doi: 10.1158/1078-0432.CCR-22-2164.
[29] Gordon E M, Chua-Alcala V S, Kim K, et al. SAINT: Results of an expanded phase Ⅱ study using safe amounts of ipilimumab (I), nivolumab (N), and trabectedin (T) as first-line treatment of advanced soft tissue sarcoma [NCT03138161] [J]. Journal of Clinical Oncology, 2020, 38 (15_suppl): 11520-11520.
[30] Robbins PF, Morgan RA, Feldman SA, et al. Tumor regression in patients with metastatic synovial cell sarcoma and melanoma using genetically engineered lymphocytes reactive with NY-ESO-1. J Clin Oncol. 2011 Mar 1;29 (7): 917-924.
[31] Synovial Sarcoma Sees Impressive Responses With T-Cell Therapy Afamitresgene Autoleucel.2021 ASCO Annual Meeting.
[32] Asco 2021-Adaptimmune's T-cell receptors see a route to market. Evaluate Vantage 2021, May 19.
[33] SPEARHEAD-1: A phase 2 trial of afamitresgene autoleucel (Formerly ADP-A2M4) in patients with advanced synovial sarcoma or myxoid/round cell liposarcoma.Journal of Clinical Oncology.2021 ASCO Annual Meeting I.
[34] Xing Zhang, Desheng Weng, Qiuzhong Pan, et al. 11502 Oral Abstract Session Phase I clinical trial to assess safety, pharmacokinetics (PK), pharmacodynamics (PD), and efficacy of NY-ESO-1-specific TCR T-cells (TAEST16001) in HLA-A*02: 01 patients with advanced soft tissuesarcoma. J Clin Oncol 40, 2022 (suppl 16; abstr 11502).
[35] Zhou Y, Yang D, Yang Q, et al. Single-cell RNA landscape of intratumoral heterogeneity and immunosuppressive microenvironment in advanced osteosarcoma. Nat Commun. 2020 Dec 10;11 (1): 6322. doi: 10.1038/s41467-020-20059-6. Erratum in: Nat Commun. 2021 Apr 30;12 (1): 2567. PMID: 33303760; PMCID: PMC7730477.
[36] Zhou Y, Yang D, Yang Q, et al. Single-cell RNA landscape of intratumoral heterogeneity and immunosuppressive microenvironment in advanced osteosarcoma. Nat Commun. 2020;11 (1): 6322. doi: 10.1038/s41467-020-20059-6.
[37] Cillo AR, Mukherjee E, Bailey NG, et al. Ewing Sarcoma and Osteosarcoma Have Distinct Immune Signatures and Intercellular Communication Networks. Clin Cancer Res. 2022 Nov 14; 28 (22): 4968-4982.doi: 0.1158/1078-0432.CCR-22-1471.
[38] Thakur MD, Franz CJ, Brennan L, et al. Immune contexture of paediatric cancers. Eur J Cancer. 2022;170: 179-193. doi: 10.1016/j.ejca.2022.03.012.
[39] Italiano A, Bessede A, Pulido M, et al. Pembrolizumab in soft-tissue sarcomas with tertiary lymphoid structures: a phase 2 PEMBROSARC trial cohort. Nat Med. 2022;28 (6): 1199-1206. doi: 10.1038/s41591-022-01821-3.
[40] Yang Jilong, Xu Yu, Chen Yong, et al. Therapeutic perspectives for adult soft tissue sarcoma-updates from the 2022 ASCO annual meeting. [J].Cancer Biol Med, 2022, 19: 1496-502.
[41] D'Angelo SP. Primary efficacy and safety of letetresgene autoleucel (lete-cel; GSK3377794) pilot study in patients

with advanced and metastatic myxoid/round cell liposarcoma（MRCLS）. J Clin Oncol. 2022；40（16_suppl）：11500.

［42］Xing Zhang，Desheng Weng，Qiuzhong Pan，et al. 11502 Oral Abstract Session Phase I clinical trial to assess safety，pharmacokinetics（PK），pharmacodynamics（PD），and efficacy of NY–ESO–1–specific TCR T–cells（TAEST16001）in HLA–A*02：01 patients with advanced soft tissuesarcoma. J Clin Oncol 40，2022（suppl 16；abstr 11502）.

［43］Nakagawa Makoto，Yamaguchi Masayuki，Endo Makoto et al. Clinical usefulness of 2–hydroxyglutarate as a biomarker in IDH–mutant chondrosarcoma［J］.J Bone Oncol，2022，34：100430.

［44］Salmikangas Sami，Böhling Tom，Merikoski Nanna，et al. Tensin2 Is a Novel Diagnostic Marker in GIST，Associated with Gastric Location and Non–Metastatic Tumors［J］.Cancers（Basel），2022，14（13）：3212.

［45］FLEUREN E D G，TERRY R L，MEYRAN D，et al. Enhancing the Potential of Immunotherapy in Paediatric Sarcomas：Breaking the Immunosuppressive Barrier with Receptor Tyrosine Kinase Inhibitors［J］. Biomedicines，2021，9（12）：1798.

［46］FLEUREN E D G，VLENTERIE M，VAN DER GRAAF W T A. Recent advances on anti–angiogenic multi–receptor tyrosine kinase inhibitors in osteosarcoma and Ewing sarcoma［J］. Front Oncol，2023，13：1013359.

撰稿人：蔡建强　牛晓辉　沈靖南　林建华　肖建如　李建民　郭　卫　尹军强　徐海荣　毕新宇

皮肤肿瘤

一、概述

皮肤肿瘤是一种常见病，临床上主要分为良性肿瘤和恶性肿瘤。良性肿瘤主要包括脂溢性角化症、色素痣、血管瘤等，恶性肿瘤主要分为黑素细胞性和非黑素细胞性肿瘤两大类，包括基底细胞癌、鳞状细胞癌、恶性黑色素瘤及 Paget 病等。近年来，皮肤肿瘤的发病率逐年升高，已成为严重威胁人类健康的一类疾病。2022 年度中国学者在皮肤肿瘤领域展开了一系列卓有成效的研究，在临床手术治疗、术后辅助治疗、早期疾病诊断等方面取得了丰硕的"中国成果"。因此，本报告旨在对 2022—2023 年度中国学者在皮肤肿瘤领域所取得的成果进行总结与展望，以期推动皮肤肿瘤领域高质量发展。

二、皮肤肿瘤研究进展

1. 黑色素瘤的单细胞测序研究

2022 年，天津医科大学杨吉龙教授团队在《自然・通讯》发表题为"单细胞分析揭示肢端黑色素瘤的肿瘤异质性和免疫环境（A single-cell analysis reveals tumor heterogeneity and immune environment of acral melanoma）"的研究论文。肢端黑色素瘤是一种发生在无毛肢端皮肤的黑色素瘤亚型，在东亚地区发病率较高。该研究对 5 个肢端黑色素瘤和 3 个皮肤黑色素瘤样本中的 63394 个细胞进行单细胞 RNA 测序，以研究肿瘤异质性和免疫环境。该研究通过定义 5 个参与 TGF-β 信号、Ⅰ型干扰素、Wnt 信号、细胞周期和胆固醇外排信号的正交功能细胞簇，结果显示 TGF-β、Ⅰ型干扰素和胆固醇外排信号的富集特征与黑色素瘤的良好预后显著相关。与皮肤黑色素瘤相比，肢端黑色素瘤标本的免疫抑制状态明显严重，细胞毒性 $CD8^+T$ 细胞缺失，Treg 细胞富集，$CD8^+T$ 细胞耗尽。PD1 和 TIM-3 在

肢端黑色素瘤详尽 $CD8^{+}T$ 细胞中表达较高。该结果可以成为宝贵的资源，有助于更深入地了解与肢端黑色素瘤相关的机制，并有助于为黑色素瘤患者的免疫疗法开发更有效的治疗靶点和生物标志物。

2. 特瑞普利单抗治疗黏膜黑色素瘤的研究

2022 年 7 月，北京大学崔传亮团队在《肿瘤学年鉴》在线发表题为“Toripalimab（anti-PD-1）versus High-Dose Interferon-α2b as Adjuvant Therapy in Resected Mucosal Melanoma：A Phase Ⅱ Randomized Trial”的研究论文，该研究重点对比特瑞普利单抗（Toripalimab）与高剂量干扰素 -α2b（HDI）对于黏膜黑色素瘤的辅助治疗。共纳入 145 例患者分别随机接受特瑞普利单抗或高剂量干扰素治疗，主要研究终点为 RFS。研究结果显示，特瑞普利单抗组和 HDI 组的中位 RFS 分别为 13.6 个月和 13.9 个月。两组之间的 DMFS 没有显著差异。特瑞普利单抗组的中位 OS 为 35.1 个月。在不良反应方面，HDI 组中≥ 3 级的治疗中出现的不良事件的发生率远高于特瑞普利单抗组（87.5% vs 27.4%）。总之，该研究发现与 HDI 相比，特瑞普利单抗显示出相似的 RFS 和更有利的安全性，均优于历史数据，这表明特瑞普利单抗可能是更好的治疗选择。然而，仍需要进一步的转化研究和更好的治疗方案来改善 MM 的临床结果。

3. pinch-1 通过抑制 GRB10-NEDD4 复合物促进 IGF-1 受体的表达与皮肤癌进展的关系研究

皮肤作为人体最大的器官，既可保护体内组织免受外界侵害，又有调节体温和感受外界刺激的作用，所含的腺体还有分泌和排泄的功能。皮肤癌的发生发展严重危害人们的健康安全，其发病机制研究对于了解皮肤癌进展及研究针对性的治疗药物有着极其重要的意义。其中，IGF-1R 的表达和信号传导在促进皮肤恶性肿瘤进展中发挥重要作用。识别调控 IGF-1R 的信号通路对于理解皮肤癌的发病机制和治疗方式至关重要。中国南方科技大学高级跨学科研究学院生物系吴传跃教授团队采用分子、细胞和遗传学的方法研究 PINCH-1 在调节 IGF-1R 表达和皮肤细胞行为中的作用，并建立小鼠动物模型，测定 PINCH-1 在调节 IGF-1R 表达皮肤癌变中的作用。通过研究发现 PINCH-1-NEDD4-IGF-1R 信号轴对促进皮肤肿瘤发生发展至关重要，为治疗皮肤癌或控制其进展提出了新的策略。其研究结果于 2022 年收录于 I 区期刊《治疗诊断科技》中。

4. 一种改进的皮肤癌分类变换网络

近年来，利用人工智能识别皮镜图像在皮肤癌的早期诊断和早期治疗方面取得了重大突破。皮肤癌的发病率逐年上升，对人类健康构成了巨大威胁。利用 CNN 的深度学习进行皮肤癌图像分类的研究已经取得了一些成果。然而，这种方法只能提取图像中小部分的特点，而不能定位图像中重要的部分。浙江大学宁波市第一医院陈海江团队在皮肤恶性肿瘤和人工智能医工交叉研究中取得了阶段性成果，其摒弃了传统的 CNN 和 RNN，应用整个网络结构完全由 Attention 机制构成的 vision transformers（VIT）。VIT 在传统分类任务中展现出了强大的性能，陈海江团队应用 VIT 开发了一种名为 Skin Trans 的皮肤癌分类技术，并通过验证证实了其有效性。其优势主要在于能够抓住皮肤镜图像的主要特征，并抑制噪声，提高分类的准确性与效率。其研究结果 2022 年发表于《生物学和医学中的计算机》。

5. 皮肤恶性肿瘤多模式数据融合诊断网络（MDFNet）建立

皮肤恶性肿瘤是世界上最常见的十种恶性肿瘤之一，早期诊断和治疗可以有效降低患者的死亡率。但是目前大多数皮肤恶性肿瘤智能诊断系统仅使用皮肤图像数据，对图像数据和患者临床数据的交叉融合分析十分有限。因此，为了进一步探索皮肤图像数据与患者临床数据之间的互补关系，中国学者开发出皮肤恶性肿瘤多模式数据融合诊断网络（multimode data fusion diagnosis network，MDFNet）。MDFNet 建立了异构数据特征之间的有效映射，可以有效融合临床皮肤图像和患者临床数据。据研究表明，MDFNet 的诊断准确率为 80.42%，与仅使用皮肤图像数据的准确率相比提高了约 9%，充分说明 MDFNet 具有作为皮肤恶性肿瘤诊断的有效辅助诊断工具的潜力。MDFNet 可以帮助医生提高临床决策能力，同时有效提高临床医学诊断效率。并且其提出的数据融合方法充分发挥了信息融合的优势，对其他临床疾病的智能诊断具有较高的参考价值。

三、皮肤肿瘤学科发展趋势和展望

1. 人工智能在黑色素瘤诊断中的应用前景

近年来有多项旨在促进皮肤癌早期诊断的人工智能和机器学习（AI/ML）算法的研究，重点关注它们在初级和社区医院中的应用。越来越多的证据表明，AI/ML 可以帮助临床医生做出更好的临床决策，甚至取代人类的判断。研究表明，AI/ML 算法可以与皮肤科专业医生表现相当或更好，AI/ML 算法可以协助临床医生诊断皮肤癌。如果这些发现可以在皮肤癌患病率较低的社区医院中得到复制，AI/ML 算法可能对诊断产生重大影响。目前已有一些市场认可的技术用于皮肤癌的诊断，但在我国，目前还没有 AI/ML 算法用于常规临床检测或分类可疑皮肤病变。AI/ML 应用暂未推广主要是需要关于 AI/ML 算法诊断准确性的强有力证据，以支持政策制定者在临床实践中适当实施 AI/ML 的决策。

2. 免疫检查点抑制剂在黑色素瘤治疗的研究展望

尽管免疫检查点抑制剂（immune checkpoint inhibitors，ICI）最近取得了成功，并产生了持久的反应，但许多癌症患者，包括黑素瘤患者，并没有从 ICI 疗法中获得长期益处。缺乏可预测的生物标记物来对患者进行靶向治疗是治疗失败的主要因素。了解与 ICI 反应和耐药性的基因组相关性将提高癌症患者的获益。基于对复杂肿瘤微环境（TME）相互作用的深入了解，最终目标应该是评估肿瘤如何“指示”局部免疫系统创建其特征性生态位，重点关注 TME 内的基因组重编程。据推测，这种基因组重编程决定了对 ICI 的反应。此外，最近研究表明检查点调节器、T 细胞功能、染色质修饰剂和拷贝数改变在介导对

ICI 的选择性反应中发挥作用。因此，努力将基因组与反应的相关性纳入对肿瘤免疫生物学的更深刻的理解，将有助于开发新的生物标志物和治疗策略，以克服 ICI 耐药。

3. 关于 IGF-1R 表达与皮肤恶性肿瘤治疗研究的展望

近年来皮肤恶性肿瘤的发病率呈上升趋势，已成为世界主要公共卫生问题之一。因此，有效延缓皮肤肿瘤进展的治疗方式具有重要意义。IGF-1R 水平在恶性肿瘤中经常升高，已被广泛认为是促进癌细胞增殖、存活和肿瘤生长的关键因素。然而，调控 IGF-1R 水平的分子机制尚不完全清楚。在通过分子、细胞和遗传学等方法对识别调控 IGF-1R 的信号通路研究中已经初步揭示了部分蛋白在促进或抑制 IGF-1R 表达的作用，并通过动物模型的建立证明了其在生物体中的有效性。未来通过进一步的基础与临床研究将更深层次地阐明 IGF-1R 的信号通路调控机制，为皮肤恶性肿瘤的治疗提供新的探索方向，甚至使皮肤恶性肿瘤的治愈率有一个质的飞跃。

4. 基于 VIT 技术探索人工智能在皮肤癌早期诊断中的应用价值

在目前研究中已经初步提出了一种基于 VIT 的皮肤癌分类网络，并取得了令人满意的效果。通过进一步挖掘 VIT，利用其特点提高了分类性能。不仅在自然语言方面取得了良好的效果，而且在视觉领域也取得了理想的效果，为基于多模态数据的皮肤癌分类奠定了良好的基础。然而现阶段研究中仅提出了一个相对简单的皮肤癌分类 VIT 框架，并验证了该框架的有效性。并未在大量的临床试验中得到验证，并且对于大图像处理相对速度较慢。未来的研究工作中将主要针对提升图像处理速度，加大临床样本量进行验证，收集更多数据加深软件学习能力等方面努力。相信通过变换网络技术的不断完善及大样本数据库的扩充，人工智能技术将为皮肤癌早期诊断提供崭新的探索方向，并逐渐为皮肤肿瘤临床医师提供强大的助力。

5. “互联网 + 医疗”在皮肤恶性肿瘤诊断中的应用

近年来，随着“互联网 + 医疗”的兴起，人工智能 AI 技术、医工结合技术等逐渐应用到皮肤恶性肿瘤的诊断中。总体而言，皮肤恶性肿瘤与“互联网 +”相结合是具备天然优势的。皮肤恶性肿瘤的诊断是基于皮损的客观视觉特征建立的，因此基于影像的人工智能 AI 技术在皮肤恶性肿瘤诊断上具有很好的应用前景。研发出准确率高、安全可靠的人工智能皮肤恶性肿瘤诊断系统将更好地服务于基层皮肤科医生，帮助他们减少误诊漏诊的发生。目前，中国学者所研发的皮肤恶性肿瘤诊断系统已将诊断准确率提高到 80% 以上，相信通过国家“互联网 + 医疗”更加加大力度的投入，皮肤恶性肿瘤智能诊断系统的准确率必将逐渐攀升，造福于罹患皮肤恶性肿瘤患者，从而实现早期准确诊断、早期精准治疗。

四、总结

2022 年，中国学者在皮肤肿瘤领域取得了丰硕的研究成果。相信随着精准医疗、医工结合等领域的不断发展，未来皮肤肿瘤的治疗将迈入精准治疗时代。将皮肤肿瘤的诊疗与“互联网 +”、大数据、AI 智能化相结合，必将为皮肤肿瘤领域的发展提供新的挑战与机遇。

参考文献

[1] Wang X，Wang R，Jiang K，et al. PINCH-1 promotes IGF-1 receptor expression and skin cancer progression through inhibition of the GRB10-NEDD4 complex. Theranostics. 2022. 12（6）：2613-2630.

[2] Chen Q，Li M，Chen C，et al. MDFNet：application of multimodal fusion method based on skin image and clinical data to skin cancer classification. J Cancer Res Clin Oncol. 2022 .

[3] Xin C，Liu Z，Zhao K，et al. An improved transformer network for skin cancer classification. Comput Biol Med. 2022. 149：105939.

[4] Zhu W，Liu L，Kuang F，et al. An efficient multi-threshold image segmentation for skin cancer using boosting whale optimizer. Comput Biol Med. 2022. 151（Pt A）：106227.

[5] Zhang C，Shen H，Yang T，et al. A single-cell analysis reveals tumor heterogeneity and immune environment of acral melanoma. Nat Commun. 2022. 13（1）：7250.

[6] Jones OT，Matin RN，van der Schaar M，et al. Artificial intelligence and machine learning algorithms for early detection of skin cancer in community and primary care settings：a systematic review. Lancet Digit Health. 2022. 4（6）：e466-e476.

[7] Berman H，Shimshak S，Reimer D，et al. Skin Cancer in Solid Organ Transplant Recipients：A Review for the Nondermatologist. Mayo Clin Proc. 2022. 97（12）：2355-2368.

[8] Beltrami EJ，Brown AC，Salmon P，et al. Artificial intelligence in the detection of skin cancer. J Am Acad Dermatol. 2022. 87（6）：1336-1342.

[9] Shepherd A. Beach nudity spreads skin cancer message. BMJ. 2022. 379：o2882.

[10] Juszczak AM，Wöelfle U，Končić MZ，et al. Skin cancer，including related pathways and therapy and the role of luteolin derivatives as potential therapeutics. Med Res Rev. 2022. 42（4）：1423-1462.

撰稿人：商冠宁　邓列华　姜祎群　施惠娟　曲国蕃　韩秀萍
王　强　汤红峰　张桂英　万春雷　杨吉龙　李　涛
徐学政　姜　宏　包俊杰　齐瑞群　王玉名　童　璐
陈　挺　李佳桐　夏铁男

老年肿瘤

一、概述

年龄是恶性肿瘤发病的独立危险因素，老年人罹患恶性肿瘤的风险随年龄增长而增加。我国人口老龄化进程加快，是恶性肿瘤发病及死亡人数快速攀升的重要原因。但是，当前国内尚无老年肿瘤诊疗规范，而该领域普遍缺乏循证医学证据，使老年肿瘤患者面临治疗不足和过度治疗的双重风险。

以下包括老年肿瘤的流行病学、发病机制和临床特点、综合评估、诊断与治疗、中西医结合治疗、多器官保护等研究新进展及展望。强调诊疗前进行老年筛查和老年综合评估，归纳了 2022—2023 年我国老年肿瘤的流行病学特点，回顾了我国老年肿瘤的临床病理特征及诊疗现状，提出老年肿瘤多器官保护的三级防护概念和主要策略；阐明传统医学在老年肿瘤诊疗中的重要作用。

二、老年肿瘤研究进展

1. 老年肿瘤综合评估

老年综合评估（comprehensive geriatric assessment，CGA）是一种多维度、跨学科的评估过程，用以确定老年脆弱群体在医学、社会心理学及其功能状况等方面所具有的潜能和存在的个体化问题，以便科学制订全面的、个体化的治疗、康复、照护和长期随访计划。20 世纪 40 年代，英国首先使用 CGA 来决定如何护理身患慢性病的老年患者，并取得卓有成效的社会效益。多年来，CGA 不断发展，已广泛用于医学各领域和专业实践。

20 世纪 90 年代，肿瘤专科医生开始将 CGA 用于评估肿瘤患者。一些研究已表明，在癌症患者中进行 CGA 可能带来多种益处：预测并发症及治疗相关副作用、减少治疗的严重副作用、预测治疗期间的功能下降、估计生存情况、辅助制定癌症治疗决策、发现潜在或新发问题、改善精神卫生和健康、更好地控制疼痛等。美国 ASCO 和 SIOG 的共识指南推荐，应常规对老年（定义为≥ 65 岁）癌症患者开展老年筛查和评估，并对评估维度提出建议。我国的老年肿瘤综合评估处于起步阶段，面临时间及人力成本高、工具流程待优化、指导治疗的动态随访效果未明等实践问题。

2. 老年肿瘤流行病学现状

2016 年国家癌症中心根据我国最新恶性肿瘤登记数据，估计 2022 年我国老年肿瘤新发病例为 279 万例，死亡 194 万例，分别占我国肿瘤新发和死亡病例数的 55.8% 和 68.2%。

我国老年肿瘤流行病学特点主要表现为：①高发病率及高死亡率，60 岁及以上老年人群恶性肿瘤发病及死亡风险分别为 60 岁以下人群的 8.5 倍和 14.0 倍，大约 10.0% 的新发病例和 17.7% 的死亡病例来自 80 岁以上人群。②老年男性发病率及死亡率均高于女性。③肺癌和消化系统肿瘤是中国老年人的主要肿瘤类型，随年龄增长呈上升趋势。④与美国、日本和韩国相比，中国老年肿瘤发病率较低，但死亡率较高。在老年人群中，前列腺癌、乳腺癌、结直肠癌的负担在迅速增加，而食管癌、胃癌、肝癌等消化系统肿瘤在下降，表明中国老年人群肿瘤谱正处于向发达国家肿瘤谱转变的阶段。

3. 老年肿瘤临床病理特征

在针对老年肿瘤患者的研究中，对临床病理特征进行研究，将有助于优化诊疗策略。复旦大学附属肿瘤医院开展的一项研究表明，在乳腺癌患者中，与年轻女性（< 65 岁）相比，老年女性（≥ 65 岁）的查尔森（Charlson）共病指数（CCI）评分显著升高（$P < 0.001$），但肿瘤恶性程度较低，表现为淋巴结转移较少（$P = 0.009$），肿瘤分期较早（$P = 0.038$），ER 阳性（$P < 0.001$）和 HER2 阴性（$P < 0.001$）的比例较高；两组患者中最常见的组织学亚型均为浸润性导管癌，而小叶癌和其他亚型的比例在老年组较高（$P < 0.001$）。

免疫联合治疗在转移性胃癌一线治疗中已经取得重要进展，但针对老年胃癌患者的相关研究比较少。陆懿等人对胃癌患者进行病理特征研究，发现低分化胃癌在≥ 65 岁组的发生率低于 65 岁以下组（42.9% vs 76.9%，$P = 0.052$），≥ 65 岁组的 MSI 发生率（$P = 0.034$）、TMB（$P = 0.016$）及 TNB（$P = 0.006$）均显著升高，该结果在癌症基因组图谱计划（TCGA）胃癌患者中得到验证，同时研究者分析了部分突变在 TCGA 的老年胃癌中的发生率显著增加，该研究结果为判断老年胃癌患者的预后和开展免疫治疗相关研究提供了数据支持。

4. 老年肿瘤患者免疫治疗选择

免疫检查点抑制剂（ICI）显著改善了肿瘤患者预后，但 ICIs 在老年患者中的疗效尚不明确。

发表在 ESMO Open 上的一项泛癌种荟萃回归分析，纳入了30项头对头的Ⅱ/Ⅲ期随机对照试验，这些试验对晚期实体瘤患者的免疫治疗与标准治疗进行了比较。研究共纳入17476例患者，其中<65岁患者占58%（10119例），≥65岁患者占42%（7357例），两组患者的OS相似。亚组分析显示，除了年轻黑色素瘤患者的PFS获益高于老年患者外（HR：0.65 vs 0.44；$P=0.04$），其他瘤种中老年患者的PFS均与年轻患者相似。meta回归分析进一步证实，两组患者的PFS（$P=0.555$）和OS（$P=0.954$）差异均无统计学意义。在NSCLC患者中，首次针对老年或虚弱患者的大型随机对照Ⅲ期IPSOS研究和FDA开展的关于PD-L1≥50%的老年患者接受免疫单药或联合化疗的汇总分析，也得到了相似的结果。这些研究结果均显示老年患者接受免疫治疗的疗效和安全性均良好，同时也需要平衡在ICI方案中加入化疗的潜在益处和风险。

5. 老年肿瘤中医药治疗进展

老年肿瘤中医药治疗聚焦于改善症状和促进康复两方面，这与老年肿瘤患者期望接受中医药治疗以达到增加免疫、调节躯体功能、减轻症状和改善体能等需求相关。

近年，分子靶向治疗及免疫治疗在老年肿瘤患者中的应用越来越广泛，靶向治疗相关不良反应的中医药干预研究层出不穷，并积累了丰富的经验，而免疫治疗相关不良反应也渐受关注，已有研究通过分析真实世界中肿瘤患者发生免疫相关不良反应（immune-related Adverse Reactions，irAEs）的临床特征及中医分型，为中医药干预提供治疗依据，纳入该研究的病例大部分为老年患者。结果显示：irAEs发生时中医辨证分型常以实证、虚实夹杂证为主。发生irAEs的肿瘤患者总体以热毒证+痰湿证为主，同时存在气虚证+阴虚证、气虚证+痰湿证等证型组合情况。热毒与痰湿互结，酿为湿热，湿热证以热毒证、痰湿证相兼表现，主要发生于皮肤毒性、肺炎、肠炎等以上皮细胞炎症为主的irAEs中。而甲状腺功能减退的辨证分型以气虚证+阴虚证、气虚证+痰湿证为主，心脏毒性以气虚证+痰湿证为主。

三、老年肿瘤学科发展趋势和展望

1. 老年肿瘤综合评估研究展望

老年肿瘤综合评估的发展潜力巨大。首先，个体化的综合评估将更加普及。基于临床医生对高品质医疗的追求和老年医学相关能力的提升，越来越强调对老年患者进行老年相关问题的普遍筛查、重点评估和专科会诊，在此基础上指定的诊疗策略将显著提升患者的临床获益。其次，跨学科的合作将成为常态。医生、研究人员、护士、社工等多领域的专家将参与到老年肿瘤的诊疗过程中，从多维度关注并评估患者的生理、心理、社会等多方面的状况，实现“以人为本”。最后，老年患者将参与诊疗决策。当前隐瞒病情、将老年患者排除在医患沟通之外的情况普遍存在，随着观念的转变、沟通能力的提升和对老年肿瘤诊疗目标的深入理解，老年患者将越来越多地参与到诊疗决策中，生活质量和患者的意愿将成为诊疗决策的重要因素。

2. 老年肿瘤流行病学研究展望

我国老年肿瘤流行病学数据是基于总人群连续长期随访资料获得，因此，应不断完善全国肿瘤登记站点，使之覆盖更广人群。在此基础上，明确我国老年肿瘤流行趋势，包括发病率、死亡率，特别是老年人群肿瘤五年生存率，为我国老年肿瘤防治提供基础信息。

老年肿瘤的筛查与预防，遵循世界卫生组织恶性肿瘤三级防治策略，重点在二级预防，即肿瘤的早诊早治。考虑到恶性肿瘤在老年人群的高发病率和致死率，二级预防更应积极主动；三级预防要围绕老年特点展开，注重提升诊疗规范。

探索针对老年人群的肿瘤三级预防策略是老年肿瘤流行病学研究的重要方面。逐步明确病因预防在老年人群中效果，提供高级别证据；阐明衰老在老年肿瘤发病中的机制，可能为老年肿瘤治疗提供新的靶点和合理治疗策略。根据国人预期寿命表，开展老年人群肿瘤早诊早治，出版老年人群筛查指南，提高筛查效果。对晚期老年肿瘤患者进行规范化诊疗，有助于减轻痛苦，改善生活质量和生存期。

3. 老年肿瘤免疫治疗研究展望

一系列研究显示，老年患者接受免疫治疗的疗效和安全性均与年轻患者相似，然而并非所有老年患者都能从免疫治疗中获益，筛选免疫治疗潜在受益人群具有重要意义。基于现有基础研究，在老年肿瘤患者中存在许多待开发的生物标志物途径，如：炎症、DDR 通路差异以及代谢变化等。但目前在肿瘤测序研究和临床试验中，纳入老年患者的比例较少，基于中国老年人群和超高龄老年患者的研究更少，因此需要开展基于中国老年人群的大型回顾性/前瞻性临床研究，探索能够预测免疫治疗疗效的生物标志物及潜在预测机制。

4. 老年肿瘤中医药治疗展望

老年肿瘤中医药治疗涵盖了中医治疗各领域，中西医整合治疗在老年肿瘤治疗的不同阶段均能发挥重要作用，但总体上看中西医结合治疗的模式仍处于探索阶段。

从方法学看，在中医药治疗肿瘤的临床研究领域，西医的循证医学方法被普遍采用，其优势在于群体性研究，而这对于需要辨证施治的中医来说存在很大局限性。探索中医药在肿瘤治疗领域的作用，应始于方法学研究。尽管老年肿瘤的中西医整合治疗已得到较广泛应用，但仍未满足临床需求。主要原因在于医务人员和公众对中医防治肿瘤的认知普遍不足，导致中医特色技术在老年肿瘤防治中的实践不足。

针对存在的问题和挑战，加强老年肿瘤治疗领域的中西医整合治疗协作，客观评价中医治疗的作用，利用中医特点和优势、扎实开展临床研究是未来发展的主要趋势。在中西医整合治疗老年肿瘤领域，提倡开展以下几方面工作：①按照传统中医的学科发展规律和人才培养特点，结合西医肿瘤诊疗领域的特点和进展来培养青年医师，避免顾此失彼。②理智看待中医和西医的本质区别，鼓励建立中西医整合的临床实践和研究协作团队，发挥中西医各自优势，开展高质量创新研究，避免重复性研究。③鼓励开展国际合作与交流，发挥我国在这一领域的引领作用。④鼓励通过发布指南和共识形式规范老年肿瘤中西医整合治疗和研究。提倡根据老年肿瘤患者的中医治疗需求，有针对性开展特色中医治疗，避免千人一面。

5. 老年肿瘤器官保护研究展望

老年肿瘤患者器官保护是全新的课题，缺乏临床研究。针对现状，应加强学科间的协作，与时俱进，让老年患者从老年相关的多学科进步中最大限度获益，而不仅仅局限于肿瘤本身。应将精准医学的概念从基因扩展到年龄层面，进而发现年龄之外的个体化老年因素，精准施策和保护。

老年人的体能状态和器官功能呈现突出的个体差异，开展临床研究，筛选重要的预后因子有助于将老年患者分层，实施差异化的控瘤策略和老年器官保护。

四、总结

肿瘤专科医护人员需具备老年医学知识和素养。肿瘤学和老年医学常态化协作是老年肿瘤规范诊疗的重要基础。基于老年综合评估的全程全人管理模式是老年肿瘤诊疗的未来发展方向；生活质量和患者意愿对老年肿瘤诊疗决策有重要影响，构建适合老年患者的诊疗模式成为未来重点研究方向。面对前瞻性研究难以实施的客观现实，开展真实世界的回顾性研究，有助于改善老年肿瘤诊疗证据不足的现状。

参考文献

[1] M Hamaker，Lund C，Te Molder-M，et al. Geriatric assessment in the management of older patients with cancer - A systematic review(update)[J]. J Geriatr Oncol，2022，13(6)：761-777.

[2] Rongshou Zheng，Zhang Siwei，Zeng Hongmei，et al. Cancer incidence and mortality in China，2016[J]. Journal of the National Cancer Center，2022，2(1)：1-9.

[3] W Ju，Zheng R，Zhang S，et al. Cancer statistics in Chinese older people，2022：current burden，time trends，and comparisons with the US，Japan，and the Republic of Korea[J]. Sci China Life Sci，2023，66(5)：1079-1091.

[4] Y Sang，Yang B，Mo M，et al. Treatment and survival outcomes in older women with primary breast cancer：A retrospective propensity score-matched analysis[J]. Breast，2022，6624-6630.

[5] C-M Kim，Lee J-B，Shin S-J，et al. The efficacy of immune checkpoint inhibitors in elderly patients：a meta-analysis and meta-regression[J]. ESMO Open，2022，7(5)：100577.

[6] 陆懿，王德强，应乐倩，等. 老年胃癌的免疫相关多组学分子特征[J]. 临床肿瘤学杂志，2022，27(06)：

514–521.
[7] 鲁星妤，郑佳彬，薛崇祥，等. 50例免疫相关不良反应肿瘤患者中医辨证分型特点的真实世界研究[J]. 中医杂志，2022，63（21）：2052–2059.

撰稿人：李小梅　刘端祺　张宏艳　李胜棉　白静慧　邬　麟
薛　冬　闵　婕　刘东颖　贾小诺　李元青　刘维帅
蒲兴祥　武文斌　张　兰　张燕军　刘晓红　王子平

多原发和不明原发肿瘤

一、概述

CMUP包括多原发肿瘤（CMP）和不明原发肿瘤（CUP）。CMP是指同一个个体同时或先后发生两种或两种以上的原发性肿瘤，国外一项包括12个研究的Meta分析表明，癌症人群中CMP发病率在不到20年的时间内，从2.4%～8%上升到17%。CUP是经病理学诊断确诊为转移性恶性，但是通过详细临床评估未能明确原发病灶的一类异质性肿瘤，CUP占全部肿瘤病例的2%～10%。

CMUP病因及病情复杂，临床诊疗难度较大，虽在2022年已编写并发布了《中国肿瘤整合诊治指南：多原发和不明原发肿瘤》，但循证医学证据级别并不是很高，更多的是专家共识，因此需要更多的基础研究和临床研究来更新指南。值得注意的是，国家药品监督管理局于2022年批准了肿瘤组织起源基因检测（Canhelp-Origin）用于肿瘤的溯源诊断，该方法通过检测石蜡包埋组织中90个特征基因的表达模式来判断21中常见的肿瘤类型。未来将进一步探究分子分析检测方法在CMUP诊疗的临床意义以及精准医学时代下个性化治疗方案在CMUP患者的临床应用。

二、多原发和不明原发肿瘤研究进展

1. 分子分析有助于CUP患者的诊疗

原发不明肿瘤（cancer of unknown primary，CUP）通常采用广谱的经验性化疗，预后较差，中位总生存期（overall survival，OS）不到1年。报道1例通过综合分析分子特征成功诊断并指导靶向治疗的CUP患者。一名61岁亚洲女性，胸骨中段有一个无痛、生长缓慢的占位性病变。行氟脱氧葡萄糖－正电子发射断层显像/计算机断层显像

（fluorodeoxyglucose-positron emission tomography/computed，FDG-PET/CT）后，发现胸骨中段存在恶性转移瘤。常规病理检查无法确定肿瘤的原发部位。采用基于基因表达谱的 90 基因检测方法提示病变肿瘤为乳腺癌转移。基于循环肿瘤 DNA 分析的液体活检检测到 ERBB2 拷贝数扩增。随后的手术和术后病理分析证实原发肿瘤确实位于右乳外上象限。局部手术切除后，患者接受了 8 个周期的多西他赛 + 卡铂 + 曲妥珠单抗 + 帕妥珠单抗化疗，随后进行 HER2 靶向维持治疗。该患者正在接受定期随访，并已实现长达 6 个月的疾病控制。研究结果表明，肿瘤组织起源的鉴定和可操作分子变异的检测能够提高诊断准确性并对 CUP 患者具有重要治疗意义。

2. 1420 例中国 CUP 患者的临床特征

一项研究选取了 2019—2020 年在复旦大学附属肿瘤医院经肿瘤医生确诊为 CUP 的患者。共纳入 1420 例 CUP 患者，基线特征包括：中位年龄（59 岁）、女性（45.8%）、腺癌（47.7%）和低分化或未分化肿瘤（92.1%）。在住院患者队列中，最常见的癌症转移部位包括淋巴结（41.8%）、骨（22.0%）、肝脏（20.1%）和腹膜 / 腹膜后（16.0%）。77.4% 的患者接受局部治疗，58.2% 的患者接受全身治疗。肝转移、腹膜 / 腹膜后转移、转移部位数量（N ≥ 2）和全身治疗这四个预后因素与总生存期独立相关。24.8%（79/318）的患者接受了分子检测用于诊断或治疗选择，包括程序性死亡配体 -1（programmed cell death ligand-1，PD-L1）、人乳头瘤病毒、遗传变异和 90 基因检测。研究结果提高了对中国 CUP 患者特征的了解，对于改善 CUP 患者的护理和预后具有重要意义。

3. 第二原发肿瘤的临床特征

研究第二原发恶性肿瘤（second primary malignancies，SPMs）的临床特征和预后对于改善患者的长期管理至关重要。SPM 是与第一原发恶性肿瘤（first primary malignancy，FPM）具有相同或不同起源的不同病理类型。研究共纳入 1188 名 FPM 患者，其中 102 名患者患有 SPM（8.59%）。SPM 患者初诊时年龄明显较大，病理分期较高，胆道疾病和甲状腺疾病的发病率较高。SPM 患者接受术后化疗以及长期吸烟和饮酒的可能性更高。SPM 发展的时间间隔缩短和治疗方案数量的增加有关，但与化疗疗程数量的增加无关。非小细胞肺癌是最常见的 FPM 类型（18.27%），SPM 的发生率相对较低（5.07%），SPM 相关死亡率为 2.30%。乳腺癌是第二常见的 FPM 类型（12.09%），发生 SPM 的可能性相对较高（9.30%），其中恶性肿瘤家族史和术后化疗是潜在的危险因素。胃癌患者最易发生 SPM（17.95%），消化道癌患者的 FPM 与 SPM 之间的时间间隔最长。甲状腺腺瘤是小细胞肺癌的潜在危险因素。本研究的结果可能为 FPM 幸存者的短期和长期监测提供有价值的指导。

4. 基于基因突变鉴别组织起源

一项研究开发了原发不明肿瘤起源分类器（Cancer of Unknown Primary Location Resolver，CUPLR），这是一种基于简单和复杂体细胞驱动突变和乘客突变的 511 个特征的随机森林组织起源分类器。基于交叉验证和测试集预测，CUPLR 区分了 35 种癌症（亚）

类型，召回率和精确率约 90%。发现结构变异衍生的特征增加了对特定癌症类型分类的性能和效用。采用 CUPLR 确定了 82/141（58%）的 CUP 患者的组织起源。CUPLR 的全面结果补充了现有的组织病理学程序，并能够改善 CUP 患者的诊断。

5. 隐匿于 CUP 的肝内胆管癌

许多初诊原发不明肿瘤（provisional diagnosis of cancer of unknown primary，pCUP）的患者可能存在肝脏转移性疾病。由于缺乏明确的组织学标志物，肝内胆管癌（intrahepatic cholangiocarcinoma，iCCA）可能被忽视。本研究评估了 pCUP 队列中 iCCA 的情况。纳入 2017 年 1 月—2020 年 4 月被转诊为 pCUP 的患者，识别具有 iCCA 影像学特征（主要为肝脏病变，包膜回缩）的患者。228 例 pCUP 转诊患者中，72 例（32%）有累及肝脏的恶性肿瘤。24/72 例患者影像学特征与 iCCA 一致，以女性为主（75%），平均年龄 63 岁，63% 的 ECOG PS 评分≤ 2。iCCA 和其余肝脏受累 CUP 患者的中位 OS 相似（4.1 个月 vs 4.4 个月）。后续诊断与初始诊断一致的患者（confirmed CUP，cCUP）具有更好的 OS（10.2 个月）。在本研究中，34% 的肝脏受累 pCUP 患者符合 iCCA 诊断的影像学标准。CUP 患者考虑进行 iCCA 诊断可以及时改善诊断、分子表征和治疗。

6. 分子检测鉴别肺部 CUP 的组织起源

确定组织起源（tissue of origin，TOO）对 CUP 的管理至关重要。本研究评估了基因组学和 DNA 甲基化在鉴别肺特异性 CUP 中的一致性。对 400 名患者进行回顾性筛选。排除经常规诊断检查确诊或没有可用样本的患者，最终纳入 16 例 CUP 患者。两种分子方法均能够单独推断所有患者的克隆性。基因组学能对 43.8%（7/16）的患者进行 TOO 预测，考虑肿瘤间的时间间隔后，这一比例上升到 68.8%（11/16）。DNA 甲基化分析预测了 100%（14/14）患者的 TOO。对于克隆性和 TOO 预测结果，两种方法预测的一致性为 100%（9/9）。此外，预测患有转移性疾病患者的 OS 明显短于多原发肿瘤患者。基因组学和 DNA 甲基化分析在独立分析 TOO 中具有良好的性能。本研究证明了两种方法结合的可行性，并提出了一种促进肺特异性 CUP 诊疗的综合方案。

7. 帕博利珠单抗在晚期 CUP 中的疗效

本研究评估了帕博利珠单抗在 CUP 患者中的疗效。入组标准为既往全身治疗出现进展、表现状态为 0/1 且根据实体瘤反应评估标准（RECIST V.1.1）疾病可测量的 CUP 成年患者。患者每 21 天接受帕博利珠单抗（200mg）静脉注射。2016 年 8 月—2020 年 6 月期间共有 29 名患者入选并接受治疗。主要终点是 27 周无进展率（non-progression rate at 27 weeks，NPR-27）。次要终点为客观缓解率（objective response rate，ORR）、安全性、缓解持续时间（duration of response，DoR）、无进展生存期（progression-free survival，PFS）和 OS。检测治疗前的活检标本的生物标志物，包括 PD-L1 的表达和肿瘤浸润淋巴细胞（tumor infiltrating lymphocytes，TILs）。在 25 例符合条件且可评估的患者中，14 例（56%）为低分化癌。中位随访期为 27.3 个月。7 例患者观察到 NPR-27（28.0%）。ORR

为 20.0%，5 例患者实现免疫相关部分缓解，中位 DoR 为 14.7 个月。中位 PFS 和 OS 分别为 4.1 个月和 11.3 个月。19 例（76%）患者发生治疗相关不良事件，4 例（16%）患者发生≥ 3 级治疗相关不良事件，其中 1 例（4%）患者为 3 级免疫相关急性肾损伤，需要停止治疗。PD-L1 和 TILs 均与 NPR-27 无相关性。PD-L1 染色阳性和 TIL 高度浸润均与治疗响应相关。帕博利珠单抗治疗 CUP 患者具有良好的疗效，安全性可接受。

8. CUP 的临床特征、治疗和预后

本研究回顾性分析了 CUP 患者的临床特征和治疗方法。研究纳入天津医科大学附属肿瘤医院 2016 年 7 月—2021 年 10 月收治的 32 例 CUP 患者。常见症状为贫血、发热、淋巴结肿大、腹痛和水肿 / 多发性浆膜腔积液。具有良好预后因素的患者治疗效果较好，反之，不良预后因素的患者一般采取经验性治疗，预后较差。抗肿瘤治疗后，总体有效率为 41%。至随访结束，抗肿瘤治疗后患者的中位 OS 为 5.4 个月。

9. CUP 患者的全面基因组特征

本研究探讨了全基因组测序（whole genome sequencing，WGS）在 CUP 患者常规诊断中原发肿瘤识别和可操作变异检测方面的临床价值。开发了一种基于 WGS 预测肿瘤类型的“原发不明肿瘤预测算法”（cancer of unknown primary prediction algorithm，CUPPA）。在独立验证队列中，CUPPA 正确预测了 78%（194/254 例患者）的样本的原发肿瘤类型。162/254 例患者（64%）获得高可信度预测结果（精度 > 95%）。当 CUPPA 整合到 CUP 患者的诊断工作中时，CUPPA 可以识别 49/72（68%）患者的原发肿瘤类型。最常见的诊断包括非小细胞肺癌（7 例）、胃及食管癌（4 例）、胰腺癌（4 例）和结直肠癌（3 例）。在临床试验中，47% 的患者发现了具有匹配治疗方案的可操作基因变异。WGS 可以识别大多数患者的原发肿瘤类型和可操作基因变异，是一个对 CUP 患者有价值的诊断工具。

10. 多组学分析指导 CUP 的精准治疗

分子指导下的疗法在 CUP 中的益处尚不清楚。本研究综合分析了 70 例 CUP 患者的全基因组 / 外显子组、转录组和甲基化的分子特征，其中 TP53、MUC16、KRAS、LRP1B 和 CSMD3 是已知突变频率最高的癌症相关基因。最常见的融合伴侣是 *FGFR2*，最常见的局灶性纯合缺失影响 CDKN2A。56/70（80%）的患者接受了基于基因组学的治疗建议，其中 20/56（36%）的病例则应用了该治疗建议。转录组和甲基化数据为 62/70（89%）病例预测了的潜在实体。推荐的超适应证用药的平均 PFS 比值为 3.6，其中接受最后一次分子指导治疗前的系统治疗的中位 PFS1 为 2.9 个月（17 例患者），采用分子指导治疗的中位 PFS2 为 7.8 个月（20 例患者）。这些数据强调了分子分析的临床价值，并突出了创新的、基于机制的临床试验的必要性。

11. 澳大利亚首个 CUP 诊所的 6 年经验

CUP 的诊断和治疗仍然具有挑战性。研究回顾性审查了 2014 年 7 月—2020 年 8 月彼得麦卡伦癌症中心 CUP 诊所就诊患者的医疗记录，分析了有治疗信息的 CUP 患者的 OS。

在 361 名转诊患者中，只有不到一半的患者在转诊时完成了诊断检查。137 例（38%）确诊为 CUP，177 例（49%）确诊为非 CUP 恶性肿瘤，36 例（10%）为良性病变。62% 最初暂定 CUP 的患者完成了基因组检测，32% 的患者通过确定肿瘤起源组织或可操作基因变异影响了治疗。与经验性化疗相比，位点特异性治疗、靶向治疗或免疫治疗的使用与更长的 OS 独立相关。CUP 诊所促进了疑似恶性肿瘤患者的诊断检查，并为 CUP 诊断患者提供了基因组检测和临床试验的机会，对改善 CUP 患者的预后至关重要。

12. 机器学习用于 CUP 的分类和预测治疗反应

本研究开发了一种基于三个机构包含 22 种肿瘤类型的 36445 例肿瘤样本的靶向 NGS 数据进行训练的机器学习分类器（OncoNPC）。在 65.2% 的肿瘤样本中，OncoNPC 表现出高置信度预测，加权 F1 值为 0.942。在丹娜－法伯癌症研究所的 971 例 CUP 肿瘤样本中，OncoNPC 预测的原发肿瘤类型在 41.2% 的肿瘤样本中具有很高的可信度。OncoNPC 还确定了 CUP 亚组，其预测的肿瘤类型具有较高多基因遗传风险，且生存结果显著不同。接受与 OncoNPC 预测的肿瘤类型一致的首次姑息治疗的 CUP 患者，其预后明显更好（HR 0.348，95%CI 0.21 ~ 0.57，$P = 2.32 \times 10^{-5}$）。OncoNPC 使本可以接受基因组指导治疗的 CUP 患者增加 2.2 倍。

三、多原发和原发不明肿瘤学科发展趋势和展望

1. 中国原发灶不明肿瘤流行病学数据

由于原发灶不明肿瘤在临床实践中尚缺少统一的标准及命名，所以该病种的诊疗尚未成体系，患者广泛分散在各科室，基于中国人群的原发灶不明肿瘤尚无大范围的流行病学统计数据，为填补这一空白，中国抗癌协会多原发和不明原发肿瘤专业委员会将在本专委会成员单位范围内，选取十余家核心医院，完成 5 ~ 10 年该病种的发病率、临床特征及生存数据统计。

2. 多原发肿瘤的遗传学研究

多原发肿瘤的致瘤机制仍不清楚，既往研究表明，某些基因的变异可能导致多原发肿瘤的发生。血液中含有丰富的游离 DNA，应用下一代测序，可以明确患者的基因特征，通过分析多原发肿瘤患者的疾病特征、临床特点、遗传因素等探索影响其发病、治疗效果和预后的相关因素。

3. 免疫治疗用于 CUP 临床研究

免疫治疗在多个癌种的临床研究中显示出令人惊喜的效果，为原发灶不明肿瘤的治疗也提供了可能的方向。通过结合 CUP 的免疫治疗及其基于基因表达谱的肿瘤组织起源检测，分析影响 CUP 免疫治疗的因素，为 CUP 的精准诊断及针对性治疗提供高质量循证医学证据。

4. 原发灶不明鳞癌的组织起源检测

鳞状细胞癌是人体最常见的癌症之一，常见发生部位包括：头颈部、肺、食管、宫颈等，免疫组化标志物 CK5/6、p63、p40 可以用来鉴别鳞癌，但缺乏器官特异性标志物，常规的形态学和免疫组化无法鉴别鳞癌 CUP 的组织起源。前期研究通过分析泛鳞癌的基因表达谱可用于组织起源诊断，未来将进一步增加可鉴别的鳞癌类型，并在明确原发灶的原发性鳞癌、转移性鳞癌和诊断困难的原发灶不明鳞癌、多原发鳞癌中进行性能验证。

5. 建立省市级 CMUP 专委会和 CMUP MDT 门诊

多原发和不明原发肿瘤是少见癌种，广泛分布于各级医院各专科，鼓励并支持每个省市建立 CMUP 专委会和 CMUP MDT 门诊，组织多学科专家参与的诊疗团队，集思广益，抽丝剥茧，为 CMUP 患者制定个性化的精准治疗方案。

截至 2022 年年底，国内已有的 CMUP 专委会包括江苏省抗癌协会、上海市抗癌协会、广东省抗癌协会、陕西省抗癌协会、天津市抗癌协会、成都市抗癌协会。

截至 2022 年年底，国内已有 CMUP MDT 门诊的医院有复旦大学附属肿瘤医院、江苏省肿瘤医院、浙江大学医学院附属第一医院、浙江大学医学院附属邵逸夫医院、陕西省肿瘤医院、天津大学肿瘤医院、解放军总医院、江南大学附属医院、四川大学华西医院。

中国抗癌协会多原发和不明原发肿瘤专业委员会有责任和义务推进各省市成立 CMUP 专委会和 CMUP MDT 门诊，造福 CMUP 患者。

四、总结

随着中国抗癌协会多原发和不明原发肿瘤专业委员会的成立，多原发肿瘤和不明原发肿瘤得到越来越多临床和病理专家的关注。今后，专委会的工作重心主要集中在三个方面：一是指南的宣讲，推动多原发和不明原发肿瘤诊治迈向新的台阶；二是专委会组织的 CMP 和 CUP 疑难病例分享讨论，集思广益，以指南指导实际临床病例，提升疑难病例诊治经验；三是基础和临床研究，探索疾病的发病机制和肿瘤组织起源，并以此为基础，探究合适的治疗方案，提升该类患者的生活质量和生存时间。

参考文献

[1] Vogt A, Schmid S, Heinimann K, et al. Multiple primary tumours: challenges and approaches, a review [J]. ESMO Open, 2017, 2: e000172.

[2] Rassy E, Pavlidis N. The currently declining incidence of cancer of unknown primary [J]. Cancer Epidemiol,

2019, 61: 139–141.

[3] Moran S, Martinez–Cardús A, Boussios S, et al. Precision medicine based on epigenomics: the paradigm of carcinoma of unknown primary [J]. Nat Rev Clin Oncol, 2017, 14: 682–694.

[4] Yu B, Wang Q, Liu X, et al.Case Report: Molecular Profiling Assists in the Diagnosis and Treatment of Cancer of Unknown Primary [J]. Front Oncol, 2022, 12: 723140.

[5] Qi P, Sun Y, Liu X, et al.Clinicopathological, molecular and prognostic characteristics of cancer of unknown primary in China: An analysis of 1420 cases [J]. Cancer Med, 2023, 12 (2): 1177–1188.

[6] Geng F, Liu M, Chen J, et al.Clinical characteristics of second primary malignancies among first primary malignancy survivors: A single–center study, 2005–2020 [J]. Oncol Lett, 2023, 25 (1): 24.

[7] Nguyen L, Van Hoeck A, Cuppen E.Machine learning–based tissue of origin classification for cancer of unknown primary diagnostics using genome–wide mutation features [J]. Nat Commun, 2022, 13 (1): 4013.

[8] Conway A M, Morris G C, Smith S, et al.Intrahepatic cholangiocarcinoma hidden within cancer of unknown primary [J]. Br J Cancer, 2022, 127 (3): 531–540.

[9] Chen K, Zhang F, Yu X, et al.A molecular approach integrating genomic and DNA methylation profiling for tissue of origin identification in lung–specific cancer of unknown primary [J]. J Transl Med, 2022, 20 (1): 158.

[10] Raghav K P, Stephen B, Karp D D, et al.Efficacy of pembrolizumab in patients with advanced cancer of unknown primary (CUP): a phase 2 non–randomized clinical trial [J]. J Immunother Cancer, 2022, 10 (5).

[11] Yang H, He F, Xu W, et al.Clinical features of cancer with unknown primary site (clinical features, treatment, prognosis of cancer with unknown primary site) [J]. BMC Cancer, 2022, 22 (1): 1372.

[12] Schipper L J, Samsom K G, Snaebjornsson P, et al.Complete genomic characterization in patients with cancer of unknown primary origin in routine diagnostics [J]. ESMO Open, 2022, 7 (6): 100611.

[13] Mohrmann L, Werner M, Oles M, et al.Comprehensive genomic and epigenomic analysis in cancer of unknown primary guides molecularly–informed therapies despite heterogeneity [J]. Nat Commun, 2022, 13 (1): 4485.

[14] van Mourik A, Tonkin–Hill G, O'Farrell J, et al. Six–year experience of Australia's first dedicated cancer of unknown primary clinic [J]. Br J Cancer, 2023, 129 (2): 301–308.

[15] Moon I, LoPiccolo J, Baca SC, et al. Machine learning for genetics–based classification and treatment response prediction in cancer of unknown primary [J]. Nat Med, 2023, 29 (8): 2057–2067.

撰稿人：陆建伟　胡夕春　罗志国　潘宏铭　巴　一　史艳侠　马　飞
张红梅　陈　曦　蔡　莉　陈　誉　陈　静　陈小兵　崔久嵬
邓　婷　方　勇　方美玉　华　东　李　晟　刘　波　刘继彦
刘新兰　柳　江　卢彦达　罗治彬　祁玉娟　孙　涛　王理伟
邬　麟　谢伟敏　杨静悦　杨润祥　姚俊涛　张晓伟　赵　林
赵　达　郑　莹　邹青峰　顾康生　姜　达　常红霞　刘　欣

肿瘤病理

一、概述

从临床问题入手，发挥学科优势，综合应用多种检测手段及分析方法，从多个层面丰富了肿瘤精准诊断的内涵，为临床的精准治疗提供了充分的有效信息，促进产研转化，创造了一定的社会价值。本报告收集整理了 2022—2023 年年度肿瘤病理学科的主要进展及研究成果，以期提供给读者更多的启发和思考。

二、肿瘤病理研究进展

1. 精准诊断的根基——形态学基础

形态学是病理诊断的根基，在“准确”的前提下追求“精细”始终是病理医师孜孜以求的目标。一方面，部分研究对常见肿瘤的特殊亚型进行了归纳总结，如：①作为一种特殊的霍奇金淋巴瘤，合体型结节硬化型霍奇金淋巴瘤常伴有坏死，而且预后较差。② SWI/SNF 复合物缺陷型胃肠道未分化癌一般表现为 SMARCA4 和 SMARCA2 缺失，形态多样，预后差。③富马酸水合酶（FH）缺陷型子宫平滑肌瘤通常表现出独特的形态特征和高频率的 FH 胚系突变。④ CD5 阳性的弥漫性大 B 细胞淋巴瘤预后不良，常有中枢系统受累。⑤乳腺纤维瘤病样梭形细胞癌具有惰性行为，常有 PIK3CA 和 TERT 启动子突变的高频率。另一方面，部分研究归纳总结了少见肿瘤的形态及分子特征，包括硬化性上皮样纤维肉瘤、心脏未分化多形性肉瘤、原发性成人鞍区 SMARCB1/INI1 缺陷肿瘤、类似于卵巢性索肿瘤的子宫肿瘤、GLI1 变异的间叶肿瘤、胃肠道双 / 三打击淋巴瘤、浆母细胞淋巴瘤、具有广泛上皮包涵体的孤立性纤维性肿瘤、乳腺化生性鳞状细胞癌等。

2. 精准诊断的框架——新分类实践

近几年多个亚专业更新了第五版 WHO 肿瘤分类指南。过去一年中，国内同仁从国内实际出发，对新分类进行了验证、补充及拓展：①对肾的嗜酸性肿瘤进行精准诊断是近几年的研究热点。国内多中心协作通过二代测序等方法对 TSC/MTOR 相关嗜酸性肾肿瘤的形态学特征及分子特征进行了细致分析。另外有研究证实，核极向倒置特征的乳头状肾肿瘤不同于乳头状肾细胞癌，预后良好，而且常常有 KRAS 突变。②在中枢神经系统肿瘤分类的重要改动是应用整合诊断。有研究通过对 H3 K27M 突变弥漫性中线胶质瘤的大宗病例回顾，发现成人型肿瘤和儿童型肿瘤在临床病理特点及分子特征上具有显著差异。还有研究发现成人型 H3.3 G34 突变弥漫性胶质瘤也具有独特的病理学和分子特征。③在胸部肿瘤中肺腺癌的新组织学分级系统已经逐渐推广应用，多家单位通过对国内人群的回顾性分析，对肺腺癌新的组织学分级系统的应用价值做了验证和补充。④随着研究的深入，学界已逐渐认可伴神经内分泌表达/分化的癌与真正的神经内分泌癌是不同的。在基因变异上，双性癌不同于混合性腺－神经内分泌癌，而全外显子检测证实了乳腺等系统的神经内分泌癌在基因组上具有特殊性，应作为一种单独类型。

3. 精准诊断的关键——分子检测应用

分子检测可以从微观层面揭示肿瘤的发生发展过程，已经成为大部分病理研究中的常用方法。一部分研究分析了肿瘤形成的分子特点：①食管原发性恶性黑色素瘤与皮肤恶性黑色素瘤具有相似的基因特点。②肺细支气管腺瘤具有独特的高频驱动基因突变。③部分基因突变在肺浸润前病变发挥主导作用。④ NF2/22q 异常在脑膜瘤中应被视为一个特殊亚群。⑤多原发食管鳞状细胞癌与食管癌壁内转移分子特征不同。⑥ miR-20b-5p、LINC01554、ncRNA paGLI1、circPTEN1、circRHOTBB3 等非编码 RNA 在调控肿瘤进展中发挥了重要作用。另外一些研究则关注了肿瘤的分子分型，基于转录组、蛋白质组等高通量方法将肿瘤膀胱尿路上皮、小 B 细胞淋巴瘤、同时性多原发结直肠癌、NK/T 细胞淋巴瘤分为了不同分子亚型。

质量控制对于分子检测尤为重要，部分研究探讨了检测方法的可靠性：①非小细胞肺癌中 DNA 检测出的断点融合对于预测靶向治疗疗效是不可靠的。②在非小细胞癌中 NGS 是检测 ALK 基因重排的可靠方法；在炎性肌纤维母细胞肿瘤中，FISH 检测不能确定 ALK 状态时可以通过 RNA seq 进一步明确。③有研究通过 DNA 和 RNA 测序鉴定和验证非小细胞肺癌中的非典型 RET 融合。④来自国内多中心协作分析了卵巢癌中同源重组修复基因突变情况及临床病理意义。⑤有研究提出了一种新的单核苷酸变异（SNV）的新型统计验证方法在检测可能遗漏的低频变异时更有价值。

4. 精准诊断的外延——丰富预后信息

病理学的蛛丝马迹为临床提供充分的预后参考信息。一方面是通过形态学线索建立预后相关指标。比如：①宫颈活检组织中的核分级等因素可以预测淋巴结转移情况。②在宫颈腺癌中，肿瘤出芽及肿瘤细胞簇可以预测预后。③宫颈腺癌的输卵管播散提示具有卵巢转移的风险。④子宫内膜乳头状增生的形态学分级可以预测肿瘤风险。⑤有特殊形态学特点的乳腺叶状肿瘤更容易局部复发。另一方面，分子病理检测为判断预后提供了更丰富的信息：① LEF1–Nup93–β–catenin 通路促进癌细胞癌进展。② DGKA 与 SRC/FAK 相互作用促进非小细胞肺癌转移。③ JAK2/TOPK/ 组蛋白 H3 轴促进伯基特淋巴瘤进展。④基于同源重组缺陷（HRD）计算的评分在前列腺癌中具有预后价值。⑤ B7–H4 高表达通过 AMPK/mTOR 通路促进非小细胞肺癌进展。⑥ Fbw7 可抑制弥漫性大 B 细胞淋巴瘤进展。⑦ LRP5、SETD5 等多种分子上调可以促进糖酵解进而促进肿瘤生长。⑧甲状腺乳头状癌中 CEMIP 可激活 NF–κB 通路发挥致癌作用。⑨ GOLM1 和 FAM49B 可作为头颈鳞癌的预后标志。⑩另外，在细胞学诊断上，研究发现在 ASC–US 及 L–SIL 病例中使用 HPV 基因分型可以预测进展风险。

5. 精准诊断的重点——免疫治疗

免疫治疗已经成为多个癌种中肿瘤综合治疗的重要组成部分，然而现行治疗标准（主要基于 PD–L1 判断）仍存在一定局限性，如何精准筛选出免疫治疗的获益人群仍然是临床治疗中的关键问题之一。病理医师对此做出了卓有成效的研究：①通过对疗前活检组织中的坏死、嗜酸性粒细胞、中性粒细胞等因素分析，建立免疫相关组织学表型，可以预测肺鳞状细胞癌的 PD–1 新辅助免疫治疗疗效。②通过免疫组化组合将三阴性乳腺癌分为管腔雄激素受体（LAR）、免疫调节（IM）、基底样免疫抑制（BLIS）和间充质（MES）四种亚型，其中 IM 型可能从免疫治疗中获益。③中国人群散发性甲状腺髓样癌中 PD–L1 的表达与 HRAS 突变呈正相关，提示免疫治疗可能对 HRAS 突变者更有效。④在宫颈腺癌中，HPV 基因型与 PD–L1 表达存在一定相关性。⑤在非小细胞肺癌原发灶和转移灶中 PD–L1 表达和 TILs 数量存在异质性。⑥三级淋巴结构在 EBV 相关胃癌中具有重要意义。⑦肥大细胞可以抑制结直肠癌进展。另外，多个研究基于公共数据库分析筛选了可能预测免疫治疗疗效的标记物，如 NK 细胞相关标记物特征可以预测肺腺癌的免疫治疗反应、免疫相关标记物组合预测胃癌免疫治疗反应等。除了免疫治疗相关研究外，还有研究关注了免疫微环境中影响预后的相关因素，如子宫内膜癌中的 VISTA 表达、乳腺癌中的 ME3 方法等。

6. 精准诊断的助力——免疫组化与人工智能

免疫组化作为最常用的病理辅助诊断技术，其研究成果具有较高的临床应用价值：一方面是作为诊断及鉴别诊断的标记物研究，如：① HE4 可作为神经内分泌分化标记物、NR4A3 可作为鼻窦腺泡细胞癌诊断标记物。② PRAME 可鉴别肢端雀斑样黑色素瘤与肢端痣、parafibromin 可鉴别甲状旁腺腺瘤与甲状旁腺癌、NKX6–1 可鉴别嫌色细胞癌和其他嗜酸性肾肿瘤、D2–40 可鉴别肺腺癌前驱病变等。另一方面是作为治疗或预后相关标记物的研究，如① Pan–TRK 免疫组化染色可作为错配修复缺陷型结直肠癌中 NTRK 融合的常规筛查可靠策略。② UCH-L1 在非小细胞癌中提示预后不良。③乳腺黏液癌中 WT1 表达提示预后较好。④ NRF2 高表达提示食管鳞癌预后不良等。

随着深度学习技术的不断进步，人工智能在数字病理中的应用逐渐突破了“肿瘤 vs 非肿瘤”的桎梏，向精准诊断的目标大步迈进。人工智能辅助精准诊断主要体现在以下几个方面：①对不同肿瘤亚型的进一步细分，如胸腔积液、胃癌、甲状腺癌等。②对不同预后人群的进一步筛选，如肾透明细胞癌、宫颈细胞学 ASC-US、结直肠腺瘤等。③对免疫微环境的数字化分析，尤其是对非小细胞癌中 PD-L1、TILs 等相关因素的分析等。

三、肿瘤病理学科发展趋势和展望

1. 完善形态学精准诊断体系

形态学始终是病理诊断的基础，也是精准诊断的最重要组成部分。一方面，对于常见肿瘤而言，越来越多的研究提出了多种多样的分类方法、预后模型，极大地丰富了诊断内容，但同时也带来了一定困惑：究竟哪些内容真正应该纳入日常应用？对病理医师而言，需要在实际工作中总结经验，尤其是通过多中心协同合作，构建既有显著临床意义又能有较高可重复性和一致性的诊断标准。另一方面，越来越多的国内同仁开始有意识地收集总结少见肿瘤、罕见肿瘤的形态特点和生物学行为特点，充分利用国内丰富的病例资源，为诊断体系添砖加瓦。另外，近几年多个亚专业更新公布了第五版 WHO 肿瘤分类，如何使用新分类？新分类是否适用于国内人群？新分类的哪些地方需要改良完善？对新分类的验证、补充和修订也将成为国内病理学人的重要研究内容，我们将会更多地参与到国际标准的制定，在下一版 WHO 分类中更多地体现中国学者的研究风采。

2. 更紧密地贴近临床治疗前沿

在靶向治疗方面，针对新靶点 / 多靶点的靶向药、针对已知靶点的二三代靶向药以及抗体耦联药物等药物的出现及应用给临床医师带来了更多的选择，也给病理医师带来了更大的挑战：建立可靠的靶点检测方法将成为病理诊断的重要使命。另外，对既往靶向治疗失败人群的回顾性研究也具有十分重要的意义，深入分析肿瘤的异质性将会有效提示下一步的治疗方向。

在免疫治疗方面，随着 PD-1/PD-L1 抑制剂的广泛应用，部分患者取得了显著的疗效，但在部分患者中其治疗局限性也逐渐显露，临床急需优化现有的免疫治疗应用标准、推进多种免疫治疗药物的联合应用。对病理医师而言，更全面地分析免疫微环境，尤其是分析研究 PD-1/PD-L1 以外的免疫抑制位点、T 细胞以外的免疫细胞亚群（如中性粒细胞、树突细胞、肥大细胞等）、免疫相关小分子物质（如干扰素家族、趋化因子家族等）对免疫治疗的影响，将有助于临床更有效地筛选出获益人群。

3. 综合使用多组学检测方法

随着检测技术的飞速发展，二代测序等分子检测成本显著下降，更多的肿瘤患者有条件通过分子检测来获得更精准的治疗信息。实际上，更多的新检测技术也将逐渐从"研究方法"推进到"临床应用"：①空间蛋白组和空间转录组将会成为病理诊断的重要组成部分，病理医师可以充分发挥形态学的优势，有效分析肿瘤异质性及免疫微环境异质性。②单细胞测序的成本将会进一步降低，检测细胞数将显著提高，在石蜡样本中进行单细胞检测也逐渐成为可能。③单细胞空间蛋白组技术将逐渐成熟，多重免疫组化技术也将进一步完善，在单细胞层面上与单细胞测序结果互相印证。④另外，代谢组在肿瘤发生发展中的意义日益受到重视，将代谢组学与其他组学结合将为病理分析带来更广阔的前景。

4. 推进人工智能进一步应用

2022 年，多部委联合发布了《关于加快场景创新以人工智能高水平应用促进经济高质量发展的指导意见》，进一步推动了人工智能在医疗领域的应用创新。经过多年的耕耘，人工智能辅助病理诊断已经很大程度上实现了区分肿瘤与非肿瘤的初级目标，朝着精准诊断的高级目标大步迈进。在深度学习辅助精准诊断方面，以下几个方向将会是下一步的发展重点：①在识别肿瘤的基础上，进一步区分出不同的肿瘤类型、分类亚型以及可能的分期情况。②综合监督 / 无监督方法，在图像层面上提取到人眼所不能识别的特征，预测其潜在的分子特征以及可能的治疗获益。③综合其他临床参数，建立更有效的预后预测模型。这些机遇同样也是挑战：不同于影像学的灰度图像，病理的图像色彩更加丰富、结构更为复杂、评价指标更加多元，面临的技术挑战更为严峻。想要将训练好的深度学习模型真正应用到临床工作中，还需要病理医师与信息工程师密切协作，尤其是多中心协作优化并验证模型，从而实现人工智能真正的应用价值。

5. 以数字病理提升病理质控

病理诊断是肿瘤诊治的基线，质量控制是病理诊断的生命线。病理科室涉及多个环节，包括标本前处理、取材、制片、诊断、辅助诊断、归档等，尤其对于大中型医院的科室，流程涉及的人员众多，情况复杂，依靠传统的文字记录等方式难以做到细致的质量控制。数字病理的应用将是未来解决这一问题的主要方法。比如：①将数字病理系统应用到科室管理，提高运营效率，减少流程上的漏洞。②将行业的共识、指南纳入规范化报告模板，保证报告的一致性。③通过电子切片、数据共享等方式，更容易实现室内质控及室间质控。另外，应用数字切片远程会诊满足基层单位的诊断需求，是完成国家区域医疗中心建设计划的重要组成部分。在数字病理方面仍然存在很多需要解决的问题，包括病理系统端口难以对接医院系统、数字切片格式差异、扫描速度不能满足实际需求、设备价格仍然较昂贵等。所幸更多的医院、中心及公司已经开始积极展开实践，以数字病理为抓手，努力做到诊断的同质化、标准化，最终使患者在实际应用中受益。

四、总结

作为临床医学与基础医学的桥梁性学科，病理学在新时代肿瘤精准诊治中将进一步发挥枢纽性作用：提供充足信息，保障治疗决策；筛选获益人群，减轻社会医疗负担；促进产研转化，创造更多社会效益。

参考文献

[1] ZHANG Q，KIM D H，XU Y，et al. Clinicopathological features of syncytial variant nodular sclerosis Hodgkin lymphoma[J]. Hum Pathol，2022，119：105–113.

[2] CHANG B，SHENG W，WANG L，et al. SWI/SNF Complex–deficient Undifferentiated Carcinoma of the Gastrointestinal Tract：Clinicopathologic Study of 30 Cases With an Emphasis on Variable Morphology，Immune Features，and the Prognostic Significance of Different SMARCA4 and SMARCA2 Subunit Deficiencies[J]. Am J Surg Pathol，2022，46（7）：889–906.

[3] LI H，YANG W，TU X，et al. Clinicopathological and molecular characteristics of fumarate hydratase–deficient uterine smooth muscle tumors：a single–center study of 52 cases[J]. Hum Pathol，2022，126：136–145.

[4] SANG W，MA Y，WANG X，et al. Clinicopathologic Features and Genomic Signature of De Novo CD5 + Diffuse Large B–Cell Lymphoma：A Multicenter Collaborative Study[J]. Am J Surg Pathol，2022，46（11）：1533–1544.

[5] ZHONG S，ZHOU S，LI A，et al. High frequency of PIK3CA and TERT promoter mutations in fibromatosis–like spindle cell carcinomas[J]. J Clin Pathol，2022，75（7）：477–482.

[6] PENG Y，ZHANG D，LEI T，et al. The clinicopathological spectrum of sclerosing epithelioid fibrosarcoma：report of an additional series with review of the literature[J]. Pathology，2022.

[7] CUI Y，HAN L，SHANG J，et al. Primary cardiac undifferentiated pleomorphic sarcoma is associated with TP53 mutation during lack of MDM2 amplification，and targeted sequencing analysis reveals potentially actionable targets[J]. Hum Pathol，2022，123：113–122.

[8] DUAN Z，YAO K，YANG S，et al. Primary adult sellar SMARCB1/INI1–deficient tumor represents a subtype of atypical teratoid/rhabdoid tumor[J]. Mod Pathol，2022，35（12）：1910–1920.

[9] YE S，WU J，YAO L，et al. Clinicopathological characteristics and genetic variations of uterine tumours resembling ovarian sex cord tumours[J]. J Clin Pathol，2022，75（11）：776–781.

[10] LIU J，MAO R，LAO I W，et al. GLI1–altered mesenchymal tumor：a clinicopathological and molecular analysis of ten additional cases of an emerging entity[J]. Virchows Arch，2022，480（5）：1087–1099.

[11] GUO J，CAI Y，WANG Z，et al. Double/triple hit lymphoma in the gastrointestinal tract：clinicopathological features，PD–L1 expression and screening strategy[J]. Mod Pathol，2022，35（11）：1667–1676.

[12] SHI D，GAO L，WAN X C，et al. Clinicopathologic features and abnormal signaling pathways in plasmablastic lymphoma：a multicenter study in China[J]. BMC Med，2022，20（1）：483.

[13] ZHAO M，HE H，CAO D，et al. Solitary Fibrous Tumor With Extensive Epithelial Inclusions[J]. Am J Clin

Pathol，2022，158（1）：35-46.

[14] LEI T，PU T，WEI B，et al. Clinicopathologic characteristics of HER2-positive metaplastic squamous cell carcinoma of the breast [J]. J Clin Pathol，2022，75（1）：18-23.

[15] XIA Q Y，WANG X T，ZHAO M，et al. TSC/MTOR -associated Eosinophilic Renal Tumors Exhibit a Heterogeneous Clinicopathologic Spectrum：A Targeted Next-generation Sequencing and Gene Expression Profiling Study [J]. Am J Surg Pathol，2022，46（11）：1562-1576.

[16] LIU Y，ZHANG H，LI X，et al. Papillary renal neoplasm with reverse polarity with a favorable prognosis should be separated from papillary renal cell carcinoma [J]. Hum Pathol，2022，127：78-85.

[17] WANG T，DING X，HUANG X，et al. Papillary renal neoplasm with reverse polarity-a comparative study with CCPRCC，OPRCC，and PRCC1 [J]. Hum Pathol，2022，129：60-70.

[18] ZHENG L，GONG J，YU T，et al. Diffuse Midline Gliomas With Histone H3 K27M Mutation in Adults and Children：A Retrospective Series of 164 Cases [J]. Am J Surg Pathol，2022，46（6）：863-871.

[19] WANG L，SHAO L，LI H，et al. Histone H3.3 G34-mutant Diffuse Gliomas in Adults [J]. Am J Surg Pathol，2022，46（2）：249-257.

[20] QIU J H，HU G M，ZHANG R Z，et al. Optimised architecture-based grading system as an independent prognostic factor in resected lung adenocarcinoma [J]. J Clin Pathol，2022，75（3）：176-184.

[21] XU L，SU H，HOU L，et al. The IASLC Proposed Grading System Accurately Predicts Prognosis and Mediastinal Nodal Metastasis in Patients With Clinical Stage I Lung Adenocarcinoma [J]. Am J Surg Pathol，2022，46（12）：1633-1641.

[22] HOU L，WANG T，CHEN D，et al. Prognostic and predictive value of the newly proposed grading system of invasive pulmonary adenocarcinoma in Chinese patients：a retrospective multicohort study [J]. Mod Pathol，2022，35（6）：749-756.

[23] SUN L，WANG C，ZHANG J，et al. Genetic alterations in gastric amphicrine carcinomas and comparison with gastric mixed neuroendocrine-non-neuroendocrine neoplasms [J]. Mod Pathol，2022，35（6）：808-815.

[24] WEI Y，KE X，YU J，et al. Clinical and genomic analyses of neuroendocrine neoplasms of the breast [J]. Mod Pathol，2022，35（4）：495-505.

[25] WU H，YU Z，LIU Y，et al. Genomic characterization reveals distinct mutation landscapes and therapeutic implications in neuroendocrine carcinomas of the gastrointestinal tract [J]. Cancer Commun（Lond），2022，42（12）：1367-1386.

[26] LI J，LIU B，YE Q，et al. Comprehensive genomic analysis of primary malignant melanoma of the esophagus reveals similar genetic patterns compared with epithelium-associated melanomas [J]. Mod Pathol，2022，35（11）：1596-608.

[27] YANG Y，XIE X，JIANG G，et al. Clinicopathological characteristic of ciliated muconodular papillary tumour of the lung [J]. J Clin Pathol，2022，75（2）：128-132.

[28] XIANG C，JI C，CAI Y，et al. Distinct mutational features across preinvasive and invasive subtypes identified through comprehensive profiling of surgically resected lung adenocarcinoma [J]. Mod Pathol，2022，35（9）：1181-1192.

[29] YANG Z，ZHANG C，LIU X，et al. SETD5 Regulates Glycolysis in Breast Cancer Stem-Like Cells and Fuels Tumor Growth [J]. Am J Pathol，2022，192（4）：712-721.

[30] LI W，CHENG N，ZHAO Z，et al. Molecular characteristics of multifocal esophageal squamous cell carcinomas to discriminate multicentric origin from intramural metastasis [J]. J Pathol，2022，258（4）：395-407.

[31] XUE L，ZHAO Z，WANG M，et al. A liquid biopsy signature predicts lymph node metastases in T1 oesophageal squamous cell carcinoma：implications for precision treatment strategy [J]. Br J Cancer，2022，127（11）：

2052–2059.

[32] ZHENG Y，WU J，DENG R，et al. G3BP2 regulated by the lncRNA LINC01554 facilitates esophageal squamous cell carcinoma metastasis through stabilizing HDGF transcript[J]. Oncogene，2022，41（4）：515–526.

[33] ZHONG J，XU M，SU Z，et al. A novel promoter–associated non–coding small RNA paGLI1 recruits FUS/P65 to transactivate GLI1 gene expression and promotes infiltrating glioma progression[J]. Cancer Lett，2022，530：68–84.

[34] ZHENG L，LIANG H，ZHANG Q，et al. circPTEN1，a circular RNA generated from PTEN，suppresses cancer progression through inhibition of TGF–beta/Smad signaling[J]. Mol Cancer，2022，21（1）：41.

[35] CHEN C，YU H，HAN F，et al. Tumor–suppressive circRHOBTB3 is excreted out of cells via exosome to sustain colorectal cancer cell fitness[J]. Mol Cancer，2022，21（1）：46.

[36] XU N，YAO Z，SHANG G，et al. Integrated proteogenomic characterization of urothelial carcinoma of the bladder[J]. J Hematol Oncol，2022，15（1）：76.

[37] ZHANG W，AO Q，GUAN Y，et al. A novel diagnostic approach for the classification of small B–cell lymphoid neoplasms based on the NanoString platform[J]. Mod Pathol，2022，35（5）：632–639.

[38] ZHAO Y，WU J，PEI F，et al. Molecular Typing and Clinical Characteristics of Synchronous Multiple Primary Colorectal Cancer[J]. JAMA Netw Open，2022，5（11）：e2243457.

[39] DONG G，LIU X，WANG L，et al. Genomic profiling identifies distinct genetic subtypes in extra–nodal natural killer/T–cell lymphoma[J]. Leukemia，2022，36（8）：2064–2075.

[40] LI W，WAN R，GUO L，et al. Reliability analysis of exonic–breakpoint fusions identified by DNA sequencing for predicting the efficacy of targeted therapy in non–small cell lung cancer[J]. BMC Med，2022，20（1）：160.

[41] DING Y，SUN C，SU W，et al. Detecting anaplastic lymphoma kinase（ALK）gene rearrangements with next–generation sequencing remains a reliable approach in patients with non–small–cell lung cancer[J]. Virchows Arch，2022，481（3）：405–419.

[42] YAO Q，BAI Q，ZHANG X，et al. Assessment of ALK Fusions in Uncommon Inflammatory Myofibroblastic Tumors With ALK IHC Positivity but FISH–Equivocal Findings by Targeted RNA Sequencing[J]. Arch Pathol Lab Med，2022，146（10）：1234–1242.

[43] XIANG C，GUO L，ZHAO R，et al. Identification and Validation of Noncanonical RET Fusions in Non–Small–Cell Lung Cancer through DNA and RNA Sequencing[J]. J Mol Diagn，2022，24（4）：374–385.

[44] YAO Q，LIU Y，ZHANG L，et al. Mutation Landscape of Homologous Recombination Repair Genes in Epithelial Ovarian Cancer in China and Its Relationship With Clinicopathlological Characteristics[J]. Front Oncol，2022，12：709645.

[45] REN X，WANG J，LIU S，et al. A Retrospective Statistical Validation Approach for Panel of Normal–Based Single–Nucleotide Variant Detection in Tumor Sequencing[J]. J Mol Diagn，2022，24（1）：41–47.

[46] WANG Y，CHANG R J，LUO R Z，et al. Tumoral Morphologic Features From Cervical Biopsies That Are Predictive of a Negligible Risk for Nodal Metastasis and Tumor Recurrence in Usual–type Cervical Adenocarcinomas：A Multi–institutional Study[J]. Am J Surg Pathol，2022，46（5）：713–724.

[47] SHI H，YE L，LU W，et al. Grading of endocervical adenocarcinoma：a novel prognostic system based on tumor budding and cell cluster size[J]. Mod Pathol，2022，35（4）：524–532.

[48] LU B，SHI H，SHAO Y，et al. Ovarian Metastasis by Gastric–type Endocervical Adenocarcinoma：A Clinicopathologic Description of 12 Cases[J]. Int J Gynecol Pathol，2022，41（4）：356–365.

[49] LIU D，CHEN T，YU K，et al. A 2–tier subdivision of papillary proliferations of the endometrium（PPE）only emphasizing the complexity of papillae precisely predicts the neoplastic risk and reflects the neoplasia–related molecular characteristics–a single–centered analysis of 207 cases[J]. Virchows Arch，2022，481（4）：585–593.

[50] BI J, TANG H, LIN X, et al. Morphological features of 52 cases of breast phyllodes tumours with local recurrence [J]. Virchows Arch, 2022, 481 (4): 519–531.

[51] LIN C S, LIANG Y, SU S G, et al. Nucleoporin 93 mediates beta–catenin nuclear import to promote hepatocellular carcinoma progression and metastasis [J]. Cancer Lett, 2022, 526: 236–247.

[52] FU L, DENG R, HUANG Y, et al. DGKA interacts with SRC/FAK to promote the metastasis of non–small cell lung cancer [J]. Cancer Lett, 2022, 532: 215585.

[53] WANG K, WEI J, MA J, et al. Phosphorylation of PBK/TOPK Tyr74 by JAK2 promotes Burkitt lymphoma tumor growth [J]. Cancer Lett, 2022, 544: 215812.

[54] ZHU S, ZHAO J, NIE L, et al. Homologous recombination deficiency (HRD) score in aggressive prostatic adenocarcinoma with or without intraductal carcinoma of the prostate (IDC–P) [J]. BMC Med, 2022, 20 (1): 237.

[55] LI M, CHE N, FENG Y, et al. B7–H4 expression promotes non–small cell lung cancer progression via AMPK/mTOR signaling [J]. Exp Mol Pathol, 2022, 125: 104755.

[56] YAO S, GUO T, ZHANG F, et al. Fbw7 Inhibits the Progression of Activated B–Cell Like Diffuse Large B–Cell Lymphoma by Targeting the Positive Feedback Loop of the LDHA/lactate/miR–223 Axis [J]. Front Oncol, 2022, 12: 8, 2356.

[57] NIE X, WANG H, WEI X, et al. LRP5 Promotes Gastric Cancer via Activating Canonical Wnt/beta–Catenin and Glycolysis Pathways [J]. Am J Pathol, 2022, 192 (3): 503–517.

[58] ZHOU M, HUA W, SUN Y, et al. Cell migration inducing hyaluronidase 1 promotes growth and metastasis of papillary thyroid carcinoma [J]. Bioengineered, 2022, 13 (5): 11822–11831.

[59] XI Y, ZHANG T, SUN W, et al. GOLM1 and FAM49B: Potential Biomarkers in HNSCC Based on Bioinformatics and Immunohistochemical Analysis [J]. Int J Mol Sci, 2022, 23 (23).

[60] TAO X, AUSTIN R M, YU T, et al. Risk stratification for cervical neoplasia using extended high–risk HPV genotyping in women with ASC–US cytology: A large retrospective study from China [J]. Cancer Cytopathol, 2022, 130 (4): 248–258.

[61] TAO X, ZHANG H, ZHANG H, et al. The clinical utility of extended high–risk HPV genotyping in risk–stratifying women with L–SIL cytology: A retrospective study of 8726 cases [J]. Cancer Cytopathol, 2022, 130(7): 542–550.

[62] YUAN P, GUO C, LI L, et al. Immune–related histologic phenotype in pretreatment tumour biopsy predicts the efficacy of neoadjuvant anti–PD–1 treatment in squamous lung cancer [J]. BMC Med, 2022, 20 (1): 403.

[63] LIAN J, MA H X, XU E W, et al. Subclassifying triple–negative breast cancers and its potential clinical utility [J]. Virchows Arch, 2022, 481 (1): 13–21.

[64] BAI Y, GUO T, NIU D, et al. Clinical significance and interrelations of PD–L1 expression, Ki–67 index, and molecular alterations in sporadic medullary thyroid carcinoma from a Chinese population [J]. Virchows Arch, 2022, 481 (6): 903–911.

[65] ZHOU F, CHEN H, LI M, et al. The Prognostic Values of HPV Genotypes and Tumor PD–L1 Expression in Patients With HPV–associated Endocervical Adenocarcinoma [J]. Am J Surg Pathol, 2022, 46 (3): 300–308.

[66] WU J, SUN W, YANG X, et al. Heterogeneity of programmed death–ligand 1 expression and infiltrating lymphocytes in paired resected primary and metastatic non–small cell lung cancer [J]. Mod Pathol, 2022, 35 (2): 218–227.

[67] YIN Y X, LING Y H, WEI X L, et al. Impact of mature tertiary lymphoid structures on prognosis and therapeutic response of Epstein–Barr virus–associated gastric cancer patients [J]. Front Immunol, 2022, 13: 973085.

[68] SONG F, ZHANG Y, CHEN Q, et al. Mast cells inhibit colorectal cancer development by inducing ER stress

through secreting Cystatin C[J]. Oncogene, 2023, 42(3): 209-223.

[69] SONG P, LI W, GUO L, et al. Identification and Validation of a Novel Signature Based on NK Cell Marker Genes to Predict Prognosis and Immunotherapy Response in Lung Adenocarcinoma by Integrated Analysis of Single-Cell and Bulk RNA-Sequencing[J]. Front Immunol, 2022, 13: 850745.

[70] XUE W, DONG B, WANG Y, et al. A novel prognostic index of stomach adenocarcinoma based on immunogenomic landscape analysis and immunotherapy options[J]. Exp Mol Pathol, 2022, 128: 104832.

[71] ZONG L, MO S, SUN Z, et al. Analysis of the immune checkpoint V-domain Ig-containing suppressor of T-cell activation(VISTA) in endometrial cancer[J]. Mod Pathol, 2022, 35(2): 266-273.

[72] LI F, ZHAO Y, WEI Y, et al. Tumor-Infiltrating Lymphocytes Improve Magee Equation-Based Prediction of Pathologic Complete Response in HR-Positive/HER2-Negative Breast Cancer[J]. Am J Clin Pathol, 2022, 158(2): 291-299.

[73] SU W, YANG K, JIANG H, et al. Human epididymis protein 4(HE4) is a novel immunohistochemical marker of neuroendocrine differentiation[J]. Virchows Arch, 2022, 481(3): 433-441.

[74] WANG H, ZHAI C, ZHANG C, et al. Analysis of clinicopathologic features and expression of NR4A3 in sinonasal acinic cell carcinoma[J]. Mod Pathol, 2022, 35(5): 594-600.

[75] HU J, CAI X, LV J J, et al. Preferentially expressed antigen in melanoma immunohistochemistry as an adjunct for differential diagnosis in acral lentiginous melanoma and acral nevi[J]. Hum Pathol, 2022, 120: 9-17.

[76] GAO Y, WANG P, LU J, et al. Diagnostic significance of parafibromin expression in parathyroid carcinoma[J]. Hum Pathol, 2022, 127: 28-38.

[77] XIE B, TONG K, YANG J, et al. NKX6-1 Is a Less Sensitive But Specific Biomarker of Chromophobe Renal Cell Carcinoma[J]. Am J Surg Pathol, 2022, 46(6): 809-815.

[78] HONGXIA W, QINGQING Y, CHUNFANG Z, et al. Auxiliary diagnostic value of D2-40 in early lung adenocarcinoma and precursor lesions[J]. J Clin Pathol, 2022, 75(9): 632-635.

[79] ZHANG Z, PANG J, CHEN L, et al. Pan-tropomyosin receptor kinase immunohistochemistry is a feasible routine screening strategy for NTRK fusions in mismatch repair-deficient colorectal carcinomas[J]. Hum Pathol, 2022, 129: 21-31.

[80] YU J, YU S, JIA M, et al. Ubiquitin C-terminal hydrolase-L1 expression in non-small-cell lung cancer and its association with clinicopathological features and prognosis[J]. Virchows Arch, 2022, 480(3): 577-585.

[81] XU X, BI R, SHUI R, et al. Clinicopathological significance of WT1 expression in invasive breast carcinoma with >90% mucinous component[J]. J Clin Pathol, 2022, 75(12): 832-836.

[82] JIANG X, ZHOU X, YU X, et al. High expression of nuclear NRF2 combined with NFE2L2 alterations predicts poor prognosis in esophageal squamous cell carcinoma patients[J]. Mod Pathol, 2022, 35(7): 929-937.

[83] XIE X, FU C C, LV L, et al. Deep convolutional neural network-based classification of cancer cells on cytological pleural effusion images[J]. Mod Pathol, 2022, 35(5): 609-614.

[84] BA W, WANG S, SHANG M, et al. Assessment of deep learning assistance for the pathological diagnosis of gastric cancer[J]. Mod Pathol, 2022, 35(9): 1262-1268.

[85] ZHENG X, WANG R, ZHANG X, et al. A deep learning model and human-machine fusion for prediction of EBV-associated gastric cancer from histopathology[J]. Nat Commun, 2022, 13(1): 2790.

[86] ZHU X, CHEN C, GUO Q, et al. Deep Learning-Based Recognition of Different Thyroid Cancer Categories Using Whole Frozen-Slide Images[J]. Front Bioeng Biotechnol, 2022, 10: 857377.

[87] CHEN S, JIANG L, GAO F, et al. Machine learning-based pathomics signature could act as a novel prognostic marker for patients with clear cell renal cell carcinoma[J]. Br J Cancer, 2022, 126(5): 771-777.

[88] TAO X, CHU X, GUO B, et al. Scrutinizing high-risk patients from ASC-US cytology via a deep learning model[J].

Cancer Cytopathol，2022，130（6）：407-414.
[89] CAI H，FENG X，YIN R，et al. MIST：multiple instance learning network based on Swin Transformer for whole slide image classification of colorectal adenomas[J]. J Pathol，2023，259（2）：125-135.
[90] WU J，LIU C，LIU X，et al. Artificial intelligence-assisted system for precision diagnosis of PD-L1 expression in non-small cell lung cancer[J]. Mod Pathol，2022，35（3）：403-411.
[91] WU J，MAO L，SUN W，et al. Validation of multiplex immunofluorescence and digital image analysis for programmed death-ligand 1 expression and immune cell assessment in non-small cell lung cancer：comparison with conventional immunohistochemistry[J]. J Clin Pathol，2022，75（7）：452-458.

撰稿人：应建明　刘艳辉　王　哲　王　坚　云径平　孟　斌　周　桥
冯晓莉　刘尚梅　鲁海珍　石素胜　宋　艳　薛丽燕　张宏图
张智慧　郑　波　郑　闪　邹霜梅　王炳智　郭嫦媛　李文斌
曲　扬　薛学敏　胡春芳　李丽红　赵祖璇　孙子涵

肿瘤麻醉与镇痛

一、概述

手术是实体恶性肿瘤治疗的主要手段，但如何控制肿瘤术后复发和转移仍然是极为棘手的问题。围手术期的操作，包括麻醉、手术应激、输血等都很可能会影响肿瘤细胞的增殖和侵袭能力，降低患者术后抗肿瘤免疫功能，进而影响肿瘤的转移和复发。既往研究表明，不同的麻醉药物和方法对于恶性肿瘤患者的免疫功能、肿瘤复发和转移有着不同的影响。近年来麻醉与镇痛对于肿瘤术后转移和复发的研究有了新的进展，本报告就近年肿瘤麻醉与镇痛最新进展做一概览。

二、我国发展现状

1. 区域麻醉与全身麻醉对肿瘤患者预后的影响

在肿瘤相关手术的麻醉中，包括椎管内麻醉、躯干神经阻滞技术和周围神经阻滞在内的区域麻醉被认为可以减少手术应激反应、减轻术后疼痛和免疫抑制，由于疼痛控制的改善而使挥发性麻醉药和阿片类药物的使用得以减少从而保持了免疫系统清除残余癌细胞的能力，削弱围手术期相关的促肿瘤通路，改善肿瘤长期预后。刚刚发表在《BMC 麻醉学》杂志上的一项评估区域麻醉和全身麻醉对非肌层浸润性膀胱癌（non-muscle-invasive bladder cancer，NMIBC）复发和长期预后影响的研究，对 PubMed、Embase、Web of Science 等数据库进行了广泛的文献检索，研究结果表明区域麻醉（尤其是腰麻）可有效降低 NMIBC 经尿道切除术后的复发率。

然而最近的试验结果却未能证明其益处。近年发表在《麻醉学》杂志上一项丹麦回顾性队列研究，利用丹麦结直肠癌组数据库和丹麦麻醉数据库，选择 2004—2018 年期间结直肠癌手术且术后无残留肿瘤组织的 11618 名患者，比较术前置入硬膜外导管与无硬膜外镇痛结直肠癌患者的术后复发率，结果发现在结直肠癌手术中，硬膜外镇痛与癌症复发率无统计学显著相关性。

一篇发表在临床肿瘤学杂志上关于手术前局部麻醉对早期乳腺癌生存的影响的一项开放标签、多中心随机试验，有 1583 名患者纳入了本次分析，其结果表明乳腺癌手术前瘤体周围注射利多卡因可显著提高无病生存期（disease free survival，DFS）和总生存期（overall survival，OS）。

区域麻醉对癌症复发的好处的大多数证据都是以实验或回顾性研究的形式出现的，因此没有足够的高质量研究来指导临床实践。并且在 2023 年 2 月，一篇发表在世界肿瘤外科杂志上的 Mata 分析，总结了 15 项在围手术期使用任何形式区域麻醉的随机对照研究，结果表明没有重要证据支持区域麻醉有提高肿瘤手术后长期生存率方面的作用。因此，区域麻醉对肿瘤患者预后的影响仍然需要深入而广泛的研究。

如今，在越来越多的手术中，选择 2 种或多种麻醉方式联合，达到一加一大于二的效果。2023 年发表的一篇关于超声引导下胸椎旁神经阻滞联合丙泊酚全麻对肺癌手术及术后急慢性疼痛的随机对照研究表明超声引导下胸椎旁神经阻滞联合丙泊酚全麻可有效降低肺癌手术患者术后疼痛程度，不仅有利于手术过程中血流动力学指标，减少术中麻醉药物用量和降低术后疼痛发生率，更有利于肺癌患者的术后康复。除此之外，另一篇同年发表的关于胸椎旁神经阻滞联合全身麻醉对胸腔镜食管癌根治术患者的作用效果的文章同样表明相较于单纯全身麻醉，胸椎旁神经阻滞联合全身麻醉可进一步减轻胸腔镜食管癌根治术患者术后疼痛，提高其苏醒质量，同时减少麻醉药物用量，缩短 PACU 停留时间和住院时间，有利于术后康复。

2. 静脉与吸入麻醉药物对肿瘤患者预后影响

近年来，人们提出了麻醉药物会增加癌症复发风险的假说。吸入麻醉或 TIVA 的使用已经在不同的人群中以死亡率和复发作为结局进行了研究。一些研究报道了使用吸入麻醉与乳腺癌、结肠癌和食管癌术后复发率增加有关。相反，大量的肿瘤手术研究并没有发现这种联系。

Rune P. Hasselager 学者在英国麻醉学杂志上发表了一篇《Inhalation or total intravenous anaesthesia and recurrence after colorectal cancer surgery：a propensity score matched Danish registry–based study》回顾性研究，系统地评估了吸入麻醉和全凭静脉麻醉与结直肠肿瘤患者术后肿瘤复发之间的关系。其结果显示，在结直肠癌手术中使用吸入麻醉与癌症复发之间存在关联。吸入麻醉与无病生存之间的相关性不那么明显，没有统计学意义。另外，Chung–Sik Oh 等人在麻醉学杂志上发表的一篇在结直肠癌手术中，基于丙泊酚的麻醉是否比基于挥发性麻醉对免疫细胞的有害影响要小的随机对照研究的文章表明，在减轻结直肠癌手术中包括自然杀伤细胞和 T 淋巴细胞在内的免疫细胞的抑制方面，基于丙泊酚的麻醉并不优于基于七氟烷麻醉。

丙泊酚是一种广泛使用在肿瘤摘除手术中的静脉麻醉药，具有诱导平稳、麻醉恢复快的特点。丙泊酚除了具有多种麻醉优势外，还具有多种非麻醉作用，其中包括抗肿瘤作用。既往研究表明丙泊酚可通过直接或间接的方式影响潜在的恶性肿瘤。一方面，丙泊酚直接影响关键的 RNAs 和信号通路，对肿瘤的发展有影响。另一方面，丙泊酚调节人体免疫功能，影响免疫抑制的程度。

然而一篇发表在《外科学年鉴》上的基于丙泊酚的全静脉麻醉与吸入麻醉对全国范围内癌症手术后长期生存的影响的文章，其结果表明，癌症手术中使用的一般麻醉类型与总体、1 年和 5 年生存率之间没有关联。并且有研究人员以结肠癌细胞为主要研究对象，通过对小鼠尾静脉注射结肠癌细胞的同时注射丙泊酚进行建模，模拟临床围术期中丙泊酚与血管内循环肿瘤细胞接触的过程。实验结果表明，丙泊酚可能通过调节 GABAaR/TRIM21/Src 信号通路促进肿瘤细胞在肺部的转移。该发现对于麻醉学、肿瘤学和外科学等领域均具有非常重要的临床意义。因此，麻醉医师对“丙泊酚麻醉来改善肿瘤的预后”也应该更加谨慎。

3. 新辅助化疗对麻醉药物的影响

新辅助化疗的应用提高了肿瘤手术的治愈率、减少了术后转移和复发、促进了功能性手术等的发展。同时，它的应用势必增加了围术期与麻醉药的相互作用及影响。吸入麻醉药、静脉麻醉药以及神经肌肉阻滞剂是全麻患者常用的药物。新辅助化疗可影响了七氟醚的效能，提高患者对吸入麻醉药的敏感性，降低七氟醚的 MAC_{BAR}。吸入麻醉药对乙酰胆碱受体、甘氨酸耦连氯离子通道的活性、GABA 受体以及谷氨酸受体等递质门控离子通道的作用可能是其产生全麻作用的主要机制。研究发现，异丙酚通过抑制细胞间隙连接的细胞间通讯，降低了顺铂的细胞毒性，而单独使用氯胺酮已被证明在治疗癌症方面极具优势，而且已知氯胺酮对许多不同形式的癌症都有抑制作用。一项关于胃癌的研究发现，氯胺酮可通过细胞凋亡和 PI3K/Akt/mTOR 通路的衰减抑制胃癌的进展。另一项研究发现，胰腺癌细胞表达一种 NMDA 受体，当暴露于氯胺酮时，人胰腺癌细胞的增殖和凋亡率下降，坏死率上升，在肺腺癌中，自然杀伤细胞（natural killer cell，NK）细胞活化标记 CD69 被下调。氯胺酮通过上调 CD69 诱导肺腺癌细胞凋亡。化疗药物还可引起肌松抵抗，延长肌松药作用时间，可能与改变细胞内钙离子浓度和新辅助化疗后肌纤维的破坏有关。

4. 阿片类药物与肿瘤复发转移

既往多数研究表明阿片类药物可促进癌细胞增殖（如迁移、侵袭和血管生成），而对肿瘤患者预后产生负面影响。阿片类药物是治疗中度至重度疼痛的最有效药物之一。尽管在慢性疼痛管理中的临床应用无可争议，但由于需要关注的不良副作用，阿片类药物的长期使用越来越受到质疑。吗啡等阿片类药物主要通过 μ－阿片受体介导临床相关效应，超越了其作为镇痛剂的经典作用，造成潜在的致命副作用，如耐受性、依赖性和成瘾。然而，这些研究都不能证实减少围术期阿片类药物使用的合理性，因为术后疼痛带来负面影响可能对患者更为不利。传统的阿片类药物，如吗啡，可能会抑制抗肿瘤免疫力，诱导肿瘤的血管生长，促进癌细胞的增殖、入侵和迁移。有研究发现，地佐辛是一种具有特定药理机制的新型阿片类药物，已被证明可以调节肿瘤的五个临床和生物特征，因此有人提出地佐辛可能是癌症患者麻醉和镇痛的最佳阿片类药物选择。

三、发展趋势与展望

随着人们健康意识的逐年提高和体检的广泛普及，肿瘤越来越早的被发现和诊断，手术治疗是早期恶行肿瘤的主要方法，而外科手术的安全实施仍离不开麻醉的保驾护航。癌症患者的死亡率和发病率处于惊人的水平，由于其患者的转移和复发的影响，其发病率正在增加，包括麻醉剂和镇痛技术在内的几个因素已被确定为癌症转移的致病剂。整个围手术期多种因素可能会影响肿瘤细胞的存活和转移，其中麻醉药物以及方式对肿瘤的影响备受关注。近年来肿瘤手术麻醉药物和麻醉方式的选择，以及麻醉与镇痛对于肿瘤术后转移和复发的研究又有了新的进展。本文就近年肿瘤麻醉与镇痛最新进展及展望做一概览。

1. 肿瘤患者麻醉药物的选择

吸入麻醉药 vs 静脉麻醉药的争论在肿瘤手术麻醉药物的选择上一直没有停歇。基础研究表明，挥发性吸入麻醉药物，如异氟醚、七氟醚，具有促炎作用，能够直接促进癌细胞的存活，同时也可抑制免疫细胞的功能，从而干扰机体杀死肿瘤细胞。不同于吸入麻醉药物，临床最常用的静脉麻醉剂丙泊酚，具有抗炎和抗氧化的作用，防止围手术期免疫抑制。丙泊酚还可以通过直接调节癌细胞中的关键核糖核酸通路和信号传导而表现出抗肿瘤作用。体外实验已证明丙泊酚在不同癌细胞系中具有多种抗肿瘤作用。一方面，丙泊酚直接影响关键的 RNAs 和信号通路，对肿瘤的发展有影响：另一方面，丙泊酚调节人体免疫功能，影响免疫抑制的程度。2022 年有多篇发表在麻醉学国际期刊上的临床研究和 meta 分析显示，丙泊酚为主的全凭静脉麻醉的癌症患者的总体生存率高于纯吸入麻醉药物维持的患者。然而，2023 年发表在《自由基生物学和医学》期刊上的一篇关于丙泊酚对于肿瘤手术的研究文章表明，丙泊酚通过 Nrf2 介导的铁凋亡抑制来促进癌细胞转移的风险。这些发现可以指导手术切除肿瘤的麻醉剂的选择。

2. 肿瘤手术麻醉方式的选择

2019 年在《柳叶刀》杂志上发表了一篇大型随机临床试验，发现两组患者（区域麻醉 / 镇痛组：椎旁阻滞复合丙泊酚镇静 vs 七氟醚全身麻醉与阿片类镇痛）的癌症复发率均为 10%，没有统计学差异。实验室数据和大多数回顾性研究表明，全凭静脉麻醉（total intravenous anesthesia，TIVA）比吸入性麻醉对手术癌症患者的结果有潜在的优势，但缺少前瞻性的随机研究。鉴于科学证据薄TIVA弱的状况，可被用作麻醉的首选类型，除非有个人对其的禁忌。临床和实验证据表明，麻醉选择可以通过调节肿瘤微环境和肿瘤发生途径来影响癌症的发展和患者的结果。治疗性切除是肝细胞癌（hepatocellular carcinoma，HCC）治疗的主流，由于复发率高、预后差，肝细胞癌是一种难治的疾病。然而，不同的麻醉剂在缓解手术引起的应激反应和炎症细胞因子释放方面可能发挥不同的作用，这些细胞因子被认为与肿瘤细胞的增殖、侵袭和转移密切相关。Propofol、半氟烷、非类固醇抗炎药物和局部麻醉剂已被证明主要通过调节microRNAs或信号通路对HCC产生抗肿瘤作用，而其他吸入性药物、地塞米托胺和阿片类药物有可能促进肿瘤生长。在麻醉方法和镇痛策略方面，基于丙泊酚的全静脉麻醉和胸腔硬膜外镇痛可能是接受开放性肝脏切除的HCC患者的首选，而不是吸入性麻醉。2023年6月发表在《BMC麻醉学》杂志上的一项评估区域麻醉和全身麻醉对非肌层浸润性膀胱癌（NMIBC）复发和长预后的影响的研究表明区域麻醉（尤其是脊髓麻醉）可有效降低NMIBC经尿道切除术后的复发率。麻醉方式的最优选仍需未来进一步的多中心和大样本临床随机对照研究来证实。

3. 麻醉期间辅助药物的影响

阿片类药物可能导致不良反应，如呼吸抑制、尿液滞留、恶心和呕吐、便秘、发痒、阿片类药物诱导的高血压、耐受性、成瘾和免疫系统疾病，在肿瘤相关疾病中可以通过多种机制影响肿瘤的生长和转移，例如，可以与许多炎症相关的细胞因子白介素和肿瘤坏死因子相互作用，还具有免疫抑制性，降低自然杀伤细胞的细胞毒性，使中性粒细胞趋化性受损。无阿片类药物麻醉（opioid-free anesthesia，OFA）近年来被提出，OFA既可以减少阿片类药物相关的副作用，还可能有助于减少肿瘤复发和转移。因此对于癌症患者，可以考虑现有的选择方案以及在不同情况下的可行性，提出一种务实的方法，在可能的情况下，同时确保达到最佳疼痛控制效果，可能需要使用阿片类药物，但应使用最低有效剂量，作为多模式疗法的一部分。一项基于阿片类药物、低阿片类药物和阿片类药物自由麻醉在结直肠肿瘤手术中的比较的前瞻性临床研究，60例预定开放性结直肠手术的患者被随机分为三组，其中OFA组患者术后72小时疼痛评分最低，术后硬膜外导管使用阿片类药物次数少，术后抢救镇痛次数少，无术后恶心呕吐（postoperative nausea and vomiting，PONV）发生，术中硬膜外导管使用丁哌卡因次数少。

除此之外，也有基础和临床研究显示利多卡因、非甾体抗炎药、地塞米松、右美托咪定以及β受体阻滞剂的使用，可能与癌症患者无病生存期和总生存期之间存在关联，对癌症的复发具有保护作用，但目前尚缺乏足够的证据支持。

参考文献

[1] Wang Y, Song Y, Qin C, et al. Effect of regional versus general anesthesia on recurrence of non-muscle invasive bladder cancer: a systematic review and meta-analysis of eight retrospective cohort studies [J]. BMC anesthesiology, 2023, 23(1): 201.

[2] Hasselager R P, Hallas J, Gögenur I. Epidural Analgesia and Recurrence after Colorectal Cancer Surgery: A Danish Retrospective Registry-based Cohort Study [J]. Anesthesiology, 2022, 136(3): 459-471.

[3] Badwe R A, Parmar V, Nair N, et al. Effect of Peritumoral Infiltration of Local Anesthetic Before Surgery on Survival in Early Breast Cancer [J]. Journal of Clinical Oncology: Official Journal of the American Society of Clinical Oncology, 2023, 41(18): 3318-3328.

[4] Li T, Meng X, Wang D, et al. Regional anesthesia did not improve postoperative long-term survival of tumor patients: a systematic review and meta-analysis of randomized controlled trials [J]. World Journal of Surgical Oncology, 2023, 21(1): 68.

[5] Oh C-S, Park H-J, Piao L, et al. Expression Profiles of Immune Cells after Propofol or Sevoflurane Anesthesia for Colorectal Cancer Surgery: A Prospective Double-blind Randomized Trial [J]. Anesthesiology, 2022, 136(3): 448-458.

[6] Yoon S, Jung S-Y, Kim M-S, et al. Impact of Propofol-based Total Intravenous Anesthesia Versus Inhalation Anesthesia on Long-term Survival after Cancer Surgery in a Nationwide Cohort [J]. Annals of Surgery, 2022.

[7] Watson J, Ninh M K, Ashford S, et al. Anesthesia Medications and Interaction with Chemotherapeutic Agents [J]. Oncology and Therapy, 2021, 9(1): 121-138.

[8] Bhoir S, Uhelski M, Guerra-Londono J J, et al. The Role of Opioid Receptors in Cancer [J]. Advanced Biology, 2023, 7(7): e2300102.

[9] Hu X, Luo B, Qiu L, et al. Dezocine Has the Potential to Regulate the Clinical and Biological Features of Tumors [J]. Drug Design, Development and Therapy, 2022, 16: 1121-1129.

[10] Zhang B, Hou Q, Zhang X, et al. Anesthetic propofol inhibits ferroptosis and aggravates distant cancer metastasis via Nrf2 upregulation [J]. Free Radical Biology & Medicine, 2023, 195: 298-308.

[11] Buddeberg B S, Seeberger M D. Anesthesia and Oncology: Friend or Foe? [J]. Frontiers in Oncology, 2022, 12: 802210.

[12] Zhao R, Xu X, Sun L, et al. Long-term effect of anesthesia choice on patients with hepatocellular carcinoma undergoing open liver resection [J]. Frontiers in Oncology, 2022, 12: 960299.

[13] Toleska M, Dimitrovski A, Dimitrovska N T. Comparation Among Opioid-Based, Low Opioid and Opioid Free Anesthesia in Colorectal Oncologic Surgery [J]. Prilozi (Makedonska Akademija Na Naukite I Umetnostite. Oddelenie Za Medicinski Nauki), 2023, 44(1): 117-126.

[14] 戴长宗，易治国，邓建冬．超声引导下胸椎旁神经阻滞联合丙泊酚全麻对肺癌手术及术后急慢性疼痛的临床观察［J］．中国医学物理学杂志，2023，40（5）：637-641.

[15] 司辉锋，李鑫，马改改，等．胸椎旁神经阻滞联合全身麻醉对胸腔镜食管癌根治术患者的作用效果［J］．河南医学研究，2023，32（15）：2770-2773.

撰稿人：仓　静　曹铭辉　曹汉忠　陈兰仁　顾连兵　贾慧群　贾　珍
李　军　刘红亮　戚思华　谭宏宇　田首元　王忠慧　翁梅琳
杨金凤　尹毅青　曾维安　张　军　张宗泽　邹小华　许平波

肿瘤内镜学

一、概述

21 世纪以来，恶性肿瘤已成为影响国民健康的重要疾病，其发病率及死亡率呈逐年上升趋势。随着国家政策投入的增加和国民经济社会的发展，人民健康意识也在不断提高，特别是目前恶性肿瘤的早诊早治已成为我国的国策。内镜技术在恶性肿瘤的诊断以及治疗中发挥着越来越重要的作用。

二、肿瘤内镜学研究进展

1. 治疗性超声内镜诊疗指南发布

欧洲消化内镜学会（ESGE）发布了治疗性超声内镜指南：①对于 ERCP 失败的胆管远端恶性梗阻病例，推荐超声内镜引导下胆管引流术（EUS-BD）而非经皮经肝胆管引流术（PTBD）；② EUS-BD 联合肝胃吻合术仅在有丰富操作经验的中心用于无法行外科手术治疗且 ERCP 和（或）PTBD 引流不充分的肝门部胆管恶性梗阻伴左肝管扩张的患者；③仅对无法进行内镜逆行介入治疗或治疗失败的有症状的胰管梗阻的患者行 EUS-PD 治疗；④对于解剖结构完整的患者采用 EUS 对接法行胰管引流，而非经壁引流；⑤对于外科手术风险高的患者，在 EUS-GBD 和经皮胆囊引流术均可行的情况下优先选择 EUS-GBD；⑥对恶性胃出口梗阻患者采用 EUS 引导下胃肠吻合术（EUS-GE）替代肠内支架置入术或外科手术治疗；⑦在治疗输入袢综合征的时候可以考虑采用 EUS-GE 术；⑧在有经验的中心，可在多学科决策后对 Roux-en-Y 胃旁路术后患者进行 EUS 引导下经胃 ERCP 术（EDGE）治疗，以克服经腹腔镜辅助的 ERCP 术的创伤性和经肠镜辅助的 ERCP 的局限性。

2. 治疗性超声内镜技术综述发布

欧洲消化内镜学会（ESGE）发布了治疗性超声内镜技术综述：①对存在腹腔积液的患者实施治疗性超声内镜操作应延长预防性广谱抗生素的使用疗程；②对于胆道恶性梗阻行 EUS 引导下肝胃吻合放置部分覆膜或全覆膜自膨式金属支架；③ EUS-PD 仅可在有大量病例的专业内镜中心开展；④对于解剖结构完好的患者行 EUS-PD 应用阶梯式方案，即首先考虑对接法辅助 ERCP，若失败或不可行再考虑顺行支架置入或经胃透壁引流；⑤建议经十二指肠路径应用双蘑菇头金属支架行 EUS-GBD，而非经胃路径；⑥ EUS-GE 应使用生理盐水灌注以充盈小肠；⑦推荐 EDGE 使用 19G 穿刺针进行生理盐水灌注并使用可通电的蘑菇头金属支架；⑧ EDGE 可以使用直径 15 毫米或 20 毫米蘑菇头金属支架，当考虑同步行 ERCP 时优先考虑 20 毫米蘑菇头金属支架。

3. 胶囊内镜及小肠镜指南更新

欧洲消化内镜学会（ESGE）更新了胶囊内镜及器械辅助小肠镜诊治的指南：①疑似小肠出血患者，在内镜和影像诊断之前，选择胶囊内镜作为一线检查；②对于疑似明显小肠出血的患者，在出血后应在 48 小时内进行小肠胶囊镜检查；③疑似小肠出血或缺铁性贫血的患者，不建议在小肠胶囊内镜检查之前进行二次内镜检查；④对怀疑有小肠出血和高质量小肠胶囊内镜阴性的患者进行保守治疗；⑤推荐使用器械辅助小肠镜检查（DAE）来确认并治疗小肠胶囊内镜发现的病变；⑥当需要进行小肠评估时，推荐将小肠胶囊内镜作为缺铁性贫血患者的一线检查；⑦对疑似克罗恩病且回肠镜检查结果阴性的患者，在没有梗阻症状或已知的肠狭窄的情况下，推荐将小肠胶囊内镜检查作为初始诊断方式；⑧对小肠 CT 成像结果无明显异常的患者，如果认为可能影响患者的治疗，应进行小肠胶囊内镜检查；⑨对于已经确诊的克罗恩病患者，推荐在小肠胶囊内镜检查前使用探路胶囊，以降低胶囊滞留率；⑩采用 DAE 取出无急性肠梗阻患者的小肠内滞留异物，以替代手术；⑪ 推荐 DAE-ERCP 作为消化道重建后的胰胆管疾病的一线内镜治疗方法（Billroth Ⅱ式患者除外）。

4. ERCP 诊断恶性胆管狭窄的新思路

ERCP 作为技术手段通过刷检 / 胆汁细胞学可帮助确诊恶性胆管狭窄。西班牙学者开展了 1 项前瞻性队列研究，评估高通量测序技术（NGS）用于胆汁游离细胞 DNA（cfDNA）的诊断潜力。共收集了 68 例可疑胆管狭窄患者，最初的病理诊断分为 26 例良性、9 例不确定性质、33 例恶性。在后续的随访中，有 14 例良性和 8 例不确定性质的胆管狭窄最终诊断为恶性胆管狭窄。通过商业化的检测试剂盒（Bilemut）分析基因的突变情况，从而诊断胆管狭窄的良恶性。结果发现 Bilemut 对恶性肿瘤的敏感性和特异性分别为 96.4% 和 69.2%。值得注意的是，在最初诊断为良性或不确定性质的胆管狭窄患者中，Bilemut 对恶性肿瘤的敏感性为 100%。此外，中国的一项前瞻性、多中心、随机对照临床研究，探索 ERCP 确定恶性胆道狭窄（MBSs）行胆道刷检的次数。纳入了 443 名因疑似 MBSs 而接受

ERCP 的患者。随机分配至 10 次、20 次和 30 次组，分别入组 147 名、148 名和 148 名患者。主要比较 3 组间刷检细胞学的敏感性。结果发现在 10 次、20 次和 30 次组中，刷检细胞学的敏感性分别为 38%、47% 和 57%，30 次组的敏感性与 10 次组的相比有显著的统计学差异（$P = 0.001$）。胆管狭窄长度和 30 次刷检与胆道恶性肿瘤的诊断明显相关，而 3 组之间的手术相关并发症无显著差异。

5. 人工智能技术在恶性胆道狭窄诊断中的应用

葡萄牙学者依靠卷积神经网络（CNN）在解释医学图像方面巨大的潜力，开发了一个基于 CNN 的检测系统，用于识别胆道镜图像中的 MBSs。共纳入 85 名患者的 11855 张图像（9695 张恶性和 2160 张良性图像）。该模型的总体准确性为 94.9%，敏感性为 94.7%，特异性为 92.1%，CNN 的图像处理速度为每帧 7 毫秒。

美国学者同样开发了一种 CNN 模型，能够仅基于胆管镜图像分析进行准确的诊断和实时评估。同时与目前常用的 ERCP 取样技术（即刷检细胞学和活检）相比较，回顾了 2012—2021 年连续接受胆道镜检查的患者。共有 154 名患者，包括 2388439 张图像。总共有 19729 张图像用于训练集（14381 张）和验证集（5348 张），基于 CNN 模型的总体准确性为 90.6%，与刷检细胞学（62.5%，$P = 0.04$）和活检（60.9%，$P = 0.03$）相比有显著差异。CNN 模型的敏感性和特异性分别为 93.3% 和 88.2%。

6. 人工智能技术提高超声内镜图像诊断效能

超声内镜临床应用难点是超声内镜应用门槛较高、学习曲线陡峭，而其图像识别易受主观性影响。日本学者高道桑原隆等回顾性选取源于单中心的 933 例胰腺实性病变患者的 22000 幅图片，人工标记后分别以患者水平及图片水平构建人工智能模型。经训练后，单中心验证该 AI 模型诊断胰腺癌的曲线下面积、敏感性、特异性和准确性分别为 0.90、0.94、0.82 和 0.91。每种疾病的每类敏感性分别为 PDAC 0.96、PASC 1.00、ACC 1.00 和 MPT 0.33、NEC 1.00、NET 0.93、SPN 1.00、慢性胰腺炎 0.78 和 AIP 0.73。如该模型多中心验证仍可得到类似的结果，其诊断效能甚至可媲美 EUS-FNA。而德国学者多米尼克·舒尔茨等尝试利用人工智能辅助胰腺囊性病变中的导管内乳头状瘤（IPMN）的危险分级。研究者纳入了单中心 43 个病例的 3355 张超声内镜图像，通过人工智能对于 EUS 图像识别辅助危险分层（低级别或者高级别 / 侵袭性癌），报道其准确性为 99.6%。

7. 标本实时评估或可改善 EUS-FNA 穿刺效能

在 EUS-FNA 过程中，标本快速实时评估系统可以实时判定标本质量、指导操作并提高穿刺效能。但现场细胞学评估（ROSE）需要现场细胞病理学家，因巨大的人力成本在临床上难以广泛落地应用。美国学者阿卜杜勒等比较了现场 ROSE 与远程 ROSE，发现两者诊断效能无明显区别（96.4% vs 94.5%，$P = 0.428$），不良事件率也无显著差异。一些学者尝试基于有效组织条长度的现场大体评估（MOSE），意大利学者曼尼亚维利亚诺等进行了一项 FNB+MOSE 的非劣效性、多中心、随机化研究，比较 EUS-FNB 联合和不联合使用 MOSE 的诊断效能、标本质量、安全性及穿刺针数。结果显示联合使用 MOSE 与否在前三者中无显著差异，而使用 MOSE 中位穿刺针数较少（1 次 vs 3 次）。

8. 早期胃癌 ESD 的适应证扩大

JCOG1009/1010 针对小于 2 厘米的 UL（–）、未分化型、cT1a 胃癌进行研究，随访于 2018 年完成，其 5 年生存率为 99.3%。分化型与未分化型胃癌的 ESD 手术疗效一样好。基于此结果，第六版胃癌治疗指南将 ESD 的“绝对适应性病变”扩大为：①直径 > 2 厘米的黏膜内癌（cT1a），分化型癌，UL0；②直径 ≤ 3 厘米的大体可见的黏膜内癌（cT1a），分化型癌，UL1；③直径 ≤ 2 厘米的大体可见的黏膜内癌（cT1a），未分化型癌，UL0。

9. 内镜筛查策略的新进展

来自意大利的一项研究聚焦于威尼托地区基于粪便免疫化学检测（FIT）进行结直肠癌（CRC）筛查的人群，纳入了 50 ~ 69 岁的 FIT 阳性（> 20 μ gHb/g 粪便）患者。接受了结肠镜检查的患者 10 年累计发病率为 44.7/1000，未接受者为 54.3/1000。两组 CRC 的累积死亡率分别为 6.8/1000 人和 16.0/1000 人。未接受结肠镜检查者死于 CRC 的风险比接受者高 103%（HR，2.03；95%CI，1.68 ~ 2.44）。作者认为 FIT 阳性后未进行结肠镜的患者具有较高的 CRC 发病率及死亡率，应采取更加有效的督促与干预措施。

对于内镜筛查后重复筛查的时间间隔仍未明确，较长的间隔会导致病变的进展，而较短的间隔会导致医疗资源浪费。一项以山东临朐胃癌高发区胃镜筛查队列人群为基础的前瞻性研究，纳入 375800 名当地居民随访，其中 14670 人接受了内镜筛查（2012—2018）。结果提示，接受内镜筛查可以显著降低侵袭性胃癌发生率（RR 0.69，95%CI 0.52 ~ 0.92）和胃癌相关死亡率（RR 0.33，95%CI 0.20 ~ 0.56），重复的筛查增强了这种有益影响。对于肠化生或低度异型增生的患者，与间隔大于 2 年的筛查相比，间隔小于 2 年，特别是小于 1 年，可显著提高早期胃癌的发现率（$P = 0.02$）。

对于结肠病变，同样存在重复检查间隔的问题。一项来自英国 17 家医院接受结肠镜检查患者的研究，探讨了结肠镜检查的最佳检测间隔。该研究根据基线情况将研究对象划分低 / 高风险，对比了在监测期间（ < 18 个月、2、3、4、5、6 年）进展期腺瘤、高风险发现、结直肠癌的发生率。高风险发现包括：≥ 2 个锯齿状息肉 / 腺瘤，其中≥ 1 个≥ 10 毫米或高级别异型增生；≥ 5 个锯齿状息肉 / 腺瘤；或≥ 1 个无蒂息肉≥ 20 毫米。7216 人（64%）被分为低危组，3998 人（36%）被分为高危组。研究发现，进展期腺瘤、高风险发现和 CRC 检出率，在低危患者中分别为 7.8%、3.7% 和 1.1%，而在高危患者中分别为 15.3%、10.0% 和 1.5%。进展期腺瘤和 CRC 检测率随着监测间隔的增加而增加。相较于小于 18 个月的短期复查，当结肠镜的检测间隔为 3、4、5 年时，检出 CRC 的风险分别为 1.54（0.68 ~ 3.48）、4.44（1.95 ~ 10.08）和 5.80（2.51 ~ 13.40）。研究者从而得出结论，对于高风险的患者，3 年的检测间隔足够及时检测 CRC。

10. 冷冻活检联合 EBUS-TBNA 提高纵隔疾病诊断

目前，对于纵隔疾病的首选诊断方法为支气管内超声引导下经支气管针吸活检术（EBUS-TBNA）。范晔等发表了冷冻活检联合 EBUS-TBNA 用于纵隔疾病诊断的多中心、开放标签的随机对照研究，揭示了冷冻活检可提供更高的诊断效能，在个体间与个体中比较均显示更高的诊断效能，并且并发症发生未见差异。此研究预示着冷冻活检技术作为 EBUS-TBNA 的补充技术，可提高其诊断效能。在亚组分析中，可明显提升非恶性肿瘤类疾病的诊断率，冷冻活检技术联合 EBUS-TBNA 有望作为纵隔疾病的一线诊断方法。

三、肿瘤内镜学学科发展趋势和展望

1. 超声内镜介入治疗在肿瘤内镜领域将大显身手

基于超声内镜引导下细针穿刺术（EUS-FNA）而衍生出的包括 EUS-BD、EUS-GBD、EUS-GE、EGDE 等在内的多种超声内镜介入治疗手段不断涌现。但我们也需要清醒地认识到，作为对于设备高度依赖，对经验要求极高的一系列技术，在临床实践推广中仍有众多的难点及不足之处，限制了其大范围推广，且现阶段多作为常规手段无法完整治疗的挽救性治疗选择。相信随着今后新型器械不断研发，更多的临床证据的认可，EUS 介入性操作必将能够在肿瘤内镜综合治疗中扮演越来越重要的角色。

2. 人工智能用于肿瘤内镜将进一步推动学科发展

人工智能（AI）技术的飞速发展是近年来科学技术进步的重要标志之一。目前基于 AI 的图像识别技术辅助诊断，一定程度上减少了因个人经验不足造成的漏诊、误诊；同时作为质量控制手段，减少人为因素造成的无效筛查，提高患者接受内镜筛查的获益比例。ESD、POEM 手术的止血、预防穿孔、ERCP 的困难插管、EUS 介入的指引等问题都有人工智能的用武之地。今后，随着更为成熟的配套平台问世，AI 技术必将在肿瘤内科学科进一步发展中发挥更加重要的作用。

3. 胆道镜在胰胆管肿瘤诊断及治疗的应用前景广阔

如何有效地提高对胆道良恶性狭窄的诊疗性能仍是目前临床工作中的难题。我国自主研发的胆胰成像系统的问世为不明性质胆道狭窄的诊断及治疗提供了新的策略，有效弥补了对性质不明胆道狭窄诊断的不足。该技术可直视观察胰胆管狭窄及肿瘤的表面结构，并通过专用活检钳对病变进行精准活检，大幅度提高胰胆管狭窄及肿瘤的早期确诊率，同时基于 AI 的图像识别技术，可能会显著增加我们在发现疑似胰胆管肿瘤的诊断能力。

4. EUS-FNA/FNB 活检诊断水平或有提高空间

获取尽量充分的病理标本成为许多疾病诊疗的先决条件。不同穿刺手法及组织制备过程对于 FNA 针诊断效能影响的相关临床研究曾是临床热点。而各种先进检测技术使得医生对于组织质量、完整性等产生了新的需求，侧重于组织学获取的新一代 FNB 针应用日渐广泛。现场快速评估技术所获取的反馈对于临床有巨大帮助，但受限于人力消耗无法广泛落地。实时反馈的假阳性可能带来的对患者的不利影响也需要足够重视。AI 技术作用于穿刺技术后，有望能够进一步提高穿刺活检的诊断水平。

5. 多种介入手段联合用于肺部疾病诊断

目前关于肺部疾病的介入诊断技术主要包括超细支气管镜、导航支气管镜、新型内镜成像技术、机器人支气管镜、超声支气管镜、冷冻活检技术等，单个技术的诊断效能已很难进一步大幅提升，越来越多关于联合应用不同技术的研究呈现优异结果。各种不同技术之间联合应用可以取长补短，进一步提高诊断率，降低误诊率。未来对于肺部疾病的诊断也将进入综合诊断的时代，需要呼吸介入科医生综合掌握多种诊断方法，为患者提供更准确、更高效、更安全的诊疗服务。

四、总结

在国家政策导向的支持下，在内镜人孜孜不倦地奋斗中，肿瘤内镜学学科取得了丰硕的成果。越来越多的高质量研究登上了业内顶级国际会议及学术期刊。大批国产新型国产内镜问世，填补了一项项空白，市场占有率逐步扩大。肿瘤内镜学科从追赶到引领，成果研发和技术转化不断出现。

参考文献

[1] Schalk W van der Merwe，Roy L J van Wanrooij，Michiel Bronswijk，et al. Therapeutic endoscopic ultrasound：European Society of Gastrointestinal Endoscopy（ESGE）Guideline. Endoscopy. 2022，54（2）：185–205.

[2] Roy L J van Wanrooij，Michiel Bronswijk，Rastislav Kunda，et al. Therapeutic endoscopic ultrasound：European Society of Gastrointestinal Endoscopy（ESGE）Technical Review. Endoscopy. 2022，54（3）：310–332.

[3] Marco Pennazio，Emanuele Rondonotti，Edward J Despott，et al. Small–bowel capsule endoscopy and device–assisted enteroscopy for diagnosis and treatment of small–bowel disorders：European Society of Gastrointestinal Endoscopy（ESGE）Guideline – Update 2022. Endoscopy. 2023，55（1）：58–95.

[4] Arechederra M，Rull á n M，Amat I，et al. Next–generation sequencing of bile cell–free DNA for the early detection of patients with malignant biliary strictures. Gut. 2022，71（6）：1141–1151.

[5] WANG J，XIA M，JIN Y，et al. More Endoscopy–Based Brushing Passes Improve the Detection of Malignant Biliary Strictures：A Multicenter Randomized Controlled Trial. Am J Gastroenterol. 2022，117（5）：733–739.

[6] Saraiva MM，Ribeiro T，Ferreira JPS，et al. Artificial intelligence for automatic diagnosis of biliary stricture malignancy status in single–operator cholangioscopy：a pilot study. Gastrointest Endosc. 2022，95（2）：339–348.

[7] Marya NB，Powers PD，Petersen BT，et al. Identification of patients with malignant biliary strictures using a cholangioscopy–based deep learning artificial intelligence（with video）. Gastrointest Endosc. 2023，97（2）：268–

278.
[8] Kuwahara T, Hara K, Mizuno N, et al. Artificial intelligence using deep learning analysis of endoscopic ultrasonography images for the differential diagnosis of pancreatic masses. Endoscopy. 2023, 55 (2): 140–149.
[9] Schulz D, Heilmaier M, Phillip V, et al. Accurate prediction of histological grading of intraductal papillary mucinous neoplasia using deep learning. Endoscopy. 2023, 55 (5): 415–422.
[10] Kouanda A, Mclean R, Faggen A, et al. Telecytology versus in–room cytopathologist for EUS–guided FNA or fine–needle biopsy sampling of solid pancreatic lesions. Gastrointest Endosc. 2023, 97 (3): 466–471.
[11] Mangiavillano B, Crinò SF, Facciorusso A, et al. Endoscopic ultrasound–guided fine–needle biopsy with or without macroscopic on–site evaluation: a randomized controlled noninferiority trial. Endoscopy. 2023, 55 (2): 129–137.
[12] Japanese Gastric Cancer Association. Japanese Gastric Cancer Treatment Guidelines 2021 (6th edition). Gastric Cancer. 2023, 26 (1): 1–25.
[13] Zorzi M, Battagello J, Selby K, et al. Non–compliance with colonoscopy after a positive faecal immunochemical test doubles the risk of dying from colorectal cancer. Gut. 2022, 71 (3): 561–567.
[14] LI W Q, QIN X X, LI Z X, et al. Beneficial effects of endoscopic screening on gastric cancer and optimal screening interval: a population–based study. Endoscopy. 2022, 54 (9): 848–858.
[15] Cross A J, Robbins E C, Pack K, et al. Post–polypectomy surveillance interval and advanced neoplasia detection rates: a multicenter, retrospective cohort study. Endoscopy. 2022, 54 (10): 948–958.
[16] Ye Fan, An–Mei Zhang, Xian–Li Wu, et al. Transbronchial needle aspiration combined with cryobiopsy in the diagnosis of mediastinal diseases: a multicentre, open–label, randomised trial. Lancet Respir Med. 2023, 11 (3): 256–264.

撰稿人：包　郁　王贵齐　吴　齐　王　实　徐　红　施　宏　刘思德
徐国良　陈卫刚　和水祥　黄永辉　李增军　彭贵勇　盛剑秋
孙明军　许洪伟　许良壁　杨秀疆　周德俊　周平红　左秀丽

肿瘤核医学

一、我国发展现状

肿瘤核医学是肿瘤学与核医学的交叉学科，是利用放射性药物发出的射线进行肿瘤诊治和研究的专门学科，涉及肿瘤核素显像和核素内照射治疗，是现代肿瘤学重要组成部分，为肿瘤精准诊疗提供了安全有效、无创的诊疗一体化技术手段。

肿瘤核素显像，即肿瘤核医学分子影像，基于放射性示踪技术和多模态影像技术原理，在明确肿瘤位置、形态、大小等影像学信息的基础上，利用放射性分子探针洞察肿瘤细胞的生物学特征，了解肿瘤的代谢异质性、抗原及受体分布异质性及疗效反映异质性，为肿瘤精准诊疗和预后判断提供依据。进展多集中于新的显像设备和/或放射性药物在前列腺癌、神经内分泌肿瘤、淋巴瘤、胃肠道肿瘤等诊疗应用方面，用于指导肿瘤的精准诊疗。

肿瘤核素内照射治疗是利用放射性药物发出的射线对生物大分子的电离和激发，靶向破坏肿瘤病变组织或改变组织代谢，达到治疗肿瘤目的。按照靶向技术的种类分为两类：生物化学靶向内照射治疗和物理靶向内照射治疗。肿瘤核素诊疗一体化的推进，加速了肿瘤靶向内照射治疗的发展。临床普遍开展的是分化型甲状腺癌的 ^{131}I 治疗、骨转移瘤的 ^{89}Sr 治疗等。快速发展的是前列腺癌骨转移的 ^{223}Ra 治疗、前列腺癌的 ^{177}Lu-PSMA 治疗、神经内分泌瘤的 ^{177}Lu-DOTATATE 治疗、惰性复发难治性 B 细胞淋巴瘤的 ^{90}Y-CD20 单抗（Zevealin）治疗等。物理靶向内照射治疗项目也进入发展快车道，如：肝癌和胰腺癌的 ^{90}Y 树脂微球、玻璃微球、碳微球等治疗，以及 ^{125}I 粒子植入治疗。另外，兼具生物化学和物理靶向技术的硼中子俘获治疗（BNCT）展示了不俗表现。

1. PSMA PET 显像成为前列腺癌精准诊疗重要手段

前列腺特异性膜抗原（prostate specific membrane antigen，PSMA）是一种跨膜糖蛋白，在前列腺癌细胞中特异性高表达。^{18}F/^{68}Ga-PSMA PET/CT 和 PET/MR 是一种基于 PSMA 靶

点的示踪技术，对前列腺癌原发病灶有较高的诊断效能。前列腺穿刺活检病理是诊断前列腺癌的金标准，利用 PSMA PET 显像具有较高敏感性和特异性的特点，将 PSMA PET/CT 或 PET/MR 与超声（PET/CT-US 或 PET/MR-US）融合技术用于指导阳性病灶的靶向穿刺活检，可提高前列腺癌的阳性诊断率，降低穿刺术后并发症。在头对头的研究中，PSMA PET/CT 和多模态 MRI 在前列腺癌病灶的检测和前列腺内定位方面具有相似的准确性，如果可能，应将二者联合应用互为补充。

在 N 分期方面，中至高风险的前列腺癌患者，^{18}F/^{68}Ga-PSMA PET/CT、PET/MR 对淋巴结转移的诊断效能优于传统的形态学方法。在国外学者的一项前瞻性研究中 ^{68}Ga-PSMA-11 可以在术前对患者进行危险度分层。

在生化复发方面，国内前瞻性队列研究证实 ^{68}Ga-PSMA-11 的检出效能，PSMA PET/CT 显像结果使超过半数患者的治疗方案得到调整，为临床治疗决策提供依据。PSMA PET/CT 在去势敏感性患者中可以发现更多罕见的转移灶。

2022 年 ASCO 大会中，进一步的研究显示较高的 PSMA 摄取（SUVmean）与 ^{177}Lu-PSMA 治疗后更好的生存获益相关。

2. FAPI PET 显像成为多种肿瘤诊断、分期的重要方法

肿瘤相关成纤维细胞（cancer associated fibroblast，CAF）是上皮癌细胞周围间质的主要成分，成纤维激活蛋白（fibroblast activation protein，FAP）是 CAFs 的标志性蛋白，在多种肿瘤中呈高表达，而在正常组织中几乎不表达。研究证实 ^{68}Ga-FAPI（成纤维激活蛋白抑制剂）在以肉瘤为代表的多种实体肿瘤呈现高代谢的特征，为肿瘤的无创性诊断、分期和核素靶向内照射治疗提供了新方法。FAPI PET/CT 在 ^{18}F-FDG 低摄取肝细胞肝癌等恶性肿瘤方面显示出高灵敏度。

另有研究表明 ^{68}Ga-FAPI PET/CT 在转移性分化型甲状腺癌中，尤其是淋巴结和肺转移灶方面优于 ^{18}F-FDG PET/CT，同时在胆道恶性肿瘤中 ^{68}Ga-FAPI PET/CT 也显示出优于 ^{18}F-FDG PET/CT 的分期潜力。

国内研究显示，^{68}Ga-FAPI-04 PET 在胃癌诊断和分期方面可以提供更好的性能。在一项针对 34 名胃印戒细胞癌患者的多中心研究中，^{68}Ga-FAPI PET 在检测原发 / 复发肿瘤和转移性病变方面表现出比 ^{18}F-FDG PET 更高的放射性示踪剂摄取、肿瘤背景比和诊断准确性。

与 ^{68}Ga-FAPI-04 比较，^{18}F-NOTA-FAPI 在主要脏器中有更低的摄取，使得在全身各系统肿瘤中应用具有广阔的临床应用前景。

此外，由于成纤维细胞激活蛋白（FAP）在上皮性癌的癌相关成纤维细胞中高表达，采用发射 β 射线的 ^{188}Re、^{177}Lu、^{90}Y 以及发射 α 射线的 ^{225}Ac 等治疗性核素标记 FAPI，有望成为新型肿瘤靶向内照射治疗的放射性药物。

3. 神经内分泌肿瘤的核素显像与肿瘤精准诊疗

神经内分泌肿瘤细胞表面常表达独特的激素类物质受体或具有独特的氨基酸代谢途

径，部分 NEN 还因有高增殖能力而表现出高糖酵解活性，为核医学功能显像提供了分子基础。目前，多种核医学显像剂已用于临床或进入临床试验，并显示出良好的应用价值。不同显像剂的联合应用，一方面可直观反映显像剂间诊断效能差异，另一方面可探查全身病灶并反映病灶相关生物学特性，为 NEN 分级分期、穿刺引导、治疗选择、预后判断等提供更多有效信息。

针对分化良好的 G1、G2 级神经内分泌肿瘤 PRRT 治疗前进行 ^{68}Ga-SSAPET 显像，可筛选出适合 ^{177}Lu-DOTATATE 治疗（PRRT）的患者，^{177}Lu-DOTATATE 在晚期进行性肺 NET 和 SSR 表达满意的患者中安全有效，疾病控制率高，PFS 和 OS 令人鼓舞。

除 SSTR2 受体激动剂外，拮抗剂的研究同样显示出较好的诊断效能，一项国内研究显示，SSTR2 拮抗剂 ^{68}Ga-NODAGA-LM3 和 ^{68}Ga-DOTA-LM3 在病变检测方面均优于激动剂 ^{68}Ga-DOTATATE。国外两项多中心研究同样得出了 SSTR2 受体拮抗剂诊断效能优于激动剂的结论。

^{68}Ga-NODAGA-E［c（RGDyK）］整合素 α β PET/CT 成像对神经内分泌肿瘤患者预后的前瞻性Ⅱ期试验：应用 Ga-NODAGA-E［c（RGDyK）］对神经内分泌肿瘤患者整合素 α β 的成像及其在预后中的潜在应用。肿瘤病变对 Ga-NODAGA-E［c（RGDyK）］的摄取在所有级别的 NEN 患者中都很明显，高摄取与较差的预后相关。^{68}Ga-NODAGA-E［c（RGDyK）］PET/CT 可能成为一种用于识别适合整合素 α β 靶向治疗的患者预测工具。

4. 利用人类表皮生长因子受体 2（HER2）核素探针，对 HER2 阳性肿瘤患者进行显像的研究

HER2 在多种肿瘤组织中均有不同程度表达，且原发灶和转移灶的 HER2 表达可能存在异质性，因此准确评估 HER2 表达的高低有利于患者分层治疗。目前对 HER2 过表达的检测方法主要是免疫组织化学染色和荧光原位杂交法，这种有创性的检查无法多次进行，不能作为肿瘤疗效评价的常规检查。免疫 PET 显像和免疫 SPECT 显像（Immuno PET/SPECT）等分子显像技术，将抗体药物在肿瘤组织中的特异性摄取和在正常组织中的分布可视化，有利于发现同一患者不同区域病灶或同一病灶内部靶点的异质性表达，从而辅助筛选适合行 HER2 靶向治疗的患者，预测和评估靶向治疗或免疫治疗方案的有效性、毒性和不良反应，Immuno PET/SPECT 显像有望实时、无创监测全身病灶的 HER2 表达情况。目前有关 HER2 的研究，主要集中在阳性乳腺癌 PET 及 SPECT 靶向探针相关研究。另有研究表明，胃癌患者 HER2 PET 也可进行 HER2 状态的无创评估。

5. PET/MR 显像技术显示在肿瘤精准诊疗的重要价值

PET/MR 在多种肿瘤性疾病，尤其是在头颈部、肝脏、胰腺、盆腔及儿童肿瘤的诊疗过程中发挥着不可替代的作用。针对乳腺、前列腺、直肠等肿瘤的近期研究也取得了良好应用价值。

有研究证实多参数 PET/MRI 可以较常规 MRI 扫描能更快找到晚期直肠病灶，且有助于

治疗分层和预后评价。应用 ^{68}Ga-PSMA-11 和 ^{68}Ga-RM2 PET/MRI 能指导前列腺癌的活检部位。在这项研究中，两种放射性药物都检测到了 MRI 未发现的病灶。在小样本研究中，利用 ^{68}Ga-FAPI-46 PET/MRI 在乳腺癌新辅助化疗后的诊断效能优于单独的 MRI。此外，随着多种放射性探针如 ^{11}C-MET、^{18}F-FET、^{18}F-PSMA、^{18}F/^{68}Ga-FAPI 等的应用，PET/MR 的 MR 多种成像序列和 PET 代谢信息融合，使 PET/MR 在脑肿瘤的诊断和疗效评价中的价值进一步得到提高。

6. ^{18}F-FDG PET 显像规范淋巴瘤的精准诊疗

淋巴瘤在我国的发病率呈逐年上升趋势，其死亡率已居于各类恶性肿瘤的前 10 位。^{18}F-FDG PET/CT 显像已用于淋巴瘤患者的初始分期、再分期、治疗反应评估、预后预测及随访。淋巴瘤患者初治方案的确定依据淋巴瘤的组织学亚型、治疗前是否伴有危险因素以及准确的疾病分期等。

^{18}F-FDG PET/CT 在淋巴瘤的初始分期中显示出很高的诊断灵敏度及特异性，对于 CT 上无或有轻微解剖异常的淋巴瘤累及，比如正常大小淋巴结、骨髓、脾脏及胃肠道受累等的检出，PET/CT 具有明显的优势。^{18}F-FDG PET/CT 显像在淋巴瘤的再分期中亦有明确优势。利用影像组学或机器学习制作的预测模型，可识别基线时有复发风险的患者，还能区分滤泡状淋巴瘤和弥漫大 B 细胞淋巴瘤，提高了 PET/CT 的价值。在一线免疫治疗后，选取弥漫大 B 细胞淋巴瘤患者治疗后末次 PET/CT 的 LLR（病变与肝脏之间最大标准化摄取值）的截断值可能优于 Deauville 评分标准。

7. 超低剂量 PET/CT 显像的推广应用

国产 2 米长 PET/CT（uEXPLORER）具有超长轴距、超高灵敏度和分辨率，为示踪剂剂量降低提供了技术支撑。儿童做全身 PET/CT 60 秒快速扫描检查，使用一半的 ^{18}F-FDG 可以保持足够的图像质量和病变显著性。使用 8 分钟采集的超低剂量组与 2 分钟采集的常规剂量组的图像质量无显著差异。超低剂量扫描病灶的检出率也无变化。

8. 去势抵抗性前列腺癌的（mCRPC）核素治疗

2022 年 3 月美国 FDA 批准 ^{177}Lu-PSMA 用于 PSMA 阳性、接受过 AR 通路抑制和紫杉类化疗的去势抵抗性前列腺癌（mCRPC）患者治疗。Thera P 研究在前期的结果中证实了，在多西他赛治疗后进展的 mCRPC 患者中，^{177}Lu-PSMA-617 的疗效较卡巴他赛更好。

^{223}Ra 是发射 α 射线的放射性治疗药物，研究表明 ^{223}Ra 治疗可以延长转移性去势抵抗性前列腺癌（mCRPC）患者总生存期（OS）。在真实世界研究中，萨特团队得出了结论：转移性去势抵抗性前列腺癌患者在 ^{223}Ra 治疗后进序贯进行 ^{177}Lu-PSMA 治疗可行且耐受性良好。国外学者在动物模型中证实了靶向射线增敏剂 β1 整合素能显著改善 ^{223}Ra 治疗疗效，有希望在高 β1 整合素表达的前列腺癌肿瘤中进行联合应用。意大利学者开发的 BIO-Ra 评分，对接受 ^{223}Ra 治疗的转移性去势抵抗性前列腺癌患者的预后具有预测价值。2020 年 8 月，$^{223}RaCl_2$ 在国内获批上市，截至 2023 年 6 月，有资质开展 ^{223}Ra 治疗的医院

已达 37 家，分别位于 34 个城市。

α 射线能量高、杀伤力强、组织射程更短，除了已应用于临床的 ^{223}Ra（镭），近期关于 α 核素如 ^{225}Ac（锕）、^{211}At（砹）等在恶性肿瘤治疗的临床前及临床实验研究多有报道。

9. ^{90}Y 微球选择性内照射治疗肝癌

^{90}Y 微球治疗是一种选择性内照射治疗技术，^{90}Y 发射纯 β 射线，平均能量为 0.9367MeV，最大组织穿透距离为 11 毫米，平均组织穿透距离为 2.5 毫米。2021 年 9 月国内首例 ^{90}Y 树脂微球选择性内照射治疗肝癌技术在海南省肿瘤医院成功实施。其技术关键是通过 ^{99m}Tc-MAASPECT 显像评估 ^{90}Y 树脂微球治疗可行性，并根据显像结果计算注入 ^{90}Y 的放射性活度，通过 DSA 引导股动脉插管超选肝肿瘤动脉注入 ^{90}Y 微球，治疗后利用 SPECT/CT 或 PET/CT 进行验证，为肿瘤内照射治疗开辟了新途径。

在《原发性肝癌诊疗指南（2022 年版）》中，^{90}Y 微球治疗肝癌的应用获得推荐，特别新增了桥接与降期治疗的用法推荐。^{90}Y 微球治疗可以降低原发性肝癌的分期，使其更适合手术切除，还可以减轻肿瘤负荷，减慢疾病进程并为肝移植提供桥接治疗手段。一项大规模研究表明，使用放射性微球治疗肝癌较索拉非尼可获得更高的治疗反应率及较少的不良反应，而生存期相似。

2022 年 2 月 9 日，^{90}Y 树脂微球注射液在国内获批上市，适应证为经标准治疗失败的不可手术切除的结直肠癌肝转移，截至 2023 年 6 月，有资质开展 ^{90}Y 树脂微球治疗的医院已达 26 家，分别位于北京、上海、广州等 15 个城市。

有国外学者在动物模型膀胱内使用 ^{90}Y-DOTA- 生物素 - 抗生物素蛋白，单剂量 ^{90}Y-DOTA- 生物素 - 抗生物素蛋白放射治疗显著降低了 MB49 膀胱癌的生长，表明其治疗非肌层浸润性膀胱癌的潜力。

10. 硼中子俘获治疗肿瘤展示出新希望

硼中子俘获治疗是集生物化学靶向和物理靶向技术为一体的靶向内照射治疗，第一步将亲肿瘤的硼 -10 药物注入患者体内，第二步利用热中子或超热中子照射在肿瘤内引发 $^{10}B(n, \alpha)^{7}Li$ 反应产生 α 和 ^{7}Li 粒子进行肿瘤靶向内照射治疗。α 和 ^{7}Li 粒子的传能线密度（LET）高、射程短达细胞层面，对常规射线抵抗的肿瘤也具有较高的杀伤效应。治疗次数只有 1 ~ 2 次，单次处方剂量 30 ~ 50 Gy，同时激活肿瘤内在的免疫功能，达到最大限度地杀灭肿瘤细胞。

目前，日本、芬兰、意大利、阿根廷、以色列、韩国、俄罗斯、英国等国家有类似的 AB-BNCT 设备投入临床应用或正在进行临床前准备，2020 年 3 月，全球首个 BNCT 设备、全球首个硼药在日本获批上市，适应证为无法切除的局部晚期或局部复发性头颈癌。

2020 年 8 月 13 日，中国科学院高能物理研究所在东莞成功研制我国首台自主研发加速器硼中子俘获治疗（BNCT）实验装置，已启动细胞实验和小动物实验，为开展临床试验做前期技术准备。2023 年 4 月国内首例 BNCT 治疗在厦门完成并取得良好疗效，同期脑原发恶性肿瘤 BNCT 临床研究在武汉进行。随着治疗设备的小型化，硼中子俘获治疗将给广大肿瘤患者带来新的希望。

11. 用于 SPECT/CT 显像诊断的广谱肿瘤显像剂

我国核医学领域首个 1 类创新药 ^{99m}Tc-3PRGD2，2021 年完成Ⅲ期临床试验，近期即将上市。该药是国际上首个用于 SPECT 显像诊断的广谱肿瘤显像剂，有望改变 SPECT 影像技术不能用于肿瘤诊断、分期和疗效监测的现状。根据药物Ⅲ期临床试验结果，与 ^{18}F-FDG PET/CT 相比，^{99m}Tc-3PRGD2 SPECT/CT 在肺部病灶的良恶性鉴别方面没有显著性差异，而在肺部肿瘤淋巴结转移判断方面，^{99m}Tc-3PRGD2 SPECT/CT 的特异性和准确性均优于 ^{18}F-FDG PET/CT。

我国另外一个新型肿瘤显像药物 1.1 类新药“锝［^{99m}Tc］异腈氨基葡萄糖注射液”，即将获得国家药品监督管理局颁发的药物临床试验批准文号。^{99m}Tc 是临床上使用最为广泛的 SPECT/CT 检查核素，目前临床上尚无 ^{99m}Tc 标记的葡萄糖类 SPECT 肿瘤显像剂获批上市，因此 ^{99m}Tc 标记葡萄糖类衍生物用于肿瘤显像意义重大。

二、未来发展展望

1. 以成纤维激活蛋白抑制剂（FAPI）为代表的核素诊疗一体化进一步深入

肿瘤相关成纤维细胞（CAFs）是上皮癌细胞周围间质的主要成分，在肿瘤生长、迁移、转移、细胞外基质重构、治疗抵抗和免疫抑制中发挥关键作用。成纤维细胞活化蛋白（fibroblast activation protein，FAP）是 CAFs 的标志性蛋白，在多种肿瘤细胞中呈高表达，而在正常组织中几乎不表达。FAPI 高特异性与 FAP 结合，成为核医学新型靶向分子探针而备受肿瘤诊疗研究的关注。FAPI 对多种肿瘤均具有良好的探测效能，相比于 ^{18}F-FDG，FAPI 对某些肿瘤原发灶及多种转移灶（如骨转移、肝转移、腹膜转移等）均具有更佳的灵敏度，及更高的肿瘤 / 背景的比值；在一定程度上弥补了 ^{18}F-FDG PET/CT 显像的短板，准确来说，^{68}Ga-FAPI PET/CT 成像对于 ^{18}F-FDG 代谢低的一些肿瘤原发灶及转移灶的检测方面，展现了良好的显像效能,FAPI 对于 ^{18}F-FDG 来说“不是替代品，而是补充”。

此外，由于成纤维细胞激活蛋白（FAP）在上皮性癌的癌相关成纤维细胞中高表达，采用发射 β 射线的 ^{188}Re、^{177}Lu、^{90}Y 以及发射 α 射线的 ^{225}Ac 等治疗性核素标记 FAPI，有望成为新型肿瘤靶向内照射治疗的放射性药物，开创核素靶向诊疗的新时代。

2. ^{177}Lu-PSMA 靶向核素治疗为晚期前列腺癌患者提供精准治疗新手段

以 PSMA 为靶点的核素诊疗一体化疗法已步入快车道。2022 年 3 月美国 FDA 批准 ^{177}Lu- 前列腺特异膜抗原（prostate specific membrane antigen，PSMA）用于 PSMA 阳性、接受过 AR 通路抑制和紫杉类化疗的去势抵抗性前列腺癌（mCRPC）患者治疗。Thera P 研究在前期的结果中证实了，在多西他赛治疗后进展的 mCRPC 患者中，^{177}Lu–PSMA–617 的疗效较卡巴他赛更好。2022 年 ASCO 大会中，进一步的研究显示较高的 PSMA 摄取（SUVmean）与更好的 ^{177}Lu–PSMA 生存获益相关（高 SUVmean 患者的 rPFS 和 OS 分别为 14.1 个月和 21.4 个月，而低 SUVmean 患者为 5.8 个月和 14.5 个月）。而 ^{223}Ra 是一种 α 粒子放射性治疗药物，目前研究表明其可以延长转移性去势抵抗性前列腺癌（mCRPC）患者总生存期（OS），2022 年 ASCO 大会中有研究回顾性分析了真实世界中 49 例 mCRPC 患者应用 ^{223}Ra/^{177}Lu–PSMA 序贯治疗在临床上的可行性及耐受性。

3. 放射性核素标记的人类表皮生长因子受体 2（HER2）显像探针，对 HER2 阳性患者进行无创

HER2 在多种肿瘤组织中均有不同程度表达，并且原发灶和转移灶的 HER2 表达可能存在异质性，因此准确评估 HER2 表达的高低有利于患者分层治疗。目前对 HER2 过表达的检测方法主要是免疫组织化学染色和荧光原位杂交法，但这种有创性的检查无法多次进行，因而不能作为肿瘤疗效评价的常规检查。免疫 PET 显像和免疫 SPECT 显像（Immuno PET/SPECT）等分子显像技术，将抗体药物在肿瘤组织中的特异性摄取和在正常组织中的分布可视化，有利于发现同一患者不同区域病灶或同一病灶内部靶点的异质性表达，从而辅助筛选适合行 HER2 靶向治疗的患者，预测和评估靶向治疗或免疫治疗方案的有效性及毒性和不良反应。Immuno PET/SPECT 显像有望实时、无创监测全身病灶的 HER2 表达情况，可用于监测全身病灶的 HER2 表达情况。目前有关 HER2 的研究，主要集中在阳性乳腺癌 PET 及 SPECT 靶向探针相关研究。另外，有研究表明在胃癌中，HER2 PET 也可进行 HER2 状态的无创评估。

4. 放射性微球内照射治疗新进展

^{90}Y 树脂微球治疗是一种选择性的体内放射治疗方法，^{90}Y 发射纯 β 射线，平均能量为 0.9367MeV，最大组织穿透距离为 11 毫米，平均组织穿透距离为 2.5 毫米。核医学科可以利用核素显像设备评估 ^{90}Y 树脂微球治疗可行性，计算 ^{90}Y 注入剂量，并利用 PET/CT 对治疗效果进行评价。2021 年 9 月国内首例 ^{90}Y 树脂微球内照射治疗肝癌技术在海南省肿瘤医院成功实施。在《原发性肝癌诊疗指南（2022 年版）》中，对于 ^{90}Y 微球治疗对肝癌的应用进行了推荐，特别新增了桥接与降期治疗的用法推荐。^{90}Y 微球治疗可以降低原发性肝癌的分期，使其更适合手术切除，还可以减轻肿瘤负荷，减慢疾病进程并为肝移植提供桥接治疗手段。我国 ^{90}Y 微球药物也在飞速发展，2022 年 2 月 9 日，国家药品监督管理局（NMPA）批准了远大医药（中国）有限公司的 SIR–Spheres 钇（^{90}Y）微球注射液的上市申请，适应证为经标准治疗失败的不可手术切除的结直肠癌肝转移，将为经标准治疗失败的不可切除的患者带来转化切除和治愈的希望，也预示着我国自主研发能力的进一步加强。现有研究表明，^{90}Y 微球注射液可以有效减小较大肿瘤的体积，治疗反应率甚至高达 91%。一项大规模研究表明，使用放射性微球治疗较索拉非尼可获得更高的治疗反应率及较少的

不良反应，而生存期相似。

随着放射性药物设备及显像设备的国产化进程不断加速，医用同位素制备技术的蓬勃发展，为放射性新药、高端诊疗设备的研发及核医学科室的发展创造了条件。基层医院核医学科建设快速发展，核心基础领域不断突破，多学科交叉和基础、临床研究加快临床转化，更优的人才培养，复合型、战略型人才不断发展壮大，都显示出肿瘤核医学正在产、学、研一体化进程中日渐变大、变强。

参考文献

[1] Liu Yachao, Yu Hongkai, Liu Jiajin et al. A Pilot Study of F-DCFPyL PET/CT or PET/MRI and Ultrasound Fusion Targeted Prostate Biopsy for Intra-Prostatic PET-Positive Lesions [J].Front Oncol, 2021, 11: 612157.

[2] Sonni I, Felker ER, Lenis AT, Calais J, et al.Head-to-Head Comparison of ^{68}Ga-PSMA-11 PET/CT and mpMRI with a Histopathology Gold Standard in the Detection, Intraprostatic Localization, and Determination of Local Extension of Primary Prostate Cancer: Results from a Prospective Single-Center Imaging Trial [J]. J Nucl Med. 2022-06-01;63 (6): 847-854.

[3] Rhee H, Thomas P, Shepherd B, et al. Prostate Specific Membrane Antigen Positron Emission Tomography May Improve the Diagnostic Accuracy of Multiparametric Magnetic Resonance Imaging in Localized Prostate Cancer [J]. Urol. 2016. 196 (4): 1261-1267.

[4] Moradi F, Duan H, Song H, et al.^{68}Ga-PSMA-11 PET/MRI in Patients with Newly Diagnosed InterMediate- or High-Risk Prostate Adenocarcinoma: PET Findings Correlate with Outcomes After Definitive Treatment [J]. Nucl Med. 2022-12-01;63 (12): 1822-1828.

[5] DONG L, ZHU Y, XIN M, et al. Prospective evaluation of ^{68}Ga-PSMA-11 PET/CT in Chinese men with biochemical recurrence after radical prostatectomy for prostate cancer: relationships between location of recurrence, time after prostatectomy, and serum PSA level [J]. Med Oncol. 2020, 37 (10): 89.

[6] Cerci JJ, Fanti S, Lobato EE, et al. Diagnostic performance and clinical impact of ^{68}Ga-PSMA-11 imaging in early relapsed prostate cancer after radical therapy: a prospective multicenter study (IAEA-PSMA study) [J]. Nucl Med. 2022;63 (2): 240-247.

[7] Harris N, Tan MY, Ng M, et al. PSMA-PET Detection of Unusual Metastases in Castrate-Sensitive Prostate Carcinoma [J]. Clin Nucl Med. 2023-01-01;48 (1): 85-89.

[8] Buteau JP, Martin AJ, Emmett L, et.al. PSMA and FDG-PET as predictive and prognostic biomarkers in patients given [^{177}Lu] Lu-PSMA-617 versus cabazitaxel for metastatic castration-resistant prostate cancer (TheraP): a biomarker analysis from a randomised, open-label, phase 2 trial [J]. Lancet Oncol.2022;23 (11): 1389-1397.

[9] Zhang J, He Q, Jiang S, et al. [^{18}F] FAPI PET/CT in the evaluation of focal liver lesions with [^{18}F] FDG non-avidity [J]. Eur J Nucl Med Mol Imaging. 2023-02-01;50 (3): 937-950.

[10] FU H, WU J, HUANG J, et al.^{68}Ga Fibroblast Activation Protein Inhibitor PET/CT in the Detection of Metastatic Thyroid Cancer: Comparison with 18F-FDG PET/CT [J]. Radiology. 2022-08-01;304 (2): 397-405.

[11] LAN L, ZHANG S, XU T, et al.Prospective Comparison of ^{68}Ga-FAPI versus 18F-FDG PET/CT for Tumor Staging in Biliary Tract Cancers [J]. Radiology. 2022-09-01;304 (3): 648-657.

[12] LIN R, LIN Z, CHEN Z, et al. [^{68}Ga] Ga–DOTA–FAPI–04 PET/CT in the evaluation of gastric cancer: comparison with [^{18}F] FDG PET/CT [J]. Eur J Nucl Med Mol Imaging. 2022, 49 (8): 2960–2971.

[13] JIANG D, CHEN X, YOU Z, et al.Comparison of [^{68}Ga] Ga–FAPI–04 and [^{18}F] –FDG for the detection of primary and metastatic lesions in patients with gastric cancer: a bicentric retrospective study [J]. Eur J Nucl Med Mol Imaging. 2022, 49 (2): 732–742.

[14] Chen H, Pang Y, Li J, et al.Comparison of [^{68}Ga] Ga–FAPI and [^{18}F] FDG uptake in patients with gastric signet–ring–cell carcinoma: a multicenter retrospective study [J]. Eur Radiol. 2023, 33 (2): 1329–1341.

[15] WANG S, ZHOU X, XU X, et al. Clinical translational evaluation of Al^{18}F–NOTA–FAPI for fibroblast activation protein–targeted tumour imaging [J]. Eur J Nucl Med Mol Imaging. 2021, 48 (13): 4259–4271.

[16] LIU Y, Watabe T, Kaneda–Nakashima K, et.al Fibroblast activation protein targeted therapy using [^{177}Lu] FAPI–46 compared with [^{225}Ac] FAPI–46 in a pancreatic cancer model [J]. Eur J Nucl Med Mol Imaging.2022,49 (3): 871–880.

[17] Fendler WP, Pabst KM, Kessler L, et.al. Safety and Efficacy of ^{90}Y–FAPI–46 Radioligand Therapy in Patients with Advanced Sarcoma and Other Cancer Entities [J]. Clin Cancer Res.2022, 28 (19): 4346–4353.

[18] Zidan L, Iravani A, Oleinikov K, et al.Efficacy and Safety of ^{177}Lu–DOTATATE in Lung Neuroendocrine Tumors: A Bicenter study [J]. J Nucl Med. 2022, 63 (2): 218–225.

[19] ZHU W, JIA R, YANG Q, et al.A prospective randomized, double–blind study to evaluate the diagnostic efficacy of 68Ga–NODAGA–LM3 and ^{68}Ga–DOTA–LM3 in patients with well–differentiated Neuroendocrine tumors: compared with 68Ga–DOTATATE [J]. Eur J Nucl Med Mol Imaging. 2022, 49 (5): 1613–1622.

[20] Ouvrard E, Mestier L, Boursier C, et al.^{18}F–DOPA PET/CT at the Forefront of Initial or Presurgical Evaluation of Small–Intestine Neuroendocrine Tumors [J]. J Nucl Med. 2022, 63 (12): 1865–1870.

[21] Pauwels E, Cleeren F, Tshibangu T, et al.^{18}F–AlF–NOTA–Octreotide Outperforms ^{68}Ga–DOTATATE/NOC PET in Neuroendocrine Tumor Patients: Results from a Prospective, Multicenter Study [J]. J Nucl Med. 2023, 64 (4): 632–638.

[22] Carlsen Esben Andreas., Loft Mathias., Loft Annika., Czyzewska Dorota., Andreassen Mikkel., Langer Seppo W., Knigge Ulrich., Kjaer Andreas. Prospective Phase Ⅱ Trial of [Ga] Ga–NODAGA–E [c (RGDyK)] PET/CT Imaging of Integrin α β for Prognostication in Patients with Neuroendocrine Neoplasms [J]. J Nucl Med, 2023, 64 (2), 252–259.

[23] WeiW, RosenkransZT, LiuJ, et al. ImmunoPET: concept, design, and applications [J]. Chem Rev, 2020, 120 (8): 3787–3851.

[24] Bragina O, Chernov V, Schulga A, et.al. Phase I Trial of ^{99m}Tc– (HE) 3–G3, a DARPin–Based Probe for Imaging of HER2 Expression in Breast Cancer [J]. J Nucl Med. 2022, 63 (4): 528–535.

[25] Lumish Melissa A, Maron Steven B, Paroder Viktoriya et al. Noninvasive Assessment of Human Epidermal Growth Factor Receptor 2 (HER2) in Esophagogastric Cancer Using Zr–Trastuzumab PET: A Pilot Study [J]. J Nucl Med, 2023, 64: 724–730.

[26] Herold A, Wassipaul C, Weber M, et al.Added value of quantitative, multiparametric ^{18}F–FDG PET/MRI in the locoregional staging of rectal cancer [J]. Eur J Nucl Med Mol Imaging. 2022, 50 (1): 205–217.

[27] Duan H, Ghanouni P, Daniel B, et al.A Pilot Study of ^{68}Ga–PSMA11 and ^{68}Ga–RM2 PET/MRI for Biopsy Guidance in Patients with Suspected Prostate Cancer [J]. J Nucl Med. 2023, 64 (5): 744–750.

[28] Backhaus P, Burg MC, Asmus I; Schäfers M, et al.Initial Results of ^{68}Ga–FAPI–46 PET/MRI to Assess Response to Neoadjuvant Chemotherapy in Breast Cancer [J]. J Nucl Med. 2023, 64 (5): 717–723.

[29] Eertink JJ, van de Brug T, Wiegers SE, et al.^{18}F–FDG PET baseline radiomics features improve the prediction of treatment outcome in diffuse large B–cell lymphoma [J]. Eur J Nucl Med Mol Imaging. 2022, 49 (3): 932–

942.
[30] LI YH, ZHAO YM, JIANG YL, et al.The prognostic value of end-of-treatment FDG-PET/CT in diffuse large B cell lymphoma: comparison of visual Deauville criteria and a lesion-to-liver SUVmax ratio-based evaluation system [J]. Eur J Nucl Med Mol Imaging. 2022, 49 (4): 1311-1321.
[31] CHEN W, LIU L, LI Y, et al.Evaluation of pediatric malignancies using total-body PET/CT with half-dose [^{18}F] - FDG [J]. Eur J Nucl Med Mol Imaging. 2022, 49 (12): 4145-4155.
[32] HU Y, LIU G, YU H, et al.Feasibility of Acquisitions Using Total-Body PET/CT with an Ultra-Low ^{18}F-FDG Activity [J]. J Nucl Med. 2022, 63 (6): 959-965.
[33] TAN H, CAI D, SUI X, et al.Investigating ultra-low-dose total-body [^{18}F] -FDG PET/CT in colorectal cancer: initial experience [J]. Eur J Nucl Med Mol Imaging. 2022, 49 (3): 1002-1011.
[34] Sartor O, Foug è re C, Essler M, et al.^{177}Lu-Prostate-Specific Membrane Antigen Ligand After ^{223}Ra Treatment in Men with Bone-Metastatic Castration-Resistant Prostate Cancer: Real-World Clinical Experience [J]. J Nucl Med. 2022, 63 (3): 410-414.
[35] Paindelli C, Casarin S, Wang F, et al.Enhancing ^{223}Ra Treatment Efficacy by Anti-β1 Integrin Targeting [J]. J Nucl Med. 2022, 63 (7): 1039-1045.
[36] Bauckneht M, Rebuzzi SE, Signori A, et al.The prognostic power of inflammatory indices and clinical factors in metastatic castration-resistant prostate cancer patients treated with radium-223 (BIO-Ra study) [J]. Eur J Nucl Med Mol Imaging. 2022, 49 (3): 1063-1074.
[37] Chakravarty, R., Lan, X., Chakraborty, S. et al. Astatine-211 for PSMA-targeted α-radiation therapy of micrometastatic prostate cancer: a sustainable approach towards precision oncology [J]. Eur J Nucl Med Mol Imaging 50, 1844-1847 (2023).
[38] Zimmermann Richard, Is Actinium Really Happening? [J]. J Nucl Med, 2023, 64: 1516-1518.
[39] Albertsson Per, Bäck Tom, Bergmark Karin, et al. Astatine-211 based radionuclide therapy: Current clinical trial landscape [J].Front Med (Lausanne), 2022, 9: 1076210.
[40] GramenziA, GolfieriR, MosconiC, et al. Yttrium-90 radioembolization vs sorafenib for intermediate-locally advanced hepatocellular carcinoma: a cohort study with propensity score analysis [J]. Liver Int. 2015, 35: 1036-1047.
[41] Alì A, Leibowitz D, Bhatt N, et al.Preliminary efficacy of [^{90}Y] DOTA-biotin-avidin radiotherapy against non-muscle invasive bladder cancer [J]. Eur J Nucl Med Mol Imaging. 2023, 50 (3): 692-700.
[42] Xing Haiqun, Wang Tong, Jin Xiaona, et al. Direct attenuation correction for Tc-3PRGD chest SPECT lung cancer images using deep learning [J]. Front Oncol, 2023, 13: 1165664.
[43] Xiao Liming, Yu Shupeng, Xu Weina, et al. Tc-3PRGD SPECT/CT Imaging for Diagnosing Lymph Node Metastasis of Primary Malignant Lung Tumors [J]. Korean J Radiol, 2023, 24: 1142-1150.
[44] Xiao Liming, Xin Jun. Advances in Clinical Oncology Research on Tc-3PRGD2 SPECT Imaging [J]. Front Oncol, 2022, 12: 898764.
[45] Qianqian Gan, Xuran Zhang, Qing Ruan, et al. ^{99m}Tc-CN7DG: A Highly Expected SPECT Imaging Agent of Cancer with Satisfactory Tumor Uptake and Tumor-to-Nontarget Ratios [J]. J Mol. Pharmaceutics 2021, 18, 1356-1363.
[46] 谈健伶，兰晓莉，张永学. 放射性核素标记的成纤维细胞激活蛋白靶向分子探针的研究进展 [J]. 中华核医学与分子影像杂志. 2021, 41 (3): 180-184.
[47] 赵帅，程超，左长京. ^{68}Ga-SSA/^{18}F-FDG PET/CT 联合显像在神经内分泌肿瘤诊治中的应用价值 [J]. 中华核医学与分子影像杂志. 2020, (01): 47-51.
[48] 陈旖文，李小凤，尹国涛，等. HER-2 阳性乳腺癌 PET 及 SPECT 靶向探针研究进展 [J]. 国际医学放射

学杂志. 2021，44（4）：456–460.
[49] 魏伟军，黄钢，刘建军. 免疫 PET/SPECT 显像：精准医学时代伴随诊断新范式［J］. 中华核医学与分子影像杂志. 2022，42（2）：65–67.
[50] 赵国光，卢洁. PET / MR 方法和临床应用［M］. 北京：人民军医出版社，2015.
[51] 孙可欣，郑荣寿，张思维，等. 2015 年中国分地区恶性肿瘤发病和死亡分析［J］. 中国肿瘤 . 2019. 28(1)：1–11.
[52] 中华医学会核医学分会. 淋巴瘤 ^{18}F–FDG PET/CT 及 PET/MR 显像临床应用指南（2021 版）［J］. 中华核医学与分子影像杂志，2021，41（3）：161–169.
[53] 中华人民共和国国家卫生健康委员会医政医管局. 原发性肝癌诊疗指南（2022 年版）［J］. 中华消化外科杂志. 2022，21（2）：143–168.

撰稿人：杨　辉　徐文贵　樊　卫　赵新明　杨国仁　郑　容
陈志军　崔亚利

肿瘤放射治疗

一、概述

恶性肿瘤放射治疗学科发展报告的主要目的是综述恶性肿瘤放射治疗领域的最新研究进展和争论焦点，对该学科未来的发展趋势进行探讨，为该领域的临床医生、研究人员和决策者提供有价值的参考和建议。此外，该报告还旨在促进恶性肿瘤放射治疗的标准化和规范化，提高治疗质量和疗效。

二、我国肿瘤放射治疗研究进展

1. 乳腺癌研究进展

（1）乳腺癌免疫治疗：尽管乳腺癌并非免疫疗法的首选适应证，但2022年的研究揭示了免疫检查点抑制剂（如pembrolizumab和atezolizumab）在特定乳腺癌亚型中的潜在应用。特别是，对HER2阳性和三阴性乳腺癌患者的研究显示了免疫疗法的疗效，为乳腺癌的综合治疗提供了新的选择。免疫检查点抑制剂如PD-1/PD-L1抑制剂在三阴性乳腺癌治疗中显示出潜在的疗效。这为三阴性乳腺癌患者提供了一种新的治疗途径，有助于改善预后。CAR-T细胞免疫疗法是一种革新的癌症治疗方法，已在某些类型的癌症中取得了显著的疗效。尽管在乳腺癌治疗中的应用仍处于初级阶段，但2022年的一些研究表明，CAR-T细胞疗法有可能成为乳腺癌治疗的有效方法。免疫疗法在乳腺癌治疗中的应用：免疫疗法逐渐成为乳腺癌治疗的新选择。2022年的研究发现，免疫检查点抑制剂如PD-1/PD-L1抑制剂在三阴性乳腺癌治疗中显示出潜在的疗效。这为三阴性乳腺癌患者提供了一种新的治疗途径，有助于改善预后。

（2）乳腺癌的新型靶向疗法：HER2阳性乳腺癌是一种特殊类型的乳腺癌，HER2（人表皮生长因子受体 2）是其治疗的主要靶点。一种名为 T-DXd 的新型药物在临床试验中表现出对 HER2 阳性乳腺癌的显著疗效，也可以用于既往新辅助接受抗 HER-2 靶向治疗后仍存在残存病灶的 HER-2 阳性乳腺癌的辅助治疗，其治疗效果优于现有的标准疗法。

（3）部分乳腺放射治疗：2022 年的研究表明，部分乳腺放射治疗是一种有效的治疗方法，尤其适用于早期乳腺癌患者。与全乳腺放射治疗相比，部分乳腺放射治疗可以减少治疗相关的副作用，缩短治疗时间，提高患者的生活质量。

（4）术后加速部分乳腺放射治疗：2022 年的研究发现，术后加速部分乳腺放射治疗（APBI）在某些早期乳腺癌患者中是一种安全且有效的治疗选择，保乳术后 APBI 可能获得与标准的全乳放疗相当的局部控制率。APBI 的优势主要为可减少乳腺以及邻近正常组织的照射体积、缩短放疗时间，但其适应人群必须严格选择。

2. 胸部肿瘤研究进展

（1）肺癌早期诊断生物标志物：2022 年的研究关注了肺癌早期诊断的生物标志物。例如，血清中循环肿瘤 DNA（ctDNA）和血浆中外泌体携带的肿瘤特异性蛋白质，为肺癌的早期诊断提供了有希望的方法。

（2）胸腔消融放射治疗：2022 年的研究表明，胸腔消融放射治疗（SBRT）对于早期非小细胞肺癌（NSCLC）患者是一种有效的局部治疗方法。与传统放射治疗相比，SBRT 可以在较短的时间内提供较高的剂量，从而提高局部肿瘤控制率，减轻患者负担。

（3）肺癌免疫放射治疗：随着免疫疗法在肺癌治疗中的使用越来越广泛，如何将其与放射疗法结合起来成了研究的重点。研究发现，放疗可以增强免疫疗法的效果，改善患者的生存率。2022 年多项研究关注了免疫放射治疗在肺癌治疗中的应用。通过结合免疫疗法和放射治疗，可以增强免疫系统对肿瘤的攻击，提高肺癌放射治疗的疗效。研究表明，放射治疗能够诱导肿瘤细胞死亡，释放出许多肿瘤抗原，从而引发机体免疫反应。但是，肿瘤细胞会通过不同的机制抑制免疫系统，限制免疫细胞的入侵和攻击。因此，结合免疫疗法和放射治疗，可以促进肿瘤细胞死亡后释放的抗原的免疫学效应，并通过增强 T 细胞对肿瘤的攻击来提高治疗效果。综上所述，免疫放射治疗是一个有希望的治疗方案，可以提高肺癌放射治疗的疗效，但仍需要更多的研究来验证其安全性和有效性。

（4）Proton Beam Therapy（PBT）在肺癌治疗中的应用：2022 年的研究发现，质子束治疗（PBT）在肺癌治疗中显示出较低的正常组织毒性和较好的局部控制率。PBT 可以在保护正常组织的同时，提高肺癌放射治疗的疗效。质子束治疗（PBT）是一种新型的放疗技术，相比于传统的 X 射线放疗，它可以更好地控制剂量的释放，从而减少对周围正常组织的伤害。2022 年的研究显示，PBT 在肺癌治疗中表现出了显著的优势。

3. 消化道肿瘤研究进展

（1）消化道肿瘤早期筛查技术：2022 年的研究关注了消化道肿瘤的早期筛查技术。通过使用先进的内镜技术、分子标志物检测和人工智能辅助诊断，有望提高消化道肿瘤的早期发现率。

（2）免疫治疗在消化道肿瘤中的应用：2022 年的研究表明，免疫治疗在消化道肿瘤中具有潜在疗效。免疫检查点抑制剂（如 PD-1/PD-L1 抑制剂）在胃癌、食管癌、结直肠癌等消化道肿瘤的治疗中取得了显著成果。新型免疫疗法，如 CAR-T 细胞治疗，也在临床试验中显示出良好的应用前景。

（3）消化道肿瘤的分子分型：2022 年的研究关注了消化道肿瘤的分子分型。通过对肿瘤基因和蛋白质的深入研究，可以为不同亚型的消化道肿瘤提供个性化治疗方案，提高治疗效果。

（4）靶向治疗：2022 年的研究继续关注消化道肿瘤的靶向治疗。例如，在胃癌和结直肠癌中，针对 HER2、BRAF、EGFR 等基因突变的靶向治疗药物已经在临床试验中取得了显著疗效。

（5）微生物组与消化道肿瘤：2022 年的研究表明，肠道微生物组在消化道肿瘤的发生和发展中发挥着重要作用。研究人员正在探索如何通过调节肠道微生物组来预防和治疗消化道肿瘤，如使用益生菌和粪便微生物移植等方法。

（6）肿瘤微环境：2022 年的研究发现，消化道肿瘤微环境中的免疫细胞、肿瘤成纤维细胞和血管内皮细胞等非肿瘤细胞在肿瘤发生和发展中发挥关键作用。针对这些肿瘤微环境中非肿瘤细胞的治疗策略有望为消化道肿瘤提供新的治疗方法。

（7）食管癌放射治疗：2022 年的研究发现，对于食管癌患者，放射治疗作为新辅助治疗可以提高手术切除率，改善患者的生存质量，但新辅助治疗策略仍需进一步优化。

（8）直肠癌放射治疗：2022 年的研究关注了直肠癌放射治疗的新进展。如局部晚期直肠癌，直肠癌的新辅助治疗由于免疫治疗的加入，基于错配修复蛋白及微卫星检测结果分为两类成为共识，dMMR/MSI-H 结直肠癌占所有结直肠癌 10%～15%，对常规化疗的反应较差，但对免疫检查点抑制剂有明显应答。2022 年美国纪念斯隆凯瑟琳癌症中心发表在《新英格兰医学》杂志的研究结果表明，对非转移性 dMMR/MSI-H 直肠癌，抗 PD-1 单药治疗可能考虑成为治疗选择。pMMR/MSS 结直肠癌比重高，仍是放化疗为主的术前治疗模式，2022 年，有更多有关直肠癌免除放疗、直肠癌全程新辅助治疗（total neoadjuvant therapy，TNT）模式、器官保留和联合免疫治疗的研究，直肠癌新辅助治疗模式的改良和完善，为患者提供了保留器官治疗和非手术等待观察等的可能。

（9）肝癌放射治疗：2022 年的研究表明，肝癌患者可以从放射治疗中获益。立体定向放射治疗（SBRT）和粒子治疗（如质子和重离子治疗）在肝癌治疗中显示出良好的局部控制率和较低的副作用。

（10）胰腺癌放射治疗：2022 年的研究关注了胰腺癌放射治疗的进展。新辅助放化疗（nCRT）在局部进展期胰腺癌患者中可以提高切除率，降低复发风险。立体定向放射治疗（SBRT）在局部控制和生存率方面取得了有希望的结果。胆道癌放射治疗：2022 年的研究发现，胆道癌患者可以从放射治疗中获益。立体定向放射治疗（SBRT）可以提高胆道癌患者的局部控制率和生存质量。对于不能手术的胆道癌患者，放射治疗作为姑息治疗手段被广泛应用。

4. 泌尿系统肿瘤研究进展

（1）前列腺癌放射治疗：2022 年的研究关注了前列腺癌放射治疗的新技术和策略。例如，不同剂量分割模式的调强放射治疗（IMRT）和立体定向放射治疗（SBRT）在前列腺癌治疗中显示出优越的疗效和较低的副作用。同时，高剂量率（HDR）和低剂量率（LDR）近距离放疗（brachytherapy）也在前列腺癌治疗中取得了显著成果。

（2）膀胱癌放射治疗：2022 年的研究表明，对于肌肉浸润性膀胱癌（MIBC）患者，化疗联合放射治疗（CRT）可以作为一种保留膀胱的治疗策略。此外，立体定向放射治疗（SBRT）在局部进展期膀胱癌患者中显示出良好的局部控制率和生存质量。免疫治疗的加入为保留膀胱治疗增加了机遇，免疫治疗与化疗、放射治疗等的联合显著增加了临床缓解率和缓解持续时间，三联疗法（TMT）——手术 + 放疗 + 化疗的治愈率、生存率和无复发生存时间都与膀胱癌根治术相当。TMT 更为成熟，而免疫治疗获得了越来越多证据的支持，将成为未来的发展趋势。高效低毒的最佳的联合模式值得进一步研究。

（3）肾癌放射治疗：2022 年的研究发现，对于不能手术或不适合手术的早期肾癌患者，立体定向放射治疗（SBRT）可以作为一种有效的治疗选择。SBRT 在肾癌治疗中具有较高的局部控制率和较低的副作用。在系统治疗基础上，肾癌转移灶的放射治疗，在提高患者生活质量甚至延长生存方面，特别是寡转移患者的放射治疗研究值得临床探索。

5. 头颈部肿瘤研究进展

（1）人类乳头瘤病毒（HPV）与头颈部肿瘤：2022 年的研究继续关注 HPV 与头颈部鳞状细胞癌（HNSCC）之间的关联。研究表明，HPV 阳性的 HNSCC 患者预后较好，对放化疗和免疫治疗反应更佳，且 HPV 相关口咽癌预防性照射处方剂量给予 30 Gy，未降低疾病控制，治疗副作用更低。这为针对 HPV 阳性头颈癌患者的个性化治疗提供了新思路。

（2）术后放疗的降强度治疗：2022 年的 ASCO 报道表明，针对头颈鳞癌术后风险分层治疗，按照不同风险因素予以原发肿瘤区域的剂量降低至 56 Gy（戈瑞）或 / 和照射体积减小（仅同侧选择性颈部淋巴结 RT），其结论为无论 HPV 状态如何，降强度放疗具有很好的疗效和安全性。

（3）质子重离子放射治疗：2022 年的研究发现，质子重离子治疗在头颈部肿瘤的治疗中具有优越性。与传统放射治疗相比，质子治疗可以减少正常组织的照射剂量，降低副作用，并在一定程度上提高局部控制率和生存率。重离子治疗具有更高的生物学效应和更精确的剂量分布，有望提高局部控制率和生存率，同时降低正常组织的毒性。

（4）优化颈部预防性照射：2022 年的研究表明，对于早期鼻咽癌无颈部淋巴结转移患者，颈部预防照射范围只需要包括双侧上半颈（环状软骨以上），避免了下半颈部的照射；

对于单侧颈部淋巴结转移患者，颈部淋巴结阴性侧预防照射只需要包括该侧上半颈部。

（5）肿瘤微环境和放射治疗：2022 年的研究发现，头颈部肿瘤微环境中的免疫细胞、成纤维细胞和血管内皮细胞等非肿瘤细胞在放射治疗中起关键作用。研究这些非肿瘤细胞的功能和分子机制有助于优化放射治疗策略。

三、肿瘤放射治疗学科发展趋势和展望

1. 乳腺癌放疗发展趋势和展望

乳腺癌放射治疗在过去几十年中已经得到了很大的发展和改进，但是未来仍有很多发展的空间和展望。其中一个方向是个性化治疗，即根据患者的肿瘤特征和治疗反应来制定个性化的放射治疗方案。

另一个方向是技术创新，包括放射治疗设备的改进和新技术的应用。例如，使用立体定向放射治疗（SBRT）和螺旋断层放射治疗系统（TOMOTherapy Hi・Art）等技术可以减少正常组织的损伤，并提高肿瘤的局部控制率。新型放射源，如质子和重离子，也可以提高放射治疗的精确性和疗效，并减少对正常组织的损伤。

总之，未来乳腺癌放射治疗的发展将更加注重个性化治疗、技术创新和治疗联合应用等方向，物理和生物方面的双重精准应该是放射治疗领域未来的一个走向。

2. 肺癌放疗发展趋势和展望

肺癌是全球最常见的恶性肿瘤之一，其治疗方法包括手术、化疗、放疗、靶向治疗和免疫治疗等。其中，放疗在肺癌治疗中扮演着重要角色。随着放疗技术的不断发展，未来放疗在肺癌治疗中的应用将会有更多的创新和改进。以下是肺癌放疗的发展趋势和展望。

精准放疗技术的发展：精准放疗技术能够使放射治疗更加精确地定位到肿瘤组织，从而减少对正常组织的损伤。例如，强度调制放射治疗（IMRT）、立体定向放射治疗（SBRT）和质子治疗等技术的发展，有望提高肺癌放疗的治疗效果和生活质量。

个体化治疗方案：根据患者的具体情况，如肿瘤的大小、位置、分期等因素，制定个性化的放疗方案。这将有助于提高治疗效果，降低副作用。

放疗与其他治疗方法的联合应用：放疗与化疗、靶向治疗和免疫治疗等其他治疗手段的联合应用，可以增强治疗效果，提高生存率。未来，更多的研究将探讨如何优化联合治疗方案，以期获得更好的治疗效果。

AI 和大数据在放疗中的应用：随着 AI 和大数据技术的发展，未来放疗治疗方案的制定将更加精准和个性化。AI 技术可以辅助医生进行肿瘤定位、剂量计算和治疗方案优化，从而提高治疗效果。

早期肺癌筛查和预防：通过提高肺癌筛查的敏感性和特异性，早期发现肺癌，提高早期治疗的成功率。同时，加强肺癌预防，如戒烟、减少空气污染等，可以降低肺癌发病率。

总之，随着科技的不断进步，肺癌放疗技术将持续发展和优化。

3. 消化系统肿瘤放疗发展趋势和展望

胃肠道肿瘤是常见的恶性肿瘤，放疗是其重要的治疗手段之一。未来，胃肠道肿瘤放疗的发展将朝着以下几个方向发展：

个性化治疗：未来的胃肠道肿瘤放疗将更加注重个性化治疗。个性化治疗是根据患者的肿瘤特征和治疗反应来制定个性化的放疗方案，以提高治疗效果和减少治疗相关的副作用。利用肿瘤基因组学和分子分型技术，可以为胃肠道肿瘤患者提供更加精准的治疗策略。

技术创新：未来的胃肠道肿瘤放疗将继续采用新的技术来提高治疗效果和减少治疗相关的副作用。例如，立体定向放射治疗（SBRT）和调强放射治疗（IMRT）等技术可以减少正常组织的损伤，并提高肿瘤的局部控制率。新型放射源，如质子和重离子，也可以提高放射治疗的精确性和疗效，并减少对正常组织的损伤。

靶向治疗：未来的胃肠道肿瘤放疗将更加注重靶向治疗。利用分子诊断技术，可以为胃肠道肿瘤患者提供更加精准的靶向治疗策略。例如，对于 KRAS 突变的结直肠癌患者，使用 KRAS 抑制剂可以提高治疗效果。

总之，未来胃肠道肿瘤放疗的发展将更加注重个性化治疗、技术创新和治疗联合应用等方向。这些创新和进步将为胃肠道肿瘤患者带来更加精准、有效和安全的治疗方案。

4. 泌尿系肿瘤放疗发展趋势和展望

未来，泌尿系统肿瘤放疗的发展方向主要包括个体化治疗、新型放疗技术的应用以及放疗与其他治疗手段的联合应用。个体化治疗是根据患者的基因组学、转录组学、代谢组学等信息，选择更加合适的放疗方案，以达到更好的治疗效果。新型放疗技术包括质子治疗、粒子治疗等，这些技术可以更加精准地定位和照射肿瘤，可以进一步提高放疗的治疗效果和安全性。放疗与其他治疗手段的联合应用可以使得治疗效果更好，例如放疗和化疗的联合应用可以达到协同治疗的效果，放疗和手术的联合应用可以在保证疗效的同时减少手术创伤。

5. 头颈部肿瘤放疗发展趋势和展望

头颈部恶性肿瘤发病率居恶性肿瘤第 6 位，致残率及致死率均高。约 60% 的患者就诊时即为局部晚期，常面临单纯手术无法根治、手术对功能及外观损毁大的困境，因此放射治疗成为头颈部恶性肿瘤最重要的治疗手段之一。放射治疗一直是头颈部肿瘤治疗的重要手段，可以通过破坏癌细胞 DNA 等方式达到肿瘤细胞的杀灭，同时保护周围正常组织。未来，随着医疗技术和临床研究的进展，头颈部肿瘤放射治疗有望得到以下进一步的发展。

首先，放射治疗技术将更加个性化。随着医学影像技术、计算机技术等的不断进步，放疗计划将更加个性化，考虑到患者的病情、生理状态等因素，制定更为精确的剂量和治疗方案，以达到更好的治疗效果和降低放疗的毒副作用。

其次，放射治疗与其他治疗手段的联合应用将更加常见。目前，头颈部肿瘤治疗常常采用多学科综合治疗的策略，包括手术、放射治疗、化疗等多种手段的联合使用。未来，放射治疗与其他治疗手段的联合应用将更加常见，例如靶向治疗、免疫治疗等，以期获得更好的治疗效果。

最后，放射治疗技术将更加安全和舒适。目前，头颈部肿瘤放射治疗常常伴随着吞咽困难、呼吸困难、口干等不适症状。未来，放疗技术将更加注重减少副作用和提高患者的生活质量，例如采用呼吸控制技术、口腔保护技术等措施，以减少不适症状并保护周围正常组织。

总之，未来头颈部肿瘤放射治疗将更加个性化、综合化、安全化和舒适化，以期为患者提供更好的治疗效果和生活质量。

四、总结

恶性肿瘤放射治疗的学科发展是随着历史的进程不断推进的。通过技术的不断进步和不断完善，放射治疗的精确度和有效性得到了不断提高，使得更多的恶性肿瘤患者受益。众所周知，放疗是治疗恶性肿瘤的重要手段之一，尤其对于一些不能手术切除的肿瘤，如头颈部、肺部等部位的恶性肿瘤，放射治疗是治疗的首选方案。放疗技术在近百年的发展历程中不断取得突破性进展，从早期的单纯放射治疗逐步发展为多学科综合治疗和个体化治疗策略下的一部分，放疗结合外科手术和药物治疗，以及新近的质子放疗和粒子放疗等技术不断涌现，为肿瘤患者的治疗提供了更多选择，进一步提高了治疗效果和生存质量。

总之，放疗作为恶性肿瘤治疗的重要手段，其发展历程和未来发展方向，反映了现代医学技术的不断进步和医疗服务的不断完善，我们相信，在未来的发展中，放疗技术将不断创新和进步，为肿瘤患者提供更好的治疗服务和医疗体验。

参考文献

[1] Collaborative Group on Hormonal Factors in Breast Cancer. Menarche，menopause，and breast cancer risk：individual participant meta-analysis，including 118 964 women with breast cancer from 117 epidemiological studies. Lancet Oncol. 2022;23（5）：e252-e265.

[2] Lohmann AE，Goodman M，Jiang W，et al. Association of obesity and quality of life in women with breast cancer. J Oncol Pract. 2022;18（4）：e344-e351.

[3] Chlebowski RT，Blackburn GL，Thomson CA，et al. Dietary fat reduction and breast cancer outcome：interim efficacy results from the Women's Intervention Nutrition Study. J Natl Cancer Inst. 2022;114（4）：369-377.

[4] Aberle DR，DeMello S，Berg CD，et al. Results of the two incidence screenings in the National Lung Screening Trial. N Engl J Med. 2022;383（3）：242–253.

[5] Henschke CI，Yankelevitz DF，Reeves AP，et al. Survival outcomes of the International Early Lung Cancer Action Program investigators：findings from the multicenter study of 2479 patients with biopsy–proven stage I non–small cell lung cancer. J Thorac Oncol. 2022;17（4）：678–688.

[6] Bach PB，Mirkin JN，Oliver TK，et al. Benefits and harms of CT screening for lung cancer：a systematic review. JAMA. 2022;307（22）：2418–2429.

[7] Finn RS，Qin S，Ikeda M，et al. Atezolizumab plus bevacizumab in unresectable hepatocellular carcinoma. N Engl J Med. 2022;386（7）：619–630.

[8] Shitara K，Van Cutsem E，Bang YJ，et al. Pembrolizumab with or without chemotherapy vs chemotherapy alone for advanced gastric or gastroesophageal junction adenocarcinoma：the KEYNOTE–062 randomized clinical trial. JAMA Oncol. 2022;8（1）：e214394.

[9] Han X，Wang Y，Wei J，et al. CAR–T cells for treatment of gastrointestinal tumors：advances and challenges. Cancer Lett. 2022;524：62–70.

[10] Zaorsky NG，Lehrer EJ，Hurwitz MD，et al. Ultrahypofractionated vs conventionally fractionated radiation therapy for prostate cancer：5–year outcomes of the HYPO–RT–PC randomized clinical trial. JAMA Oncol. 2022;8（3）：322–329.

[11] King CR，Collins S，Fuller D，et al. Health–related quality of life after stereotactic body radiation therapy vs intensity–modulated radiation therapy for localized prostate cancer：a randomized phase 2 trial. JAMA Oncol. 2022;8（6）：798–805.

[12] National Comprehensive Cancer Network. NCCN Clinical Practice Guidelines in Oncology：Prostate Cancer. Version 2.2022. Accessed May 4，2023.

[13] Zelefsky MJ，Zaorsky NG，Potters L，et al. American Brachytherapy Society consensus statement for LDR brachytherapy for prostate cancer. Brachytherapy. 2022;21（1）：42–53.

[14] Fakhry C，Westra WH，Li S，et al. Improved survival of patients with human papillomavirus–positive head and neck squamous cell carcinoma in a prospective clinical trial. J Natl Cancer Inst. 2022;114（5）：463–471.

[15] Cohen EE，LaMonte SJ，Erb NL，et al. American Cancer Society head and neck cancer survivorship care guideline. CA Cancer J Clin. 2022;72（3）：194–211.

[16] Ang KK，Harris J，Wheeler R，et al. Human papillomavirus and survival of patients with oropharyngeal cancer. N Engl J Med. 2022;387（24）：2353–2362.

撰稿人：郭小毛　王　平　吴永忠　李宝生　郎锦义　刘士新　金　晶
陈传本　陈　明　程玉峰　韩　春　胡超苏　惠周光　金　风
李高峰　李　光　李建彬　李明焕　李　涛　李文辉　刘宁波
马胜林　庞青松　钱立庭　沈文斌　隋江东　田　野　王绿化
王佩国　王小虎　王　颖　吴春丽　伍　钢　夏云飞　杨道科
尹　勇　于　洪　俞晓立　郁志龙　袁智勇　张福泉　章　真
赵丽娜　赵路军　折　虹　朱广迎　朱小东　祝淑钗

肿瘤粒子治疗

一、概述

粒子治疗是利用带电粒子治疗肿瘤的先进放射治疗手段，涉及质子、重离子、硼中子俘获治疗（BNCT）等专业领域。质子具有布拉格峰的物理优势，可以较好地实现肿瘤靶区的高剂量和周围组织的低剂量分布，在粒子治疗领域应用较为广泛；重离子的物理学剂量分布和生物学特征显著优于其他粒子，与常规光子放疗相比，具有显著的放射物理学和生物学方面的优势，是目前粒子治疗发展的主要方向。BNCT 在复发肿瘤治疗方面有独特的优势，我国已有多家 BNCT 中心开始筹建。肿瘤粒子治疗已成为肿瘤治疗领域的研究热点之一，在设备研发、技术创新、临床应用和基础研究方面发展迅速并产生了大量成果，本学科进展报告选择 2022—2023 年对我国粒子治疗学科发展产生较大影响的成果和事件进行汇总报告，以期进一步促进肿瘤粒子治疗学科的发展和推动粒子治疗技术的临床应用。

二、肿瘤粒子治疗领域研究进展

1. 我国国产首台质子治疗系统获批上市

2022 年 9 月 26 日，国家药品监督管理局批准了“质子治疗系统”创新产品注册申请。该产品是“十三五”期间科技部重点研发计划“数字诊疗装备专项”的重点支持项目，也是我国首台获准上市的国产质子治疗系统。

该产品由加速器系统和治疗系统两部分组成。其中加速器系统包括注入器系统、低能传输系统、主加速器系统、高能束流传输系统和辅助电气系统，治疗系统包括固定束治疗系统、180° 旋转束治疗系统和治疗计划系统。产品提供质子束进行放射治疗，在实现肿瘤部位高剂量的同时，可降低周围正常组织剂量，特别是靶区后组织的剂量，适用于治疗全身实体恶性肿瘤和某些良性疾病。

2. 多套粒子治疗系统进入临床试验阶段

山东省肿瘤医院质子治疗系统于 2022 年 7 月 13 日启动注册临床试验。该装置系瓦里安 ProBeam 质子治疗系统，配备三间 360° 旋转机架的治疗室、一间固定束研究室，可提供业内首个全面整合的调强质子治疗（IMPT），并以超导回旋加速器及高速笔形束扫描功能领先业内，目前已提交临床试验报告，近期将获得医疗器械注册证。

2022 年 8 月 10 日，合肥离子医学中心最后一名质子临床试验患者完成治疗出院。这意味着国内首家引进的具有 360° 旋转治疗机架 Probeam 质子治疗系统顺利完成临床试验，向正式临床应用迈出关键一步，目前已向国家药品监督管理局提交注册申请，也将于近期获得医疗器械注册证。

2022 年 9 月，兰州碳离子治疗系统通过国家药品监督管理局创新医疗器械审查申请。2022 年 10 月 28 日，兰州碳离子治疗系统临床试验正式启动，2023 年 1 月 16 日，圆满完成了入组患者临床治疗。兰州碳离子治疗系统配备有 4 个治疗室，能够实现均匀扫描和调制扫描治疗，并配有呼吸门控、图像融合和锥形束 CT（CBCT）影像引导等先进的精准放疗技术，整个临床试验治疗过程系统运行稳定，受试者近期疗效显著，无明显毒副作用。基于该临床试验结果，兰州碳离子治疗系统于 2023 年 6 月 2 日正式取得国家药品监督管理局颁发的医疗器械注册证。

多套粒子治疗系统临床试验的启动和完成，意味着我国在 2023 年将有多个粒子治疗中心正式投入临床应用，将为我国广大肿瘤患者提供更多新的放射治疗技术选择，对进一步提高肿瘤治疗效果，改善患者生存率方面具有重大而深远的意义。

3. 上海市质子重离子医院 2022 年继续引领国际肿瘤粒子放疗前沿

2022 年，上海市质子重离子医院年服务患者量达到 1025 例，累计治疗出院患者 5300 余例，重点病种疗效继续保持国际同类机构先进水平。

上海市质子重离子医院年内完成治疗出院患者量再破千例大关，患者平均治疗次数、平均治疗总时长较 2021 年分别缩短 10% 和 5%。截至 2022 年年底，累计治疗出院患者 5300 余例，年平均增长率为 20%。医院聚焦重点病种持续做精做强，将国内发病率靠前的鼻咽癌、颅内颅底肿瘤、肺癌、肝癌和前列腺癌作为临床重点病种，并将胰腺癌与乳腺癌作为临床研究病种，“5+2” 重点病种患者数占患者总数的 75%。采用重离子或重离子联合质子治疗的病例占了总数的 80%。

4. “小型化重离子治疗装置研发” 项目落户兰州科近泰基

国家重点研发计划“诊疗装备与生物医用材料”重点专项 2021 年年度“揭榜挂帅”榜单任务“小型化重离子治疗装置研发”项目，于 2022 年 10 月 25 日正式立项。

项目针对目前重离子治疗装置占地面积大、技术应用及推广受限等问题，计划研发小型化超导重离子治疗装置。小型化重离子装置不仅可实现现有常规装置各项性能指标，且可提供多模态图像引导、自适应放疗以及旋转机架等新功能和新治疗方法，大幅度减小设备占用空间和装置应用成本的同时，提高设备的性能和应用效率。

5. 超高剂量率质子辐照的神经保护作用

一篇发表在红皮杂志《国际放射肿瘤学生物物理杂志》上的文章研究了脑组织对布拉格峰区超高剂量率（uHDR）和标准剂量率（SDR）质子照射的反应。研究结果表明在临床前的动物体内，与SDR相比,uHDR栅扫描质子照射技术可实现FLASH的神经保护作用，即质子束FLASH剂量率布拉格峰区可以保护健康脑组织。

SDR和uHDR的平均剂量率为0.17 Gy/s和120 Gy/s。SDR后RIF阳性细胞的比例增加了~10倍；与SDR比较，uHDR能显著降低RIF阳性细胞的比例（~2倍，$P<0.0001$）。此外，与SDR相比，uHDR基本上可保留微血管结构并减少小胶质细胞/巨噬细胞调节的相关炎症。在SDR和uHDR照射后1 h，10 Gy的照射导致H2AX磷酸化的诱导。当比较SDR与uHDR诱导的γH2AX时，uHDR呈现显著的γH2AX信号降低：γH2AX阳性核百分比以及γH2AX总强度降低。照射后第7天，与SDR相比，uHDR照射使γH2AX阳性细胞部分减少了约2.5倍。结果提示，与SDR相比，uHDR栅扫描质子照射可以实现FLASH的神经保护作用，其为进一步探索粒子治疗中的高剂量率效应开辟了可能性，可能对临床转化有益。

6. 基于人工智能实现质子实时在线剂量监测

武汉大学科研团队首次在国际上提出基于人工智能的方法，通过双能CT图像全自动提取人体组织中碳氧元素质量分数，实现基于质子诱导产生的正电子信号的实时在线剂量监测。相关研究成果以《使用双能CT用于质子治疗基于PET的剂量验证通过机器学习的氧和碳浓度的推导》为题于3月4日发表于《医学物理学》杂志。

相比于单能CT，双能CT重建出两个不同能量下的图像，能提供更多维度的人体组织特征信息。团队利用UNet和ResNet两个模型，在软组织和低密度组织中实现了碳氧成分的准确估计（低于5%的误差）。相比于传统的单像素点方法，机器学习模型充分利用了图像的空间相关性，对图像噪声和伪影也表现出了更好的鲁棒性。这一研究成果不仅可以用于改善治疗计划，也可以用于提高机器学习所需的训练数据的准确度。

7. “中国肿瘤整合诊治技术指南（CACA）-粒子治疗”正式发布

2023年6月3日，由中国抗癌协会主办，中国工程院整合医学发展战略研究院、中国抗癌协会肿瘤粒子治疗专委会、中国科学院近代物理研究所、甘肃卫生职业学院承办的“中国肿瘤整合诊治技术指南（CACA）-粒子治疗”发布暨精读巡讲活动于甘肃兰州隆重举办。

《CACA技术指南-粒子治疗》为全球首个全面、系统阐述粒子治疗技术（质子、重离子）临床应用的指南，填补了国际空白，其内容包括历史沿革、技术原理、临床适应证和禁忌证、治疗实施、不良反应处理及疗效评估等，为质子/重离子治疗技术的规范化开展提供依据，并指导我国粒子治疗的临床实践和推广应用，造福广大肿瘤患者。该指南的发布，有利于充分发挥我国粒子治疗领域的比较优势，规范开展粒子治疗医学研究和临床应用，占据粒子医学科研高地，引领粒子医学的发展方向。

8. 迷你束质子放射治疗在转移瘤治疗方面优势显现

迷你束质子放射治疗（Proton minibeam radiotherapy，pMBRT）是一种新兴的粒子治疗技术，将剂量的强空间调制和亚毫米级的迷你束流与质子剂量积累模式相结合，破坏肿瘤同时最大限度地减少对危及器官和健康组织的损害。

动物实验表明，与传统质子治疗相比，pMBRT 可显著降低正常组织毒性，具有同等或更好的肿瘤控制。本研究使用蒙特卡洛模拟来计算先前在居里研究所接受过 SRT 的 4 例患者的剂量分布，这些患者已经接受了大脑颞叶、额叶、肝脏和肺部转移性癌的治疗。研究人员使用 1 个或 2 个治疗野将相同的生物等效剂量（BED）递送至肿瘤靶区。本研究表明，与 SRT 相比，pMBRT 可以达到类似或更高的肿瘤覆盖水平。利用狭窄的 c-t-c 距离获得对靶区体积的均匀剂量分布，剂量均匀化是由于质子迷你束深度扩大的结果。与 SRT 治疗相比，患者需要重新定位的次数更少，减少了部分治疗时间。

三、肿瘤粒子治疗学科发展趋势和展望

1. 粒子束 FLASH 疗法

FLASH 疗法是在通常小于 1 秒的时间内以超高剂量率向治疗部位实施放射治疗的一种实验性治疗模式。超高剂量率照射形成的短时组织内放射化学耗氧被认为是提升健康组织放射耐受性的主要贡献因素。此外 FLASH 还显示出潜在的免疫学效应。研究结果显示，FLASH 治疗效能的显现需要满足剂量率≥ 40 Gy/s；≥ 10 Gy 的总剂量；质子束释放脉冲频率≥ 100 Hz；脉冲剂量≥ 1 Gy；且基于质子束准连续态特性，其单个脉冲内的剂量率需达到≥ 10^6 Gy/s。

2. 迷你粒子束放疗

迷你质子束放疗属于空间分割放疗。其原理基于研究发现具有高峰谷比且谷值较低的不均匀放射剂量空间分布可提升正常组织的放射耐受性。迷你束放疗（500 ~ 700 微米级束流）平衡了栅格疗法（厘米级束流）和微型束疗法（25 ~ 100 微米级束流）两者的特点，可以在满足剂量学及定位要求条件下使用较微型束放疗更高的能量照射。近年来，随着质子放射治疗的发展，质子束与迷你束放疗结合形成迷你质子束放疗，在临床前动物试验中验证了其可行性及正常组织的保护效果。

3. 粒子治疗装置小型和多粒子化

实现装置小型化，将现有的体积和设备数量减少，采用超导技术研发新的设备，降低医疗区域占地面积，降低重离子治疗装置能耗，降低装置生产、运营成本等问题；多

粒子联合放射治疗是当前放射治疗研究领域的前沿，在重离子治疗装置上增加多种离子源以便产生如质子、氦离子、锂离子、铍离子、硼离子，甚至氧离子，从而可以根据肿瘤特异的放射敏感性选择离子种类进行治疗或联合治疗；加强治疗计划系统生物模型基础和软件计算能力的研发，解决放射治疗计划系统是中国放射治疗设备的短板问题，提高设备的治疗精确性和设备性能；加强装置整机企业、关键供应商、医疗机构等不同节点之间形成牢固的供应链关系，降低少数环节存在技术短板及部分关键零部件进口品牌占据比重，积极将关键供应商和关键医疗机构纳入装置整机技术创新计划，共同开展技术创新和研发。

4. 加强粒子治疗专业技术人才的培养和培训

目前粒子治癌装备研发、临床医学研究、物理技术、检验检测、运维等专业人员稀缺，严重制约了粒子治疗中心的建设效率、患者治疗的安全性和粒子治癌产业的发展，建设粒子治疗系统物理师、剂量师、技师等人才实训培养基地，制定上岗执业证制度，加强粒子治疗医师、物理师、技术员、护士等人员的专业技术培训工作，以满足国内粒子放疗事业的迅猛发展。

5. 逐步加快粒子治疗设备“国产化替代”

2021 年 5 月 28 日，习近平总书记在中国科学院第二十次院士大会、中国工程院第十五次院士大会、中国科协第十次全国代表大会上的讲话曾指出医用重离子加速器、CT 等高端医疗装备国产化替代取得重大进展。为了惠及更多的肿瘤患者，兰州、武汉、莆田、长春等多地引进国产碳离子治疗系统，建设重离子治癌中心，重庆、山东、陕西等多地也签署了合作协议，预计“十四五”期间大部分省市肿瘤中心将拥有重离子治疗这一先进放疗技术。另外，国产首台质子治疗系统获得国家药品监督管理局的注册，并即将在上海交通大学附属瑞金医院投入临床应用。此外，BNCT 治疗装置在我国蓬勃发展，除了厦门弘爱医院 BNCT 中心外，我国还有多个 BNCT 项目正在开发建设中。国产粒子治疗装置的研发和应用，标志着我国高端医疗器械装备国产化已经走上了快车道，对于提升我国医学肿瘤诊疗手段和水平，具有重大意义。

四、总结

截至 2023 年 6 月，目前我国质子重离子及 BNCT 在建及拟建项目达 80 多个，我国拥有当前全球最大的粒子放疗需求市场。面对如此庞大的国内粒子医疗市场，对我国粒子医疗设备企业来说，既是机遇也是挑战。因此，发展我国自主品牌高端粒子医疗设备，建立健全粒子医学研究体系，对于推动粒子治疗学科发展、促进医学进步、造福广大肿瘤患者方面具有重要意义。鉴于目前肿瘤粒子治疗学科发展尚处于起步阶段，建议在粒子治疗学科建设和产业发展方面，要注重面向人民生命健康，重视科技创新，发展自主品牌高端放射治疗装备和先进技术、实现粒子治疗装置的国产化替代，带动医疗器械行业向国产化转变的浪潮，最终降低民众就医成本、提高人均医疗资源，助力实现健康中国行动战略目标。

参考文献

[1] Dokic I, Meister S, Bojcevski J, et al. Neuroprotective Effects of Ultra-High Dose Rate FLASH Bragg Peak Proton Irradiation [J]. Int J Radiat Oncol Biol Phys. 2022: S0360-3016 (22) 00166-3.

[2] Liu Y, Zhou L, Peng H. Machine learning based oxygen and carbon concentration derivation using dual-energy CT for PET-based dose verification in proton therapy [J]. Med Phys. 2022, 49 (5): 3347-3360.

[3] Weber UA, Scifoni E, Durante M. FLASH radiotherapy with carbon ion beams [J]. Med Phys. 2022 Mar;49 (3): 1974-1992.

[4] Kim MM, Darafsheh A, Schuemann J, et al. Development of Ultra-High Dose-Rate (FLASH) Particle Therapy [J]. IEEE Trans Radiat Plasma Med Sci. 2022, 6 (3): 252-262.

[5] Diffenderfer ES, Sørensen BS, Mazal A, et al. The current status of preclinical proton FLASH radiation and future directions [J]. Med Phys. 2022, 49 (3): 2039-2054.

[6] Kundapur V, Mayer M, Auer RN, et al. Is Mini Beam Ready for Human Trials? Results of Randomized Study of Treating De-Novo Brain Tumors in Canines Using Linear Accelerator Generated Mini Beams [J]. Radiat Res. 2022, 198 (2): 162-171.

[7] Prezado Y, Dos Santos M, Gonzalez W, et al. Transfer of Minibeam Radiation Therapy into a cost-effective equipment for radiobiological studies: a proof of concept [J]. Sci Rep. 2017, 7 (1): 17295.

[8] Gonz ά lez W, Dos Santos M, Guardiola C, et al. Minibeam radiation therapy at a conventional irradiator: Dose-calculation engine and first tumor-bearing animals irradiation [J]. Phys Med. 2020 Jan;69: 256-261.

[9] 兰州碳离子治疗系统临床试验在我院圆满完成临床治疗. 甘肃省人民医院官网 . http: //www.gsyy.cn/content.aspx?id = 066471993812.

[10] 重离子医院年度治疗出院患者量再创新高. 上海质子重离子医院官网. https: //www.sphic.org.cn/.

[11] 国家药品监督管理局. 我国国产首台质子治疗系统获批上市 [EB/OL]. https: //www.nmpa.gov.cn/yaowen/ypjgyw/ 20220926083053104.html.2022-9-26.

撰稿人：申文江　张红志　王小虎　吴永忠　陈　明　刘士新　孔　琳
尹　勇　易俊林　陈佳艺　张秋宁　潘建基　穆向魁　张红雁
徐本华　胡钦勇　刘锐锋

肿瘤光动力疗法

一、概述

恶性肿瘤为人类健康的主要杀手，传统的治疗方式在部分恶性肿瘤的临床控制中取得了一定的疗效，死亡率逐年下降，但某些肿瘤的发病率不断上升，为治疗带来了新的挑战。光动力疗法（Photodynamic therapy，PDT）是一种肿瘤微创治疗方法，其抗肿瘤作用源于三个相互关联的机制——对肿瘤细胞的直接细胞毒性作用、对肿瘤血管的损伤以及在机体中诱导强烈炎症反应，启动特异性免疫机制识别并作用于肿瘤病灶，在杀伤肿瘤细胞的同时，还会刺激免疫系统识别和破坏远处的肿瘤细胞。

光动力疗法的机制、原理与操作流程在国内外专家学者的努力下已经逐渐完善。随着医工技术的飞速发展，很多新型光敏剂、光动力辅助仪器等新产品涌入临床。如何将新药品、新技术、新设备更快、更安全的用于肿瘤患者的治疗中，需该领域的专家学者不断总结传统经验，拓宽视野再次深化认识。

二、肿瘤光动力治疗技术研究进展

1. 新型碳点基光敏剂研究进展

（1）细胞器靶向光敏剂研究进展

PDT 的三大作用要素之一为光敏剂。Zhang 等制备的具有可调活性氧（ROS）生成的贯叶连翘提取物衍生的红光发射碳点（RCDs），通过激活癌细胞线粒体介导的凋亡途径，实现高效荧光成像引导的Ⅰ/Ⅱ型光动力治疗，为碳点作为纳米光敏剂（PS）克服单一型 PDT 的局限性提供了新的思路。Yi 等开发的红光发射的双光子碳点（TP-CDs），具有核仁靶向性，首次实现将双光子荧光、特异性核仁靶向与 PDT 相结合，被认为是一种“智能”型光敏剂。

Liang 等设计的由 Mn 掺杂石墨烯量子点（Mn-FGQDs）构建的新型光动力纳米平台，可通过精确损伤溶酶体来有效诱导自噬相关的癌细胞死亡。Liu 等报道了基于聚集诱导发光元（AIEgen）的有机光敏剂（TPE-PyT-CPS），可靶向高尔基体，从而实现高效 PDT。

（2）金属掺杂光敏剂研究进展

金属掺杂光敏剂有含金属钌的超分子光敏剂（RuA-RuD）具有高光毒性指数；新型铱（Ⅲ）配位的聚合物光敏剂，可增强肿瘤细胞对氧化应激的敏感程度，诱导细胞凋亡和铁死亡的双重死亡途径，来实现对肿瘤的有效抑制。姜黄素染料与金属 Cu（Ⅱ）和 Pd（Ⅱ）螯合后有更高的 $^1O_2$ 量子产率。

金属杂原子掺杂碳点因其优异的生物相容性、高稳定性和良好的水溶性，以及独特的光物理和光化学性质使其在肿瘤成像、诊断和 PDT 方面具有巨大的应用潜力。Zhang 等通过将透明质酸与铜、氮配位碳点组装在一起，能够特异性靶向过表达簇决定因子（CD44）的肿瘤细胞，适于成像介导的术后残余肿瘤细胞的光动力治疗。当单一 PDT 治疗难以彻底根除肿瘤时，可选择合适的金属离子掺杂碳点来实现光动力 / 光热的协同治疗，可提高整体疗效和减少毒副作用的有效策略。

（3）协同免疫治疗光敏剂研究进展

PS 可作为一种免疫原性细胞死亡诱导剂，引发肿瘤杀伤效应。CDs 已被应用于 PDT 和免疫治疗的协同治疗。Kim 等设计了 Ce6 负载的 pH 敏感 CDs（Ce6@IDCDs），在双侧 CT-26 小鼠肿瘤模型中，它通过产生 ROS 在激光治疗的原发肿瘤区域产生显著的抗肿瘤作用，并在激光照射后招募了大量活化的 $CD8^+$T 细胞、NK 细胞和成熟的 DC 进入肿瘤组织，使未治疗的部位也能抑制肿瘤生长。Zhang 等人开发了纳米颗粒 γ-PGA@GOx@Mn，Cu-CDs，它在 TME 中保留时间长，可靶向癌细胞。在 730 纳米激光照射下具有光热和光动力效应，当协同免疫检查点抑制剂（ICIs），该纳米颗粒可激活抗肿瘤免疫反应，从而消除原发性和转移性肿瘤。Su 等制备的红色荧光碳点与铜金属有机框架化合物复合的纳米粒子（Cu-MOF@RCD），可增强宿主的免疫原性，与 PD-L1 抗体一起使用，实现全身抗肿瘤免疫治疗。总的来说，CDs 可以作为 PS 或工程化 PS 纳米载体参与 PDT 和免疫治疗之间的合作，以增强肿瘤的清除，抑制转移性肿瘤，预防肿瘤复发。

2. 光动力治疗光源的研究进展

PDT 光源是其该治疗的主要组成部分，精准、小巧、智能和可用性强的光源是研发的主要目标。黄维院士团队提出电致发光光动力疗法，通过将电致发光（EL）材料与 PS 配合在一起，设计基于水凝胶的柔性伤口敷料。敷料中的电致发光分子在电场驱动下发出荧光，激发光敏剂原位产生活性氧，能够有效杀灭＞99.9% 的耐药细菌

美国的尹俊炳和英国的大卫・G・杰恩团队提出用于 PDT 的 AI 辅助植入式多通道无线遥感技术，制备可埋入体内的由无线供电的柔性电路板 LED 光源，通过时分控制系统

利用射频对多个埋入光源进行供电，保证供电的均一性，还建立了蒙特卡罗算法对光动力参数如波长和光敏剂类型进行模拟，制定最佳光动力治疗方案。新加坡张勇等研发埋入式无线充电光源，与纳米包载光敏剂匹配，在小鼠膀胱癌模型中验证可行性和有效性。

可变形有机发光二极管（OLED）在光动力治疗领域有新的进展。韩国崔景哲等研发低电压（<8 V）、功率大于 100 mW/cm^2 的并联堆积有机发光二极管（PAOLED）。在体外条件下，其在 35 mW/cm^2 的高功率下稳定工作 100 h，且激发光敏剂 BODIPY 的单态氧产率上提高 3.8 倍，并实现波长的调谐。

阴慧娟等在前期研发了 AI 辅助的 PDT 诊疗胶囊微机器人，已在体内外生物实验中验证了对 5 种消化道肿瘤的治疗效果，证实电池驱动的 PDT 胶囊光源在上消化道肿瘤中的可行性。

3. 脑胶质瘤 PDT 的大树学说

脑胶质瘤是成人最常见、最具侵袭性的中枢神经系统原发恶性肿瘤，患者平均生存期短，生存质量差；其中恶性程度最高的胶质母细胞瘤，患者的中位生存期仍仅为 14.6 个月。解决这一世界性难题，应深思以下几方面：①机制更新：明确机制便于去根；②观念求新：关注瘤及瘤与机体的相互作用；③技术创新：精准肿瘤细胞水平靶向抑瘤技术兼顾免疫重塑。精准定位、精准切除减少残存肿瘤组织，局部免疫重塑是影响预后的关键因素；光动力靶向技术可以有效控制残存肿瘤组织、激活局部免疫应答。

（1）“大树假说”及“去干、拔根、改土”整合治疗策略的提出

胶质瘤预后不佳并极易复发的原因，是胶质瘤瘤体（树干）增长迅速，及瘤周众多的浸润在正常脑实质内的肿瘤细胞（树根）无法切除，加之有利于肿瘤生长的肿瘤免疫微环境（土壤）。胡韶山教授团队提出“树干、树根和土壤”为核心元素的“大树假说”。常规手术最大范围地沿肿瘤边界进行切除，只去除了“树干”，而浸润在正常脑组织内的肿瘤细胞（树根）没有清除，利于肿瘤细胞生长的免疫微环境（土壤）没有改善，均是胶质瘤复发的隐患。癌症防治，赢在整合，为了更好地改善预后，我们又提出了“去干、拔根、改土”整合治疗策略：在界面内精准切除肿瘤（“去干”）的同时，利用光动力直接杀伤、微血管封闭以及免疫系统激活作用，实现“拔根”，“改土”，高效清除胶质瘤并开始发挥免疫监视作用，给患者带来更好的预后。

（2）人工智能（元宇宙定位技术）在脑胶质瘤光动力治疗流程的应用

胶质瘤以局部浸润、易复发为主，极少有远处转移。我们提出“生发界面”概念，即肿瘤切除后残余肿瘤易复发区域（有特异的血管微环境、免疫微环境等），以及与生发界面对应的“膨胀界面”或者（“非生发界面”）。利用人工智能技术和元宇宙理念术前通过整合多模态影像数据进行可视化重建（增强磁共振，动脉自旋标记磁共振，脑神经传导束重建），充分结合临床经验和肿瘤的多维度界面（物理界面、代谢界面、免疫界面）进行预判，在三维可视化下不仅可以精准定位肿瘤体表投射区，选择入路；还能明确肿瘤位

置、大小、瘤周生发界面、肿瘤主供血及神经破坏区域，锁定光动力物理靶向区域，判定肿瘤切除程度。

（3）基于元宇宙定位技术的光动力靶向技术流程：术前准备（包括严谨的治疗计划和心理辅导）——术前可视化定位（选择最优入路）——元宇宙可视化引导性界面内精准切除肿瘤—结合术前影像与术中所见判定“生发界面”——梯度光动力靶向治疗—可视化下判断肿瘤切除程度——常规关颅。

（4）改良的术中梯度光动力靶向治疗技术：根据患者的元宇宙定位决策系统，判断“生发中心”和肿瘤可能扩散的潜在方向，精准切除肿瘤规划光动力治疗计划，进行梯度光动力治疗：重点进攻：根据影像及镜下表现，判断生发中心，局部可做高峰剂量照射达到 150 ~ 200J/cm^2。围追堵截：判断肿瘤侵袭和迁移的方向，进行叠加照射，加强敏化效应，强化照射剂量：100 ~ 150J/cm^2。全面撒网：对可能存在的瘤床，达到全覆盖，发挥双靶向作用，照射剂量：50 ~ 100J/cm^2。

4. 消化道肿瘤 PDT 进展

（1）PDT 挽救性治疗放化疗失败的食管癌

PDT 是老年食管鳞癌放化疗局部失败后的一种可选的挽救性治疗。有研究显示老年组的局部 CR 率为 93.3%，2 年总存活率为 68.6%，2 年无进展生存率为 49.5%，无严重的不良事件。挽救性 PDT 对老年患者是一种安全且耐受性良好的治疗方法。日本一项研究表明，在接受一次 PDT 的 82 名患者中，有 27 名接受了第二次 PDT。且第一次和第二次 PDT 的 L-CR 率分别为 63.0% 和 40.7%。L-CR 和局部非 CR 患者第二次 PDT 后的 2 年总生存率分别为 79.5% 和 40.5%。11 例 L-CR 患者中有 5 例存活且无复发。未发生≥ 3 级不良事件。重复 PDT 可能是一种有效和安全的治疗局部肿瘤复发或残留的方法。

张凤鸣等人探讨了 PDT 联合 ICIs 的安全性和初步疗效，15 例患者中未发现预期之外的不良反应，常见的不良反应包括疼痛、发热和白细胞升高等。卟啉介导 PDT 联合 PD-1 抑制剂治疗食管癌安全有效，值得进一步深入研究。

（2）PDT 晚期结直肠癌

PDT 能提高晚期结直肠癌的临床疗效。Gu B 等研究表明，PDT 组的总生存期（OS）明显长于非 PDT 组（$P = 0.006$）。PDT 后 2 个月的客观缓解率和疾病控制率分别为 44.4% 和 88.9%。分化程度（$P = 0.020$）和坏死（$P = 0.039$）是影响 PDT 短期疗效的两个关键因素。一篇有关结直肠癌 PDT 临床治疗系统评价共纳入 19 篇临床研究，结果显示接受 PDT 的 137 例结直肠癌患者，肿瘤 CR 率为 40%，PR 率为 43.2%，51.9% 的患者症状得到改善。PDT 可改善结直肠癌患者预后、提高生活质量、延长总生存期，未来有望作为结直肠癌临床治疗的辅助疗法。PDT 对直肠原位癌和 T1N0M0 患者可达到根治效果，有研究显示对外科手术后切缘阳性的低位直肠癌予补救性 PDT，预后良好，随访 5 年肠镜未见肿瘤复发转移。研究发现结直肠癌中 MYBL2 缺失者，可通过激活 NF-κB 上调 ABCG2，导致光敏剂

Ce6 外排，使其耐药。与化疗协同后可提高肿瘤反应率并克服 PS 耐药性。Su 等将靶向药物布格替尼与光敏剂 Ce6 整合到基于 TPGS 的纳米系统中，设计了一种化学光动力治疗纳米平台，操纵氧化还原稳态并增强内质网应激对抗结直肠癌。

（3）PDT 经纳米粒子靶向递药治疗胰腺癌

胰腺癌是一种预后差的侵袭性癌症亚型，随着纳米医学的发展，纳米递药系统成为提高药物递送效率、降低毒副作用、增强疗效的重要手段。Wu Q 等建立了一种稳定的纳米平台，在紫杉醇（PTX）前体药物、吉西他滨（GEM）和光敏剂 THPP 的共递送方面具有很大的潜力，将化疗和 PDT 结合，用于胰腺癌治疗。郭坤雄等成功构建了基于 IGF-1R 的碳酸钙纳米粒子 CLCP，靶向递送光敏剂 Ce6 并介导光动力治疗直接杀伤肿瘤细胞和激活抗肿瘤免疫，有效抑制了胰腺癌的生长，为胰腺癌的治疗提供了新思路。

（4）PDT 胆管癌

胆管癌恶性程度高、诊断率低、治疗难度大、生存期短。PDT 多与支架和化疗联合用于胆管癌，并均取得很好的疗效。Hoog 等的一项研究共纳入不可手术切除的胆管癌患者 74 例，分 PDT 联合化疗和单纯 PDT 治疗，Kaplan-Meier 生存曲线的分析表明，联合组的中位生存时间为 17.9 个月明显高于单纯 PDT 组的 11.1 个月（$P = 0.05$）。联合组 1 年生存率为 93% 明显高于单纯 PDT 组 40%。胆管癌常因多药耐药导致化疗失败，其原因为 P-糖蛋白的过度表达后将抗肿瘤药物泵出胞外，而 PDT 引起微环境变化，阻断了 P- 糖蛋白的 ATP 酶活性，使药物外排减少，提高化疗药浓度，从而提高有效率。PDT 在胆管癌治疗中有很好的应用前景。

5. 口腔潜在恶性疾患中 PDT 进展

PDT 在口腔肿瘤和口腔潜在恶性疾患（OPMD）治疗中的应用正不断拓展。本年度，相关的荟萃分析显示超过半数的 OPMDs 在 PDT 治疗后完全缓解，超过 90% 的 OPMDs 患者对 PDT 治疗有反应。临床研究显示 PDT 对口腔红斑病、广泛性的增殖性疣状白斑和伴有口腔黏膜下纤维性变的口腔白斑病均有良好的疗效。基础研究主要集中于光敏剂的研发、改进以及机制探索。新型光敏剂聚丙烯酸 - 壳聚糖 -ALA 水凝胶（PACA）、新型有机光敏 ITIC-Th 纳米颗粒、负载丹酚酸 B（SalB）和 ALA 的纳米光敏剂、钝顶螺旋藻新型天然光敏剂等在 OPMD 和口腔肿瘤的治疗中显示出良好的活性。在 PDT 的抗肿瘤机制方面，研究结果显示：PDT 可通过下调与口腔癌相关的基质金属蛋白酶、调节 TGF-β 信号通路、调节 P53-miR-21-PDCD4 轴等抑制口腔癌及癌前细胞的生长，且在杀伤肿瘤细胞的同时抑制肿瘤干细胞的分化能力；能够靶向破坏口腔癌的微脉管系统；增强肿瘤细胞激活细胞毒性 T 淋巴细胞的能力，引发抗肿瘤免疫应答。尼莫妥珠单抗联合 PDT 可显著增强对肿瘤细胞生长的抑制作用。基于 PDT 致敏的树突细胞疫苗可显著增强 ICIs 对头颈鳞癌的疗效。

6. 皮肤肿瘤 PDT 研究进展

PDT 已成为一种非侵入性的有效治疗皮肤癌前病变和恶性皮肤肿瘤的方法，其相关机制、优化方案和应用范围亦在不断深化及拓展。2022 年在国际光动力权威期刊发表《氨基酮戊酸光动力疗法皮肤科临床应用指南（2021 版）》英文版。改良无痛 ALA 光动力治疗小鼠皮肤鳞癌疗效更佳且疼痛减轻。全国多中心研究结果表明梅花针预处理可增强 ALA-PDT 癌前病变光线性角化病疗效。血卟啉衍生物（HpD）-PDT 可有效治疗乳房外 Paget 病和其他非黑素皮肤恶性肿瘤，在无法手术或有保留组织器官功能需求可选。治疗难治性皮肤鳞癌时，HpD-PDT 的给药方式可选择静脉联合局部给药。Akt/mTOR 通路在 ALA-PDT 和 STBF-PDT（二氢卟吩衍生物 -PDT）治疗皮肤鳞癌中发挥重要作用，可能与自噬流抑制有关。ICIs 可优化皮肤鳞状细胞癌的肿瘤微环境，增强 ALA 光动力的抗肿瘤作用。皮肤鳞癌中存在三级淋巴结构，与皮肤鳞癌的分化程度及生物学行为具有较高相关性，或可作为 PDT 的靶点。肿瘤乏氧微环境响应性分子探针介导光动力治疗可有效清除小鼠皮肤鳞癌，延长小鼠生存期。在黑素瘤 PDT 中，载谷胱甘肽纳米微针促进递药并增强疗效。

7. 国内外研究进展比较

（1）国际光动力学科发展现状

PDT 的三大作用要素之一为光敏剂。国际上一直致力于研发新型光敏剂、新的靶点，以获得高 ROS 产出率，提高光毒性，达到更好的治疗效果。Nasrin 等合成了具有双光子活性的细胞核靶向碳点基光敏剂，可大幅提升 PDT 过程中的 ROS 产率和口腔癌治疗效果。de França 等将姜黄素染料与金属 Cu（Ⅱ）和 Pd（Ⅱ）螯合，得到了具有 D-π-A-π-D 型共轭结构的金属配合物。与姜黄素相比，该配合物表现出更高的 $^1O_2$ 量子产率。在光源的研发方面，国际上致力于光源简单化、可穿戴化、AI 化。各国尝试将 AI 辅助植入式多通道无线遥感技术，制备可埋入体内的 LED 光源，用于光动力治疗时的光线的提供，以达到最佳的照射效果，实现针对不同光敏剂提供不同波长的光源，并提高 ROS 的产出率。在临床方面，各国更多研究在早期肿瘤的治疗，作为早期治疗的一种治疗方案的选择，或是作为新辅助治疗与手术治疗相结合。对于食管癌，作为挽救性治疗方案之一，日本一项研究表明，重复 PDT 可能是一种有效和安全的治疗局部肿瘤复发或残留的方法。此外在胆管癌、胰腺癌，生存期短，治疗效果差的疾病，采用 PDT 联合其他治疗方案，可明显提高治疗效果。Hoog 等的一项针对胆管癌的研究，显示 PDT 可改变化疗药物的耐药性，从而提高治疗的有效率。将光敏剂、化疗药物和纳米材料相结合用于胰腺癌患者的治疗中，取得了动物试验方面的有效结果，为今后胰腺癌的治疗提供了治疗思路。在口腔癌方面，尼莫妥珠单抗联合 PDT 可显著增强对肿瘤细胞生长的抑制作用。基于 PDT 致敏的树突细胞疫苗可显著增强 ICIs 对头颈鳞癌的疗效。一些新型光敏剂也在 OPMD 和口腔肿瘤的治疗中显示出良好的活性。

（2）我国研究现存优势与不足

我国的光动力治疗起步不晚，但因为各方面的原因光敏剂及光源的研发落后于国际，目前国内可供用于肿瘤治疗的光敏剂仅有一种，为第一代卟啉类血卟啉衍生物，近些年国内专家针对光敏剂的研发工作无论在新型光敏剂研制及靶点的寻找方面均取得了很大的进步，但因为新药的研发为漫长过程，期望能尽快有新型光敏剂用于临床治疗，使得光动力治疗获得更好的治疗效果。因为我国肿瘤患者众多，与国际情况不同，许多肿瘤患者发现时已为肿瘤晚期，国内的专家针对中国患者的特点，将光动力治疗与更多的治疗方案联合应用，如支气管镜下介入治疗、免疫治疗、化疗等相联合，为此类患者提供了一种个体化的整合治疗模式，光动力治疗技术在其中起到了重要的作用。如在脑胶质瘤、晚期肺癌、食管癌、结直肠癌等。

三、肿瘤光动力治疗学科发展趋势和展望

1. 光动力诊治发展趋势及面临的问题

在神经肿瘤治疗方面，既要达到疗效，又要避免产生严重副作用，是希望达到的最基本要求。大部切除易致溶瘤综合征，可引起比较严重的脑水肿和颅压增高。精准切除联合靶向生发界面的 PDT 对缓解颅内压增高、脑水肿反应和溶瘤综合征等并发症具有更好效果，逐渐取代传统的治疗方式。

PDT 领域尚存诸多问题，首先是光敏剂：在光诊断、光治疗方面是非常重要的因素。理想的 PS 应是一种纯净的化合物，而现用的多是混合物，成分复杂，给临床上的多种测定带来诸多不便。其次是光源：已有学者将 LED 光源引入治疗中，这种更加经济小巧的光源或许在未来也可引入神经外科治疗中。更好的光敏剂 + 更好的光源，最终获得更好的疗效。肿瘤光动力靶向治疗现阶段的问题是由于很多的医院未实现术中诊疗一体化，从而影响疗效。希望未来能将更好的技术和设备尽快投入转化，让患者从医工结合中获得最大的收益。

2. 光动力疗法智能化促进规范化

近年来随着人工智能、LED 材料和微控芯片等技术的发展，光动力疗法的光源进行了重要的变革，显示出了由激光向 LED 光源转变的趋势。LED 光源不仅在波长等光学参数上可以满足 PDT 的要求，且具有可形变、可植入、微型化等优势，特别是 LED 光源可以设计阵列，AI 辅助可自如改变如波长、光斑面积、靶标数量等光学参数，制定 PDT 治疗计划。AI 辅助的 LED 光源必将促进 PDT 的规范化，提高疗效，突显其在早期肿瘤治疗中的优势。

3. 碳点基光敏剂发展趋势

近年来，碳点在生物应用领域极具发展潜力，尤其是红光发射碳点因其独特的光物理和光化学性质、良好的生物相容性和深入组织渗透等优点，在癌症光动力治疗中引起了广泛的关注。红光碳点在癌症光动力治疗中仍处于早期阶段。临床应用仍有困难和具有挑战性，需完善几个方面：①碳点尺寸、形貌和结构的统一性；②提高深部肿瘤的治疗效果：用于光疗的 CDs 其发射 / 吸收波长多为红光或者红外光（600 ~ 950 纳米），需要发展具

有更长波长吸收或发射的 CDs，来提高组织穿透深度，以拓展应用；③生物安全性：CDs 由于体积小，具有良好的肾脏清除率、生物相容性和低毒性。但仍需验证其临床安全性。④靶向性：具有靶向癌细胞功能的 CDs 不仅能够增加癌细胞对该类材料的摄取，从而提高肿瘤治疗效果；并可指导手术切除肿瘤范围、术后治疗效果的评定，降低肿瘤复发率。对于大于 1 厘米的肿瘤，组织穿透能力差一直是 PDT 中有效光损伤的主要障碍，如何提供可见光穿透到深层组织的有效方法或其他策略（包括使用高效的上转换纳米颗粒光敏剂）仍然是 PDT 未来的主要挑战。PDT 的未来将围绕多功能方法展开，这些方法结合高效的光穿透系统、靶向良好的细胞器和减少乏氧的策略，最终有望在临床上实现对肿瘤的早期诊断与治疗。

4. PDT 与多种技术联合治疗进展

PDT 在肿瘤治疗中的应用已取得了一定的疗效，大量数据证实，PDT 与其他治疗方法具有协同作用，可在肿瘤治疗各阶段中发挥良好作用。重复的局部照射甚至可以治愈部分恶性肿瘤，同时不会引起严重并发症。基于 PDT 的抗肿瘤疫苗的研发可能是一个具有潜力的发展方向。我们相信，随着科技的研究与发展光动力在肿瘤治疗中将会有更广阔的前景。

5. PDT 与 ESD 在低位直肠癌可提高保肛率

直肠肿瘤 PDT 是一种具有潜力的治疗技术，PDT 与内镜黏膜下剥离术（ESD）联合治疗低位进展期直肠癌，可提高保肛率，改善患者生存质量和生存时间。国内研究显示对低位进展期直肠癌患者，因高龄，全身情况差，保肛意愿强烈，拒绝外科手术，遂予以 ESD 联合 PDT 治疗，术后 1 年复查肠镜均发现病灶创面修复，愈合良好，未见复发。提示 PDT 在低位进展期直肠癌治疗方面有很好的应用前景，未来还需进一步探索和研究其治疗机制和优化方案，扩大样本量，以提高其在临床应用中的疗效和安全性。

四、总结

在过去的几十年里，PDT 以其精确控制治疗区域、免疫调控、可重复治疗等优势，在肿瘤的诊疗中取得了诸多突破。PDT 作为一种新颖的抗癌治疗方式，具有许多独特的优点，如靶向性强、操作简单、非侵入性等；与手术、化疗或放疗相比，PDT 显著提高生存率，改善生存质量。然而，PDT 治疗肿瘤的发展仍面临着巨大的挑战，如当前应用的大部分光敏剂在体内溶解度较低、生物利用度不高；激光本身对组织穿透力差，难以达到深层区域的肿瘤；肿瘤部位乏氧情况降低了 PDT 疗效等。

开发更加具有靶向性和更少毒副作用的光敏剂，具有更高的吸收效率和疗效的光敏剂，有望成为未来的主要研究方向；利用可视化技术、导航技术及人工智能技术等，可以帮助医生更精准地定位和治疗肿瘤，提高治疗效果和减少副作用；有效整合免疫治疗及其他治疗手段，是光动力未来发展的方向，也是面临的挑战。需要依靠多学科和多领域的探索和创新，才能实现诊疗一体化的全局部署。在未来的发展中，随着新技术的不断涌现和研究深入的推进，光动力治疗肿瘤必将得到更加广泛的关注和应用，并在肿瘤治疗领域发挥越来越重要的作用。

参考文献

[1] Siegel RL，Miller KD，Wagle NS，et al. Cancer statistics，2023. CA Cancer J Clin. 2023 Jan;73（1）：17–48. doi：10.3322/caac.21763. PMID：36633525.

[2] ZHANG Y，JIA Q，NAN F，et al. Carbon dots nanophotosensitizers with tunable reactive oxygen species generation for mitochondrion–targeted type I/II photodynamic therapy [J]. Biomaterials，2023，293（121953）.

[3] YI S，DENG S，GUO X，et al. Red emissive two–photon carbon dots：Photodynamic therapy in combination with real–time dynamic monitoring for the nucleolus [J]. Carbon，2021，182：155–166.

[4] LIANG Q，YU F，CAI H，et al. Photo–activated autophagy–associated tumour cell death by lysosome impairment based on manganese–doped graphene quantum dots [J]. J Mater. Chem. B，2023，11（11）：2466–2477.

[5] LIU M，CHEN Y，GUO Y，et al. Golgi apparatus–targeted aggregation–induced emission luminogens for effective cancer photodynamic therapy [J]. Nature Commun.，2022，13（1）：2179.

[6] TU L，LI C，XIONG X，et al. Engineered metallacycle–based supramolecular photosensitizers for effective photodynamic therapy [J]. Angew. Chem. Int. Edit.，2023，62（15）：e202301560.

[7] KE L，WEI F，XIE L，et al. A biodegradable iridium（Ⅲ）coordination polymer for enhanced two–photon photodynamic therapy using an apoptosis–ferroptosis hybrid pathway [J]. Angew. Chem. Int. Ed.，2022，61（28）：e202205429.

[8] De França B M，Oliveira S S C，Souza L O P，et al. Synthesis and photophysical properties of metal complexes of curcumin dyes：Solvatochromism，acidochromism，and photoactivity [J]. Dyes Pigm.，2022，198，110011.

[9] LI B，ZHAO S，HUANG L，et al. Recent advances and prospects of carbon dots in phototherapy [J]. Chem. Eng. J.，2021，408（127245）.

[10] ZHANG L，YANG A，RUAN C，et al. Copper–nitrogen–coordinated carbon dots：transformable phototheranostics from precise PTT/PDT to post–treatment imaging–guided PDT for residual tumor cells [J]. ACS Appl. Mater. Interfaces，2023，15（2）：3253–3265.

[11] YAN Z，QIN C，ZHAO C，et al. Research progress of nanomaterial–mediated photodynamic therapy in tumor treatment [J]. J. Nanopart. Res.，2022，22，298.

[12] LI B，ZHAO S，HUANG L，et al. Recent advances and prospects of carbon dots in phototherapy [J]. Chem. Eng. J.，2021，408（127245）.

[13] KIM D H，SEO J，NA K. pH–Sensitive Carbon Dots for Enhancing Photomediated Antitumor Immunity [J]. Mol. Pharm.，2020，17（7）：2532–2545.

[14] ZHANG M，WANG W，WU F，et al. Biodegradable poly（gamma–glutamic acid）@glucose oxidase@carbon dot nanoparticles for simultaneous multimodal imaging and synergetic cancer therapy [J]. Biomaterials，2020，252，120106.

[15] SU Z，XU H，ZHANG Y，et al. A carbon dot–doped Cu–MOF–based smart nanoplatform for enhanced immune checkpoint blockade therapy and synergistic multimodal cancer therapy [J]. Journal of Materials Chemistry B，

2023, 11（19）: 4211–4226.
[16] ZHANG J, JIA Q, YUE Z, et al. An Electroluminodynamic Flexible Device for Highly Efficient Eradication of Drug–Resistant Bacteria[J]. Adv Mater, 2022, 34（17）: e2200334.
[17] KIM W S, KHOT M I, WOO H M, et al. AI–enabled, implantable, multichannel wireless telemetry for photodynamic therapy[J]. Nat Commun, 2022, 13（1）: 2178.
[18] SUN B, BTE RAHMAT J N, KIM H J, et al. Wirelessly Activated Nanotherapeutics for In Vivo Programmable Photodynamic–Chemotherapy of Orthotopic Bladder Cancer[J]. Adv Sci（Weinh）, 2022, 9（16）: e2200731.
[19] JEON Y, NOH I, SEO Y C, et al. Parallel–Stacked Flexible Organic Light–Emitting Diodes for Wearable Photodynamic Therapeutics and Color–Tunable Optoelectronics[J]. ACS Nano, 2020, 14（11）: 15688–15699.
[20] SHI X, YIN H, DONG X, et al. Photodynamic therapy with light–emitting diode arrays producing different light fields induces apoptosis and necrosis in gastrointestinal cancer[J]. Front Oncol, 2022, 12: 1062666.
[21] OSTROM Q T, PRICE M, NEFF C, et al. CBTRUS Statistical Report: Primary Brain and Other Central Nervous System Tumors Diagnosed in the United States in 2015–2019[J]. Neuro–Oncology, 2022, 24（Supplement_5）: v1–v95.
[22] Dong J, Wang F, Xu Y, Gao X, Zhao H, Zhang J, Wang N, Liu Z, Yan X, Jin J, Ji H, Cheng R, Wang L, Qiu Z, Hu S. Using mixed reality technique combines multimodal imaging signatures to adjuvant glioma photodynamic therapy. Front Med（Lausanne）. 2023;10: 1171819.
[23] Nishikawa M, Yamamoto Y, Kushida S, et al. Assessment of photodynamic therapy as a salvage treatment for local failure after chemoradiotherapy or radiotherapy for esophageal cancer in patients aged 80 years or older. DEN Open. 2022, 3（1）: e167.
[24] Yamashita H, Kadota T, Minamide T, et al. Efficacy and safety of second photodynamic therapy for local failure after salvage photodynamic therapy for esophageal cancer. Dig Endosc. 2022, 34（3）: 488–496.
[25] GU B, WANG B, LI X, et al. Photodynamic therapy improves the clinical efficacy of advanced colorectal cancer and recruits immune cells into the tumor immune microenvironment. Front Immunol. 2022, 13: 1050421.
[26] Guidolin K, Ding L, Yan H, et al. Photodynamic Therapy for Colorectal Cancer: A Systematic Review of Clinical Research. Surg Innov. 2022, 29（6）: 788–803.
[27] Hui YJ, Chen H, Peng XC, et al. Up–regulation of ABCG2 by MYBL2 deletion drives Chlorin e6–mediated photodynamic therapy resistance in colorectal cancer. Photodiagnosis Photodyn Ther. 2023 Jun;42: 103558.
[28] Su M, Tian H, Zhou L, et al. Brigatinib–repurposed chemo–photodynamic therapy nanoplatform via effective apoptosis against colorectal cancer. Materials & Design. 2023;226: 111613.
[29] WU Q, MA X, ZHOU W, et al. Co–Delivery of Paclitaxel Prodrug, Gemcitabine and Porphine by Micelles for Pancreatic Cancer Treatment via Chemo–Photodynamic Combination Therapy. Pharmaceutics. 2022, 14（11）: 2280.
[30] Yu Y, Wang N, Wang Y, et al. Photodynamic therapy combined with systemic chemotherapy for unresectable extrahepatic cholangiocarcinoma: A systematic review and meta–analysis. Photodiagnosis Photodyn Ther. 2023 Mar;41: 103318. doi: 10.1016/j.pdpdt.2023.103318.
[31] Binnal A, Tadakamadla J, Rajesh G, et al. Photodynamic therapy for oral potentially malignant disorders: A systematic review and meta–analysis. Photodiagnosis Photodyn Ther. 2022, 37: 102713.
[32] SCHUCH L F, SCHMIDT T R, KIRSCHNICK L B, et al. Revisiting the evidence of photodynamic therapy for oral potentially malignant disorders and oral squamous cell carcinoma: An overview of systematic reviews[J]. Photodiagnosis Photodyn Ther, 2023, 42: 103531.
[33] ZHANG Q, WANG F, LIANG J, et al. Photodynamic therapy for extensive oral verrucous/granular leukoplakia

with moderate–to–severe dysplasia：A case study［J］. Photodiagnosis Photodyn Ther. 2022，39：102910.

［34］WAN W，GAO X，SONG S，et al. 5–aminolevulinic acid photodynamic therapy for extensive oral leukoplakia with concomitant oral submucous fibrosis：A case report［J］. Photodiagnosis Photodyn Ther. 2023，41：103203.

［35］WANG X，YUAN Z，TAO A，et al. Hydrogel–based patient–friendly photodynamic therapy of oral potentially malignant disorders［J］. Biomaterials. 2022，281：121377.

［36］LIN L，SONG C，WEI Z，et al. Multifunctional photodynamic/photothermal nano–agents for the treatment of oral leukoplakia［J］. J Nanobiotechnology. 2022，20（1）：106.

［37］ZHANG Y，YE S，ZHOU Y，et al. Salvianolic acid B as a potent nano–agent for enhanced ALA–PDT of oral cancer and leukoplakia cells［J］. Oral Dis，2023.

［38］Saberi S，Khoobi M，Alaeddini M，et al. The effect of photodynamic therapy on head and neck squamous cell carcinoma cell lines using spirulina platensis with different laser energy densities［J］. Photodiagnosis Photodyn Ther. 2022，37：102688.

［39］Le MN，Wuertz BR，Biel MA，et al. Effects of methylene blue photodynamic therapy on oral carcinoma and leukoplakia cells［J］. Laryngoscope Investig Otolaryngol. 2022，7（4）：982–987.

［40］JIN JQ，WANG Q，ZHANG YX，et al. Effect of ALA–PDT on inhibition of oral precancerous cell growth and its related mechanisms［J］. Lasers Med Sci. 2022，37（9）：3461–3472.

［41］Pinto M，Ferreira C，de Lima B，et al. Effects of 5–ALA mediated photodynamic therapy in oral cancer stem cells［J］. J Photochem Photobiol B. 2022，235（112552）.

［42］MENG P，SUN Y，LI E，et al. Hematoporphyrin monomethyl ether mediated photodynamic therapy inhibits oral squamous cell carcinoma by regulating the P53–miR–21–PDCD4 axis via singlet oxygen［J］. Lasers Med Sci. 2022，37（6）：1–9.

［43］YANG T S，HSIAO Y C，CHIANG Y F，et al. Imaging and Histopathological Analysis of Microvascular Angiogenesis in Photodynamic Therapy for Oral Cancer［J］. Cancers（Basel），2023，15（4）.

［44］ZHANG L，PAN K，HUANG S，et al. Graphdiyne Oxide–Mediated Photodynamic Therapy Boosts Enhancive T–Cell Immune Responses by Increasing Cellular Stiffness［J］. Int J Nanomedicine，2023，18：797–812.

［45］HE X，HU N，YANG S，et al. Nimotuzumab shows an additive effect to inhibit cell growth of ALA–PDT treated oral cancer cells［J］. Photodiagnosis Photodyn Ther. 2022，38（102817）.

［46］LI S，WANG D，CHENG J，et al. A photodynamically sensitized dendritic cell vaccine that promotes the anti–tumor effects of anti–PD–L1 monoclonal antibody in a murine model of head and neck squamous cell carcinoma［J］. J Transl Med. 2022，20（1）：505.

［47］Shi L，Wang H，Chen K，et al. Chinese guidelines on the clinical application of 5–aminolevulinic acid–based photodynamic therapy in dermatology（2021 edition）［J］. Photodiagnosis Photodyn Ther，2021，35：102340.

［48］Zeng Q，Zhou C，Zhang Y，et al. Modified 5 - aminolevulinic acid photodynamic therapy reduces pain and improves therapeutic effects in cutaneous squamous cell carcinoma mouse model［J］. 2022，54（5）：804–812.

［49］Wang P，Xie F，Zhang L，et al. Plum–blossom needle tapping enhances the efficacy of ALA photodynamic therapy for facial actinic keratosis in Chinese population：a randomized，multicenter，prospective，and observer–blind study［J］. Photodiagnosis and photodynamic therapy，2023，42：103611.

［50］Li C，Wang P，Wang D，et al. Fluorescence kinetics study of twice laser irradiation based HpD–PDT for nonmelanoma skin cancer［J］. Lasers Surg Med，2022.

［51］Wang D，Wang P，Li C，et al. Efficacy and safety of HpD–PDT for Extramammary Paget's Disease refractory to conventional therapy：A prospective，open–label and single arm pilot study［J］. 2022，37：102670.

［52］Wang D，Li C，Zhou Z，et al. Photodynamic therapy of intravenous injection combined with intratumoral administration of photosensitizer in squamous cell carcinoma［J］. 2022，38：102857.

[53] Tao H，Zhang H，Xu D，et al. A chlorin e6 derivative-mediated photodynamic therapy inhibits cutaneous squamous cell carcinoma cell proliferation via Akt/mTOR signaling pathway [J]. Photodiagnosis and photodynamic therapy，2023，42：103332.
[54] Zeng Q，Liu J，Yan Y，et al. Modified 5-aminolevulinic acid photodynamic therapy suppresses cutaneous squamous cell carcinoma through blocking Akt/mTOR-mediated autophagic flux [J]. Front Pharmacol，2023，14：1114678.
[55] Zeng Q，Yang J，Ji J，et al. PD-L1 blockade potentiates the antitumor effects of ALA-PDT and optimizes the tumor microenvironment in cutaneous squamous cell carcinoma [J]. 2022，11（1）：2061396.
[56] Wu Y，Wu F，Yan G，et al. Features and clinical significance of tertiary lymphoid structure in cutaneous squamous cell carcinoma [J]. Journal of the European Academy of Dermatology and Venereology，2022，36（11）：2043-2050.
[57] Xue F，Li C，Kuang Y，et al. A NTR and O2 programmed responsive photogenic radicals for efficient hypoxia cancer therapy [J]. 2022，369：132311.
[58] Jia F，Yu W，Li X，et al. Microneedles loaded with glutathione-scavenging composites for nitric oxide enhanced photodynamic therapy of melanoma [J]. Bioeng Transl Med，2023，8（1）：e10352.
[59] NASRIN A，HASSAN M，GOMES V G. Two-photon active nucleus-targeting carbon dots：enhanced ROS generation and photodynamic therapy for oral cancer [J]. Nanoscale，2020，12（40）：20598-20603.
[60] LAI C，LUO B，SHEN J，et al. Biomedical engineered nanomaterials to alleviate tumor hypoxia for enhanced photodynamic therapy [J]. Pharmacol Res，2022，186：106551.
[61] PAN W L，TAN Y，MENG W，et al. Microenvironment-driven sequential ferroptosis，photodynamic therapy，and chemotherapy for targeted breast cancer therapy by a cancer-cell-membrane-coated nanoscale metal-organic framework [J]. Biomaterials，2022，283：121449.
[62] JI B，WEI M，YANG B. Recent advances in nanomedicines for photodynamic therapy（PDT）-driven cancer immunotherapy [J]. Theranostics，2022，12（1）：434-458.
[63] 王刚，雷梦颖，周艳林，等. 基于光热治疗和光动力治疗的光学疗法用于肿瘤治疗 [J]. 化学试剂，2022，44（04）：504-513.
[64] 张凤鸣，刘慧龙，苏红利，等. 血卟啉介导光动力疗法联合 PD-1 抑制剂治疗食管癌的临床研究 [J]. 中国激光医学杂志，2022，31（4）：188-193.
[65] 郭坤雄，王志华，郭婵娟，等. 碳酸钙纳米粒子用于靶向光动力治疗胰腺癌的实验研究 [J]. 实用医学杂志，2022，38（16）：2024-2030.

撰稿人：胡韶山　王洪武　高社干　陈谦明　王秀丽　邹　珩　毕　红
陈　昊　但红霞　董佳玮　范惠珍　王佩茹　王　楠　吴裕文
闫秀伟　阴慧娟　曾　昕　张梦曦　赵　行　李　敬

肿瘤靶向治疗

一、概述

分子靶向治疗是指利用瘤细胞和正常细胞分子生物学上的差异，针对可能导致细胞癌变环节，以细胞受体、关键基因和调控分子为靶点，设计相应治疗药物，选择针对性阻断、干预与肿瘤发生密切相关的信号传导通路，从而特异性抑制肿瘤生长和转移。

国内外分子靶向药物研发层出不穷，成熟靶点更新迭代。目前肿瘤靶向药物研发主要途径涉及促进肿瘤生长或存活的特异性细胞受体和信号转导、细胞周期调节、新生血管形成等，主要围绕认知比较充分的靶点，如 EGFR、HER-2、VEGF/VEFGR、Braf、ALK、c-met、BCR-ABL 等。除聚焦瘤细胞的基因突变，学界也将研发方向扩展至肿瘤生存环境和相关免疫系统的关键调节分子，除 PD-1/PD-L1 外，TIGIT、CD47、LAG3 等诸多免疫抑制靶点已进入新药研发行列。

随着基因组学和分子生物技术进步，对肿瘤发病机制从细胞、分子和基因水平认识的逐步深入，肿瘤驱动基因被陆续发现，推动了肿瘤治疗迈向靶向治疗模式。相对传统化疗药物，靶向药物靶点明确，针对瘤细胞发挥作用，减少对正常细胞杀伤，明显降低全身毒副作用。分子靶向治疗已通过大量临床研究取得丰富医学证据，在临床实践中取得显著疗效，成为控瘤治疗重要策略和许多肿瘤标准治疗选择。

二、肿瘤靶向治疗研究进展

（一）小分子靶向药物

小分子药物具有更好的组织渗透性，从而可以直接靶向细胞内或细胞外的靶点来提高抗肿瘤反应。此外，相对较短的半衰期可以减少小分子药物在血液循环中的积累，从而降低全身毒性风险。这些特征促使小分子 TKI 药物越来越受到广泛关注。

小分子靶向药物主要集中在蛋白酪氨酸激酶抑制剂、蛋白酶体抑制剂和其他种类。

1. 酪氨酸激酶抑制剂

（1）表皮生长因子受体（EGFR）

在 EGFR 通路上呈现了三代同堂的局面。三代药物除了进口药物奥希替尼、国产药物阿美替尼、伏美替尼均已获得了 EGFR 的一线适应证。国内有以下药物在陆续等待 NMPA 的批准上市：贝福替尼（D–0316）、瑞齐替尼（BPI–7711）、奥瑞替尼（SH–1028）、Lazertinib（韩国研制）、舒沃替尼、CLN–081。

目前在研的四代药物有：国外研发：BBT–176（Biotherapeutics）、BI–4020（Boehringer Ingelheim）、BLU–945（Blueprint Medicines）、BLU–701（Blueprint Medicines）、CH7233163（罗氏公司）、EAI045、JBJ–04–125–02（在 EAI045 基础上优化筛选得到）、JNJ–61186372（JNJ–372，美国 Janssen 公司与丹麦 Genmab 公司合作研发）、U3–1402（日本第一三共株式会社）；

国内研发：BPI–361175（贝达）、DAJH–1050766（成都地奥九泓药业）、ES–072（浙江博生医药）、H002（红云生物）、QLH11811（齐鲁制药）、TQB3804（正大天晴）、WJ13404（苏州君境生物）。

目前正在申报上市的新三代药物疗效相近，但临床试验中的三级不良反应略高于已上市三代药物的研究。四代药物目前部分仍以联合治疗为主，单药有效的药物仍在筛选中，并有待临床研究的进一步验证。

（2）ALK 抑制剂

ALK 抑制剂亦出现了三代同堂，包括第一代药物克唑替尼，第二代的塞瑞替尼、阿来替尼、恩沙替尼和布格替尼，以及第三代的洛拉替尼等。此外，还有多个国产 ALK–TKIs 的研究也挤进这个赛道。

国研二代药物：伊鲁阿克（WX–0593）、Conteltinib（CT–707）、依奉阿克（TQ–B3139）。

TPX–0131、NUV–655 是美国研发的第四代 ALK 抑制剂，临床试验正在进行中。

（3）ROS1 抑制剂

由上海交通大学附属胸科医院陆舜教授和浙江大学医学院附属邵逸夫医院潘宏铭教授共同牵头的一项Ⅰ/Ⅱ期临床试验成果《Efficacy，Safety and Pharmacokinetics of Unecritinib for Patients with ROS1 Positive Advanced Non–small Cell Lung Cancer：A Phase Ⅰ/Ⅱ Trial》《信号转导与靶向治疗》（IF：38.12）已被杂志录用发表。

这项研究设计了一种新的克唑替尼衍生物伏克替尼（Unecritinib，TQ–B3101），它能最大限度地减少眼部毒性，同时保持克唑替尼抗肿瘤的疗效。在Ⅰ期试验中，36 名可评估疗效的患者 ORR 为 63.9%（95%CI 46.2 ~ 79.2）。在Ⅱ期试验中，113 名符合条件的患者接受了伏克替尼 300 mg bid 治疗。在 2021.12.20 数据截止时，53 名患者仍在接受伏克替尼治疗。客观有效率（ORR）为 80.2%（95%CI 71.5 ~ 87.1），中位无进展生存期（PFS）

为16.5个月（95%CI 10.2～27.0）。27例CD74-ROS1重排患者的ORR为88.9%（95%CI 70.8～97.7），中位数PFS为21.2个月（95%CI 10.2至未达到）。在基线有可测量的中枢神经系统（CNS）病变的患者中，独立评审委员会（IRC）证实的脑转移患者的颅内ORR为72.7%（8/11；95%CI 39.0～94.0）。28.1%的患者出现了与治疗相关的眼部疾病，但没有一例为3级或更高级别。因此可见伏克替尼具有可接受的安全性，对ROS1阳性的晚期非小细胞肺癌，特别是携带CD74-ROS1融合的非小细胞肺癌，在ROS1抑制剂初治的患者中表现出良好的抗肿瘤活性。这些发现有力地支持了伏克替尼的进一步临床开发，用于携带ALK或ROS1重排的NSCLC的分子精准治疗。

（4）PI3K抑制剂

除了已上市的Alpelisib、恒瑞医药的林普利塞外，国外研发的Zandelisib、RLY-2608、ST-478和LOXO-783，国研复星医药的FCN-289等目前正在进行Ⅰ/Ⅱ期研究。

（5）BTK抑制剂

除了伊布替尼是首个批准上市的BTK抑制剂，泽布替尼、奥布替尼也相继上市。恒瑞医药的SHR1459、艾森医药的AC0058、海思科的HSK29116、百济神州的BGB-16673、复星医药的FCN-589等均在临床研究中。

（6）KRAS突变抑制剂

国外研发的索托拉西布、阿达格拉西布已获批上市。亚盛药业的APG-1842等9款国研KRAS突变抑制剂大部分还处于临床前研究，国外研发2款及信达D-1553、益方GFH925、加科思的JAB-21822在临床研究中或递交上市申请。因此在CRC以及其余KRAS G12C突变的肿瘤领域上，国内外处于同一水平。

其他如：ROS1/TRK融合靶向药物洛普替尼、RET抑制剂LOXO-260和HM06、bc1-2抑制剂如百济神州BGB-11417及亚盛药业APG-2575正在相应肿瘤患者中进行临床试验。

2. 小分子肿瘤免疫治疗药物

（1）PD-1/PD-L1抑制剂

PD-1/PD-L1小分子抑制剂作为抗体药的补充，目前多处于早期开发阶段。国外研发的CA-170是一款小分子PD-L1/VISTA双重抑制剂及INCB486550均处于临床研究阶段。

（2）STING激动剂

现进入临床研究阶段的小分子STING激动剂有11款，进展较快的4款在研药物分别为IMSA-101、ADU-S100、exoSTING和MK-1454。STING调节剂也成为继PD-1/PD-L1等免疫检查点抑制剂之后极具潜力的肿瘤免疫治疗药物之一。

（3）ID01抑制剂

已进入临床研究阶段的小分子ID01抑制剂有7款，ID01/TD0双靶点抑制剂有3款，研发进展相对较快的在研药物为林罗司他、艾卡哚司他和英多莫德，均为国外研发。有3个ID01/TD0双重抑制剂在开展临床Ⅰ期试验，均由中国制药公司研发，分别为山东绿叶制药公司研发的 LY41013、上海迪诺医药公司研发的 DN-14006131 以及江苏恒瑞医药公司研发的 SHR-9146。但部分药物临床疗效不尽人意。

（4）A2AR 拮抗剂

目前，进入临床研究阶段的用于肿瘤治疗的 A2AR 拮抗剂有 8 个，进展最快的是 Corvus 公司研发的 ciforadenant。此外，国外研发的 inupadenant、taminadenant、imaradenant 以及 etrumadenant 都已进入Ⅱ期临床研究阶段。CS3005 是由中国制药公司基石药业开发的一种 A2AR 拮抗剂，其与其他药物（如抗 PD-1 单抗、蛋白酶体抑制剂等）联用已在开展 I 期临床研究。

（5）趋化因子受体抑制剂

国外研发的 CXCR1/2 拮抗剂 SX-682、CXCR2 拮抗剂 AZD5069、CXCR4 拮抗剂 mavorixafor、CCR5 拮抗剂 maraviroc、CCR2/5 拮抗剂 BMS-813160 以及 CCR4 抑制剂 FLX475 正在作为单药或者联合免疫检查点抑制剂进行临床开发。

（6）其他小分子 TKI

TLR7 激动剂 imiquimod、TGF-p 抑制剂 galunisertib 和 vactosertib、ROR γ t 激动剂、造血祖细胞激酶 1（HPK1）抑制剂以及 ARG 抑制剂都在进行正在进行临床开发。

3. 其他种类主要包括

国外研发的 Ulixertinib（ERK1/2 抑制剂）已开展了在儿童肿瘤的临床研究；vismodegib（hedgehog 抑制剂）开展了在 SMO 或 PTCH1 突变肿瘤患者中的Ⅱ期研究；FCN-159（MEK 1/2 抑制剂）研究成人 1 型神经纤维瘤病；ATR 抑制剂 berzosertib（M6620，VX-970）联合伊立替康开展了治疗晚期实体瘤患者的Ⅰ期临床试验；TT-00420 是一种光谱选择性多激酶抑制剂，开展了晚期实体瘤的单一药物的首次人体Ⅰ期研究；belzutifan（HIF-2α 抑制剂）开展在晚期实体瘤中的Ⅰ期研究；Tazemetostat（EZH2 抑制剂）用于 EZH2 或 SWI/SNF 复合物改变的肿瘤患者；adavosertib（WEE1 抑制剂）的Ⅱ期信号搜索试验，针对复发性高级别浆液性卵巢癌，伴有和不伴有基因扩增的细胞周期蛋白 E1 过表达；RAF/MEK 抑制剂 VS-6766 与依维莫司（mTOR 抑制剂）联合用于 NSCLC 中扩展多个 KRAS 变体；BET 抑制剂 ZEN-3694 与 talazoparib 联合治疗无 gBRCA1/2 突变的 TNBC 患者的Ⅰb/Ⅱ期研究，等等。

（二）单抗类药物

2022 年单抗类药物在恶性肿瘤治疗中的地位进一步拓展，主要进展有：CheckMate 816 研究：纳武利尤单抗联合化疗作为可切除 NSCLC 新辅助治疗显著改善 EFS。2022 年世界肺癌大会公布 IMpower010 研究 OS 中期分析结果，进一步奠定阿替利珠单抗在 NSCLC 辅助治疗的地位。KEYNOTE-522 研究：帕博利珠单抗新辅助及辅助治疗早期三阴性乳腺癌显著延长 EFS。TOPAZ-1 研究开创晚期胆道癌一线免疫治疗先河。一项针对局部晚期错配修复缺陷（dMMR）直肠癌的研究中，多塔利单抗使这些患者全部免于化疗、放疗或手术。KEYNOTE-775 研究：帕博利珠单抗联合仑伐替尼显著改善晚期子宫内膜癌生存。ASTRUM-005 研究刷新了广泛期小细胞肺癌一线治疗 OS 数据新高度。

表皮生长因子受体（EGFR）是肿瘤治疗的重要靶点。然而，已获批准的抗 EGFR 单克隆抗体通常会引起多种毒性反应，尤其是严重的皮肤毒性和输液反应，且临床适应证有限。浙江大学医学院附属邵逸夫医院潘宏铭教授团队开发了一种全人源化重组抗 EGFR 单克隆抗体安美木单抗。目的是评价安美木单抗的安全性、耐受性、药代动力学和免疫原性。22 例晚期恶性肿瘤患者接受 6 次剂量递增（75 ~ 750 mg/m^2）治疗。每 8 周对患者肿瘤部位进行 1 次影像学评估。本研究未观察到 DLT，当给药剂量达到 750 mg/m^2 时未达到最大耐受剂量（MTD）。本研究未出现严重不良反应，仅出现头痛、蛋白尿、皮疹等轻中度不良反应。在 22 例患者中，10 例达到疾病控制，疾病控制率（DCR）为 45.5%。安美木单抗在晚期实体恶性肿瘤的治疗中具有免疫原性低、半衰期长、血液药物暴露水平高等特点，安全性和耐受性良好，显示了良好的疗效。本研究于 2017 年 4 月 10 日在中国药物评价中心注册（注册号 CTR20170343）。

（三）双特异性抗体

双特异性抗体（Bispecific antibody，BsAb，简称双抗）是指人为构建的具有两个不同抗原识别位点的抗体或者抗原结合片段，可以同时靶向两个抗原或者靶向一个抗原的两个不同的表位。由于其特异性和双功能性，双抗药物已成为抗体工程领域的研究热点，在肿瘤治疗领域中具有广阔的应用前景。

从双抗药物的研发进展来看，全球共有 300 余项在研临床研究，大部分集中在Ⅰ期和Ⅱ期，少部分进入Ⅲ期临床。截至 2023 年 4 月，全球共有 11 款双特异性抗体类药物获批上市（1 款已退市），其中抗肿瘤治疗领域占 8 款：Trion 的 Catumaxomab（已退市）、百济神州 / 安进的贝林妥欧单抗、强生的 Amivantamab 和 Teclistamab、Immunocore 的 Tebentafusp、罗氏的 Mosunetuzumab 和 Glofitamab、康方生物的 Cadonilimab（卡度尼利单抗）。

（四）抗体偶联药物

截至 2022 年年底，全球共有 15 款 ADC 药物获批上市，其中美国食品药品监督管理局（FDA）批准 12 个 ADC，即恩美曲妥珠单抗、维布妥昔单抗、奥加伊妥珠单抗、吉妥单抗、维泊妥珠单抗、enfortumab vedotin、德曲妥珠单抗、戈沙妥珠单抗、Belantamab mafodotin 、Loncastuximab、Moxetumomab pasudotox、Tisotumab vedotin-tftv、Mirvetuximab Soravtansine 作为乳腺癌、尿路上皮癌、骨髓瘤、急性白血病、淋巴瘤、宫颈癌的单一疗法或联合疗法。2019 年至今 5 年时间内，全球共有 9 款 ADC 药物获批上市，超过既往 20 年总和。目前，全球约有 400 多个在研 ADC 药物，其中进入临床阶段超 200 个。随着 ADC 药物的浪潮袭来，新一代 ADC 药物研发更加关注高抗癌活性、低毒性和高稳定性。

2020 年紧追国际创新药研发热点，我国 ADCs 药物蓬勃发展。到目前为止，共有 6 个 ADC 药物在国内获批：恩美曲妥珠单抗、维布妥昔单抗、奥加伊妥珠单抗、维迪西妥单抗、戈沙妥珠单抗、德曲妥珠单抗，覆盖 HER2、CD30 和 CD22 靶点。涉及乳腺癌、白血病、胃癌、淋巴瘤和真菌病等领域。并且，恩美曲妥珠单抗、维布妥昔单抗和维迪西妥单抗已纳入 2022 版医保执行，其余三款药物获批不久。目前全球已有 400 余个 ADC 药物临床研究正在进行中，中国企业在研的 ADC 候选物占据 170 余个，进入临床阶段近 60 个，研发数量仅次于美国。国内 ADC 药物研发以 HER2 靶点为主，其他临床在研药物靶点包括 TROP2、Claudin18.2、c-MET、CD19、CD20、CD30 等，临床适应证范围不断扩大。国内 ADC 药物已从既往追随国际 ADC 研发热点，开展国内外研发合作，走向从靶点、适应证和技术平台进行差异化自主探索，逐渐缩小与国际 ADC 药物研发水平差距。期待未来 ADC 药物研发不仅关注疗效、靶点和适应证，进一步克服 ADC 药物存在的脱靶毒性、耐药性等难题。

三、肿瘤靶向治疗学科发展趋势和展望

（一）靶向治疗发展突飞猛进

近年来，不同的肿瘤诊疗模式均取得了长足的进步，肿瘤患者的生存状况得到了极大的改善。然而，肿瘤的发病机制呈现复杂的分子网络特点，因此决定了临床诊断和治疗的复杂性。其中，靶向治疗是肿瘤综合治疗中极其重要的手段。

（二）靶向治疗的学科发展趋势

1. 精细化

靶向治疗的靶点广泛，作用机制也不尽相同，包括受体酪氨酸激酶抑制剂，如 EGFR 抑制剂、ALK 抑制剂、MET 抑制剂、TRK/FLT3 抑制剂、PDGFR/VEGFR/FGFR 抑制剂；非受体酪氨酸激酶抑制剂，如 BCR-ABL 抑制剂、BTK/JAK 抑制剂；丝苏氨酸激酶抑制剂（下游信号通路），如 RAS/RAF/MEK 抑制剂、PI3K/mTOR 抑制剂、CDK 抑制剂；表观抑制剂，如 EZH2 抑制剂、HDAC 抑制剂、IDH1/2 抑制剂。除以上机制药物外，还有 PARP 抑制剂、蛋白酶体抑制剂等。针对不同靶点的深入耐药机制的研究，迭代开发出了克服耐药的下一代靶向药物。考虑到靶向治疗领域的精细划分及快速进展，2016 年，中国抗癌协会肿瘤靶向治疗专业委员会正式成立。协会秉承组织建设、继续教育、学术交流、多向协作、技术指导、科普宣传的指导原则，汇聚业内精英，成为推动中国靶向治疗进步的重要力量。

2. 本土化、原研化

得益于国家新药创制重大专项重点布局的长期支持，2011 年中国首个自主研发的抗肿瘤靶向药埃克替尼上市以来，至 2021 年 12 月 31 日，我国已有 74 款抗肿瘤靶向治疗获批用于临床。过去 10 年间，我国进行的 3229 个抗肿瘤药物临床试验中，81.5% 为肿瘤靶

向药物研究。其中，78.6% 的靶向药物研究发起于本土企业，84% 为本土原研药物。

3. 源头创新

1）临床前模型构建：沈琳教授团队 - 消化道肿瘤临床前研究最佳拟人化动物模型库；2022 年 6 月，中国抗癌协会肿瘤标志物专委会制定了《类器官药物敏感性检测指导肿瘤精准治疗临床应用专家共识（2022 年版）》，为类器官在靶向治疗领域药物筛选提供了理论指导。随后中国抗癌协会多学科诊疗专委会制定了《肿瘤类器官诊治平台的质量控制标准中国专家共识（2022 版）》。

2）转化体系建立，搭起基础研究向临床实践转化的桥梁：三阴性乳腺癌“复旦分型”在分型基础上匹配相应的靶向治疗策略、胃癌的不同分子分型、刘芝华教授团队多组学食管癌分子分型构建，筛选出细胞周期通路激活型、NRF2 致癌激活型、免疫抑制（IS）型和免疫调节（IM）型并开发可预测 PD-1 疗效分类器；徐瑞华教授团队利用全外显子测序，结合食管癌免疫原性指标及风险致癌性突变因素筛选出可获益于一线免疫联合化疗的分类器。

3）合作共享检测平台搭建：复旦肿瘤精准中心，集临床检测、数据集成分析及创新临床转化于一体，自主研发了 32 种精准检测产品，覆盖医院主要癌种。

4）高水平临床研究开展：基于“复旦分型”的三阴性乳腺癌伞形临床研究；食管癌多项国内发起的多中心一线免疫联合化疗研究进入国际视野；免疫联合靶向二线用于免疫经治的食管癌研究 CAP-02 探索。

（三）靶向治疗未来方向及挑战

1）新药缺口较大，亟待开发高效低毒的靶向治疗新药，扩大靶向治疗获益人群。目前国内市场药物靶点同质化严重，需加大新靶点新机制药物研发力度，从创制新药（me-better）走向全新药物（first-in-class），异构体及突变体的选择性抑制提高疗效的同时降低了“脱靶”毒性。

2）耐药问题持续存在，需优化药物设计，精确筛选受益人群及预测模型构建 - 开发临床应用经济便捷的标志物模型，增加精准诊断的依从性、可负担性和规范性。

3）需构建大样本多组学数据库，深入研究基于中国人群的各瘤种分子分型特征。协助临床构建预测、预后模型建立及药物靶点匹配、开发。

4）多中心合作模式，构建大样本协作项目，用于临床试验靶点的外部验证，罕见肿瘤及亚型的靶点开发。优化临床研究设计，同病异治（雨伞研究）与异病同治（篮子研究）- 随机对照或外部对照、分层因素、样本量足够、适当的终点选择。

5）多学科交叉，精准医疗的实现需要结合遗传学技术、分子影像学技术、生物信息技术以及人工智能技术。基于人工智能的多组学数据整合、机器学习算法开发在肿瘤早筛、辅助诊断、临床决策及新靶点开发中的作用日渐显现。

四、总结

肿瘤靶向治疗是以肿瘤细胞的标志性分子为靶点，通过药物与之特异性结合，干预细胞发生癌变的各个环节，达到精准治疗的目的。近年来，随着肿瘤发病机制探索的深入，新的治疗靶点不断被发现，各类新型靶向药物层出不穷，正在悄然改变恶性肿瘤治疗格局。

恶性肿瘤靶向治疗仍存在诸多问题亟待解决。例如在治疗前，如何精准靶向药物的疗效，探索有效的生物标志物，是目前面临的主要挑战之一。而在靶向药物的疗效评价中，除了现行实体瘤临床疗效评价标准，如何结合其他影像学特征及分子生物学特征，建立一套更适用于靶向治疗药物的评价标准，亦是待突破瓶颈。恶性肿瘤靶向治疗耐药后，如何根据耐药机制及患者个体化情况，科学合理布局后线治疗方案，同样是临床医师面临的挑战。

总体来说，肿瘤靶向治疗日新月异，在科学合理的综合治疗下，肿瘤患者的生存时间也越来越长。未来仍需克服治疗过程中出现的靶向治疗获得性耐药和不良反应问题，更深入地探索靶向药物治疗的耐药机制，为患者带来更多生存获益。

参考文献

[1] Forde, P.M., et al., *Neoadjuvant Nivolumab plus Chemotherapy in Resectable Lung Cancer*. N Engl J Med, 2022. 386 (21): p. 1973–1985.

[2] Felip, E., et al., *Adjuvant atezolizumab after adjuvant chemotherapy in resected stage IB-IIIA non-small-cell lung cancer (IMpower010): a randomised, multicentre, open-label, phase 3 trial*. Lancet, 2021. 398 (10308): p. 1344–1357.

[3] Schmid, P., et al., *Event-free Survival with Pembrolizumab in Early Triple-Negative Breast Cancer*. N Engl J Med, 2022. 386 (6): p. 556–567.

[4] Ebia, M.I., et al., *TOPAZ-1: a new standard of care for advanced biliary tract cancers*? Immunotherapy, 2023. 15(7): p. 473–476.

[5] Cercek, A., et al., *PD-1 Blockade in Mismatch Repair-Deficient, Locally Advanced Rectal Cancer*. N Engl J Med, 2022. 386 (25): p. 2363–2376.

[6] Makker, V., et al., *Lenvatinib plus Pembrolizumab for Advanced Endometrial Cancer*. N Engl J Med, 2022. 386(5): p. 437–448.

[7] Cheng, Y., et al., *Effect of First-Line Serplulimab vs Placebo Added to Chemotherapy on Survival in Patients With Extensive-Stage Small Cell Lung Cancer: The ASTRUM-005 Randomized Clinical Trial*. JAMA, 2022. 328 (12): p. 1223–1232.

撰稿人：潘宏铭　朱　军　卜　庆　韩卫东　胡夕春　佟仲生
王风华　袁响林

肿瘤营养学

一、概述

肿瘤患者是营养不良的高发人群，随着多种肿瘤治疗方式的出现，抗肿瘤治疗联合营养治疗的综合治疗手段成了目前的发展方向。2022年，在国内外学者的不断推动下，肿瘤营养在流行病学、膳食的精细化推荐、营养不良以及肌肉减少症的诊断、恶病质治疗以及基础研究方面均取得突破性进展，提供了高水平的循证医学证据，为肿瘤营养领域指明了方向。

二、我国研究进展

（一）循证医学证据揭示生活方式对肿瘤发生及死亡风险的影响

1. 日常饮食对肿瘤发生风险和死亡风险的影响

1）橄榄油与肿瘤死亡风险降低相关：橄榄油一项具有抗炎和抗氧化的特性。美国人群的前瞻性队列研究显示，较高的橄榄油摄入量与较低的肿瘤死亡风险相关。该研究表明，与人造黄油、黄油、蛋黄酱和乳脂相比，用橄榄油代替这些食用油脂与降低肿瘤死亡风险相关。研究解释了在美国人群中，食用橄榄油量与肿瘤死亡风险的降低关系。未来有必要在中国人群中开展相关前瞻性研究，以探究橄榄油对中国人群肿瘤死亡风险的影响。

2）绿茶与胃癌发生负相关：在中国，茶文化历史悠久，茶制品可能通过抗氧化、调节细胞周期及免疫系统调节和表观遗传修饰等机制发挥预防肿瘤发生的作用。Martimianaki等首次调查和量化胃癌汇集（StoP）项目联盟中的饮茶习惯与胃癌之间的关系。在日本和中国人群中，饮用绿茶与幽门螺杆菌感染及贲门癌发生呈负相关，且呈现明显的剂量依赖性，这项研究为胃癌的预防提出了较为充足的流行病学证据，为后续药物的研发提供了新的思路。

3）葱类蔬菜降低患胃癌风险：具有地域特色的饮食习惯也与肿瘤息息相关，山东干预试验是一项由北京大学肿瘤医院开展的随机、安慰剂对照、析因设计的试验，山东干预试验在胃癌高发的临朐县当地纳入了 3229 名居民，历时 22 年的随访证实饮食中较多摄入葱类蔬菜可以显著降低患胃癌风险。该试验首次新颖地揭示了生活化的食品摄入在肿瘤预防中的作用，为更多的具有公共卫生意义的饮食建议和决策的制定提供了理论依据。

2. 多种维生素和矿物质未显著降低老年男性和女性的肿瘤发病率

多种维生素和矿物质（Multivitamin-multimineral，MVM）是常见的膳食补充剂，尤其深受老年人与肿瘤患者的喜爱。MVM 通常提供≥ 100% 大多数必需维生素和矿物质的每日推荐值，但其在女性、肿瘤患者以及老年人群中缺乏大规模临床研究。COCOA 补充剂（可可提取物）和多种维生素结局研究（COSMOS）是一项大规模、随机、双盲、安慰剂对照试验，测试了 MVM 在预防女性和男性肿瘤和心血管疾病方面的作用。共纳入 21442 个样本，中位随访时间 3.6 年，MVM 组有 518 名受试者发生浸润性肿瘤，而安慰剂组有 535 名受试者发生浸润性肿瘤（HR：0.97;95%CI：0.86 ~ 1.09；$P = 0.57$），与安慰剂相比，每日补充 MVM 并没有显著降低老年男性和女性的总肿瘤发病率。

3. 适当的运动有益于肿瘤生存者生存

1）久坐提升了肿瘤特异性的死亡率（HR，4.71；95%CI，1.60 ~ 13.9）：在当代社会，久坐行为变得越来越普遍，《世界卫生组织 2020 年体育活动和久坐行为指南》建议所有年龄组人群定期进行肌肉强化活动，减少久坐行为。肿瘤生存者由于肿瘤本身或肿瘤治疗导致的相关并发症和身体机能失调，更容易产生久坐行为。然而，关于久坐行为对肿瘤后生存率鲜有报道。2022 年，首项前瞻性调查每日坐姿时间和休闲时间身体活动（Daily sitting time and leisure-time physical activity，LTPA）与肿瘤生存者死亡率结果的独立和联合关联的研究结果发布。研究发现，报告坐姿超过 8 小时 / 天的不活跃和不够活跃的生存者（HR，5.38；95%CI，2.99 ~ 9.67）肿瘤特异性（HR，4.71；95%CI，1.60 ~ 13.9）的死亡率风险最高。在这项针对美国肿瘤生存者全国代表性样本的队列研究中，久坐合并缺乏体力活动非常普遍，并且与各种原因（包括肿瘤）导致的死亡风险增高有关。在对肿瘤患者未来的观察和干预研究中应同时考虑久坐行为和身体活动。同时，运动对肿瘤的治疗也起着积极作用。

2）新辅助化疗期间的运动康复改善肿瘤患者疗效：一项前瞻性非随机试验表明，新辅助化疗期间的运动康复在组织病理学中展示了促进食管癌患者肿瘤消退的证据，在人体成分中去脂体重指数 FFMI 有所改善。在肿瘤这种高消耗高代谢的疾病中，对于肿瘤患者及肿瘤生存者，适当的体育活动、抗阻力运动有益于患者体力状态的改善，同时通过增加患者的肌肉含量改善抗肿瘤治疗的耐受性。

（二）新型标志物及新技术助力肿瘤营养诊断与评估

1. 机器学习改良 GLIM 模型助力营养不良诊断

欧洲肠外肠内营养学会、美国肠外肠内营养学会、亚洲肠外肠内营养学会及拉丁美洲肠外肠内营养学会已组成工作组制定了全球领导人营养不良倡议（Global Leadership Initiative on Malnutrition，GLIM），GLIM 标准有 21 种可能的表型和病因组合，可通过这些标准确定营养不良的诊断。尚未在肿瘤人群中确定哪些组合最常有助于营养不良的诊断及其与临床结果（如死亡率和计划外住院）的关联。了解哪些 GLIM 组合与不良结局最相关可能有助于早期识别需要主动干预的患者。我国石汉平教授团队利用机器学习的方法对 INSCOC 数据库的大量数据进行分析，研究表明体重减轻和肌肉质量减少的表型标准与任一病因标准相结合对于预测死亡率很重要。相比之下，减少食物摄入联合体重减轻或肌肉质量减少的病因标准对于预测计划外入院很重要。这项回顾性观察性研究首次通过建立机器学习模型，证明 GLIM 标准中体重减轻和肌肉质量减少的表型标准的重要性，在肿瘤患者营养不良诊断中提供了快速且准确的方法。

2. 超声测量和血清 CCR 值将进一步丰富肌肉减少症诊断

1）肌肉超声在肌肉减少症的诊断中应用的探索：肌肉质量的测量方式多种多样，包括双能 X 射线吸收测定法、计算机断层扫描（CT）和生物电阻抗分析等，CT 是诊断肌肉减少症的金标准，然而，CT 具有价格昂贵、具有辐射等劣势。相比之下，超声具有安全性、无创性、低成本和实时性等优势，一项纳入了 17 项研究的 Meta 分析显示，超声可能是一种诊断肌肉减少症的新兴工具。不同的研究人群、参考标准和超声测量方法因研究而异，通常研究下肢肌肉。肌肉厚度（MT）是最广泛测量的参数，部分肌肉 MT 对肌肉减少症的诊断准确性中等，部分较低。对于横截面积（CSA）测量参数，部分肌肉 CSA 也显示出中等的诊断准确性，而回声强度（EI）显示诊断准确性较低。CSA 和 EI 的组合优于单独应用。综上，超声诊断肌肉减少症准确度中低，与参数、肌肉、标准和人群相关。质量指标和数量指标组合可能提高准确度。如果诊断准确率较高，超声可成为经济精准的新兴工具。

2）血清肌酐与胱抑素 C 的比值在肌肉减少症诊断中的探索：几种血清标志物也被提出用于肌肉减少症的诊断。血清肌酐已被发现与危重患者的死亡相关，但血清肌酐的水平易受到肾功能影响，而血清肌酐与胱抑素 C 的比值（CCR）受肾脏代谢影响较小，CCR 与肌肉减少指数（SI）已被推荐为肌肉减少症的诊断标志物，但 CCR 与 SI 诊断肌肉减少症的准确性仍然未知。一项对Ⅲ B-Ⅳ期非小细胞肺癌（NSCLC）患者的前瞻性研究证实了 CCR 和 SI 对晚期 NSCLC 患者的肌肉减少症具有较高的诊断效力，首次提出了肌肉减少症诊断的新兴指标——血清肌酐和胱抑素 C 的比值，但是其生理学及病因学解释仍需要进一步挖掘，也需要更多的数据验证其准确性以及适用人群。

（三）从肿瘤营养代谢角度指导肿瘤患者治疗与预后

1. 循环 L- 精氨酸可预测肿瘤患者接受免疫检查点抑制剂的疗效

免疫治疗已改变肿瘤治疗，但疗效差异大。L- 精氨酸（L-Arginine，Arg）在免疫调节中起关键作用，可预测免疫检查点抑制剂疗效。临床前研究显示，基线 L- 精氨酸水平高的小鼠治疗效果明显优于低的。人体研究也显示，基线 L- 精氨酸水平低与疗效差相关。因此，L- 精氨酸定量可作为预测免疫检查点抑制剂疗效的生物标志物。后续需研究如何调节基线 L- 精氨酸水平，以及给药方式，来制定个体化免疫治疗方案。

2. 脂肪量与瘦体重比可预测无肥胖中老年肿瘤患者全因死亡率

中国多中心前瞻性 INSCOC 研究探索了无肥胖的中老年肿瘤患者脂肪量与瘦体重比（RFL）、体脂百分比（PBF）和脂肪量（FM）与死亡率之间的关系。传统的身体脂肪含量往往用 BMI 来衡量，然而，由于未考虑脂肪、肌肉等身体成分不同，BMI 与死亡率可呈现多种关系。脂肪量与瘦体重的平衡对人类健康至关重要，与单独的脂肪含量或肌肉含量相比，脂肪量与瘦体重的平衡对肿瘤的预后更重要，尤其是在非肥胖患者中。此项多中心前瞻性临床研究结果显示，RFL 与全因死亡率之间存在显著的非线性关联，这一结果仅在老年男性中观察到，并且可能因炎症状态而减弱。石汉平教授团队证明了脂肪量 / 瘦体重与全因死亡率的关系，同时确定了脂肪量 / 瘦体重与性别及炎症状态相关，研究成果提示了老年男性应控制 RFL 比值。

3. 阿那莫林可改善肿瘤恶液质患者症状及增加肌肉含量

目前首个治疗肿瘤恶液质的药物阿那莫林，具有增强体重、肌肉质量以及食欲的作用，在恶液质治疗的发展历程中是一个重要的里程碑。阿那莫林已经证实了与瘦体重（lean body mass，LBM），体重增加和厌食症相关症状有关。大多数阿那莫林的试验都采用了体重减轻 > 5% 的临界值作为纳入标准，关于阿那莫林治疗 BMI < 20 kg/m^2 和体重减轻 < 5% 的恶病质患者的数据有限。因此，在日本开展了相应的多中心临床研究，结果表明，阿那莫林可改善肿瘤恶液质和低 BMI 患者的体重和厌食症相关症状，疗效持久，安全性和耐受性良好，阿莫西林作为唯一针对肿瘤恶液质患者的药物，在增加患者肌肉含量以及改善食欲方面实现了良好的疗效。

同时，临床前研究发现，在雌性小鼠中阻断激活素ⅡB 型受体（ActRⅡB）联合饥饿素受体激动剂阿那莫林可逆转肌肉减少症和厌食症，增加瘦体重，恢复自主活动，提高总生存率。但对于单药可能无法完全发挥作用的背景下，如果阻断 ActRⅡB 联合饥饿素受体激动剂阿那莫林可逆转肌肉减少症和厌食症，并且同时又不出现其他不良作用，其临床应用有待于进一步研究。

（四）肿瘤代谢的基础及转化研究为肿瘤治疗提供新思路

1. Circ RNA ANAPC7 是一种新型的能够同时抑制肿瘤生长及肌肉萎缩的因子

胰腺癌患者肿瘤相关恶液质患病率最高，肿瘤恶病质不但会降低生活质量，而且会降低对化疗的耐受性，并最终导致胰腺癌患者的肿瘤进展。其发生机制可能对于人类认识恶液质存在着重要意义。Shi 等首次发现了 Circular RNA ANAPC7 通过 PHLPP2-AKT-TGF-β 信号转导轴抑制胰腺肿瘤生长和肌肉消耗，确定了 circANAPC7 是一种新型肿瘤抑制因子，通过 CREB-miR-373-PHLPP2 轴发挥作用，导致 AKT 去磷酸化，细胞周期蛋白 D1 和转化生长因子 -β 下调，以抑制胰腺肿瘤中的肿瘤生长和肌肉萎缩。circANAPC7 是一种新的同时作用于肿瘤生长及肌肉萎缩的因子，为肿瘤患者治疗提供了新的理论依据，也为今后可能的抗肌肉消耗的相关药物靶点的发现提供新思路。

2. 肿瘤恶病质患者骨骼肌中线粒体能量消耗的增加

绝大多数研究集中在肿瘤恶液质骨骼肌萎缩机制。最近研究发现肌线粒体结构和能量代谢改变。一项前瞻性研究探索了蛋白质合成、肌脂肪变性和线粒体能量代谢变化。结果显示，正中肌纤维面积与骨骼肌指数正相关，严重恶液质患者线粒体耗氧量增加。这提供了肿瘤恶液质肌肉萎缩新见解，首次报道严重患者骨骼肌线粒体能量消耗增加。需要进一步研究探索这些改变，理解肿瘤恶液质机制。

3. 仿生纳米技术可调节肿瘤组织代谢以增强抗肿瘤免疫治疗疗效

肿瘤高代谢导致缺氧和营养物质缺乏，抑制免疫细胞功能。一种新型的仿生免疫代谢纳米平台通过 I 型聚集诱导发射光敏剂和谷氨酰胺拮抗剂封装到肿瘤细胞膜中抑制肿瘤代谢，满足 T 细胞营养需求，改善缺氧，使肿瘤和免疫细胞代谢重编程，诱导免疫细胞死亡，促进树突状细胞成熟，抑制肿瘤增殖。它减少免疫抑制细胞，触发肿瘤免疫反应，调节免疫抑制微环境。与抗 PD-1 联合使用可抑制肿瘤远处转移和复发。该平台通过改善肿瘤微环境缺氧和营养物质缺乏，使肿瘤和免疫细胞代谢重编程，抑制肿瘤增殖和转移。

三、未来的肿瘤营养领域的研究方向

（一）肿瘤发生发展的营养与代谢机制研究

肿瘤发生、发展和转移过程中的营养代谢特点，将为临床治疗提供更为精确的靶向治疗策略。研究领域将包括肿瘤细胞对特定营养物质的依赖性、代谢物质筛选与靶点挖掘、代谢信号通路与肿瘤发生、发展和转移的关系、针对特定代谢途径的药物设计与研发等。深入研究肿瘤代谢靶点将有助于提高治疗效果，降低治疗不良反应，并为患者提供更个性化的治疗方案。

（二）肿瘤微环境与免疫代谢的相互作用

肿瘤微环境与免疫代谢的相互作用在未来的肿瘤营养领域将占据重要地位。研究人员将探讨如何通过改变肿瘤细胞的代谢特性，调节肿瘤微环境，进而提高免疫治疗的疗效。具体研究方向可能包括肿瘤细胞与免疫细胞间的代谢竞争、肿瘤细胞代谢产物对免疫细胞增殖、分化及功能的影响、肿瘤微环境中的营养素和代谢物对免疫治疗效果的影响等。通过深入研究肿瘤微环境与免疫代谢的相互作用，可能为肿瘤免疫治疗提供新的思路和方法。

（三）营养干预在肿瘤预防、治疗和康复中的作用

针对不同阶段的肿瘤患者，未来的营养研究应深入探讨营养干预在肿瘤预防、治疗和康复过程中的有效性。研究人员将关注如何通过科学的饮食调整、营养补充和生活方式改善，实现肿瘤预防和康复期患者的身体功能恢复，以及对治疗期患者提供精准化的营养支持。具体研究方向可能包括：患者个体差异与营养需求的关系、饮食干预对肿瘤预防和治疗的作用、肠道菌群与营养代谢的相互作用等。这些研究成果将有助于为肿瘤患者提供更为全面和个性化的营养治疗方案，提高肿瘤患者的治疗效果和生活质量。

未来的肿瘤营养领域将聚焦于肿瘤发生发展的营养与代谢机制研究、基于肿瘤代谢特点的精准治疗以及个体化营养干预策略等方面。此外，通过运用大数据、生物信息学和人工智能等技术，科学家将为患者提供更精准、更个性化的营养支持方案。同时，研究人员还将关注营养干预方案的长期疗效和安全性评估，为临床实践提供更有力的依据。通过不断深入的研究和技术创新，肿瘤营养领域将在未来发挥更大的作用，为患者带来更好的治疗和康复希望。

参考文献

［1］ Guasch-Ferré M，LIU G，LI Y，et al. Olive Oil Consumption and Cardiovascular Risk in U.S. Adults. J Am Coll Cardiol. 2020;75（15）：1729-1739.

［2］ Martimianaki G，Alicandro G，Pelucchi C，et al. Tea consumption and gastric cancer：a pooled analysis from the Stomach cancer Pooling（StoP）Project consortium. Br J Cancer. 2022;127（4）：726-734.

［3］ SU XQ，YIN ZY，JIN QY，et al. Allium vegetable intake associated with the risk of incident gastric cancer：a continuous follow-up study of a randomized intervention trial. Am J Clin Nutr. 2023;117（1）：22-32.

［4］ Sesso HD，Rist PM，Aragaki AK，et al. Multivitamins in the prevention of cancer and cardiovascular disease：the COcoa Supplement and Multivitamin Outcomes Study（COSMOS）randomized clinical trial. Am J Clin Nutr. 2022;115

（6）：1501–1510.

[5] Bull FC，Al–Ansari SS，Biddle S，et al. World Health Organization 2020 guidelines on physical activity and sedentary behaviour. Br J Sports Med. 2020;54（24）：1451–1462.

[6] Cao C，Friedenreich CM，Yang L. Association of Daily Sitting Time and Leisure–Time Physical Activity With Survival Among US Cancer Survivors. JAMA Oncol. 2022;8（3）：395–403.

[7] Zylstra J，Whyte GP，Beckmann K，et al. Exercise prehabilitation during neoadjuvant chemotherapy may enhance tumour regression in oesophageal cancer：results from a prospective non–randomised trial. Br J Sports Med. 2022;56（7）：402–409.

[8] Cederholm T，Jensen GL，Correia MITD，et al. GLIM criteria for the diagnosis of malnutrition – A consensus report from the global clinical nutrition community. Clin Nutr. 2019;38（1）：1–9.

[9] Kiss N，Steer B，de van der Schueren M，et al. Comparison of the prevalence of 21 GLIM phenotypic and etiologic criteria combinations and association with 30–day outcomes in people with cancer：A retrospective observational study. Clin Nutr. 2022;41（5）：1102–1111.

[10] FU H，WANG L，ZHANG W，et al. Diagnostic test accuracy of ultrasound for sarcopenia diagnosis：A systematic review and meta–analysis. J Cachexia Sarcopenia Muscle. 2023;14（1）：57–70.

[11] Tang T，Xie L，Hu S，et al. Serum creatinine and cystatin C–based diagnostic indices for sarcopenia in advanced non–small cell lung cancer. J Cachexia Sarcopenia Muscle. 2022;13（3）：1800–1810.

[12] XUE H，DU H，XIE Y，et al. Association Between Fat Mass to Lean Body Mass Ratio and All–Cause Mortality Among Middle–Aged and Elderly Cancer Patients Without Obesity：A Multi–Center Observational Study in China. Front Nutr. 2022;9：914020.

[13] Queiroz AL，Dantas E，Ramsamooj S，et al. Blocking ActRIIB and restoring appetite reverses cachexia and improves survival in mice with lung cancer. Nat Commun. 2022;13（1）：4633.

[14] SHI X，YANG J，LIU M，et al. Circular RNA ANAPC7 Inhibits Tumor Growth and Muscle Wasting via PHLPP2–AKT–TGF–β Signaling Axis in Pancreatic Cancer. Gastroenterology. 2022;162（7）：2004–2017.

[15] Armstrong VS，Fitzgerald LW，Bathe OF. Cancer–Associated Muscle Wasting–Candidate Mechanisms and Molecular Pathways. Int J Mol Sci. 2020;21（23）：9268.

[16] de Castro GS，Simoes E，Lima JDCC，et al. Human Cachexia Induces Changes in Mitochondria，Autophagy and Apoptosis in the Skeletal Muscle. Cancers（Basel）. 2019;11（9）：1264.

[17] XIE W，ChEN B，WEN H，et al. Biomimetic Nanoplatform Loading Type I Aggregation–Induced Emission Photosensitizer and Glutamine Blockade to Regulate Nutrient Partitioning for Enhancing Antitumor Immunotherapy. ACS Nano. 2022;16（7）：10742–10753.

撰稿人：石汉平　崔久嵬　陈俊强　李增宁　李　涛　刘　明
许红霞　丛明华　宋春花　梁婷婷　刘相良

肿瘤异质性与个体化治疗

一、概述

肿瘤异质性指肿瘤演进过程中分子生物学或基因方面发生改变，从而使不同肿瘤细胞的生长速度、侵袭能力、对药物的敏感性等产生差异，是肿瘤发生发展过程中的一个普遍而又至关重要的表现特征，是肿瘤赖以生存和进一步演进的重要状态和支撑点，也是近年来通过不断探索发现的一个关键理论和认识。

肿瘤异质性与临床诊治密切相关，是实现精准诊治及攻克肿瘤的重大挑战。肿瘤异质性不仅可影响诊断，同时也对治疗、疗效、疾病监测、耐药性和预后等产生影响。对其深入分析有助于揭示肿瘤动态演进过程，包括从对肿瘤形态异质性的认识到分子机制的逐步揭示。目前，肿瘤异质性方面研究取得诸多新进展，包括对其内在规律、时空和组成成分的复杂性、形成机制等均有新的突破。

近年来发展的单细胞测序以及空间转录组等技术，能够分离空间或时间上不同肿瘤区域混合群体中单个细胞，使研究者从多个维度逐步了解肿瘤组成成分的复杂性和时空多变性，是探索肿瘤进化的有效、新兴测序方法。如何全面、多角度地了解患者时空异质性变化，如何提高液体活检等检验技术的敏感性和特异性，如何构建探索肿瘤异质性和动态演进过程的动物模型，可能是未来肿瘤异质性研究的方向。

二、肿瘤异质性与个体化治疗研究进展

1. 肿瘤内异质性的系列确诊

肿瘤内异质性（intratumour heterogeneity，ITH）在驱动肿瘤演化和疾病进展方面发挥着关键作用。《自然》及其子刊《自然 – 医学》基于 TRACERx 试验中临床肺癌样本的分析

结果连续刊发了7篇研究论文，从基因组/转录组、细胞、组织以及个体的临床表现等不同层面展开了细致分析，对肺癌的进展和转移路径、异质性、免疫微环境等关键癌症特征进行了表征，阐明ITH与患者最终临床结局之间的关联，并进一步了解其背后的分子机制。

2. CAF异质性的机制及靶标研究

CAF异质性和亚群的精确定义，以及特定标记和特定CAF亚群功能的复杂鉴定，仍然是CAF研究中最具挑战性的方面。CAFs的促肿瘤功能可归因于其产生促生存因子的能力，其通过促进癌细胞增殖、存活和转移直接影响肿瘤进展，或通过诱导免疫抑制微环境调节抗肿瘤免疫应答的作用，介导先天性和适应性抗肿瘤免疫反应。在肿瘤间质促进肿瘤进展并诱导抗肿瘤治疗产生耐药性的情况下，开发针对间质的新疗法可能会产生疗效。

3. 肿瘤微生物促进肿瘤异质性

口腔鳞状细胞癌（OSCC）和结直肠癌（CRC）中微生物和宿主细胞在空间水平的相互作用，揭示了肿瘤内微生物群如何促进肿瘤异质性。研究表明被细菌感染的癌细胞以单细胞的形式侵入其周围环境，并将免疫细胞募集到细菌区域。肿瘤内微生物群的分布不是随机的，具有促进癌症进展的免疫和上皮细胞功能。

三、肿瘤异质性与个体化治疗学科发展趋势和展望

1. 新测序时代下肿瘤细胞异质性的研究策略和趋势

随着测序时代的发展，近年来已有研究者利用单细胞多组学技术及空间多组学技术从单个细胞的分子层面及肿瘤细胞在组织内的时空分布层面部分解析了多种癌症的肿瘤异质性成因、异质性发展规律和肿瘤终末期的异质性表型及分子特性。目前这一庞大且需与时俱进的工作仍在继续，例如：时空组学于2023年4月亮相中国细胞生物学学会第十八次全国会员代表大会，来自深圳华大生命科学研究院等专家们围绕空间转录组学的技术发展、创新研究和算法等议题进行了探讨，这将助力肿瘤细胞异质性研究。科学家们对肿瘤细胞异质性的新策略和新技术层出不穷。2023年5月发表在《自然遗传》杂志的一项研究利用单细胞染色体外环状DNA和转录组测序（scEC&T-seq）技术前沿地探索了染色体外DNA（ecDNA）在癌症中的起源、结构动力学和对肿瘤内异质性的影响。截止到目前，在世界范围内的单细胞数据库中，已报道测序的肿瘤病例数并不算太丰富。据不完全统计，例如胶质瘤的单细胞测序能够公开检索到的病例数仅100多例。因此，未来大规模单细胞多组学测序仍是肿瘤细胞异质性的主要研究手段。此外，张泽民教授在2023年4月《细胞》杂志上发表的综述中指出：我们需要从对癌细胞本身特性的关注提升到对整个肿瘤“生态系统”的研究。这也是当前肿瘤细胞异质性学科发展的趋势。

2. 肿瘤细胞异质性对个体化治疗的推动

肿瘤内部基因变异分布的空间异质性最早是通过对不同肿瘤区域采样进行bulk测序

发现的。而单细胞多组学技术彻底揭开了肿瘤异质性神秘的面纱，让研究者得以从整个肿瘤团块为研究对象到单独分析每个细胞的分子水平特征，追踪癌细胞的演化历程和分子变异的异质性。再通过针对性结合自发成瘤基因敲除鼠模型和谱系追踪技术，以及患者来源的肿瘤起始细胞基因编辑等手段模拟整个肿瘤进展过程。正是肿瘤异质性从发生到终末这一过程能够被认知和模拟，个体化治疗才有了研究的媒介。总之，我们能够通过现有的测序技术和生物学手段进行研究，了解肿瘤异质性形成规律，在这种规律下针对每一类患者，解释他们对相同治疗方式响应不同的原因，找寻关键异质性靶点，并根据这些信息制定切合每一名患者的个体化治疗方案，最终消除由于异质性造成的肿瘤耐药。

3. 非肿瘤细胞异质性对个体化治疗的推动

肿瘤团块中的非肿瘤细胞主要包括肿瘤相关成纤维细胞（CAF）、中性粒细胞、T 细胞、巨噬细胞和内皮细胞等。这些细胞的异质性也是造成肿瘤异质性的关键因素。目前有关个体化治疗的最新研究中不乏针对非肿瘤细胞异质性的报道。2023 年 2 月在《自然生物技术》杂志上发表的一项研究通过构建单细胞表达图谱将组织的复杂性分解到单个细胞的水平，该图谱整合了来自 412 个肿瘤和 12 个正常器官的约 140 万个肿瘤细胞、肿瘤浸润的正常细胞和无肿瘤的正常细胞。使用了一种随机森林（Random forest）和卷积神经网络（Convolutional neural networks）的两步筛选方法来选择对区分单个恶性细胞和正常细胞贡献最大的基因对。基于跨单个细胞的配对基因的组合表达模式，针对 AND、OR 和 NOT 逻辑门评估肿瘤覆盖率和特异性。单细胞转录组偶联表位分析验证了在卵巢癌和结直肠癌中发现的 AND、OR 和 NOT 转换靶点。2023 年 1 月在《癌细胞》杂志的一项综述指出：新的多维分析平台的发展，如单细胞转录组测序和高维流式细胞术，对免疫细胞生物学产生了前所未有的见解，尤其是 CD8+ T 细胞。这种融合揭示了肿瘤浸润免疫细胞在单个肿瘤、跨肿瘤类型和癌症个体之间的显著异质性。利用产生大量数据的组学技术研究复杂肿瘤微环境面临很多机遇和挑战，这些技术目前同样具有局限性。

希望未来我们能够把握机遇，迎接挑战，破除局限，融合领域，在新测序时代的背景下，加速对肿瘤异质性的研究步伐，进一步优化个体化治疗方案，达到视角更开阔，靶向更精确的更高要求。

四、总结

肿瘤异质性一直是肿瘤治疗的挑战之一，是实现临床精准诊治和克服治疗耐药的重大挑战。近几年，得益于分子生物学、人工智能和信息科学技术等学科的飞速发展，我们对肿瘤异质性的认识逐渐加深。通过整合肿瘤免疫和肿瘤代谢，利用基因组学、蛋白质组学、甲基化组学等多组学技术方法，深入研究肿瘤发生发展过程中异质性的作用机制，并不断发现肿瘤的不同亚型。基于对肿瘤的系统精准分型，驱动基因和潜在治疗靶点也层出不穷，为肿瘤的个体化精准诊治提供了理论基础。同时，临床前研究和临床队列建立的逐渐成熟，为新型联合治疗策略走向临床提供了循证医学证据。在人工智能大数据的背景下，以肿瘤代谢和肿瘤免疫为主要研究方向，依托生物样本库和临床样本数据的支持，对肿瘤基因组和多组学的研究、描述和编辑将会更加完善和深入。在精准医学时代，肿瘤的个体化治疗将改善肿瘤患者的总体生存，提高其生存质量，使患者真正受益。

参考文献

［1］ Frankell Alexander M，Dietzen Michelle，Al Bakir Maise，et al. The evolution of lung cancer and impact of subclonal selection in TRACERx［J］.Nature，2023，616：525-533.

［2］ XUE R，ZHANG Q，CAO Q，et al. Liver tumour immune microenvironment subtypes and neutrophil heterogeneity. Nature Nov 9 2022.doi：10.1038/s41586-022-05400-x.

［3］ Galeano Niño Jorge Luis，Wu Hanrui，LaCourse Kaitlyn D，et al. Effect of the intratumoral microbiota on spatial and cellular heterogeneity in cancer［J］.Nature，2022，611：810-817.

［4］ Chamorro González R，Conrad T，Henssen AG，et al. Parallel sequencing of extrachromosomal circular DNAs and transcriptomes in single cancer cells. Nat Genet. 2023;55（5）：880-890.

［5］ WANG D，LIU B，ZHANG Z. Accelerating the understanding of cancer biology through the lens of genomics. Cell. 2023;186（8）：1755-1771.

［6］ Karras P，Bordeu I，Marine JC，et al. A cellular hierarchy in melanoma uncouples growth and metastasis. Nature. 2022;610（7930）：190-198.

［7］ Yang D，Jones MG，Naranjo S，et al. Weissman JS. Lineage tracing reveals the phylodynamics，plasticity，and paths of tumor evolution. Cell. 2022;185（11）：1905-1923.e25.

［8］ Kwon J，Kang J，Choi JK，et al. Single-cell mapping of combinatorial target antigens for CAR switches using logic gates. Nat Biotechnol. 2023.

［9］ Hudson WH，Wieland A. Technology meets TILs：Deciphering T cell function in the -omics era. Cancer Cell. 2023;41（1）：41-57.

撰稿人：王红霞　胡　海　马　飞　任　贺　孙　涛　周圣涛　莫红楠
唐　雷　徐君南　杨正楠

肿瘤流行病学

一、概述

随着人口老龄化和工业化进程的加快，我国恶性肿瘤的发病和死亡人数仍不断上升。实施精准防控，有效降低癌症的发病率和死亡率已成为亟待解决的主要公共卫生问题。近年来，肿瘤流行病学研究获得突破性发展，其中包括基因测序、液体活检和人工智能等领域。然而，这些进展也面临诸多争议和挑战。为促进肿瘤流行病学研究的进一步发展，本报告将简述近期国内外关于癌症的流行趋势、危险因素、遗传风险评分、液体活检和人工智能等相关研究成果，分析当前学科的发展状况和未来趋势，并提出建设性意见和展望。

二、肿瘤流行病学研究进展

1. 肿瘤流行特征及其变化趋势

国际癌症研究机构（IARC）发布的《全球癌症统计 2020》估计了 185 个国家 / 地区的 36 种癌症的发病率和死亡率。与 2018 年公布的数据相比，2020 年全球的癌症新发病例和死亡病例的绝对人数略有增加，分别为 1930 万例和 1000 万例。新发病例排名前 10 位的恶性肿瘤约占总体的 63%，其中前五位分别是肺癌、乳腺癌、结直肠癌、前列腺癌和胃癌；而死亡病例前 10 位的恶性肿瘤占总体的 72%，其中排名前五位的是肺癌、结直肠癌、胃癌、肝癌和女性乳腺癌。不同地区、性别、年龄和种族之间的癌症发病率和死亡率差异显著。亚洲和非洲国家的癌症发病率和死亡率总体要高于北美和欧洲国家。男性的癌症发病率和死亡率高于女性，其中男性的肺癌、结直肠癌、肝癌和前列腺癌发病率和死亡率较高，女性的乳腺癌和宫颈癌发病率和死亡率较高。老年人癌症的发病率和死亡率较高，尤其是 65 岁及以上的老年人。此外，不同种族之间的癌症发病率和死亡率也存在显著差异，例如非洲裔美国人罹患结肠癌的风险较高，而亚洲人的肝癌风险更高。

我国国家癌症中心最新发布的数据显示，2016 年我国新发癌症病例约为 406.4 万例，其中男性 255.2 万例，女性 151.2 万例；死亡病例约为 241.4 万例，其中男性 163.2 万例，女性 78.1 万例。男性的发病率和死亡率高于女性。根据发病人数顺位排序，我国恶性肿瘤发病率排名前五的是肺癌、结直肠癌、胃癌、肝癌和女性乳腺癌。而根据死亡人数排序，我国恶性肿瘤死亡率排名前五的是肺癌、肝癌、胃癌、食管癌和结直肠癌。肺癌是男性和女性发病率最高的癌症，且是癌症死亡的主要原因。

全球癌症发病率呈逐年上升的趋势。预测显示，到 2040 年，全球肿瘤新发病例将达到 28.4 万例，相较于 2020 年的 19.3 万例，将增加近 50%。亚洲、非洲和中东等地区的相对增长率预计最高。我国在 2000—2016 年男性所有癌症的年龄标准化发病率保持稳定，而女性每年增加 2.3%；恶性肿瘤的死亡率年均下降率为 1.2%，男性和女性年均下降率相同。针对不同的恶性肿瘤类型，男性前列腺癌、结直肠癌、淋巴瘤、脑瘤、胰腺癌和膀胱癌的发病率呈上升趋势，而食管癌、胃癌和肝癌的发病率呈下降趋势。女性甲状腺癌、宫颈癌、子宫癌、乳腺癌、脑瘤、肺癌和结直肠癌的发病率均呈上升趋势，而食管癌、肝癌和胃癌的发病率则呈下降趋势。

2. 肿瘤的危险因素研究

探究癌症的病因，建立可行的防治措施对于预防癌症发生和降低癌症发病率具有至关重要的意义，是癌症一级预防策略中重要的研究内容。根据世界卫生组织（WHO）的估计，全球约有 40% 的癌症可预防。2019 年 7 月，国家癌症中心 / 中国医学科学院肿瘤医院在《柳叶刀—全球健康》上发表的研究分析了 23 种癌症的可控危险因素，包括行为因素（4 种）、饮食因素（7 种）、代谢因素（2 种）、环境因素（2 种）和感染因素（8 种），结果发现 45.2% 的癌症死亡可以归因于这些因素。2022 年，《柳叶刀》发表了全球疾病、伤害和风险因素研究（GBD）结果，估算行为、环境、职业和代谢性风险因素所致的癌症负担。该研究表明，导致 2019 年全球癌症负担最大的风险因素是行为因素，而代谢性风险因素在 2010 年至 2019 年间增长最大。其中，吸烟是导致 2019 年全球所致癌症死亡率和残疾调整生命年（DALY）最高的因素，其次为饮酒和体重过高。

大规模人群队列是流行病学观察性研究的“金标准”。目前，许多欧美发达国家已将建立生物样本库的超大规模人群队列（例如：英国生物样本库 UKB、芬兰生物样本库、美国精准医学跨组学研究与“All of Us”研究计划等）作为科研战略布局。目前，我国也建立了一些生物样本库和大型人群队列，如中国慢性病前瞻性研究（CKB）、泰州人群健康跟踪调查和正在建设的精准医学 7 个区域队列。此外，基于双生子、母婴、家系、患者等特殊人群的生物样本库也逐渐涌现，为癌症的病因学研究提供了宝贵资源。

3. 多基因遗传风险评分（PRS）助力癌症个体化风险评估

评估个体发生癌症的风险，明确高危人群是提高癌症筛查或预防性治疗效果的关键。

大规模基因组流行病学研究已经鉴定了基因组范围内癌症的大量遗传变异，多基因遗传风险评分（Polygenic Risk Scores，PRS）正是基于这些癌症相关的遗传变异信息，如单核苷酸多态性（SNPs），综合到一个量化指标中，来预测个体的癌症风险，有助于为个体提供更精确的癌症风险评估。一项发表在《自然—通讯》上的泛癌种研究使用 UKB 的数据评估了 PRS 对 16 种癌症风险进行预测的效果，并与家族史和可控危险因素进行比较。结果表明，PRS 与现有风险预测模型相结合，可以更准确地预测大多数癌症的发病风险，并对少数的癌症类型有很好的风险分层预测效果。同样，国内中山大学肿瘤防治中心联合多个合作团队在 2022 年发表了一项关于鼻咽癌遗传易感性的研究。首次基于大规模前瞻性筛查人群队列，根据 PRS 高效识别高危人群，并结合常规 EB 病毒抗体检测，为指导个体化筛查和提高筛查效能提供了新的思路。

4. 液体活检技术应用于癌症早期筛查

液体活检技术是一种最新的癌症早期筛查方法，通过检测生物标志物如循环肿瘤细胞（CTCs）、循环游离 DNA（cfDNA）/ 循环肿瘤 DNA（ctDNA）以及微小 RNA 等，实现对癌症的无创、敏感和特异性检测。近年来，该技术已在癌症早期筛查方面取得了显著进展。最近的一项研究使用 CancerSEEK 测试可以准确检测出处于不同发展阶段的 8 种不同的癌症；另一项发表在《癌细胞》杂志上的研究开发出一种基于血小板 RNA 谱的高度特异性的泛癌种血液检测（涵盖了 18 种不同的肿瘤类型），可以定位原发性肿瘤，强调了血小板在早期癌症检测中的价值。2022 年，在欧洲肿瘤内科学会年会上，中国首个前瞻性多癌种液体活检多组学概念验证性研究（PROMISE）的初步结果公布，cfDNA 甲基化、ctDNA 突变和蛋白质组成的多组学模型进一步提升了早检模型的特异度和敏感度，分别为 97.9% 和 81.7%。这些成果表明，液体活检技术是一种极具前景的癌症早期筛查方法。

5. 人工技能技术应用于癌症早期筛查

近年来，人工智能（AI）在癌症早期筛查中的应用日益广泛，尤其是深度学习和计算机视觉等技术的发展，为医学影像识别、基因数据分析和生物标志物检测等领域提供了强大的支持。利用 AI 技术可以提高癌症筛查的准确性和降低误诊率、漏诊率，为患者提供更个性化和精准的治疗方案。例如，基于深度学习的肺癌筛查模型，可通过分析低剂量计算机断层扫描图像预测其恶性概率，从而辅助医生进行诊断和治疗决策。一项 2021 年发表在《科学转化医学》上的研究开发了一种基于乳腺 X 线摄影术的深度学习模型（Mirai），旨在预测多个时间点的乳腺癌风险，具有成为乳腺癌风险评估工具的潜力，为未来的乳腺癌筛查研究提供了借鉴。此外，一项研究评估了 AI 辅助液基细胞学检测与人工液基细胞学和 HPV-DNA 检测在中国宫颈癌筛查中的成本效益。该研究发现，在中国使用 AI 辅助液基细胞学每 5 年进行一次筛查，可能比手动读取的液基细胞学更具成本效益，且具有与 HPV-DNA 筛查相当的成本效益。基于 Transformer 的模型在自然语言处理领域已取得巨大成功，并因其自注意力机制而被广泛应用于处理序列数据。在癌症筛查这一领域，融合多模态数据，如医学图像（MRI、CT、X 光）、基因组数据、患者的临床记录和生物标志物，可以为医生提供一个更全面的患者视图。Transformer 的基本架构组件在不同模态中几乎保持不变，提供了构建统一但灵活的模型以在多模态信息上进行特征学习的基础。2023 年发表在《自然—生物医学工程》上的研究开发了一个名为 IRENE 的模型，该模型基于 Transformer 构架进行设计，能够统一处理和学习来自不同模态（如图像、非结构化文本和结构化文本）的医学数据。在肺部疾病识别等任务中，IRENE 展现出了优越的性能，超越了其他基线模型，为临床诊断提供了一个有效的工具。因此，基于 Transformer 的模型为癌症筛查的多模态数据融合提供了一个有前景的方向。

三、肿瘤流行病学学科发展趋势和展望

1. 精准预防深化发展

在肿瘤流行病学领域，精准预防将发挥越来越重要的作用。传统的肿瘤流行病学通常关注单一危险因素的识别，难以揭示病因网络的完整性，因而在研究复杂疾病时具有严重局限。近十年来，随着高通量组学技术和医学大数据的不断发展，产生了多维度的信息，包括分子、细胞、组织、人群社会行为、生态环境等多水平、多组学大数据。未来需将多层次信息进行整合，构建完整的病因网络，并对未来的风险状况进行模拟及预测。实现这一目标的关键是构建设计良好、大样本量、长期随访、存档生物样本可用、暴露因素测量详细的生物样本库以及探索如何整合多层次，多组学大数据的方法。

2. 个体化筛查策略的优化

近年来，基于基因检测、生物标志物和影像学等多种技术的早期筛查手段不断优化和创新，提高了肿瘤筛查的准确性和效率。未来的肿瘤流行病学研究将更加注重个体化和精准化的风险评估和干预策略，并利用多组学、AI 等方法为不同的个体提供最适合的预防、诊断和治疗方案。同时癌症风险预测模型以及基于 AI 的癌症筛查智能系统的开发将实现癌症筛查的个体化、精准化和智能化。

3. AI 技术的创新应用

健康医疗大数据是医学与大数据融合的必然产物。尽管当前的健康医疗大数据发展质量参差不齐，可及性也有所欠缺，但随着 AI 技术的不断进步，肿瘤流行病学研究将更多利用大数据分析及机器学习等方法，为癌症风险评估和预防提供更精准的技术支持。此外，GPT、BERT、T5 等大模型在自然语言处理、机器翻译到知识问答等领域都展现出了卓越的性能。这些模型不仅局限于文本处理，还能与图像识别、生物信息学等其他 AI 技术融合，深度挖掘医疗数据，为医生提供更精确的诊断建议。展望未来，这些模型预计将在医疗领域扮演更为核心的角色，为医学研究和临床实践带来革命性的变革。

四、总结

本报告总结了肿瘤流行病学研究的重点进展，包括癌症的流行趋势、危险因素、多基因遗传风险评分、液体活检和 AI 等多个方面的研究成果。未来的肿瘤流行病学研究将更加注重早期筛查与预防、精准防控、多学科交叉研究的加强及人工智能的应用。随着科学技术的不断进步和全球合作的不断深化，肿瘤流行病学研究将为人类抗击肿瘤事业提供更有力的支持。

参考文献

［1］Sung H，Ferlay J，Siegel R L，et al. Global Cancer Statistics 2020：GLOBOCAN Estimates of Incidence and Mortality Worldwide for 36 Cancers in 185 Countries［J］. CA Cancer J Clin，2021，71（3）：209–249.
［2］Zheng R，Zhang S，Zeng H，et al. Cancer incidence and mortality in China，2016［J］. Journal of the National Cancer Center，2022，2（1）：1–9.
［3］Chen W，Xia C，Zheng R，et al. Disparities by province，age，and sex in site–specific cancer burden attributable to 23 potentially modifiable risk factors in China：a comparative risk assessment［J］. Lancet Glob Health，2019，7（2）：e257–e269.
［4］Tran K B，Lang J J，Compton K，et al. The global burden of cancer attributable to risk factors，2010–19：a systematic analysis for the Global Burden of Disease Study 2019［J］. The Lancet，2022，400（10352）：563–591.
［5］Kachuri L，Graff R E，Smith–Byrne K，et al. Pan–cancer analysis demonstrates that integrating polygenic risk scores with modifiable risk factors improves risk prediction［J］. Nat Commun，2020，11（1）：6084.
［6］He Y Q，Wang T M，Ji M，et al. A polygenic risk score for nasopharyngeal carcinoma shows potential for risk stratification and personalized screening［J］. Nat Commun，2022，13（1）：1966.
［7］Baker M，Cameron J M，Sala A，et al. Multicancer early detection with a spectroscopic liquid biopsy platform［J］. Journal of Clinical Oncology，2022，40（16_suppl）：3034.
［8］In T V S，Arkani M，Post E，et al. Detection and localization of early– and late–stage cancers using platelet RNA［J］. Cancer Cell，2022，40（9）：999–1009.
［9］Gao Q，Wang C，Yang X，et al. 909P A multi–cancer early detection model based on liquid biopsy of multi–omics biomarkers：A proof of concept study（PROMISE study）［J］. Annals of Oncology，2022，33：S963–S964.
［10］Mikhael P G，Wohlwend J，Yala A，et al. Sybil：A Validated Deep Learning Model to Predict Future Lung Cancer Risk From a Single Low–Dose Chest Computed Tomography［J］. J Clin Oncol，2023，41（12）：2191–2200.
［11］Yala A，Mikhael P G，Strand F，et al. Toward robust mammography–based models for breast cancer risk［J］. Sci Transl Med，2021，13（578）.
［12］Shen M，Zou Z，Bao H，et al. Cost–effectiveness of artificial intelligence–assisted liquid–based cytology testing for cervical cancer screening in China［J］. The Lancet Regional Health – Western Pacific，2023：100726.
［13］Zhou H Y，Yu Y，Wang C，et al. A transformer–based representation–learning model with unified processing of multimodal input for clinical diagnostics［J］. Nat Biomed Eng，2023，7（6）：743–755.

撰稿人：陈可欣　宋方方　盛　超

肿瘤病因学

一、概述

肿瘤学作为与临床肿瘤患者息息相关的一个科研学科，其研究的深入对于临床肿瘤治疗的转化和肿瘤治疗的药物敏感性十分重要。了解不同种类肿瘤发生的机制对于探究肿瘤病因、预防肿瘤发生、诊断肿瘤种类、治疗肿瘤方式是不可缺少的。为了实现这一目标，我国科研工作者在2021—2023年已经完成了对于探究肿瘤发生机制的部分工作，在全世界取得了重大的成果。本文将对期间所做的工作进行总结，包括多细胞组学的分析、表观遗传学、非编码区域的结构功能以及肿瘤代谢产物的新功效。

二、肿瘤基础医学研究进展

1. 多细胞组学分析－基因突变

内源性或者是外源性致癌因素的刺激导致基因突变的不断积累是癌症发生的重要原因。2021—2023年，中国多家高校互相合作，对于多种类临床癌症进行了更加全方面且细致的癌症细胞组学分析，对比了健康患者的细胞，其中发现基因的突变揭示了正常细胞演变为癌症细胞的规律，为癌症的未来治疗方式奠定了坚实的基础。

2021年8月，北京大学白凡教授、黄岩谊教授，清华大学王建斌教授和中国医学科学院北京协和医学院林东昕、吴晨教授刊登《自然》的文章通过对多细胞组学数据的分析，证实了不同种类癌症的相关基因突变，这些突变促进了肿瘤的发生发展，其中NOTCH1、TP53、ARID1A等基因突变与国际共识相符合。

结直肠癌是全球第三大常见癌症类型，死亡率居第2位。随着我国经济的日益发展，生活方式、饮食和其他已知危险因素的改变使得我国结直肠癌呈上升趋势。了解结直肠癌中的基因突变对于结直肠癌的分级诊疗十分重要。2022 年 8 月和 9 月，我国北京大学汤富酬课题组和付卫课题组分别在《基因组医学》和《细胞发现》杂志上的最新研究中，通过对结直肠癌和小肠癌患者的癌组织、癌旁组织进行大样本基因组学、蛋白组学、转录组学等多层面分析，发表了结直肠癌基质细胞中的基因变异图谱，为探索结直肠癌特异性表达的肿瘤标志物和临床患者预后提供了新思路。

在人类肿瘤患者中，KRAS 致癌基因的突变率居高不下，大约有五分之一的恶性肿瘤患者 KRAS 基因突变。KRAS 不仅在胰腺癌的发展早期非常重要，并且其在胰腺癌恶化的机制中也起到了非常重要的作用。鉴于 KRAS 突变在调控胰腺癌中代谢和信号通路的复杂效应，研究其参与胰腺癌发生发展的机制仍然面临巨大挑战。清华大学查尔斯·大卫课题组与北京协和医院赵玉沛、吴文铭课题组首次通过对胰腺癌前体细胞进行转录组分析，系统阐述了 KRAS 突变基因对胰腺炎诱导的转录网络的影响。研究成果的公开为胰腺癌早期的诊断与治疗，提供了潜在的靶点和思路。相应成果在《自然癌症》杂志发表后得到国内外学者的广泛关注。

胰腺导管腺癌作为最为凶险的癌症行列中的一员，由于临床上诊断的发现晚、早期肿瘤的转移和治疗耐药等特点，患者的五年存活率仅为 11%。癌症相关成纤维细胞是胰腺癌微环境中最重要的基质细胞之一。2022 年 7 月，北京大学基础医学院赵颖课题组在《自噬》杂志在线发表的文章发现了癌症相关成纤维细胞中的自噬缺陷通过抑制脯氨酸生物合成和胶原蛋白生成来阻碍癌症相关成纤维细胞的激活。随后赵颖教授团队与清华大学胡泽平教授、复旦大学傅德良教授团队合作探究癌症相关成纤维细胞促进胰腺癌增殖的具体机制，其研究成果发表在《自然癌症》杂志。研究论文阐述了癌症相关成纤维细胞是通过 NUFIP1 依赖的自噬途径，在胰腺癌肿瘤微环境中分泌核苷，上调相关成纤维细胞中 MYC 葡萄糖的消耗，从而参与胰腺癌肿瘤生长、转移和治疗抵抗，促进癌症恶化进程，该研究为胰腺癌相关成纤维细胞治疗方式提供了一个潜在的治疗靶点。

肺癌是对人类健康和生命威胁最大的恶性肿瘤之一。在大多数情况下，临床患者在确诊时已经处于癌症发生晚期，并且肺癌作为难治性的肿瘤，多年来所进行的精准治疗疗效不稳定，其缓解癌症表征的效果因人而异。2022 年 9 月 15 日，南京医科大学沈洪兵、胡志斌课题组在国际顶尖肿瘤学期刊《癌细胞》上回顾了肺癌发病相关的遗传变异，部分揭示了肺癌的发病机制。其通过大规模的全基因组测序数据公开，为全面揭示肺癌的基因突变提供了数据基础。

2. 表观遗传学的“春天”

一直以来，国内外都十分清楚表观遗传在肿瘤发生机制中的关键角色，但碍于技术的限制，一直没有进行系统性的全面研究。近些年随着科研技术的日新月异，表观遗传学迎来了它的“春天”，其中组蛋白修饰和 DNA 的结构功能成为表观遗传学的研究焦点。如图所示，以“组蛋白修饰”“DNA”和“肿瘤”作为关键词检索可以看到，2021—2022 年底国内外学者发文量十分巨大，虽然其中部分研究是国外学者进行的，但是依旧能够说明国内学者对于组蛋白修饰在癌症发生中的作用十分关注（见图 1）。

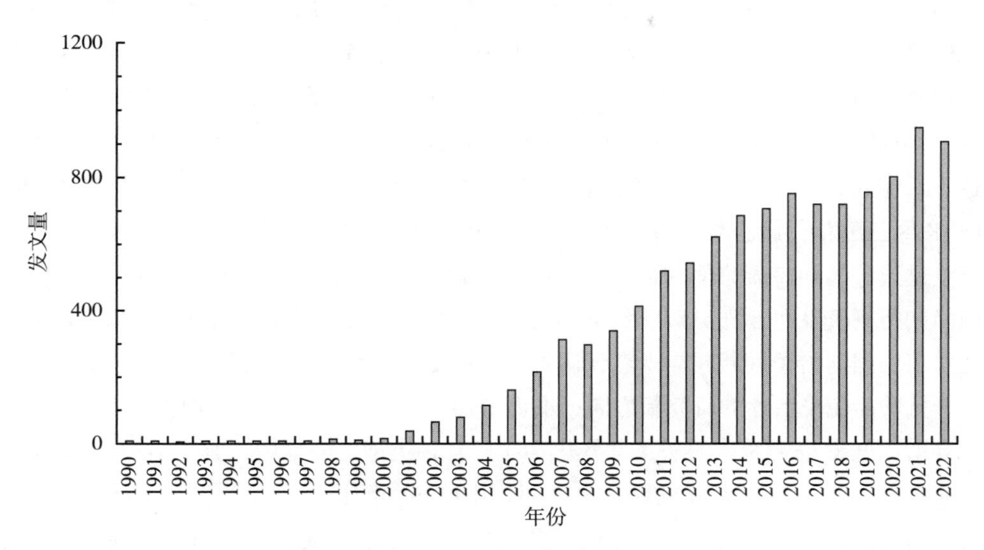

图 1　2021—2022 年国内外学者发文量（以“组蛋白修饰”“DNA”和“肿瘤”作为关键词检索）

继中科院李国红课题组和朱平课题组利用冷冻电镜技术解析了染色质纤维是以四核小体为结构单元的左手双螺旋高精度结构。李国红课题组又发布 30 纳米染色质纤维的结构功能可以促进核小体之间的相互作用，其通过核小体 – 核小体配对的方式促进非常规 PRC1 介导 H2AK119ub1 在染色质纤维上的蔓延。冷冻电镜的运用以及新兴技术的发展对于我国学者解析组蛋白到染色体的高级结构以及功能提供了坚实的基础，这些研究为深入探究表观遗传因子调节染色质结构的开放与关闭、控制癌症相关基因的表达与沉默提供了新思路。

组蛋白结构是研究表观遗传的基础，在癌症细胞的增殖过程中发挥着至关重要的作用。2021 年 9 月 7 日，清华大学李海涛课题组于《核酸研究》报道了 PHF14 蛋白作为一种新鉴定的组蛋白 H3 阅读器其结构域在癌症发生过程中的重要作用。李海涛课题组从 PHF14 蛋白结构入手，通过质谱等方法建立一个全新的 PHD 锌指识别组蛋白 H3 的模式。国内越来越多组蛋白相关结构功能的发现为临床癌症治疗的药物研发提供了思路。同样地，李海涛教授实验室与万里玲教授实验室合作的研究在 2022 年的《分子细胞》杂志上揭示了 ENL 的 YEATS 结构中的“脯氨酸凸起”在抑制肾母细胞瘤发生的重要作用，为肾母细胞瘤的研究提供了重要的表观数据和新的结构解析。

DNA 复制压力抵抗是肿瘤细胞重要的特点之一。近年来肿瘤细胞染色体的研究极大地扩展了人们对于肿瘤细胞对复制压力抵抗的认知。2021 年，深圳大学朱卫国课题组在《美国国家科学院院刊》杂志报道了宫颈癌细胞的 H3K14 三甲基化通过增强 ATR 激活来响应复制压力。当 SETD2 耗尽或 H3K14 发生突变时，H3K14me3 水平的增加被取消，肿瘤细胞对复制压力敏感，这为癌症相关疾病的治疗提供了潜在靶点。

肿瘤细胞表达的 PD-L1，通过与 T 细胞 PD-1 结合，抑制 T 细胞增殖并促进其耗竭，是抗肿瘤免疫监视的主要抑制因子之一。临床上，靶向肿瘤 PD-L1 的免疫治疗在部分肿瘤取得了良好的治疗效果，但仍面临机制不明、响应率低等诸多问题。康铁邦教授团队发现：T 细胞在攻击肿瘤细胞时，同时分泌大量 IFN γ，肿瘤细胞利用 IFN γ，诱导 IRF1 表达，与组蛋白 H4K16ac 主要乙酰转移酶 KAT8，形成 KAT8-IRF1 相分离凝集体，促进 IRF1-K78 乙酰化，该乙酰化与 H4K16ac 形成正反馈，促进肿瘤细胞 PD-L1 表达，从而肿瘤免疫逃逸。靶向该凝聚体的形成，可增强抗肿瘤免疫（*Nat Cancer* 2023）。该研究成果被国际同行高度认可，相分离领域著名专家、美国埃默里大学费利佩·G·基罗斯教授在论文发表的同期给予其新闻与观点，认为相分离凝聚体为肿瘤免疫逃逸提供了动能，拓展了一个抗肿瘤免疫治疗的研究新方向，也为增强抗肿瘤免疫提供了新策略。

众所周知，表观遗传的非正常变化存在于各种类型的癌症中，其中 DNA 甲基化的失衡在癌症的发生发展中十分重要。2022 年，中国科学院徐国良课题组和季红斌课题组通过对临床癌症患者数据的全方面分析，揭示了 DNA 双加氧酶 TET 家族蛋白使得肺癌关键致癌 Wnt 信号通路的部分拮抗基因低甲基化，从而维持 Wnt 信号通路低活化性，进而抑制肺癌的发生发展，为肺癌提供了重要的关键调控因子，为针对 TET 突变的肺癌肿瘤患者的药物研发奠定了理论基础。

核小体的泛素化修饰与癌症的发生发展密切相关。2023 年 3 月 29 日，中国科学院生物物理研究所许瑞明课题组与朱冰课题组合作在《自然》杂志上首次解析了人源 PR-DUB 复合物结合 H2AK119 泛素化核小体的高分辨率电镜结构，这对于理解 PR-DUB 如何特异性去除核小体 H2AK119 泛素化修饰的分子机制十分重要，其为癌症治疗相关药物的设计提供了关键的结构生物学参考价值。

3. 肿瘤代谢的新“秘密”

肿瘤细胞内存在着许许多多的“秘密”，其中最令国内科研工作者感兴趣的就是关于肿瘤细胞的代谢异常。近年来，肿瘤学的快速发展让人们认知肿瘤细胞内的代谢异常是影响肿瘤患者临床表征的重要原因之一。其中，表观遗传学不仅直接影响肿瘤的发生发展，一些表观遗传调控因子还参与响应肿瘤代谢过程。2021 年，武汉大学吴敏和宋保亮课题组联合在肝病学顶级杂志《肝病学》发现表观遗传修饰酶 SETD2 不仅通过调节 DNA 损伤反应抑制肝癌进展，还能调节肝脏中的脂质代谢来抑制肝癌，SETD2 的缺乏下调 H3K36me3 的富集和胆固醇外流基因的表达导致脂质积累和肝癌发生。

NAFLD 作为一种高发的慢性代谢性肝病，可以增加肝细胞癌的发生率。2022 年 10 月，深圳大学医学部朱卫国教授团队在《分子细胞》杂志上在线发表的学术论文，揭示了去乙酰化酶 SIRT6 通过去乙酰化 ACSL5 增加其活性，ACSL5 活性的增加可以更强地激活脂肪酸，使长链脂肪酸更多地进入线粒体进行 β 氧化，从而产生更多的乙酰辅酶 A，为体内的三羧酸循环提供代谢原料，提高了肝细胞对脂肪酸的代谢效率。这一发现证实了 SIRT6 在参与脂肪酸氧化过程中的关键作用，揭示了 SIRT6–ACSL5 信号轴对脂质代谢的调控作用，为慢性肝病进一步恶化为肝细胞癌做出了重要的贡献。

在肿瘤代谢的途径中，细胞代谢重编程是肿瘤细胞为满足自身能量需求，改变代谢模式促进细胞增殖和生长的机制。2022 年 4 月，中国科学院朴海龙课题组发表在《自然通讯》杂志上的研究成果中揭露了肝细胞癌中脂肪酸从头合成关键酶 ACLY 及乙酰 –CoA 羧化酶的转录调控机制，通过对肝细胞癌患者癌组织与癌旁组织进行非靶向性代谢组学的全面分析，他们发现 USP22 的异常高表达伴随着肝细胞癌中脂质合成的明显上调。具体机制为 USP22 直接去泛素化并稳定过氧化物酶体增殖物激活受体 γ（PPARγ），上调乙酰 –CoA 羧化酶和 ACLY 的表达，从而促进脂肪酸的从头合成和肿瘤的发生。这一研究为抑制肝细胞癌的代谢重编程中相关信号通路的关键蛋白以及发现新的药物作用靶点提供了新思路。同年 7 月，复旦大学团队合作发表在《分子治疗》杂志的工作中通过比较脂质组学筛选发现一种机械反应性酶——SCD1 可以重新规划肝细胞癌细胞的脂质代谢，敲除 SCD1 可以抑制肝细胞癌在体内的侵袭和转移，这为肝细胞癌的治疗提供参考价值。

三阴乳腺癌对于 CDK4/6 抑制剂的耐药一直是其临床治疗的难点。2023 年 5 月，复旦大学邵志敏和江一舟课题组合作在《癌症研究》发表重要研究成果，研究通过组学数据以及机制研究发现一种代谢酶——ACAA1 是促进三阴乳腺癌细胞增殖及 CDK4/6 抑制剂耐药的关键分子，该项研究不仅揭示了该型乳腺癌患者预后较差的研究机制，并且为联合用药的精准治疗方案提供了理论基础。

4. 经济发展下出现的新致癌物

随着全球经济的快速发展，高发生的肿瘤逐渐随着环境因素的变化而改变，因此，了解其中影响癌症发生的新因素对于防止癌症等疾病的发生具有重要的意义。《柳叶刀》杂志每年都会统计全球肿瘤出现的重要因素，这对于国内的科研工作者也是一个十分重要的课题。机体不断接受来自周围环境的各种感官刺激，如气味、声音、光线和触摸，这些感觉输入可能会导致癌症等疾病。中国浙江大学刘冲课题组 2022 年在《自然》首次揭示了嗅觉感知体验作为一种新发现的癌症因素在胶质瘤发生中的作用，文章表明嗅觉体验通过神经元 IGF1 调控胶质瘤的发生，这为探究感觉刺激对于癌症的发生发展提供了宝贵的思路和线索。

5. 中国癌症治疗的“曙光”

临床中的肿瘤患者往往心情抑郁，会产生大量恐惧、焦虑等心理应激，往往这样的心理应激会导致患者的肿瘤免疫治疗抵抗。2022 年 8 月 4 日，中国科学技术大学周荣斌、江维团队和唐任宏团队合作在《科学》杂志上揭示了肿瘤免疫抑制的相应新机制，新机制揭示了心理应激相关的神经内分泌通路中 MC5R 在肿瘤免疫抑制中起到关键作用，这项研究为肿瘤免疫治疗的抵抗提出了解决办法，日新月异的研究将为中国癌症的治疗带来“春天”。

三、学科发展趋势和展望

恶性肿瘤治疗的关键点依旧在于开发出具有肿瘤特异性的临床疗法，这符合现代肿瘤的精准治疗理念。近年来，随着测序和生物信息学的发展和进步，越来越多的肿瘤患者可以根据个体肿瘤的差异性进行精准的药物选择和肿瘤治疗方案，肿瘤治疗逐渐达到“因癌施药”。目前，临床中有两种根据“因癌施药”的治疗策略发展出来的治疗方法：基因靶向治疗和免疫治疗。

基因靶向治疗可以通过改变组织癌变时特定的基因突变从而实现肿瘤的治疗和预防，其治疗效果对早期恶性癌症的治疗有效。但临床肿瘤的发现和诊断往往处于中晚期，由于多个外在以及内在因素的干扰，中晚期肿瘤患者的基因改变增多，这严重限制了单基因靶向治疗的应用。如何更好地应用基因靶向治疗依旧是肿瘤精准治疗的难题，普及肿瘤标志物的检测尽早发现和诊断肿瘤、使用基因转录组等技术辅助分析基因改变以及将正确的药物在正确的部位应用给患者这对于基因靶向治疗十分重要。

免疫治疗通过激活肿瘤患者的免疫系统起作用。激活的免疫系统所分泌的特异性免疫细胞能够识别肿瘤和正常组织，从而达到针对清除的效果。由于个体免疫系统的差异，肿瘤治疗的功效往往具有十分强烈的个体差异化，因此目前免疫治疗的应用依旧需要进行更加详细的研究，以确保寻找到更加安全和普遍的检查点作为靶点。对于多因素刺激引起的肿瘤，免疫治疗与基因靶向治疗交叉治疗可以显示出更高的效果。这种联合治疗方案是肿瘤患者未来的曙光。

四、总结

随着经济的发展以及环境的改变，恶性肿瘤的发病率越来越高，临床肿瘤的治疗难度居高不下。恶性肿瘤学科作为肿瘤临床治疗的指导学科，其对于肿瘤特异性和时间性的基础研究依旧任重道远。

参考文献

［1］ Li R，Di L，Li J，et al. A body map of somatic mutagenesis in morphologically normal human tissues［J］. Nature. 2021，597（7876）：398–403.

［2］ Wang R，Li J，Zhou X，et al. Single-cell genomic and transcriptomic landscapes of primary and metastatic colorectal cancer tumors [J]. Genome Med, 2022, 14 (1): 93.

[3] Yang J, Zhou X, Dong J, et al. Single-cell profiling reveals molecular basis of malignant phenotypes and tumor microenvironments in small bowel adenocarcinomas [J]. Cell Discov, 2022, 8 (1): 92.

[4] Li Y, He Y, Peng J, et al. Mutant Kras co-opts a proto-oncogenic enhancer network in inflammation-induced metaplastic progenitor cells to initiate pancreatic cancer [J]. Nat Cancer, 2021, 2 (1): 49-65.

[5] Bai J, Liu T, Tu B, et al. Autophagy loss impedes cancer-associated fibroblast activation via downregulating proline biosynthesis [J]. Autophagy, 2023, 19 (2): 632-643.

[6] Yuan M, Tu B, Li H, et al. Cancer-associated fibroblasts employ NUFIP1-dependent autophagy to secrete nucleosides and support pancreatic tumor growth [J]. Nat Cancer, 2022, 3 (8): 945-960.

[7] Wang C, Dai J, Qin N, et al. Analyses of rare predisposing variants of lung cancer in 6, 004 whole genomes in Chinese [J]. Cancer Cell, 2022, 40 (10): 1223-1239.e6.

[8] Zhao J, Wang M, Chang L, et al. RYBP/YAF2-PRC1 complexes and histone H1-dependent chromatin compaction mediate propagation of H2AK119ub1 during cell division [J]. Nat Cell Biol, 2020, 22 (4): 439-452.

[9] Zheng S, Bi Y, Chen H, et al. Molecular basis for bipartite recognition of histone H3 by the PZP domain of PHF14 [J]. Nucleic Acids Res, 2021, 49 (15): 8961-8973.

[10] Song L, Yao X, Li H, et al. Hotspot mutations in the structured ENL YEATS domain link aberrant transcriptional condensates and cancer [J]. Mol Cell, 2022, 82 (21): 4080-4098.e12.

[11] Zhu Q, Yang Q, Lu X, et al. SETD2-mediated H3K14 trimethylation promotes ATR activation and stalled replication fork restart in response to DNA replication stress [J]. Proc Natl Acad Sci U S A, 2021, 118 (23): e2011278118.

[12] Conti P, Pregliasco FE, Bellomo RG, et al. Mast Cell Cytokines IL-1, IL-33, and IL-36 Mediate Skin Inflammation in Psoriasis: A Novel Therapeutic Approach with the Anti- Inflammatory Cytokines IL-37, IL-38, and IL-1Ra [J]. Int J Mol Sci, 2021, 22 (15): 8076.

[13] Xu Q, Wang C, Zhou JX, et al. Loss of TET reprograms Wnt signaling through impaired demethylation to promote lung cancer development [J]. Proc Natl Acad Sci U S A, 2022, 119 (6): e2107599119.

[14] Ge W, Yu C, Li J, et al. Basis of the H2AK119 specificity of the Polycomb repressive deubiquitinase [J]. Nature. 2023;616 (7955): 176-182.

[15] Li XJ, Li QL, Ju LG, et al. Deficiency of Histone Methyltransferase SET Domain-Containing 2 in Liver Leads to Abnormal Lipid Metabolism and HCC [J]. Hepatology, 2021, 73 (5): 1797-1815.

[16] Hou T, Tian Y, Cao Z, et al. Cytoplasmic SIRT6-mediated ACSL5 deacetylation impedes nonalcoholic fatty liver disease by facilitating hepatic fatty acid oxidation [J]. Mol Cell, 2022, 82 (21): 4099-4115.e9.

[17] Ning Z, Guo X, Liu X, et al. USP22 regulates lipidome accumulation by stabilizing PPARγ in hepatocellular carcinoma [J]. Nat Commun, 2022, 13 (1): 2187.

[18] Liu HH, Xu Y, Li CJ, et al. An SCD1-dependent mechanoresponsive pathway promotes HCC invasion and metastasis through lipid metabolic reprogramming [J]. Mol Ther, 2022, 30 (7): 2554-2567.

[19] Peng WT, Jin X, Xu XE, et al. Inhibition of ACAA1 Restrains Proliferation and Potentiates the Response to CDK4/6 Inhibitors in Triple-Negative Breast Cancer. Cancer Res [J]. 2023;83 (10): 1711-1724.

[20] Chen P, Wang W, Liu R, et al. Olfactory sensory experience regulates gliomagenesis via neuronal IGF1 [J]. Nature, 2022, 606 (7914): 550-556.

[21] Xu Y, Yan J, Tao Y, et al. Pituitary hormone α-MSH promotes tumor-induced myelopoiesis and immunosuppression [J]. Science, 2022, 377 (6610): 1085-1091.

撰稿人：朱卫国　邸龙江　何兴凯

肿瘤分子医学

一、概述

当前，肿瘤分子分型的测序技术已发展至整合多组学及单细胞多组学水平。基因组、转录组、表观组、蛋白质组等技术帮助我们从分子水平阐述肿瘤的发生发展及其多样性，以及其影响细胞内物质运输、衰老死亡、表观遗传修饰等分子医学基础，并为肿瘤预测预防提供新的思路。肿瘤患者的精准治疗不再只依赖于组织病理类型和病情阶段证据，而是可肿瘤分子分型不同，进行个体化靶向治疗。此外，备受瞩目的肿瘤免疫治疗已经成为肿瘤分子医学领域的重要研究方向。尤其是为克服免疫治疗的耐药性，基于预测性生物标志物的合理组合疗法已被应用于多种肿瘤类型的临床实践中。与此同时，肿瘤的瘤内菌群、肿瘤神经科学也逐渐成为肿瘤分子医学领域的另一新兴研究方向。

二、肿瘤分子医学学科研究进展

1. 肿瘤免疫治疗生物标志物的进展

免疫治疗逐渐应用于多种类型肿瘤的治疗，与肿瘤免疫治疗相关的研究策略包括抗免疫检查点抑制剂（ICI）、过继细胞疗法等。其中 ICI 给晚期恶性肿瘤患者的治疗带来了曙光，但患者间的治疗反应性存在很大差异，需具有高灵敏度和特异性的生物标志物来识别最适或最不适的患者人群。同时存在部分患者最初对 ICI 治疗有反应，但因耐药性的产生而影响最终治疗效果。为克服免疫治疗的耐药性，合理的组合疗法已被应用于多种肿瘤类型的临床实践中（例如，ICI 与化疗、靶向治疗或其他免疫调节剂联用），组合治疗策略的选择也依赖于预测性生物标志物的鉴定和应用。目前，已获批用于预测实体肿瘤 ICI 治疗效果的生物标志物包括 PD-L1 蛋白表达、肿瘤突变负荷（TMB）和微卫星不稳定性

（MSI）。基于机器学习模型综合分析多个生物因素，可高灵敏度和特异性地预测免疫疗法疗效，预测能力超过 TMB。但由于存在瘤种特异性及肿瘤异质性等问题，现有的生物标志物对肿瘤免疫治疗疗效的预测效能仍较低。

2. 整合多组学解析肿瘤异质性

肿瘤异质性是众多肿瘤患者难以治愈的关键因素。基因组学的研究揭示了人类肿瘤中普遍存在的遗传变异，并为肿瘤治疗提供了靶点。然而，仅依据遗传变异进行治疗存在一定的局限性，肿瘤可通过遗传因素和非遗传因素共同驱动其演化，从而重塑肿瘤微环境逃避免疫或抵抗治疗。研究通过整合结直肠癌样本中的全基因组，染色质可及性和全转录组，揭示了肿瘤中遗传和表观遗传的共演化特征，表明体细胞染色质可及性改变是可遗传的，而表观基因组反过来又影响 DNA 突变的积累。而在乳腺癌中的研究利用机器学习的方法将临床信息、病理学、基因组学和转录组学相关联，并整合成治疗响应的预测模型，可有效预测患者对新辅助治疗的响应。并发现治疗后疾病的严重程度与治疗前肿瘤特征，如肿瘤突变和拷贝数变异、增殖，以及免疫浸润等因素单调相关。利用多组织单细胞大数据分析结直肠癌原发癌、癌旁组织、肠系膜淋巴结、肝转移癌及转移癌癌旁组织的微环境图谱，可为原位癌和转移癌的细胞异质性、来源及与组织交互特征提供新的理论认知。通过整合基因组学、表观组学、转录组学、蛋白质组学，以及磷酸化修饰组学等技术有利于我们从不同的角度进一步揭示肿瘤的多样性，更全面地认识肿瘤，并为肿瘤治疗提供了新的思路。

3. 骨肉瘤分子医学研究进展

骨肉瘤是起源于骨组织的高度恶性原发性肿瘤，病死率高且预后较差。骨肉瘤中抑癌基因及癌基因的改变，如基因突变、表观遗传学改变，甚至细胞因子对 MSC 等细胞的调节，均可导致细胞分化、增殖、迁移和凋亡等过程中信号通路的失活或激活，从而增加骨骼中正常细胞向恶性转化的风险。此外，外部环境等因素引发的表观遗传学改变，如 DNA 甲基化、组蛋白修饰、核小体重塑等，也可能引发抑癌基因、癌基因及非编码 RNAs 的表达上调或沉默，通过影响 Wnt/β-catenin、PI3K/Akt、JAK/STAT、PD-1/PD-L1 等信号通路对骨肉瘤的增殖、侵袭及凋亡等产生或正向或负向的调控。随着分子生物学水平的不断发展及基础研究的不断推进，目前对许多信号通路与骨肉瘤生长、增殖、转移、侵袭等的调控机制已经有了初步的认识，诸多体内、体外实验亦已发现靶向药物的巨大潜力，且不断有新的调控机制及作用靶点被发现。然而，在骨肉瘤中各信号通路间相互作用的探究还比较缺乏，需要深入研究其关系，进而为骨肉瘤患者带来新的、有效的治疗策略。

4. 微生物影响肿瘤细胞异质性

肿瘤的发生发展不仅受肿瘤细胞自身基因突变所调控，而且与肿瘤微环境（TME）密切相关。不同类型肿瘤的瘤内菌群各异，瘤内菌群的功能与其 TME 之间存在联系。通过空间转录组学和 16S rRNA 基因测序技术对结直肠癌（CRC）患者肿瘤组织分析发现，患者的瘤内菌群表现出异质性。通过 GeoMx 数字空间分析（DSP）平台，靶向量化肿瘤免疫和肿瘤进展相关的蛋白表达谱，发现细菌存在于高度免疫抑制的微生态位，且细菌定位与 TME 内高度转化的癌细胞相关。侵袭 – 黏附定向表达测序法（INVADEseq）和单细胞测序（scRNA–seq）等研究结果显示，瘤内菌群在患者免疫和上皮细胞群的单细胞水平上呈现异质性，并且瘤内菌群可以促进癌细胞的转移，在功能水平上促进细胞的异质性。通过分析不同肿瘤的瘤内菌群组成，可以深入研究肿瘤进展、转移和免疫抑制的调控机制，有望为不同类型的肿瘤治疗开拓新的治疗方向。

5. 囊泡运输异常与肿瘤恶性表型

囊泡转运是细胞生物学研究前沿热点，肿瘤微环境是肿瘤生物学研究前沿热点。在复杂渐变多样性的实体肿瘤微环境中，肿瘤细胞与周围间质细胞间如何调理细胞间信号通信检查点，从而调节不同形式的内吞、胞吐、分泌、返流和降解之间的平衡，是决定肿瘤恶性表型的重要基础。Rab GTPase 作为囊泡转运控制因子，其时空动态级联激活，驱动膜抗原生物合成后内质网 – 高尔基体糖基化成熟、细胞内定向转运、细胞表面内吞返流和胞吐分泌等膜转运活动。尽管对控制囊泡转运的部分 Rab 功能有所了解，但这些 Rab 如何被其调节因子如 GEF、GAP、GDI 和 GDF 协同调控，进而驱动膜抗原向细胞表面极性运输，一直是肿瘤生物学领域的科学难题。由于 Rab 及其下游效应器集群调控囊泡运输和分泌路径，进而决定细胞间通讯和物质传递的偏好性，使恶性肿瘤细胞的发生、发展、耐药和治疗抵抗等恶性表型呈现出超级复杂多样性机制。这对寻找有效广谱的干预靶点提出了更高的挑战。最新研究表明，Rab 家族成员参与调控肿瘤微环境中常规和非常规的囊泡分泌活动，导致肿瘤细胞外基质重塑、细胞增殖和凋亡失衡、迁移和侵袭加速等恶性表型。一些过去功能未知的 Rab 上游调控因子，对肿瘤细胞表面的膜抗原囊泡转运调控起着决定性作用，这为从非转录和翻译调控层面揭示肿瘤细胞物质转运规律开拓了新领域。

6. 非突变表观遗传重编程与组蛋白乳酸化修饰

2022 年，道格拉斯·哈纳汉团队在《癌症发现》上发表了“癌症的特征：新的维度”，在原有的癌症十大特征的基础上又增加了四大特征（表型可塑性、非突变性表观遗传重编程、多态性微生物组和衰老细胞），其中，非突变表观遗传重编程已被确立为介导胚胎发育、分化和器官发生的核心机制。涉及非突变表观遗传重编程的主要机制包括：微环境（如缺氧，基质细胞分泌的细胞因子）、表观遗传调控异质性（如：DNA 甲基化、组蛋白修饰、染色质可及性及 RNA 的转录后修饰和翻译）和填充肿瘤微环境的辅助细胞类型（如癌症相关的成纤维细胞、先天免疫细胞和肿瘤血管的内皮细胞和周细胞）。组蛋白修饰是肿瘤表观遗传重编程的关键环节，其甲基化、乙酰化修饰多有报道，而乳酸化修饰作为一种新的修饰方式颇受关注。2019 年芝加哥大学赵英明教授团队在《自然》上首先报道了一种全新的蛋白质翻译后修饰——组蛋白乳酸化。在细胞缺氧和细菌诱导的条件下，糖酵解产生的高乳酸促进组蛋白乳酸化，调节下游基因的转录。目前，组蛋白乳酸化修饰在巨噬细胞、肿瘤和干细胞中均有研究。此外，近年来多篇文章还报道了非组蛋白乳酸化修饰在小胶质瘤，肝细胞癌前列腺癌等癌症中的促肿瘤作用。

7. 铁死亡在肿瘤中的研究进展

铁死亡（Ferroptosis）有望成为肿瘤治疗潜在策略，但其治疗效果受制于肿瘤细胞多种铁死亡抵抗机制。谷胱甘肽过氧化物酶 4（glutathione peroxidase 4，GPX4）和铁死亡抑制蛋白 1（ferroptosis suppressor protein 1，FSP1）构成了铁死亡的两大主要防御系统。GPX4 作为一种抗氧化酶，可以直接将过氧化氢磷脂还原为羟基磷脂，是肿瘤细胞铁死亡的中枢抑制因子；FSP1 作为氧化还原酶，在细胞膜上将辅酶 Q（coenzyme Q，CoQ）还原为泛醇（CoQH2），CoQH2 作为一种捕获自由基的亲脂性抗氧化剂，可以抑制脂质过氧化物。另外，线粒体二氢乳清酸脱氢酶（dihydroorotate dehydrogenase，DHODH）可将线粒体中的 CoQ 还原为 CoQH2，抑制线粒体脂质过氧化，介导铁死亡防御机制。GTP 环化水解酶 1（cyclohydrolase 1，GCH1）可通过其代谢产物四氢生物喋呤（tetrahydrobiopterin，BH4）和二氢生物喋呤（dihydrobiopterin，BH2）抵抗铁死亡。除此之外，上皮类肿瘤细胞可以通过细胞间连接激活 E-cadherin-NF2-Hippo 信号通路，从而抑制肿瘤细胞铁死亡应答。综上可见，肿瘤细胞存在多种并行的铁死亡抵抗机制，不仅促进了肿瘤发生发展，也阻碍了铁死亡相关疗法的应用。因此，抑制肿瘤的铁死亡抵抗机制，有望成为提高肿瘤患者铁死亡治疗效果的重要策略。

三、肿瘤分子医学学科发展趋势和展望

1. 肿瘤免疫治疗生物标志物的展望

筛选并鉴定出有效预测肿瘤免疫治疗效能的生物标志物对于个性化免疫治疗的成功至关重要，但在临床开发和实施到标准临床实践中仍面临着许多挑战，包括肿瘤内和肿瘤间的异质性、宿主免疫的可变性、肿瘤微环境中肿瘤和免疫细胞之间相互作用的复杂性，以及癌症通过治疗的演变。近年来，干扰素 $-\gamma$ 及其相关基因表达特征、免疫评分、免疫抑制分子及免疫抑制细胞多重免疫荧光检测、肿瘤浸润淋巴细胞（TIL）丰度及位置、T 细胞受体（TCR）多样性和微生物组均被报道可用于预测 ICI 治疗反应。随着检测技术及疗效评价标准的不断完善，新型生物标志物在肿瘤个性化免疫治疗中的应用，将进一步提高临床免疫治疗的效能，扩大获益人群的同时避免了过度治疗风险，且有助于制定科学的联合治疗策略，克服耐药性，延长获益时间。

2. 基于肿瘤微环境开发肿瘤诊治策略

随着新技术的发展和研究的不断深入，未来肿瘤分子医学领域的研究将进一步深化肿瘤与微环境，乃至整个循环系统的研究。借助于单细胞技术等高分辨率检测手段，可以在细胞水平上对肿瘤细胞进行分子特征刻画，从而更精确地阐明肿瘤细胞在时空演进中的分

子变化规律，为个体化治疗提供研究基础和治疗靶点，指导肿瘤治疗和预后评估。鉴于肿瘤微环境在肿瘤演进全过程中的重要作用，靶向肿瘤微环境的治疗策略将会得到进一步的发展，包括开发新的免疫治疗方法，提高治疗耐药性和降低免疫治疗引起的不良反应，靶向微环境阻断肿瘤侵袭和转移等。此外，通过将肿瘤分子医学领域与人工智能和大数据技术相结合，将有望进一步加速本领域的研究发展。这些技术可以快速处理和分析大量分子图像等数据，为针对肿瘤微环境开发诊断、治疗和预后评估新方法提供更准确和更有效的支持。

3. 微生物疗法助力肿瘤精准治疗

宿主微生物群作为机体的重要组成部分，可以调节疾病的易感性和进展。瘤内菌群是肿瘤微环境的基本组成部分，大多数肿瘤患者都含有瘤内菌群，且不同类型肿瘤的瘤内菌群各异，特定的细菌可促进肿瘤发生发展。肿瘤细胞在转移过程中，会经历液流剪切的压力，从而易引起细胞死亡。有研究表明，细菌侵入乳腺癌细胞后可以重塑宿主细胞的骨架，抵抗液流剪切压力，提高宿主细胞的生存能力，并帮助肿瘤细胞转移。喂食小鼠一种肠道益生菌——罗伊氏乳杆菌，其可转移至肿瘤部位，产生代谢物吲哚 -3- 醛（I3A），通过激活 T 细胞进而增强免疫疗法的疗效，缩小肿瘤。调节患者的细菌菌群，抑制瘤内菌群增殖并增加肠道益生菌菌群或可提高肿瘤治疗效果。将对宿主菌群的个体化调控的微生物疗法与免疫疗法相结合，可为肿瘤的联合治疗提供新思路，为肿瘤的精准治疗开辟新方向。

4. 铁死亡肿瘤治疗新策略

传统的细胞毒性药物和靶向药物可通过诱导肿瘤细胞凋亡来减缓或阻止肿瘤生长。然而，肿瘤细胞对靶向治疗的耐药性仍然是一个难以逾越的挑战，因此非凋亡的程序性细胞死亡方式，可能为抑制肿瘤生长提供另一种治疗策略。越来越多的临床前证据表明，耐药肿瘤细胞及发生上皮 - 间质转化的高转移性肿瘤细胞反而对铁死亡（Ferroptosis）诱导更加敏感。因此，铁死亡诱导可能成为一种有效的肿瘤治疗策略，规避多种药物的获得性耐药风险。一方面，一些已在临床使用或具有较强临床转化潜力的药物可促进铁死亡发生。例如，多酪氨酸激酶抑制剂索拉非尼及抗炎药柳氮磺吡啶可通过抑制 system xc- 的活性促进 GSH 耗竭，诱导铁死亡；他汀类药物能够抑制 GPX4 和辅酶 Q10 的生物合成，从而促进细胞发生铁死亡；胱 / 半胱氨酸酶介导的半胱氨酸耗竭可在胰腺肿瘤中诱导铁死亡，而不会引起明显的毒副作用。另一方面，免疫疗法及放射治疗均可诱导癌细胞发生铁死亡，使得这两种广泛应用的肿瘤治疗方法与铁死亡诱导药物联用成为可能。基于靶向 PD-L1 和 CTLA-4 的肿瘤免疫治疗可以诱发细胞毒性 $CD8^+$ T 细胞通过分泌干扰素 γ 抑制 SLC7A11，进而促进铁死亡以响应免疫治疗。放射治疗可以通过产生大量 ROS，并上调关键酶 ACSL4 的表达，共同促进脂质过氧化，最终导致铁死亡。由此可见，联合治疗有可能成为铁死亡肿瘤治疗的突破点。

四、总结

多组学联合应用有助于追踪肿瘤微生态中肿瘤细胞及其他成分的谱系发育，为绘制肿瘤、免疫、基质细胞的时空异质性和演变关系提供可能。随着检测成本的降低、检测量和分辨率的提高，多组学技术将为临床上开发针对患者的个性化治疗方案提供依据，为多靶点联合治疗方案提供依据，尤其可高灵敏度和特异性地预测免疫疗法疗效，或将免疫疗法及放射治疗与铁死亡诱导药物联用、将对宿主菌群的个体化调控的微生物疗法与免疫疗法相结合，进而为肿瘤的联合治疗提供新思路，为肿瘤的精准治疗开辟新方向。因此，靶点检测的规范化和标准化尤为关键，这需要建立规范的质量监控和管理体系，明确适用人群，在数据共享、伦理及患者隐私等问题方面达成共识。此外，基于小队列研究所发现的诊疗靶点、预测模型还需要在大型临床或前瞻性队列得以验证。当前，人工智能与大数据技术的兴起，为开发肿瘤诊断、治疗和预后评估的新方法提供更准确和更有效的支持。

参考文献

[1] Huang, J.-J., Zhang, S.-S., Liu, M.-L., et al. Next-Generation Sequencing Technology for the Diagnosis of Pneumocystis Pneumonia in an Immunocompetent Female: A Case Report. World J Clin Cases 2023, 11(18), 4425-4432.

[2] Guan, H., Wu, Y., Li, L. U., et al. Tumor Neoantigens: Novel Strategies for Application of Cancer Immunotherapy. Oncol Res 2023, 31(4), 437-448.

[3] Fan, K.; Weng, J. The Progress of Combination Therapy with Immune Checkpoint Inhibitors in Breast Cancer. BIOCELL 2023, 47(6), 1199-1211.

[4] Liang, Y., Li, Q., Liu, Y., et al. Awareness of Intratumoral Bacteria and Their Potential Application in Cancer Treatment. Discov Oncol 2023, 14(1), 57.

[5] Zhao, W., Jin, L., Chen, P., et al. Colorectal Cancer Immunotherapy-Recent Progress and Future Directions. Cancer Lett 2022, 545, 215816.

[6] Chowell, D., Yoo, S.-K., Valero, C., et al. Improved Prediction of Immune Checkpoint Blockade Efficacy across Multiple Cancer Types. Nat Biotechnol 2022, 40(4), 499-506.

[7] Sun, Y., Zhang, C., Fang, Q., et al. Abnormal Signal Pathways and Tumor Heterogeneity in Osteosarcoma. J Transl Med 2023, 21(1), 99.

[8] Heide, T., Househam, J., Cresswell, G. D., et al. The Co-Evolution of the Genome and Epigenome in Colorectal Cancer. Nature 2022, 611(7937), 733-743.

[9] Sammut, S.-J., Crispin-Ortuzar, M., Chin, S.-F., et al. Multi-Omic Machine Learning Predictor of Breast Cancer Therapy Response. Nature 2022, 601(7894), 623-629.

[10] Liu, Y., Zhang, Q., Xing, B., et al. Immune Phenotypic Linkage between Colorectal Cancer and Liver Metastasis.

Cancer Cell 2022，40（4），424–437.e5.

[11] Ghafouri–Fard，S.，Shirvani–Farsani，Z.，Hussen，B. M.，et al. The Critical Roles of lncRNAs in the Development of Osteosarcoma. Biomed Pharmacother 2021，135，111217.

[12] Garcia–Ortega，D. Y.，Cabrera–Nieto，S. A.，Caro–S á nchez，H. S.，et al. An Overview of Resistance to Chemotherapy in Osteosarcoma and Future Perspectives. Cancer Drug Resist 2022，5（3），762–793.

[13] Otani，S.，Date，Y.，Ueno，T.，et al. Runx3 Is Required for Oncogenic Myc Upregulation in P53–Deficient Osteosarcoma. Oncogene 2022，41（5），683–691.

[14] Galeano Niño，J. L.，Wu，H.，LaCourse，K. D.，et al. Effect of the Intratumoral Microbiota on Spatial and Cellular Heterogeneity in Cancer. Nature 2022，611（7937），810–817.

[15] Zhu，P.，Lu，H.，Wang，M.，et al. Targeted Mechanical Forces Enhance the Effects of Tumor Immunotherapy by Regulating Immune Cells in the Tumor Microenvironment. Cancer Biol Med 2023，20（1），44–55.

[16] Kuo，I.–Y.，Hsieh，C.–H.，Kuo，W.–T.，et al. Recent Advances in Conventional and Unconventional Vesicular Secretion Pathways in the Tumor Microenvironment. J Biomed Sci 2022，29（1），56.

[17] Hanahan，D. Hallmarks of Cancer：New Dimensions. Cancer Discov 2022，12（1），31–46.

[18] Yang，Z.，Yan，C.，Ma，J.，et al. Lactylome Analysis Suggests Lactylation–Dependent Mechanisms of Metabolic Adaptation in Hepatocellular Carcinoma. Nat Metab 2023，5（1），61–79.

[19] Luo，Y.，Yang，Z.，Yu，Y.，et al. HIF1 α Lactylation Enhances KIAA1199 Transcription to Promote Angiogenesis and Vasculogenic Mimicry in Prostate Cancer. Int J Biol Macromol 2022，222（Pt B），2225–2243.

[20] Chen，Z.，Wang，W.，Abdul Razak，et al. Ferroptosis as a Potential Target for Cancer Therapy. Cell Death Dis 2023，14（7），460.

[21] Lei，G.，Zhuang，L.，Gan，B. Targeting Ferroptosis as a Vulnerability in Cancer. Nat Rev Cancer 2022，22（7），381–396.

[22] Wu，J.，Minikes，A. M.，Gao，M.，et al. Intercellular Interaction Dictates Cancer Cell Ferroptosis via NF2–YAP Signalling. Nature 2019，572（7769），402–406.

[23] Sankar，K.，Ye，J. C.，Li，Z.，et al. The Role of Biomarkers in Personalized Immunotherapy. Biomark Res 2022，10（1），32.

[24] Xia，X.，Zhang，Z.，Zhu，C.，et al. Neutrophil Extracellular Traps Promote Metastasis in Gastric Cancer Patients with Postoperative Abdominal Infectious Complications. Nat Commun 2022，13（1），1017.

[25] Sedano，R.，Cabrera，D.，Jim é nez，A.，et al. Immunotherapy for Cancer：Common Gastrointestinal，Liver，and Pancreatic Side Effects and Their Management. Am J Gastroenterol 2022，117（12），1917–1932.

[26] Jiang，P.，Sinha，S.，Aldape，K.，et al. Big Data in Basic and Translational Cancer Research. Nat Rev Cancer 2022，22（11），625–639.

[27] Fu，A.，Yao，B.，Dong，T.，et al. Tumor–Resident Intracellular Microbiota Promotes Metastatic Colonization in Breast Cancer. Cell 2022，185（8），1356–1372.e26.

[28] Barry，S. T.，Gabrilovich，D. I.，Sansom，O. J.，et al. Therapeutic Targeting of Tumour Myeloid Cells. Nat Rev Cancer 2023，23（4），216–237.

[29] Ajoolabady，A.，Tang，D.，Kroemer，G.，et al. Ferroptosis in Hepatocellular Carcinoma：Mechanisms and Targeted Therapy. Br J Cancer 2023，128（2），190–205.

[30] Lei，G.，Zhang，Y.，Koppula，P.，et al. The Role of Ferroptosis in Ionizing Radiation–Induced Cell Death and Tumor Suppression. Cell Res 2020，30（2），146–162.

[31] He，X.，Liu，X.，Zuo，F.，et al. Artificial Intelligence–Based Multi–Omics Analysis Fuels Cancer Precision Medicine. Semin Cancer Biol 2023，88，187–200.

[32] Migliozzi，S.，Oh，Y. T.，Hasanain，M.，et al. Integrative Multi–Omics Networks Identify PKC δ and DNA–PK

as Master Kinases of Glioblastoma Subtypes and Guide Targeted Cancer Therapy. Nat Cancer 2023，4(2)，181-202.

[33] Yang，F.，Xiao，Y.，Ding，J.-H.，et al. Ferroptosis Heterogeneity in Triple-Negative Breast Cancer Reveals an Innovative Immunotherapy Combination Strategy. Cell Metab 2023，35(1)，84-100.e8.

撰稿人：陈志南 李 玲 陈 亮 王书奎 蔡 晨 杨鹏远 汪强虎 杨 东 苟兴春 张思河 李 郁 吴 佼 高雅楠 何帮顺 胡平东 黄 胜 黄 婉 江爱民 李慧瑾 潘玉琴 吴玲祥 徐 牧

肿瘤临床药学

一、概述

随着我国人口老龄化和工业化、城镇化进程的不断加快，加之慢性感染、不健康生活方式的广泛流行，以及环境污染、职业暴露等因素的逐渐累积，我国癌症防控形势仍将十分严峻。2019年，国务院印发《国务院关于实施健康中国行动的意见》，将癌症防治行动列为重大行动，临床药师在肿瘤患者的全程化管理中逐渐发挥着越来越重要的作用。基于抗肿瘤药物通常具有治疗指数狭窄，毒性反应严重，疗效个体差异巨大的特点，对当下临床药师的综合能力和肿瘤临床药学学科的未来发展均提出了更高的要求。

近年来，从事肿瘤临床药学的工作者们秉持服务患者的初心，在肿瘤临床药学学科发展的道路上不断探索求真、开拓创新，并取得了一系列重要成果，包括相关技术指南、指导原则和专家共识的更新迭代及实施落地，为肿瘤患者的全程健康管理提供了更为精准的药学服务与支撑。与此同时，肿瘤临床药学的学科发展也面临着前所未有的机遇和挑战，本研究报告将围绕肿瘤临床药学学科的研究发展及发展趋势进行综合分析。

二、肿瘤临床药学研究进展

1.《抗肿瘤药物临床综合评价技术指南（2022年版试行）》发布

药品临床综合评价是促进药品回归临床价值的基础性工作，是巩固完善基本药物制度的重要措施，也是健全药品供应保障制度的具体体现。

2022年6月，国家药物和卫生技术综合评估中心会同有关单位制定并发布了《抗肿瘤药物临床综合评价技术指南（2022年版试行）》。该技术指南围绕组织管理及实施流程要求，根据我国抗肿瘤药品临床应用实践与药物供应保障政策实施现况，重点聚焦我国抗肿瘤药品临床使用和技术评价存在的实际问题，结合临床诊疗实际进展，参考借鉴国际抗肿瘤药品评估有益做法和经验，以期为各地开展抗肿瘤药品临床综合评价工作主体提供技术规范和流程指引，推动全国抗肿瘤药品临床综合评价工作的科学化、同质化、规范化，最终为国家抗肿瘤药品供应保障制度完善及相关政策制定提供决策依据。

技术指南从安全、有效、经济、创新、适宜、可及六个维度，结合国内外成熟经验，详细阐述了抗肿瘤药物综合评价的评价内容、指标与方法，为抗肿瘤药品临床综合评价工作的落地实施提供了方法学路径，为临床合理用药提供科学依据。

2.《双特异性抗体类抗肿瘤药物临床研发技术指导原则》发布

恶性肿瘤的发生、发展具有复杂的病理组织学和分子生物学机制，因此针对单一靶点的单克隆抗体（monospecificantibody，以下简称“单抗”）往往不足以充分发挥足够的治疗效果。双特异性抗体（bispecificantibody，BsAb，以下简称“双抗”）是通过细胞融合或重组DNA 技术制备的人工抗体，可以同时特异性结合两种抗原或同一抗原的两个不同表位。

2022 年 4 月，药品审评中心组织撰写了《双特异性抗体类抗肿瘤药物临床研发技术指导原则》。本指导原则旨在为 BsAb 类抗肿瘤药物的临床研发中需要特殊关注的问题提出建议，但是并不针对某一特定类型的 BsAb。靶向于两种抗原表位以上的多抗类药物研发，也可参考本指导原则。BsAb 不同于有关单抗的单一靶向性，可以通过结合不同表位，起到激发导向性的免疫反应等特殊的生物学功能，解决单抗不能解决的治疗问题，为患者带来单抗治疗所不具备的临床获益。

因此，在其临床研发过程中，除了遵循抗肿瘤药物一般研发规律以外，还应该注重以临床价值为导向，以结构和机制特征为基础，合理地确定研发立题，并且在研发过程中，深入探索、分析和明确 BsAb 的临床优势。

3.《抗体类抗肿瘤药物药学服务指南》发布

近年来，随着生物科技的发展及人们对肿瘤生物学的深入研究，抗体类抗肿瘤药物如雨后春笋般上市，在恶性肿瘤治疗中发挥了重要的作用。目前，在国内批准上市的抗体类抗肿瘤药物主要有作用于肿瘤信号通路的单克隆抗体、双特异性抗体及抗体偶联（antibody-drug conjuate，ADC）药物。与传统化疗药物比较，抗体类抗肿瘤药物具有特异性高、不良反应相对较低、半衰期长、储存运输条件要求高等特点。同时，抗体类抗肿瘤药物的生产工艺及药学特性使其在临床应用中易引发免疫原性不良反应、过敏、脱靶等问题，且临床应用不当直接影响其安全性和有效性，需要药师参与到临床治疗团队中，为临床及患者提供全程化药学服务。

2022 年 12 月 20 日，中国药师协会肿瘤专科药师分会在中国药师协会和国家癌症中心的指导下，基于临床循证证据，借助自身专业特长和药学服务实践经验，联合全国多学科专家制定的指南——《抗体类抗肿瘤药物药学服务指南》在线发布。该指南聚焦 7 大关键方向、24 个临床问题，涵盖截至 2022 年 6 月上市的全部 39 种抗体类抗肿瘤药物，构建了用药前、中、后的全程化药学服务体系，以期为抗体类抗肿瘤药物的药学服务提供参考。

4.《中国乳腺癌抗体药物偶联物安全性管理专家共识》发布

抗体药物偶联物（antibody-drug conjugate，ADC）将单克隆抗体的选择性与有效载荷的细胞杀伤特性合二为一，通过靶向化疗的方式将细胞毒性药物释放至肿瘤，是一类相对新颖的具有高度靶向性的抗癌生物制剂。

ADC 改变了人类表皮生长因子受体 2 阳性以及三阴性乳腺癌的治疗格局。目前获得美国食品药品监督管理局批准的 3 种有乳腺癌适应证的 ADC 药物分别为恩美曲妥珠单抗、戈沙妥珠单抗和德曲妥珠单抗（DS-8201），其中恩美曲妥珠单抗和戈沙妥珠单抗也在中国获得批准上市。ADC 总体上安全性良好，剂量调整和（或）对症支持治疗为有效的管理方式。

新一代 ADC 的有效性大大增强，但风险 / 获益比依然是临床决策时必须衡量的因素。2022 年《中国乳腺癌抗体药物偶联物安全性管理专家共识》的发布将为临床肿瘤医师提供 ADC 相关不良反应或不良事件的早期识别、定期评估、及时管理以及随访监测的实践指导。

5.《中国肿瘤药物治疗相关恶性呕吐防治专家共识（2022 年版）》发布

恶心、呕吐是肿瘤药物治疗的常见不良反应。随着抗肿瘤新药和止吐新药的问世，以及国内药物可及性的提高，制定适时、科学、规范、合理的肿瘤药物治疗相关恶心呕吐防治的专家共识有利于保障肿瘤治疗的顺利进行。本共识在《肿瘤药物治疗相关恶心呕吐防治中国专家共识（2019 年版）》基础上，根据国内外最新循证医学证据，结合国内临床实践经验，由共识专家组反复讨论推敲形成，内容包括共识制定方法学、恶心呕吐概述、肿瘤药物相关恶心呕吐治疗原则、常用止吐药物及应用注意事项、成人及儿童抗肿瘤药物所致恶心呕吐的预防、肿瘤患者止吐用药管理等方面，以期为肿瘤药物治疗相关恶心呕吐防治提供专业指导意见。

6. ROS 响应性纳米颗粒与伊利司莫和铜联合诱导铜死亡以增强肿瘤免疫治疗

铜死亡是一种新型细胞死亡，它依赖于铜（Cu）离子载体将 Cu 转运到肿瘤细胞中，从而诱导细胞死亡。然而，现有的 Cu 离子载体是半衰期短的小分子，很难将足够的 Cu 转运到肿瘤细胞中。在此，研究人员设计了一种活性氧（ROS）敏感聚合物（PHPM），用于共包封伊利司莫（氧化应激诱导剂）和 Cu 以形成纳米粒子（NP@ESCu）。进入肿瘤细胞后，细胞内过量的 ROS 触发的伊利司莫和 Cu 很容易释放。伊利司莫和 Cu 协同工作，不仅可以通过铜细胞凋亡杀死癌细胞，还可以诱导免疫反应。体外研究结果表明，NP@ESCu 有效转运 Cu 和诱导铜凋亡的能力。 此外，RNA-Seq 结果证实了用 NP@ESCu 处理的肿瘤细胞转录组的变化。在体内，NP@ESCu 被发现可在患有皮下膀胱癌的小鼠模型中诱导铜死亡，从而重新编程肿瘤微环境。此外，NP@ESCu 还与抗程序性细胞死亡蛋白配体 -1 抗体（αPD-L1）进一步结合。 该项研究首次报道了将可诱导铜死亡的纳米药物与

αPD-L1 相结合以增强肿瘤治疗，从而为未来的肿瘤治疗提供了新的策略。

三、肿瘤临床药学学科发展趋势和展望

1. 积极推动抗肿瘤药物与精准治疗

与其他疾病相比，精准医疗在抗肿瘤药物方面体现得更为显著。精准医疗不依赖于传统的肿瘤进展如 TNM 分型，而是依据患者的临床病理指标进行分型，为患者制定治疗方案。肿瘤标志物作为一类反映肿瘤性质的生物类物质，包括糖类抗原、癌胚蛋白、肿瘤抗原等，是肿瘤精准医疗的核心。近年来组学技术如转录组学、代谢组学、蛋白组学等的不断发展，为揭示癌症机制和临床进展提供了更多的证据，也为临床药物研发提供了助力。

虽然精准医疗可以更好地治疗癌症，为患者提供更加准确的抗肿瘤药物。但由于发展时间和发展历程较短，导致精准医疗的发展还存在很多的漏洞与不足：如现在还有很多肿瘤在基因层面的差异还有待深入研究，肿瘤标志物靶向药物并不是对所有患者能够起到很好的效果，这使得在对患者用药时还不能完全依赖基因序列的测定等，且高昂的全基因测序也是目前亟待解决的问题。如何将精准医疗的理念更好地应用于临床医疗实践还需要不断摸索。

2. 人工智能在抗肿瘤药物新药研发中的作用

人工智能作为一种新兴技术，是新药研发实现降本增效的重要方式之一，人工智能 + 新药研发已成为中国医药企业加速创新转型的重要驱动力。当前，抗肿瘤药物新药研发面临着成本高且收益率下降的双重困境。新药研发具有技术难度大、投入资金多、研发风险大、回报率高和研发周期长等特征，随着疾病复杂程度的提升，新药研发难度和成本迅速增加，全球新药研发成功率呈明显下降趋势。

人工智能的发展为新药研发带来了新的技术手段。通过机器学习和深度学习等方式赋能药物靶点发现、化合物筛选等环节，大大提升了新药研发的效率，为降本增效提供了可能。人工智能不仅可以帮助快速和轻松地识别靶标化合物，而且有助于建议这些分子的合成路线，预测所需的化学结构，了解药物 - 靶标相互作用。人工智能还可以为已开发药物选择职责正确剂型，并优化生产工艺，确保批与批之间的一致性。

随着技术进步，最令人担忧的是随之而来的失业和实施人工智能所需的严格规定。然而，这些系统的目的只是使工作更容易，而不是完全取代人类，这些挑战仍然存在，在不久的将来，人工智能可能会成为制药行业的宝贵工具。

3. 积极创新肿瘤药学服务新模式

药品安全与人民群众身体健康和生命安全息息相关，是健康中国的重要组成部分。为进一步推动药学服务模式创新，推进“互联网 + 药学服务”健康发展，不断满足人民群众

健康需求，肿瘤临床药师要大力推进肿瘤药学科普工作，可以让更多的肿瘤患者和家属了解必要的药学知识，也增加民众的肿瘤防范意识。

随着以小分子靶向药物和免疫制剂为代表的新型抗肿瘤药物迅速涌入临床，临床药师需要在较短的时间内对包括医保政策、循证医学、个性化用药、安全性监测、不良反应处理等各个药物相关的方面进行深入学习，通过评估不同个体的实际情况，对患者提出个体化用药建议、用药交待、药学指导等。

MDT 是目前备受关注和重视的疾病临床诊疗新模式，临床药师要积极参与 MDT 团队讨论，为特殊患者提供有价值的药学建议。药师在 MDT 团队中的主要作用是让临床用药更加合理和规范。临床上，肿瘤患者以老年人居多，他们通常合并有多种疾病，如何进行药物重整和药物不良反应监护是临床药师工作的重点。在围手术期的合理用药，还有术后化疗过程中，所有药物之间的相互作用、配伍禁忌以及各种药物的使用顺序，都需要专业的临床药师进行合理规划和调整，从而为患者带来最大的临床获益。

四、总结

作为全球较大的公共卫生问题之一，恶性肿瘤极大危害人类的健康。根据世界卫生组织国际癌症研究机构（IARC）发布的 2020 年全球最新癌症负担数据显示，2020 年我国新发癌症 457 万人，占全球 23.7%；2020 年中国因癌症死亡人数 300 万，占癌症死亡总人数 30%。由此可见，恶性肿瘤已不再只是发达工业国家的严重疾病，发展中国家同样面临着更大的疾病负担。我国作为一个发展中的大国，由于工业化、城镇化和人口老龄化进程的加快，不良的生活方式以及环境污染等问题的存在，恶性肿瘤面临的形势也愈发严峻。

临床药学是医药结合的桥梁，也是一门以探索药物与机体疾病相互关系的学科。肿瘤临床药师则在肿瘤防治工作过程中发挥着举足轻重的作用。自 2015 年以来，我国医疗改革进展很快，各项政策相继出台，并开始结合仿制药一致性评价，试点实行按 DRGS 付费，推进医保支付制度改革。新医改的推进以及肿瘤治疗创新药物的不断研发和新技术的广泛应用，对肿瘤药学人提出了更高的要求。临床药师需要通过了解最新研究进展和诊疗方案、熟悉指南推荐的标准化治疗路径，持续研究创新治疗方案，对患者进行个体用药评估和药学监护等工作，为特殊肿瘤患者提供有价值的药学建议，也为肿瘤患者的全程管理和肿瘤健康事业的发展提供全方位的药学指导与建议。

当前临床药师只有紧紧抓住新医改的机遇，围绕“以患者为中心”的实践理念，切实在临床科室开展药学实践工作，才能使临床药学在医师、护士和患者中真正发挥作用，从而实现医院药学工作的真正转型，促进我国药学事业沿着健康的道路加速发展。

参考文献

[1] Guo B, Yang F, Zhang L, et al. Cuproptosis Induced by ROS Responsive Nanoparticles with Elesclomol and Copper Combined with α PD-L1 for Enhanced Cancer Immunotherapy. Adv Mater. 2023; 35(22): e2212267.

[2] HIBINO Y, ITO M, SATAKE T, et al. Clinical benefits of precision medicine in treating solid cancers: European Society of Medical Oncology-Magnitude of Clinical Benefit Scale score-based analysis [J]. ESMO Open, 2021, 6(4): 100187.

[3] Paulz D, Sanapz G, Shenoyz S, et al. Artificial intelligence in drug discovery and development. Drug Discov Today, 2020, 26: 80-93.

[4] FDA. Bispecific Antibody Development Programs Guidance for Industry. 2021.

[5]《抗肿瘤药品临床综合评价技术指南(2022年版 试行)》.

[6]《双特异性抗体抗肿瘤药物临床研发技术指导原则》.

[7]《抗体类抗肿瘤药物药学服务指南》.

[8]《中国乳腺癌抗体药物偶联物安全性管理专家共识》.

[9] 中国抗癌协会肿瘤临床化疗专业委员会,中国抗癌协会肿瘤支持治疗专业委员会.肿瘤药物治疗相关恶心呕吐防治中国专家共识(2019年版)[J/CD]. 中国医学前沿杂志(电子版),2019,11(11):16-26.

[10] 中国抗癌协会肿瘤临床化疗专业委员会,中国抗癌协会肿瘤支持治疗专业委员会.中国肿瘤药物治疗相关恶心呕吐防治专家共识(2022年版)[M]. 中华医学杂志,2022,102(39):3080-3094.

[11] 戴媛媛,李国辉. 肿瘤药学门诊规范(试行)[J]. 中国药学杂志,2021,56(9):776-780.

[12] 徐嵘,王永刚,赵新才,等. 肿瘤药学门诊规范化建设实践与成效[J]. 药学服务与研究,2021,21(6):433-436,445.

[13] 姚海艇.网络一体化在药房管理中的作用分析[J]. 中医药管理杂志,2020,28(6):2.

[14] 陈晨,刘怿晗,吴斌,等. 真实世界研究对临床药师的挑战与机遇[J]. 中国药业,2022,31(04):8-11.

[15] 刘芳,李赟,赵荣生. 药师参与多学科诊疗,保障用药安全[J]. 药物不良反应杂志,2021,23(11):561-563.

撰稿人:董 梅 李国辉 戴媛媛 王 晨 翟 青 黄红兵 徐 珽
黄 萍 方 罗 白在先 曹俊岭 曹 舫 杜文力 戴 助
封卫毅 郝志英 蒋 刚 简晓顺 姜明燕 梁宁生 李桂茹
李 玫 刘 铎 刘玉国 刘 江 刘茂柏 刘广宣 刘 韬
卢晓阳 吕永宁 孟 珺 邱 峰 宋燕青 孙言才 孙 蓓
沈承武 肖洪涛 闫存玲 余 波 姚敦武 智 多 朱小红
张 波 张 洁 张文周

肿瘤药物临床研究

一、概述

2024年2月2日，国家癌症中心公布最新全国癌症统计数据，2022年我国癌症新发病例482.47万，死亡人数257.42万。由于人口老龄化加剧，预计2040年癌症负担在全球范围内相比2020年将增加50%，新发癌症病例数将达到近3000万。将癌症预防和治疗干预纳入卫生计划，推动抗癌创新药物的发展，将有助于我国降低未来癌症负担。《"健康中国2030"规划纲要》提出2030年实现总体恶性肿瘤5年生存率提高15%的重要目标。为了实现"健康中国2030"的目标，我们需要充分了解全球药物临床研究前沿进展，结合中国癌症诊疗现状，制定切实可行的防控政策，提升我国规范化肿瘤诊疗水平，护卫人民健康。

二、肿瘤药物临床研究进展

1. 非小细胞肺癌药物临床研究进展

肺癌是我国发病率和死亡率均位居首位的肿瘤。随着肺癌分子检测和精准治疗的快速进展，靶向治疗显著提高了驱动基因阳性NSCLC患者的生存率。围手术期治疗方面，ADAURA研究和EVAN研究的更新生存数据分别显示了奥希替尼和厄洛替尼辅助靶向治疗的疗效，而NEOS研究则评估了奥希替尼在新辅助靶向治疗中的疗效及安全性，结果显示Ⅲ期NSCLC可能从新辅助靶向治疗中获益。对于晚期肺癌患者，FURLONG研究再次证实三代EGFR-TKI可以作为晚期EGFR突变NSCLC患者的标准一线治疗方案；而我国自主研发、针对多种EGFR突变亚型的高选择性EGFR-TKI舒沃替尼，则在WU-KONG6研究中显示出针对EGFR ex20ins突变的卓越疗效与安全性；针对*HER2*突变，基于临床试验 DESTINY-Lung02 的阳性结果，T-DXd 成为用于 HER2 突变 NSCLC 的首款药物；除此以外，针对 ALK、MET 及 KRAS 等靶点也取得了一定的进展。

以 PD-1/PD-L1 为主的免疫检查点抑制剂的发展显著改变了驱动基因阴性晚期 NSCLC 患者的治疗格局。免疫治疗从晚期逐渐前移，有望提高早期 NSCLC 患者的治愈率。辅助免疫治疗的临床研究中，IMpower010 研究表明阿特利珠单抗辅助免疫治疗对比最佳支持治疗，明显改善了Ⅱ－ⅢA 期 NSCLC 患者的生存状况，Ⅱ－ⅢA 期患者中疗效更是达到了显著性的统计学差异。KEYNOTE-091 研究数据提示，帕博利珠单抗对比安慰剂组在辅助免疫治疗的人群中观察到 DFS 改善，但在 PD-L1 表达≥ 50% 人群中，DFS 无统计学差异。此外，CheckMate-816 研究是首个证实新辅助免疫联合化疗能够显著提高可切除 NSCLC 患者 pCR 率的随机Ⅲ期临床试验。针对ⅠB-ⅢA 期 NSCLC 术后的这项Ⅲ期临床试验结果表明，pCR 率由 2.2% 提升至 24%。而 Keynote671 研究则确立化免新辅助 + 手术 + 免疫辅助围手术期优选模式，可以有效降低复发风险，提高 pCR 率（18% vs 4%）。

近些年 ADC 药物为肺癌患者带来了全新的治疗希望，TROPION-Lung02 研究初步显示了 Dato-DXd 联合免疫或化疗在初治或经治患者中均具有良好的临床活性，且未发现新的安全性信号。

2. 结直肠癌药物临床研究进展

据 2022 年国家癌症中心最新数据，我国结直肠癌发病率居恶性肿瘤第 2 位，死亡率居第 4 位，且呈上升趋势。在新冠疫情肆虐全球的大背景下，结直肠癌领域仍取得了可喜的研究成果。KEYNOTE-177 研究在柳叶刀期刊公布最终结果：帕博利珠单抗相较于化疗，可显著改善初治型 MSI-H/dMMR 转移性结直肠癌患者的疾病缓解情况和 PFS。美国临床肿瘤协会 -GI 大会上更新 NIPICOL 研究，纳武利尤单抗联合伊匹木单抗的双免方案针对化疗耐药的微卫星不稳定型结肠癌患者持续有效，优于单药免疫治疗，57 位患者 3 年 OS 率达到 73%。欧洲肿瘤学会会议上报道了 NICHE-2 研究，纳武利尤单抗联合伊匹木单抗作为新辅助治疗可改善非转移性 dMMR 结肠癌患者的病理缓解情况，患者 MPR 率为 95%，pCR 率为 67%。该研究表明新辅助免疫治疗有望成为 dMMR 结肠癌患者的标准治疗方案。此外，靶向治疗也取得重大突破。PARADIGM 研究表明，帕尼单抗联合 mFOLFOX6，相对于 BEV，可显著改善 RAS 野生型和左侧 mCRC 患者的 OS，为该类人群建立了标准的一线联合方案。CodeBreaK 101 研究进一步证明 Sotorasib 和帕尼单抗联合应用于 KRAS G12C 突变 mCRC 重度预处理患者的安全性和耐受性，比先前使用帕尼单抗单药治疗观察到的反应高 3 倍，支持该联合应用的进一步发展。KRYSTAL-1 研究提示 Adagrasib 单药和西妥昔单抗耐受性良好。两者在 KRAS G12C 突变的 CRC 重度预处理患者中均表现出临床活性，联合用药反应更持久。MOUNTAINEER 研究结果证明在化疗难治性 HER2 阳性 mCRC 患者中，图卡替尼联合曲妥珠单抗的耐受性良好，在 84 名接受图卡替尼联合曲妥珠单抗治疗组，ORR 为 38.1%。DESTINY-CRC01 研究 DS-8201 治疗 HER2 阳性转移性结肠癌患者，有效率为 45%，中位 OS 为 15.5 个月。

3. 胃癌药物临床研究进展

胃癌是继肺癌、结直肠癌之后的另一高发病率肿瘤，以新发总人数 48 万、死亡人数 37 万，高居我国恶性肿瘤新发及死亡总人数第 3 位。胃癌药物临床研究在免疫治疗和 HER2 靶向治疗取得突破。2022 年 CheckMate-649 研究更新了 24 个月随访数据，患者的 ORR 由 46% 提高至 58%，PFS 和 OS 均得到延长，且免疫治疗获益随着 PD-L1 CPS 增加而显著，奠定了免疫治疗在晚期胃癌的重要地位。CheckMate-649 研究中双免队列针对 MSI-H 研究的亚组分析，提示 ORR 高达 70%，远优于化疗组。AIO Moonlight 试验探索了 FOLFOX 联合 PD-1 单抗和 CTLA-4 单抗的疗效，但结果显示 FOLFOX 联合双免的疗效并未能优于 FOLFOX 化疗。NEONIPIGA Ⅱ期临床试验使用新辅助纳武利尤单抗联合伊匹木单抗的 MSI-H 胃癌的病理完全缓解率为 59%。KEYNOTE-811 研究首次证实了化疗联合免疫治疗在 HER-2 阳性胃癌的作用。ASCO 报告了卡瑞利珠单抗联合曲妥珠单抗和 CAPOX，用于新辅助治疗 HER-2 阳性胃癌或 GEJ 腺癌的Ⅱ期临床试验研究，其 pCR 率为 31.3%，显示出良好的前景。ESMO 报告了一项评估 KN026（双特异性抗 HER2 抗体）联合 KN046（双特异性免疫治疗抗体）治疗 HER2 阳性局部晚期胃 / 胃食管交界处癌的Ⅱ期研究，结果显示 27 例患者中，ORR 达到 77.8%，疾病控制率为 92.6%，且安全性较好。在 CP-MGAH22-05 研究中，Margetuximab（新型 HER-2 单克隆抗体）联合帕博利珠单抗，在 HER-2 免疫组化 3+ 且 PD-L1 表达阳性的患者中 ORR 达到 44%。

4. 肝癌药物临床研究进展

2022 年欧洲肿瘤学会大会报道了帕博利珠单抗二线治疗晚期肝细胞癌的全球多中心 KEYNOTE-240 研究随访 4.5 年的数据，证实了帕博利珠单抗二线治疗的持续生存获益。美国临床肿瘤协会会议公布了 KEYNOTE-394 试验的患者报告结局，这项研究的结果显示：帕博利珠单抗对比安慰剂作为二线治疗能显著降低 21% 死亡风险，还观察到无进展生存的延长以及 ORR 的明显改善。全球随机Ⅲ期研究 RATIONALE-301，进一步探索了替雷利珠单抗一线治疗对比索拉非尼在不可切除肝癌中的应用，其结果显示替雷利珠单抗的 mOS 不劣于索拉非尼，mPFS 也相似，但 ORR 更高。LEAP-002 研究结果表明仑伐替尼 + 帕博利珠单抗对比仑伐替尼并不能显著改善 mOS 和 mPFS。SHR-1210-Ⅲ-310 研究结果证明卡瑞利珠单抗联合阿帕替尼对比索拉非尼可显著改善 mOS 和 mPFS。BGB-A317-211 研究旨在评估替雷利珠单抗联合仑伐替尼一线治疗不可切除 HCC 的疗效。独立影像评估委员会（IRC）和研究者确认的 ORR 分别为 38.7% 和 41.9%，DCR 为 90.3% 和 85.5%，为替雷利珠单抗成为晚期 HCC 一线联合治疗的优选搭档提供了有力的证据支持。HYMALAYA 研究是首个获得 OS 阳性结果的双免疫联合一线治疗不可切除的肝细胞癌的Ⅲ期研究，结果显示：度伐利尤单抗联合曲美木单抗可降低 22% 的死亡风险（HR = 0.78），中位 OS 达 16.4 个月，优于索拉非尼组（13.8 个月）。该方案已经于 2022 年 10 月获得美国 FDA 批准肝癌一线治疗适应证。

5. 乳腺癌药物临床研究进展

据2021年世界卫生组织国际癌症研究机构最新发布的数据显示，乳腺癌已经取代肺癌，成为全球发病率最高的恶性肿瘤。2022年乳腺癌相关临床研究分别在HR阳性、HER2阳性、三阴性乳腺癌都取得了多项进展。

MonarchE研究更新了早期乳腺癌辅助治疗4年的随访结果，研究显示与内分泌治疗相比，阿贝西利联合内分泌辅助治疗取得的无浸润病变生存及无远处复发生存绝对获益随时间延长而持续扩大。TROPiCS-02研究数据证实Trodelvy治疗HR+/HER2-局部复发不可手术或转移性乳腺癌的显著效果。Ⅱ期FAKTION研究显示AKT抑制剂Capivasertib+氟维司群可显著延长芳香化酶抑制剂（AI）耐药患者的PFS。EMERALD研究证明，相比标准内分泌治疗，Elacestrant显著改善了CDK4/6抑制剂耐药的ER+/HER2-晚期/转移性乳腺癌患者中位PFS，该获益在ESR1突变患者中更为明显。

在抗HER2靶向治疗领域，Ⅲ期PHILA临床研究显示，吡咯替尼联合曲妥珠单抗和多西他赛一线治疗HER2阳性转移性乳腺癌患者可显著延长PFS，且安全性可控。基于本项研究，中国国家药品监督管理局已于2023年4月批准吡咯替尼与曲妥珠单抗和多西他赛联合用药作为HER2阳性晚期乳腺癌的一线治疗方案。SABCS乳腺癌研讨会中公布的Ⅲ期试验DESTINY-Breast04结果显示，与标准治疗相比，无论HR状态如何，采用Enhertu治疗后，患者的PFS和OS均显著延长。2022年美国FDA已经批准抗体偶联药物Enhertu（T-DXd）用于治疗既往接受过一种抗HER2靶向疗法治疗的，无法切除或转移性HER2阳性乳腺癌患者以及用于无法切除或转移性HER2低表达（HER2-low）乳腺癌患者的治疗。

免疫治疗方面，KEYNOTE-355研究提示，在化疗的基础上联合帕博利珠单抗能够使患者的PFS有显著获益，且对于肿瘤表达PD-L1（CPS ≥ 10）的晚期三阴性乳腺癌患者，OS显著改善。TORCHLIGHT研究显示特瑞普利单抗联合白蛋白紫杉醇显著改善PD-L1+（CPS ≥ 1）的转移性或复发性TNBC患者的PFS，OS也显示出获益趋势。

6. 食管癌药物临床研究进展

我国是食管癌高发国家，发病数和死亡数约占全球一半。免疫治疗已成为当下食管癌治疗的基础方案之一。KEYNOTE-590作为首个在晚期食管癌中证实一线免疫联合化疗可以带来显著生存获益的Ⅲ期临床研究，在2022年美国临床肿瘤协会会议上率先公布了2年生存结果：中位随访34.8个月，帕博利珠单抗联合化疗组能够显著改善食管癌患者的生存。CheckMate 648研究发现纳武利尤单抗+化疗vs化疗的PFS2更优，纳武利尤单抗联合化疗组和纳武利尤单抗联合伊匹木单抗的双免疫治疗组较单纯化疗都取得了更长的PFS2和DOR。RATIONALE-306研究评估了替雷利珠单抗联合化疗对比安慰剂联合化疗一线治疗晚期或转移性食管鳞癌的疗效与安全性。结果显示，替雷利珠单抗联合化疗组相比于化疗组可显著延长患者 OS。ORIENT-15 旨在评价信迪利单抗与安慰剂联合化疗作为不可切除的局部晚期、复发性或转移性食管鳞癌的一线治疗，研究表明信迪利单抗联合化疗显示出更好的 OS。ASTRUM-007 研究是一项由中国学者牵头的随机、对照、双盲、多中心Ⅲ期临床研究，比较了斯鲁利单抗联合化疗与安慰剂联合化疗在 PD-L1 阳性局部晚期及转移性不可切除的食管鳞癌一线治疗的疗效与安全性。相较于安慰剂联合化疗，斯鲁利单抗联合化疗组的总人群 mPFS 为 5.8 个月 vs 5.3 个月；mOS 为 15.3 个月 vs 11.8 个月，取得了双阳性的结果。

三、恶性肿瘤学科发展趋势和展望

1. 肺癌发展趋势和展望

随着精准医学的发展，肺癌治疗模式进入个体化精准化时代。靶向治疗和免疫治疗已经成为 NSCLC 治疗的两大重要支柱，显著改善了患者的生存和预后，但仍存在难以有效及时监测疗效、耐药机制不明等诸多问题，未来需要进一步在疗效监测、治疗优化和药物耐药性方面深入研究，将影像组学和人工智能纳入肺癌个性化治疗体系，开展多中心合作、跨学科合作。此外，探索基于精准分子分型的个性化治疗方案，优化治疗策略，有望进一步改善预后。在 SCLC 中，目前正在进行的和即将开展的 SCLC 免疫治疗临床试验包括免疫检查点抑制剂联合、免疫检查点抑制剂与新的靶向联合治疗（如 PARP 抑制剂、AKT1 抑制剂和 ATR 抑制剂）的联合以及新的基于免疫的治疗策略（如 CART 和 BiTES）等，期待能取得好的结果。随着新的疗法逐渐涌现，肺癌患者生存期有望不断延长。希望通过研究者的共同努力，将晚期肺癌的 5 年生存再推进一步，让更多晚期肺癌患者成为“慢性疾病患者”。

2. 结直肠癌发展趋势和展望

综合目前的研究结果来看，免疫治疗在 dMMR/MSI-H 患者中，无论是可手术患者的新辅助治疗，还是晚期患者的一线治疗或多线治疗，都显示非常好的效果。NICHE 系列研究为结肠癌的新辅助免疫治疗打开了大门，然而高缓解率是否能够转化为生存获益仍需进一步的研究证据支持。免疫治疗在 MSS/pMMR 型结直肠癌领域机遇和挑战并存，在约占 95% 的 MSS/pMMR 型 mCRC 的姑息一线治疗中，免疫治疗联合传统的化疗和抗血管药物的探索性研究（如 AtezoTRIBE 和 CheckMate 9X8）尚未取得一致的、令人满意的结果。化疗、抗血管治疗和免疫治疗的联合模式，或许能够为 MSS/pMMR 型结直肠癌患者带来获益，真正实现免疫治疗的全人群获益。

3. 胃癌发展趋势和展望

MSI-H 患者在双免治疗中具有潜在获益价值。然而，因胃癌异质性较高，MSI-H 胃癌占比较低，因此在一线免疫时代的背景下，将逐渐强调免疫治疗“精准化”，具体包括获益人群筛选、联合治疗策略制定、耐药机制探索等方面。因此，充分利用高通量测序、NGS、单细胞测序等技术分析免疫微环境，进而指导免疫治疗方案，将使患者充分获益。比如尽管新辅助治疗改善了局部晚期胃癌患者的整体预后，但仍有部分人群无法获益，这提示可手术切除的胃癌和晚期胃癌的免疫微环境存在很大差异，如何筛选真正的获益人群，以及如何根据新辅助疗效对术后治疗进行调整，都是临床实践中尚未解决的问题。HER2 阳性患者“去化疗”探索亦在进行中。随着一系列免疫治疗的介入和 HER2 新药研发（如双抗、ADC、TKI），胃癌患者生存改善将会大幅度提高，HER2 治疗亦将出现新局面。而针对 HER2 阴性晚期胃癌，免疫一线治疗逐现成效，且免疫联合抗血管生成靶向治疗是近年来热点。多项免疫 + 靶向 + 化疗在晚期 HER2 阴性胃癌一线治疗的研究相继报道。此外，近年来随着诊断和治疗癌症的新型纳米粒子的开发，纳米医学领域取得了前所未有的进展，量子点、碳纳米管、金属纳米粒子、树枝状大分子等纳米粒子已被开发应用，并在胃癌的早期诊断与综合治疗中多有应用。

4. 肝癌发展趋势和展望

药物联合治疗在不断探索与完善的过程中已跻身晚期肝癌治疗一线，在此基础上增加局部治疗，已显露出其能成为更优选方案的势头，然而肝癌系统性治疗在延长 PFS 和 OS 方面还有待进一步提高，需要探索不同的联合治疗方案或新的靶点，如双免疫联合靶向治疗的临床研究探索。针对免疫治疗相关的不良反应，如何在不降低治疗效果的前提下尽可能减少不良反应的发生也应是未来研究的一个方向。对于合并基础肝病的 HCC 患者，往往存在药物耐受性差、疗效差的问题，针对这一人群如何提高身体状态，从而提高药物疗效是未来需要解决的问题。拥有了更多治疗手段的我们该如何在与肝癌搏击的擂台上使出最佳的组合拳，成为提高肝癌疗效的关键。我们应该基于目前 HCC 的研究进展，期待在联合治疗方式、治疗顺序的合理性、筛查获益人群等方面进行更多的探索性研究。

5. 乳腺癌发展趋势和展望

CDK4/6 抑制剂已经成为 HR 阳性 /HER2 阴性晚期乳腺癌治疗的标准治疗，但 CDK4/6 抑制剂耐药后的现有治疗选择的有效率低、PFS 短，很难延长 OS，患者临床治疗的需求远未得到满足。CDK4/6 抑制剂进展后的治疗，目前是 mTOR 抑制剂、PI3K 抑制剂、AKT 抑制剂、HDAC 抑制剂、CDK4/6 抑制剂等多种靶向治疗药物，DS8201、Dato-DXd、SG 等 ADC 类药物和化疗药物百花齐放，彼此共存的局面，但最佳使用顺序仍不清楚，还需要进一步探索研究。在抗 HER2 靶向治疗方面，新型双靶向治疗（吡咯替尼联合曲妥珠单抗）联合化疗策略的成功，为 HER2 阳性晚期乳腺癌一线治疗提供了新的选择，未来多种靶向药物联合治疗将会成为重要趋势。在乳腺癌免疫治疗临床研究中，仍面临诸多问题，需要探索解决策略，包括免疫治疗有效人群有限，单药治疗有效率低和基础研究临床转化不足等问题，这些问题需要利用多组学数据高通量解析乳腺癌微环境特征，鉴定敏感人群和关键免疫分子；多维度探索肿瘤免疫逃逸机制，寻找精准联合免疫治疗策略；广覆盖地开展免疫治疗临床试验，促进新靶点临床转化。期待将来精准免疫治疗为患者带来更多新希望。

6. 食管癌发展趋势和展望

2022 年，食管癌在免疫联合治疗模式方面取得一定的突破，然而疗效瓶颈和耐药问题是晚期食管癌免疫治疗面临的巨大挑战，局部晚期可切除食管癌免疫治疗策略仍有待多方探索，如化疗方案 / 剂量 / 周期的选择、免疫与化疗的联合模式、免疫与放疗的联合方式、新辅助治疗到手术、手术到术后辅助的间隔时间、新辅助疗效预测指标研究终点 pCR 是否合适、cCR 患者评价如何、能否豁免手术（观察等待）等。在靶向治疗领域，尽管针对食管癌开展了大量的基础研究及突变基因的探索，但仍未发现驱动基因及可成药靶点。基于食管癌肿瘤微环境的复杂性和异质性，仍需探索更加精准的标志物及检测手段，结合蛋白质组学、代谢组学、表观遗传学及单细胞水平研究对生物标志物进行更加精准地探索和优化。希望临床研究中心和基础研究中心能联合起来，共同探索更适合食管癌患者的免疫治疗以及靶向治疗突破推动转化研究，并加速其向临床研究转化。

四、总结

科技进步一日千里，我们对恶性肿瘤治疗的认知也日新月异，手术、介入、放疗、靶向、免疫治疗多种治疗手段共同发力，治疗策略得到不断的优化、治疗效果得到不断的提升，为“健康中国 2030”提供有力的保障。新辅助、辅助、转化治疗等围手术期治疗有了长足进步，基于外科、内科、介入、放疗等多学科协作的综合治疗的发展，使得部分中晚期患者成功实现转化，再获手术机会。2022 年，免疫治疗在恶性肿瘤领域取得了令人瞩目的成果，相关研究正在改变癌症治疗的实践和患者的结局。但我们在临床实践中同样也面临诸多挑战，比如新辅助治疗模式的选择、局部晚期不能手术患者的最佳治疗策略、免疫治疗获益人群的筛选、免疫治疗耐药等。未来我们需要围绕这些问题，开展转化和临床研究，推动恶性肿瘤的精准治疗和多学科综合治疗。广大医生学者们应该在理论知识和临床工作等各方面，做到与时俱进，不断提高乳腺癌临床治疗水平，参加学术研讨会议，增进学术交流，汲取循证医学证据，结合中国专家的临床经验，同时充分考虑中国临床的可及性，制定更切合实际且符合中国临床实践的肿瘤诊治指南，为推动我国恶性肿瘤规范化诊治提供助力，为我国肿瘤患者带来新的生机。一方面要把国外的先进治疗方案引进中国，服务于中国患者；另一方面期待未来有更多的中国原创研究，为患者带来更多生存获益的同时，造福全球肿瘤患者，为全球肿瘤防控事业作出贡献。

参考文献

[1] Tsuboi M, Wu Y, Grobe C, et al. Osimertinib as adjuvant therapy in patients (pts) with resected EGFR-mutated (EGFRm) stage ⅠB-ⅢA non-small cell lung cancer (NSCLC): Updated results from ADAURA [J]. OncologyPRO, 2022.

[2] Yue D, Xu S, Wang Q, et al. Updated overall survival and exploratory analysis from randomized, phase Ⅱ EVAN study of erlotinib versus vinorelbine plus cisplatin adjuvant therapy in stage ⅢA epidermal growth factor receptor+ non-small-cell lung cancer [J]. J Clin Oncol, 2022, 40 (34): 3912-3917.

[3] Lyu C, Fang W, Jiao W, et al. Osimertinib as neoadjuvant therapy in patients with EGFR mutated resectable stage Ⅱ-ⅢB lung adenocarcinoma (NEOS): Updated Results [J]. OncologyPRO, 2022.

[4] Shi Y, Chen G, Wang X, et al.Furmonertinib versus gefitinib in treatment-naïve EGFR mutated non-small cell lung cancer: a randomized, double-blind, multi-center, phase Ⅲ study (FURLONG) [J]. OncologyPRO, 2022.

[5] Wang M, Fan Y, Sun M, et al. Sunvozertinib for NSCLC patients with EGFR exon 20 insertion mutations: Preliminary analysis of WU-KONG6, the first pivotal study [J]. OncologyPRO, 2022.

[6] Li BT, Smit EF, Goto Y, et al. Trastuzumab deruxtecan in HER2-mutant non-small-cell lung cancer [J]. N Engl J Med, 2022, 386 (3): 241-251.

[7] FELIP E, ALTORKI N, ZHOU C, et al. Adjuvant atezolizumab after adjuvant chemotherapy in resected stage ⅠB-ⅢA non-small-cell lung cancer (IMpower010): a randomised, multicentre, open-label, phase 3 trial (vol 398, pg 1344, 2021) [J]. LANCET, 2021, 398 (10312): 1686.

[8] O'BRIEN M, PAZ-ARES L, MARREAUD S, et al. Pembrolizumab versus placebo as adjuvant therapy for completely resected stage ⅠB-ⅢA non-small-cell lung cancer (PEARLS/KEYNOTE-091): an interim analysis of a randomised, triple-blind, phase 3 trial [J]. LANCET ONCOLOGY, 2022, 23 (10): 1274-1286.

[9] FORDE P M, SPICER J, LU S, et al. Neoadjuvant Nivolumab plus Chemotherapy in Resectable Lung Cancer [J]. NEW ENGLAND JOURNAL OF MEDICINE, 2022, 386 (21): 1973-1985.

[10] Heather Wakelee, Moishe Liberman, Terufumi Kato, et al. Perioperative Pembrolizumab for Early-Stage Non-Small-Cell Lung Cancer. N Engl J Med. 2023. doi: 10.1056/NEJMoa2302983.

[11] Yasushi Goto, et al. TROPION-Lung02: Datopotamab deruxtecan (Dato-DXd) plus pembrolizumab (pembro) with or without platinum chemotherapy (Pt-CT) in advanced non-small cell lung cancer (aNSCLC). 2023 ASCO. Abstract 9004.

[12] DIAZ L A, SHIU K, KIM T, et al. Pembrolizumab versus chemotherapy for microsatellite instability-high or mismatch repair-deficient metastatic colorectal cancer (KEYNOTE-177): final analysis of a randomised, open-label, phase 3 study [J]. LANCET ONCOLOGY, 2022, 23 (5): 659-670.

[13] WEISS L. ESMO 2021-highlights in colorectal cancer [J]. MEMO-MAGAZINE OF EUROPEAN MEDICAL ONCOLOGY, 2022, 15 (2): 114-116.

[14] YAEGER R, WEISS J, PELSTER M S, et al. Adagrasib with or without Cetuximab in Colorectal Cancer with Mutated KRAS G12C [J]. NEW ENGLAND JOURNAL OF MEDICINE, 2023, 388 (1): 44-54.

[15] SIENA S, Di BARTOLOMEO M, RAGHAV K, et al. Trastuzumab deruxtecan (DS-8201) in patients with HER2-expressing metastatic colorectal cancer (DESTINY-CRC01): a multicentre, open-label, phase 2 trial [J]. LANCET ONCOLOGY, 2021, 22 (6): 779-789.

[16] JANJIGIAN Y Y, SHITARA K, MOEHLER M, et al. First-line nivolumab plus chemotherapy versus chemotherapy alone for advanced gastric, gastro-oesophageal junction, and oesophageal adenocarcinoma (CheckMate 649): a randomised, open-label, phase 3 trial [J]. LANCET, 2021, 398 (10294): 27-40.

[17] ANDRE T, TOUGERON D, PIESSEN G, et al. Neoadjuvant Nivolumab Plus Ipilimumab and Adjuvant Nivolumab in Localized Deficient Mismatch Repair/Microsatellite Instability-High Gastric or Esophagogastric Junction Adenocarcinoma: The GERCOR NEONIPIGA Phase Ⅱ Study [J]. JOURNAL OF CLINICAL ONCOLOGY, 2023, 41 (2): 255.

[18] JANJIGIAN Y Y, KAWAZOE A, YANEZ P, et al. The KEYNOTE-811 trial of dual PD-1 and HER2 blockade in HER2-positive gastric cancer [J]. NATURE, 2021, 600 (7890): 727.

[19] CATENACCI D V T, KANG Y, PARK H, et al. Margetuximab plus pembrolizumab in patients with previously treated, HER2-positive gastro-oesophageal adenocarcinoma (CP-MGAH22-05): a single-arm, phase 1b-2 trial [J]. LANCET ONCOLOGY, 2020, 21 (8): 1066-1076.

[20] FINN R S, RYOO B, MERLE P, et al. Pembrolizumab As Second-Line Therapy in Patients With Advanced Hepatocellular Carcinoma in KEYNOTE-240: A Randomized, Double-Blind, Phase Ⅲ Trial [J]. JOURNAL OF CLINICAL ONCOLOGY, 2020, 38 (3): 193.

[21] QIN S, KUDO M, MEYER T, et al. Final analysis of RATIONALE-301: Randomized, phase Ⅲ study of tislelizumab versus sorafenib as first-line treatment for unresectable hepatocellular carcinoma [J]. ANNALS OF ONCOLOGY, 2022, 33 (7): S1402-S1403.

[22] FINN R S, KUDO M, MERLE P, et al. Primary results from the phase Ⅲ LEAP-002 study: Lenvatinib plus pembrolizumab versus lenvatinib as first-line (1L) therapy for advanced hepatocellular carcinoma (aHCC) [J]. ANNALS OF ONCOLOGY, 2022, 33 (7): S1401.

[23] QIN S, CHAN L S, GU S, et al. Camrelizumab (C) plus rivoceranib (R) vs sorafenib (S) as first-line therapy for unresectable hepatocellular carcinoma (uHCC): A randomized, phase Ⅲ trial [J]. ANNALS OF ONCOLOGY, 2022, 33 (7): S1401-S1402.

[24] MARTIN M, HEGG R, KIM S, et al. Treatment With Adjuvant Abemaciclib Plus Endocrine Therapy in Patients With High-risk Early Breast Cancer Who Received Neoadjuvant Chemotherapy A Prespecified Analysis of the monarchE Randomized Clinical Trial [J]. JAMA ONCOLOGY, 2022, 8 (8): 1190-1194.

[25] RUGO H S, BARDIA A, MARINE F, et al. Primary results from TROPiCS-02: A randomized phase 3 study of sacituzumab govitecan (SG) versus treatment of physician's choice (TPC) in patients (Pts) with hormone receptor-positive/HER2-negative (HR+/HER2-) advanced breast cancer [J]. JOURNAL OF CLINICAL ONCOLOGY, 2022, 40 (17).

[26] JONES R H, CASBARD A, CARUCCI M, et al. Fulvestrant plus capivasertib versus placebo after relapse or progression on an aromatase inhibitor in metastatic, oestrogen receptor-positive breast cancer (FAKTION): a multicentre, randomised, controlled, phase 2 trial [J]. LANCET ONCOLOGY, 2020, 21 (3): 345-357.

[27] BIDARD F, KAKLAMANI V G, NEVEN P, et al. Elacestrant (oral selective estrogen receptor degrader) Versus Standard Endocrine Therapy for Estrogen Receptor-Positive, Human Epidermal Growth Factor Receptor 2-Negative Advanced Breast Cancer: Results From the Randomized Phase Ⅲ EMERALD Trial [J]. JOURNAL OF CLINICAL ONCOLOGY, 2022, 40 (28): 3246.

[28] Xu B, Yan M, Ma F, et al. LBA19 Pyrotinib or placebo in combination with trastuzumab and docetaxel for HER2-positive metastatic breast cancer (PHILA): A randomized phase Ⅲ trial. Ann Oncol. 2022;33 (7_Supplement): S1387.

[29] MODI S, JACOT W, YAMASHITA T, et al. Trastuzumab Deruxtecan in Previously Treated HER2-Low Advanced Breast Cancer [J]. NEW ENGLAND JOURNAL OF MEDICINE, 2022, 387 (1): 9-20.

[30] CORTES J, RUGO H S, CESCON D W, et al. Pembrolizumab plus Chemotherapy in Advanced Triple-Negative Breast Cancer [J]. NEW ENGLAND JOURNAL OF MEDICINE, 2022, 387 (3): 217-226.

[31] Zefei Jiang, Quchang Ouyang, Tao Sun, et al. TORCHLIGHT: a randomized, double-blind, phase Ⅲ trial of toripalimab versus placebo in combination with nab-paclitaxel (nab-P) in patients with metastatic or recurrent triple-negative breast cancer (TNBC).2023 ASCO Abstract LBA1013.

[32] SUN J, SHEN L, SHAH M A, et al. Pembrolizumab plus chemotherapy versus chemotherapy alone for first-line treatment of advanced oesophageal cancer (KEYNOTE-590): a randomised, placebo-controlled, phase 3 study [J]. LANCET, 2021, 398 (10302): 759-771.

[33] DOKI Y, AJANI J A, KATO K, et al. Nivolumab Combination Therapy in Advanced Esophageal Squamous-Cell Carcinoma [J]. NEW ENGLAND JOURNAL OF MEDICINE, 2022, 386 (5): 449-462.

[34] YOON H, KATO K, RAYMOND E, et al. RATIONALE-306: Randomized, global, placebo-controlled, double-blind phase 3 study of tislelizumab plus chemotherapy versus chemotherapy as first-line treatment for advanced or metastatic esophageal squamous cell carcinoma (ESCC) [J]. ANNALS OF ONCOLOGY, 2022, 33: S375.

[35] LU Z, WANG J, SHU Y, et al. Sintilimab versus placebo in combination with chemotherapy as first line treatment for locally advanced or metastatic oesophageal squamous cell carcinoma (ORIENT-15): multicentre, randomised, double blind, phase 3 trial [J]. BMJ-BRITISH MEDICAL JOURNAL, 2022, 377.

[36] HUANG J, SONG Y, KOU X, et al. First-line serplulimab versus placebo in combination with chemotherapy in PD-L1-positive oesophageal squamous cell carcinoma (ASTRUM-007): A randomised, double-blind, multicentre phase Ⅲ study [J]. ANNALS OF ONCOLOGY, 2022, 33: S1457-S1458.

撰稿人：周彩存　徐兵河　沈　琳　苏春霞　张　力　张艳桥　马　飞
李　健　潘宏铭　巴　一　常建华　邓艳红　顾康生　李　玮
李文斌　刘天舒　刘云鹏　王佳玉　王哲海　吴敬勋　熊建萍
阎　昭　殷咏梅　于起涛　张东生　赵洪云

血液病转化医学

一、概述

随着全球范围内CAR-T细胞治疗等新技术不断革新，新靶点治疗及新药物研发迅猛发展，血液肿瘤研究领域呈现快速发展的态势。同时，中国血液恶性肿瘤的相关转化研究也不断进行更为深入的探索并持续取得突破性进展，在国际权威期刊、学术大会上不断奏响"中国之声"。靶向与免疫治疗等诊疗策略持续探索和优化，精准诊疗的发展极大改善了血液病患者的生存。

二、血液病转化医学研究进展

1. 急性髓系白血病转化相关进展

急性髓系白血病（Acute Myeloid leukemia，AML）是一种以未成熟髓系细胞过度增殖为特征的血液系统恶性肿瘤。AML目前发病率正逐年升高，现有的治疗虽已取得较大进展，但多数患者预后仍然较差且复发率高。AML治疗领域正逐渐从单一的基于强化化疗（如"7+3"）的统一方法转向根据患者特征和细胞遗传学/分子疾病特征进行的个体化靶向治疗。目前批准用于治疗AML的靶向药物主要包括：直接靶向白血病驱动突变的基因FLT3、IDH1和IDH2的抑制剂；靶向对AML细胞存活至关重要的生物学功能的药物，如BCL-2抑制剂venetoclax。此外，靶向表观遗传学等的小分子抑制剂（KMT2A、NPM1、RUNX1、XPO-1）也在迅猛发展。

个体化精准靶向治疗是目前AML领域研究中的聚焦问题。相关临床研究证实，体外药敏的结果能够一定程度预测缓解率和生存结局，维奈克拉体外敏感患者的OS显著优于维奈克拉体外耐药患者。CAVEAT研究探索了维奈克拉联合"5+2"方案治疗初治老年

FIT 患者的疗效，结果显示，原发 AML 患者的 CR/Cri 达 90%，其中 CR 为 64%。中位随访 37 个月，中位 OS 为 31.3 个月。国内的多中心、单臂、Ⅱ期临床试验则探索了 DAV 方案（维奈克拉加 3+7 柔红霉素和阿糖胞苷化疗）的有效性及安全性。第 1 周期 DAV 方案后的 CR 率为 91%。达到完全缓解的患者中有 MRD 阴性率为 97%，证明 DAV 方案是初治成人急性髓系白血病的有效诱导治疗方案。在维奈托克联合阿扎胞苷加高三尖杉酯碱（VAH）方案治疗 R / R AML 的国内多中心Ⅱ期单臂试验中，第 2 周期 VAH 方案结束时 CRc 率为 70.8%，中位 OS 为 22.1 个月，验证了 VAH 方案在 R/R AML 患者中的有效性和安全性。此外，一项吉瑞替尼 + 阿糖胞苷治疗 FLT3 突变 unfit AML 患者的Ⅲ期研究更新结果显示，联合治疗患者的中位 OS 为 9.82 个月，CRc 率为 58.1%。相比于单用 AZA，两药联合组的 CRc 率显著升高，但 OS 与 AZA 组相似。另一项关于奎扎替尼联合标准诱导和巩固化疗（包括 allo-HCT）治疗 FLT3-ITD 阳性的初诊 AML 患者的全球多中心Ⅲ期研究（QuANTUM-First）发现，奎扎替尼组的中位 OS（31.9 个月）及中位完全缓解持续时间（38.6 个月）均优于安慰剂组，为 FLT3-ITD 特异性抑制剂在适合接受强化化疗的 AML 患者中的安全性和适用性提供了证据。

更好地开发新的药物也是靶向治疗重要的研究方向。有研究显示表观遗传调节因子 UHRF1，通过招募 DNMT1 甲基化 DNA，在 AML 中高度表达，维持 LIC 的自我更新并促进髓系白血病发生。阻断 UHRF1 在髓系白血病 PDX 模型中展示出显著治疗功效，提供了针对 AML 的潜在靶向治疗策略。此外，有研究表明 RNA 结合蛋白 IGF2BP2 通过以 m6A 依赖的方式调节谷氨酰胺代谢途径中关键靶点（如 MYC、GPT2 和 SLC1A5）的表达，促进白血病干细胞 / 起始细胞的自我更新进而促进 AML 的发生。靶向 IGF2BP2 及 m6A 修饰在 AML 中展现出富有前景的转化潜力。另有研究通过国内最大规模的 AML 患者转录组测序结合外显子组测序，绘制了 AML 中国患者的分子图谱，构建的基于转录组的临床预测模型展示出有效的精准疾病分类及预后作用，有利于 AML 发病机制的系统研究，并促进基于组学的靶向药物的筛选。既往研究报道，全反式维甲酸（ATRA）能够加强地西他滨（DAC）对老年 AML 患者的治疗效果，实验室的机制研究发现，ATRA 通过激活 RARα-Nrf2 复合物阻断 Nrf2 活化，导致 ROS 积累和 ROS 依赖性细胞毒性，从而增强 DAC 的抗白血病效果，为 DAC 和 ATRA 联合治疗 AML 的方案提供了理论依据。

2. 急性淋巴细胞白血病的转化进展

急性淋巴细胞白血病（Acute lymphoblastic leukemia，ALL）是血液系统常见的恶性肿瘤疾病，主要表现为幼稚或不成熟 T、B 淋巴细胞克隆性异常增殖，浸润骨髓、血液或其他组织和器官，引起骨髓造血功能异常、免疫功能紊乱。在过去几十年里，得益于二代测序等基因诊断技术的提高，分子遗传学和疾病发病机制的深入研究，干细胞移植的应用及免疫治疗等新兴治疗手段的出现，ALL 患者的治愈率和生存率有了显著改善，长期生存率超过 90%。

最新上市的两种单克隆抗体（贝林妥欧单抗、奥加伊妥珠单抗）改善了复发难治性B-ALL的结局，包括费城染色体阳性ALL（Ph+ALL）。由此催生了许多将单抗与二代TKI（如达沙替尼和帕纳替尼）结合的研究，使得Ph+ALL治疗策略从强化疗向低强度治疗和无化疗方案转变。贝林妥欧单抗是一种双特异性CD3/CD19 T细胞结合抗体，在复发性或难治性急性淋巴细胞白血病（R/R ALL）患者中的疗效优于化疗，具有更高的CR率（44%）和更优的生存。在初始化疗后MRD阳性的患者中，该药物在诱导MRD阴性方面也具有良好的疗效，中位RFS为61个月，预估3年RFS和OS分别为63%、67%。另一项研究采用Hyper-CVAD序贯贝林妥欧单抗一线治疗新诊断Ph-B-ALL患者的研究显示，2年RFS率达71%，2年OS率达80%，总体CR率达100%，MRD阴性率达97%。此外，免疫治疗联合靶向治疗的组合方案安全有效。D-ALBA研究显示，达沙替尼和贝林妥欧单抗的无化疗联合治疗对新诊断的Ph+ALL患者是安全有效的，估计3年的OS率为80%。普纳替尼和贝林妥欧单抗的无化疗方案CMR为86%，2年OS率为93%，无复发或白血病相关死亡。由此，普纳替尼联合贝林妥欧单抗的方案可以作为新诊断Ph+ALL患者一种安全且高效的无化疗方案，可以有效避免化疗的毒性反应并减少对异基因SCT的需求。

CD19 CAR-T治疗中枢神经系统ALL的临床数据证实CAR-T细胞可以透过血脑屏障进入中枢，安全可靠，既往CAR-T治疗的禁忌证也可转变为治疗指征。一项全国多中心的单臂Ⅱ期试验证明，CD19-CD22双靶点CAR-T在复发或难治性B细胞急性淋巴细胞白血病（B-ALL）患者中12个月无事件生存率为69.2%，孤立睾丸复发为95%，孤立性CNS复发为68.6%，实现了相对持久的缓解。另有研究表明对于某些不具备提供全身放疗条件的中心，白消安联合环磷酰胺作为全相合的异基因造血干细胞移植治疗B-ALL的预处理方案安全有效。国内一项大规模的转录组测序分析根据T-ALL患者的基因表达信息，从分子层面将T-ALL分为10种亚型，并进一步深入探讨反复发生的几种基因突变与T细胞分化发育的关系，包括GATA3、TLX3/TLX1、NKX2-1/TAL1/LMO1及观遗传调节因子、JAK-STAT信号通路等。B-ALL在难治性/复发性和成人患者中长期生存率仅为30%，近期临床前研究发现该亚组患者中TET1表达上调并通过招募STAT5B促进CD72和JCHAIN转录，进而促进B-ALL发展。而使用ATM抑制剂AZD0156可靶向抑制TET1蛋白磷酸化，其与星形孢素或长春新碱的组合在PDX模型中显著抑制了B-ALL进展。

3. 慢性淋巴细胞白血病治疗进展

慢性淋巴细胞白血病（Chronic lymphocytic leukemia，CLL）的靶向治疗及免疫治疗近年来进展迅猛。美国丹娜-法伯癌症研究所詹妮弗·布朗教授在2022年美国血液学年会上公布了泽布替尼对比伊布替尼治疗复发/难治性CLL的Ⅲ期试验——ALPINE研究的最终分析结果。泽布替尼对比伊布替尼用于治疗复发/难治性CLL患者取得PFS的优效性（HR = 0.65，95% CI：0.49 ~ 0.86，P = 0.0024）。24个月时，IRC评估的泽布替尼PFS率为79.5%，而伊布替尼则为67.3%。在奥布替尼治疗复发/难治性CLL的国内多中心单臂开放Ⅱ期临床试验中，接受奥布替尼单药治疗的患者 OR 率为 92.5%，CR 率为 21.3%，30 个月无进展生存率和总生存率分别为 70.9% 和 81.3%，证实了奥布替尼在复发 / 难治 CLL 中的疗效和安全性。Pirtobrutinib（吡托布鲁替尼）是一种高选择性、非共价（可逆）BTK 抑制剂，对野生型和 c481 突变型 BTK 均有良好的靶向性。Pirtobrutinib 耐受性良好，在接受过包括共价 BTKi 在内的既往治疗的预后不良 B 细胞恶性肿瘤患者中显示出良好的疗效，同时已被证明具有可控的副作用，并且对既往治疗（包括共价 BTK 抑制剂治疗）后的 CLL 患者有效。此外，几种双特异性抗体在 CLL 中的相关研究也陆续引起关注。BsAbs 包括双特异性 T 细胞接合物（BiTEs）和双亲和重靶向抗体（DART），能够启动 T 细胞活化导致恶性细胞裂解。已有研究报道了 Blinatumomab，MGD011 CD3/CD19 DART（也称为 JNJ-64052781）和靶向 T-biAb 等的临床前有效性。后续还需要更大规模的前瞻性临床试验来证实新型双特异性抗体治疗 CLL 的有效性和安全性。

来自英国的一项研究报告了 485 例 CLL 患者的全基因组测序图谱，提供了完整的高分辨率的结构变异、拷贝数变化和全基因组特征，并进一步分析了遗传特征与 CLL 患者临床结果的关系，突出了全基因组测序在 CLL 精准风险分层及预后评估中的潜力。国内一项回顾性研究评估了 CLL 患者中年龄相关特征和疾病风险相关性，强调了对不同年龄组 CLL 患者的风险评估的细化。此外，一些新发现的 CLL 治疗潜在新靶点，如 BRD9、NFATc1/APOBEC3、AID、CPTS2、SYT7 等也具有较好的临床转化潜力，值得进一步深入研究。

4. 弥漫性大 B 细胞淋巴瘤的新药进展

弥漫性大 B 细胞淋巴瘤（diffuse large B-cell lymphoma，DLBCL）是最常见的非霍奇金淋巴瘤亚型。对疾病生物学的更深入了解、正电子发射断层扫描（PET）的可用性以及丰富的临床试验促进了 DLBCL 治疗策略不断发展。然而，仍旧有多达 40% 的患者在首次接受治疗后出现耐药或复发，嵌合抗原受体 T（CAR-T）细胞免疫疗法的出现，为 DLBCL 患者带来了治疗希望。

复发 / 难治 DLBCL 患者的预后历来较差，尤其是那些不适合 ASCT 或 ASCT 后进展的患者。L-MIND 研究在不适合 ASCT 的复发 / 难治 DLBCL 患者中评估了 tafasitamab 联合来那度胺（TL）治疗。结果令人鼓舞，ORR 为 60%、CRR 为 43%、中位 PFS 为 12.1 个月、中位 OS 为 33.5 个月。一项前瞻性研究评估了二线治疗失败后 CD19 CAR-T 治疗及 allo-HCT 之间的比较验证。对于 CAR-T 队列，在输注后 18 个月 PFS 为 35%，OS 为 46%。对于 allo-HCT 队列，PFS 为 53%，OS 为 58%。多变量分析证实尽管 CAR-T 队列中存在高风险人群，CAR-T 治疗的生存结局不劣于 allo-HCT，提示 CAR-T 治疗是老年难治性疾病患者的良好选择之一。艾可瑞妥单抗（Epcoritamab）是一种皮下注射的 CD3xCD20 T 细胞参与的双特异性抗体，可激活 T 细胞，指导其杀伤恶性 CD20+ B 细胞。单剂 Epcoritamab 已在难治性大 B 细胞淋巴瘤中显示出了强大的抗肿瘤活性。TCR-T 细胞疗法是癌症细胞免疫治疗的另一个活跃领域，我国研究者开发的新型 CD19 特异性 γ/δ TCR-T 细胞疗法在首次单中心 I 期临床试验中 7 名（87.5%）患者获得临床疗效，6 名（75%）患者获得完全疗效（CR）。OS、PFS 和 DOR 在 3 年时分别为 75.0%、62.5% 和 71.4%。这种新型 CD19 特异性 γ/δ TCR-T 细胞具有良好的安全性，可以诱导 R/R DLBCL 患者的快速反应和持久的 CR，为这些患者提供了一种新颖有效的治疗选择。

一项研究在单细胞水平全面评估了 DLBCL 患者肿瘤组织的分子和细胞景观，分析了恶性 B 细胞群的 23 个表型标志物与肿瘤微环境（TME）的关系。总体而言，这些结果表明，“冷”和“细胞毒性”TME 可能代表了两条不同的侵袭性疾病途径，即要么是极端免疫功能障碍“细胞毒性”，要么是逃避“冷”。确定患者的 TME 组成将改善患者分层，并可能为目前正在评估用于治疗 DLBCL 的免疫疗法提供重要依据。研究表明，基线代谢肿瘤体积（MTV）是 DLBCL 中有希望的生物标志物。MTV 和 DLBCL 患者生存结局存在线性样相关性，MTV 比 IPI 更能预测 PFS 和 OS，该研究基于 MTV、年龄和分期构建了优于 IPI 的新的预测模型，显著提高了患者风险分层效率。国内一项大规模 DLBCL 研究结合全外显子组 / 基因组测序、RNA 测序和荧光原位杂交技术，建立了一个简化的 6 基因算法 LymphPlex 并鉴定出七个不同的遗传亚型，在指导靶向药物与免疫化疗联合使用方面成效显著，推动了 DLBCL 基于机制的靶向治疗。

5. 经典型霍奇金淋巴瘤的治疗进展

经典型霍奇金淋巴瘤（Classic Hodgkin's lymphoma，cHL）是一种少见的恶性肿瘤，一线治疗以传统放化疗联合为主，可联合自体造血干细胞移植（ASCT）。维布妥昔单抗（BV）是靶向 CD30 的 ADC 类药物，ECHELON-1 研究 6 年随访更新显示，在初治进展期经典型霍奇金淋巴瘤（cHL）患者中，BV+AVD 相较于 ABVD 方案能够改善无进展生存（PFS）率及总生存（OS）率。一项Ⅱ期研究探索了卡瑞利珠单抗（靶向 PD-1 的 IgG4 高亲和力抗体）治疗复发 / 难治 cHL 的疗效及安全性。单药治疗缓解率达到 76.0%，中位缓解持续时间为 31.7 个月，中位 PFS 为 22.5 个月。KEYNOTE-C11 研究评估了帕博利珠单抗联合阿霉素、长春碱和达卡巴嗪（AVD）治疗未接受放疗的早期预后不良或晚期 cHL 患者的安全性和有效性。26% 的患者在单独使用帕博利珠单抗的初始疗程后 PET2 评估达到阴性，68% 的患者在初始化疗期后 PET3 评估达到阴性。该研究结果初步证实在新诊断、早期预后不良或晚期 cHL 的患者中，帕博利珠单抗联合化疗显示出有前景的抗肿瘤活性。CRUK/07/033 研究旨在探索 FDG PET-CT 用于指导 HL 患者后续治疗的可行性，长期随访研究结果证实了根据 PET 结果进行 HL 降阶梯和升阶梯化疗的有效性。

6. 滤泡性淋巴瘤的转化研究

滤泡性淋巴瘤（Follicular Lymphoma，FL）是一种惰性疾病，约占中国非霍奇金淋巴瘤的 8%。以 CD20 单抗为基础的治疗方案是 FL 的主要治疗方案，这些免疫化疗方案已显著改善了 FL 患者的预后，但由于 POD24 和转化，大部分 FL 患者仍无法治愈。国内一项多中心、大型队列真实世界研究，概述了中国FL患者的临床特征及结局，为在中国开展关于FL的临床研究奠定基础。2022年EHA大会上发布的一篇有关低肿瘤负荷FL治疗的研究结果显示，对于低肿瘤负荷的初治FL患者，在CD20单抗周疗4次基础上进行4次维持治疗可提高FL患者的PFS率和CR率。TIDAL试验是一项关于PI3Kδ抑制剂加利妥昔单抗（zandelisib）的随机、双盲、双臂研究。与连续给药相比，在经过多线治疗的R/R FL患者（包括POD24和难治性疾病患者）中，单药zandelisib间歇给药具有持久的缓解率（ORR为72.5%，PEP患者的CR率达到36.3%），并且≥3级AESI和AE相关停药的发生率相对较低。基于本研究中观察到的安全性和有效性，这些结果支持进一步评估zandelisib间歇给药方案单独或联合在各种B细胞恶性肿瘤中的治疗潜力。林普利塞（Linperlisib）是一种新型PI3Kδ抑制剂，在国内的一项多中心Ⅱ期临床实验中，Linperlisib对既往接受过至少两种全身治疗的复发/难治FL患者表现出良好的临床活性和可控的耐受性。

7. T及NK细胞淋巴瘤转化研究

淋巴瘤免疫微环境失调是导致淋巴瘤耐药和进展的原因之一，免疫检查点抑制剂作为能够重建抗肿瘤反应并防止肿瘤细胞逃避免疫监视的药物，近年来在淋巴瘤领域取得显著进展。一项多中心前瞻性Ⅱ期试验报道了替雷利珠单抗（抗PD-1抗体）联合Chidamide、来那度胺、依托泊苷方案在结外NK/T细胞淋巴瘤（ENTKL）患者中获得非常高的缓解率，安全性得到控制。CR率为62.5%，中位初始缓解时间为4.0周。Duvelisib是一种用于复发/难治慢性淋巴细胞白血病/小淋巴细胞淋巴瘤患者三线治疗的磷脂酰肌醇-3-激酶（PI3K）抑制剂。PRIMO研究的最新结果显示出了Duvelisib用于治疗复发/难治外周T细胞淋巴瘤的潜力。

8. 套细胞淋巴瘤转化相关进展

以BTK抑制剂为代表的小分子靶向药在初治及复发/难治套细胞淋巴瘤（Mantle cell lymphoma，MCL）领域展现了良好的疗效。Ⅱ期临床试验WINDOW-1探索了在年轻初治MCL患者中伊布替尼联合利妥昔单抗诱导治疗后缩短巩固化疗的疗效和安全性，共131例患者的ORR和CR率分别为98%和87%，达到CR的中位时间为5个月。巩固化疗阶段，118例可评估疗效的患者中，117例达到CR。3年PFS率与OS率分别为79%和95%。伊布替尼联合标准化学免疫疗法显著延长初治MCL患者的无进展生存期，且相比于单一疗法，并未显著增加毒性。在复发/难治的MCL患者中，国内一项多中心、长期随访的Ⅱ期临床试验结果显示，中位随访35.3个月，ORR为83.7%，其中77.9%达到CR，中位PFS为33.0个月。在长时间随访中，泽布替尼在R/R MCL中表现出持久的疗效和安全性。

9. 多发性骨髓瘤的靶向与免疫治疗取得进展

多发性骨髓瘤（Multiple myeloma，MM）是一种无法治愈的克隆性浆细胞疾病，约占血液系统恶性肿瘤的10%，作为第二常见的恶性血液系统肿瘤，MM严重威胁着广大患者的生命安全。庆幸的是，近年来随着精准医学的不断发展，多发性骨髓瘤已经进入新药治疗时代，患者的预后明显改善。临床上对于 MM 的治疗探索不断深入，临床研究广泛开展。在 CASTOR 研究中（中位随访期，7.4 个月），与硼替佐米和地塞米松（Vd）单药治疗相比，达雷妥尤单抗联合硼替佐米和地塞米松（D-Vd）治疗 R/R MM 患者的 PFS 显著延长。在既往接受过一线治疗的患者中观察到 D-Vd 最大的 OS 获益，中位 OS 为 49.6 个月。

BCMA 在浆细胞上的特异性和一致表达使该抗原成为基于 T 细胞的免疫疗法的理想靶蛋白，针对 BCMA 靶点的新药，新疗法包括 CAR-T 免疫疗法、抗体药物偶联物、双特异性抗体等。国内一项研究报道 BCMA 和 CD19 双靶点 CAR-T 疗法治疗 R/R MM 可显著减少免疫逃逸，是目前国际上 CAR-T 细胞治疗 MM 长期疗效最好的数据。单次输注 Cilta-cel 治疗给 R/R MM 患者带来了快速、深度和持久缓解，总反应率可达 89.6%。

除了 BCMA，还涌现出其他有前景的新靶点，如 GPRC5D、FcRH5 等。在针对 GPRC5D/CD3 为靶点的双特异性抗体塔奎妥单抗药物临床研究中，入组的患者都是经过多线治疗失败后的 MM 患者，在使用塔奎妥单抗治疗后依然获得了令人鼓舞的疗效。以 GPRC5D 为靶点的 CAR-T 细胞疗法（MCARH109）在 R/R MM 患者（包括 BCMA CAR-T 细胞治疗后复发的患者）中依然达到 71% 缓解率，提示 GPRC5D 在 MM 中的广阔应用前景。ABBV-383 是一种 B 细胞成熟抗原及 CD3 T 细胞桥接的双特异性抗体，一项正在进行的 Ⅰ 期研究报告了其安全性和疗效结局。剂量 ≥ 40 mg 时 ORR 为 68%，非常好的部分缓解（VGPR）或更好（≥ VGPR）率为 43%。ABBV-383 在 R/R MM 患者中的耐受性良好，这种新疗法在重度预治疗患者中表现出有希望的初步抗肿瘤活性值得进一步的临床评价。此外，cilta-cel 是一种 B 细胞成熟抗原靶向嵌合抗原受体 t 细胞疗法，在国内的一项多中心 Ⅱ 期临床实验中（中位随访期，18 个月），cilta-cel 疗法在 R/R MM 患者中达到 89.6% 缓解率，该数据表明单次输注 cilta- cel 具有良好的风险收益特征，可在中国重度预处理的 R/R MM 患者中产生早期、深度和持久的影响。

10. CAR-T 治疗新时代

嵌合抗原受体 T 细胞（CAR-T）疗法，其中 T 细胞经过基因改造，可以识别和增殖以响应肿瘤抗原，这一疗法正在彻底改变血液系统恶性肿瘤的治疗。目前，血液肿瘤领域已发现超 10 个 CAR-T 治疗靶点，全球 8 款 CAR-T 药物已获批上市。为进一步提升 CAR-T 治疗 B-NHL 的疗效，我国首创新一代非病毒定点整合 CAR-T 技术，在 R/R B-NHL 患者中具有出色的安全性和有效性，CR 率达 87.5%，对推动新一代 CAR-T 技术发展具有革命性意义。在国内的一项首次 Ⅰ 期试验中，接受了靶向 CD7 的嵌合抗原受体（7CAR）T 细胞疗法的 T-ALL/LBL 患者，95% 在第 28 天达到骨髓（BM）中的微小残留病阴性并完全缓解（CR），表明 7 CAR-T 疗法是 T-ALL/LBL 的安全且高效的治疗，但仍需要更多患者和更长时间的随访进行验证。另一项国内的 Ⅱ 期试验中，接受了 CD19 和 CD22 CAR-T 细胞疗法的 B-ALL 髓外复发患者，其缓解率达到 99.0%，微小残留病均阴性，这表明 CD19 和 CD22 CAR-T 细胞治疗在复发 / 难治 B-ALL 患者中获得了相对持久的缓解，包括那些单独或合并髓外复发的患者。CB-010 是一种使用 CRISPR 基因编辑来敲除 CAR-T 细胞表达的 PD-1 受体的细胞治疗方法。最新临床试验的结果表明，CB-010 在复发 / 难治性非霍奇金淋巴瘤患者中实现了 100% 的完全缓解率。6 个月后，完全缓解率为 40%，一名患者在治疗 12 个月后仍处于完全缓解状态。

然而，CAR-T 疗法仍有许多问题，包括疗效不足、自体来源不足、副作用大、经济成本等，这些问题限制了其在临床上的广泛使用。CAR-NK 细胞是一个有希望的替代方案，由识别肿瘤特异抗原的细胞外信号结构域、跨膜区和细胞内结构域组成，它们可以建立新的激活途径，以增强靶细胞的溶解，具有独特的细胞毒性和最小的移植物抗宿主病（GvHD）风险。相比于 CAR.CD123-T 细胞，基于 CAR.CD123-NK 细胞的治疗策略在 AML 的 PDX 小鼠模型中显著提高了疗效及安全性。目前 CAR-NK 疗法大多局限于临床前研究，临床疗效可能不够持久，仍需探寻更优的联合方案。

三、血液病转化医学学科发展趋势和展望

1. 急性髓系白血病的治疗前景

近期《淋巴造血肿瘤 WHO 分类》第五版、AML 国际共识分类（ICC）和欧洲白血病网络（ELN）2022 有关 AML 预后分层均有更新。确立动态预后分层的理念、探索以 MRD 作为替代终点等也是未来需要进一步探索的重要领域。因此，还需进一步强调细化深化 AML 分子诊断分型，尤其是遗传学检测。同时，深入探索 MRD 指导临床实践的循证证据以建立 AML 相关 MRD 标准化指南。靶向药物与化疗、造血干细胞移植如何更有效的整合将是 AML 领域热点话题，同时进一步探索像某些血液肿瘤领域一样可行的无化疗方案，进而真正实现低毒高效的治疗目标也应是 AML 未来值得关注的重点方向。

2. 多发性骨髓瘤的精准治疗策略

多发性骨髓瘤治疗领域在 2022 年取得了众多新进展，值得关注的要点包括：双特异性抗体、嵌合抗原受体 T 细胞（CAR-T）、MGUS 阶段进行骨髓瘤二级阻断的相关研究、针对高危的冒烟型骨髓瘤进行治疗性干预的研究、微小残留病（MRD）检测以及针对初诊多发性骨髓瘤的治疗时机采取的去激素联合治疗方案等。MM 患者实现个体化治疗、MRD 标化和维持治疗以及新药研究是持续热点话题。只有综合评估患者整体情况，根据细胞遗传学等因素进行个体化分层治疗，制定规范可实施的统一方案，监测 MRD 检测标准化，不断开展新药研究，才能使 MM 患者实现更大获益。

3. 霍奇金淋巴瘤的治疗展望

近年来，靶向和免疫治疗在 cHL 领域不断取得新的进展，在预后不良的早期患者、晚期患者中均取得显著疗效，为 cHL 治疗提供了新的治疗选择。多项研究公布最新研究数据，为各种新的治疗方案提供了更充足的循证医学证据。cHL 肿瘤微环境独特，为 cHL

的免疫治疗探索提供了生物学基础，基于 PD-1 单抗的联合治疗方案取得出色疗效。维布妥昔单抗是一种靶向 CD30 的抗体药物偶联物，近年来在 cHL 治疗中的多项研究获得成功，与 PD-1 单抗的联合为临床带来更多希望。

4. 滤泡淋巴瘤精准治疗新思路

在过去的几十年里，FL 患者的生存率有了很大的提高，CD20 单抗联合化疗使 90% 以上的患者获得缓解，近一半的患者在 10 年没有进展的情况下仍然存活。但进展期 FL 患者仍容易出现复发 / 难治，且复发次数越多，患者总生存情况越差。新药的开发和新药联合方案的应用显著改善了 FL 患者的预后。目前有关 FL 治疗的新药研究靶点包括：B 细胞受体（BCR）信号通路抑制剂、表观遗传学调控相关药物、B 淋巴细胞瘤 -2（Bcl-2）通路等新的靶向治疗抑制剂；双特异性抗体、抗体耦联药物及 CAR-T 细胞疗法等免疫治疗方法。随着新药的不断涌现，不同的药物联合方案以及细胞治疗在 FL 患者中展现出的良好疗效，给 FL 患者的治疗带来了新的希望。

5. 慢性淋巴细胞白血病的治疗展望

近年来 CLL 治疗领域发展迅猛，新一代的靶向抑制剂及新靶点层出不穷，大大丰富了 CLL 患者的治疗选择。然而 CLL 治疗领域仍有未满足的医疗需求，越来越多的患者在使用 BTK 抑制剂和维奈克拉时出现疾病进展。需要进一步探索在一线治疗疾病进展后使用第二代 BTK 抑制剂的信息，包括更长的随访数据以供参考和改善毒性特征。此外，另有研究提示维奈托克 / 利妥昔单抗更有希望，包括高完全缓解率、uMRD 率、限时治疗以及经济成本等。临床试验也显示出非共价 BTK 抑制剂、PROTAC 靶向降解 BTK 药物、BTK 和 BCL-2 抑制组合以及免疫治疗的前景。

6. 弥漫大 B 细胞淋巴瘤的治疗展望

淋巴瘤诊治领域正在迎来快速发展、抗淋巴瘤新药不断涌现的时代。双特异性抗体、CAR-T 细胞疗法、小分子靶向药物以及 PD-1 单抗等各类新药的问世均使复发 / 难治性 DLBCL 患者的预后得到了显著改善。未来可继续探索以个体化精准靶向治疗为基础，联合其他新药如 BTK 抑制剂、PD-1 单抗免疫治疗等的联合治疗方案，针对性地使用相应的靶向治疗使患者迅速获得完全缓解。此外，基于目前 CAR-T 细胞疗法能带来 40% 的长期生存率，因此靶向治疗联合 CAR-T 的治疗方案也有望为 DLBCL 患者带来新的治疗选择，改善 DLBCL 患者临床获益。

四、总结

靶向、免疫等新型治疗药物在血液系统疾病的治疗中显示出巨大的潜力，多种治疗方案的不断优化有望进一步改善患者预后。分子靶向药物改变了血液系统恶性肿瘤的治疗模式，根据分子靶点精准医疗的路径引领了当代医学的发展。除此之外，CAR-T、单克隆抗体、免疫检查点疗法等免疫治疗策略的更新升级成为血液系统恶性肿瘤患者的治疗手段。“转化医学”促成血液病前沿研究进入临床应用，促进血液肿瘤整合诊疗及个体化精准医学快速发展，为血液病患者带来福音。

参考文献

[1] Bazinet A, Kantarjian HM. Moving toward individualized target-based therapies in acute myeloid leukemia [J]. Annals of oncology, 2022.

[2] Weeks LD, Niroula A, Neuberg DS, et al. Prediction of Risk for Myeloid Malignancy in Clonal Hematopoiesis [J]. Blood, 2022, 140 (Supplement 1): 2229-2231.

[3] Chua CC, Loo S, Reynolds J, et al. High Response and Prolonged Treatment-Free Remission after a Short-Course of Modified Intensive Chemotherapy and Venetoclax in Elderly AML: An Updated Analysis of the Caveat Trial [J]. Blood, 2022, 140 (Supplement 1): 1708-1710.

[4] Wang H, Mao L, Yang M, et al. Venetoclax plus 3+7 daunorubicin and cytarabine chemotherapy as first-line treatment for adults with acute myeloid leukaemia: a multicentre, single-arm, phase 2 trial [J]. The Lancet Haematology, 2022;9 (6): e415-e424.

[5] Jin H, Zhang Y, Yu S, 等. Venetoclax combined with azacitidine and homoharringtonine in relapsed/refractory aml: a multicenter, phase 2 trial [J]. Journal of Hematology & Oncology, 2023, 16 (1): 42.

[6] Wang ES, Montesinos P, Minden MD, et al. Phase 3 trial of gilteritinib plus azacitidine vs azacitidine for newly diagnosed FLT3mut+ AML ineligible for intensive chemotherapy [J]. Blood, 2022, 140 (17): 1845-1857.

[7] Erba HP, Montesinos P, Kim HJ, et al. Quizartinib plus chemotherapy in newly diagnosed patients with FLT3-internal-tandem-duplication-positive acute myeloid leukaemia (QuANTUM-First): a randomised, double-blind, placebo-controlled, phase 3 trial [J]. Lancet. 2023;401 (10388): 1571-1583.

[8] Hu CL, Chen BY, Li Z, et al. Targeting UHRF1-SAP30-MXD4 axis for leukemia initiating cell eradication in myeloid leukemia [J]. Cell Res, 2022, 32 (12): 1105-1123.

[9] Weng H, Huang F, Yu Z, et al. The m (6) A reader IGF2BP2 regulates glutamine metabolism and represents a therapeutic target in acute myeloid leukemia [J]. Cancer Cell, 2022, 40 (12): 1566-1582.e10.

[10] Cheng WY, Li JF, Zhu YM, et al. Transcriptome-based molecular subtypes and differentiation hierarchies improve the classification framework of acute myeloid leukemia [J]. Proc Natl Acad Sci U S A, 2022, 119 (49): e2211429119.

[11] Wang L, Zhang Q, Ye L, et al. All-trans retinoic acid enhances the cytotoxic effect of decitabine on myelodysplastic syndromes and acute myeloid leukaemia by activating the RARα-Nrf2 complex. British journal of cancer [J]. 2023, 128 (4): 691-701.

[12] Jabbour EJ, Short NJ, Jain N, et al. Blinatumomab is associated with favorable outcomes in patients with B-cell lineage acute lymphoblastic leukemia and positive measurable residual disease at a threshold of 10 (-4) and higher [J]. American journal of hematology, 2022, 97 (9): 1135-1141.

[13] Jabbour E, Short NJ, Jain N, et al. Hyper-CVAD and sequential blinatumomab for newly diagnosed Philadelphia chromosome-negative B-cell acute lymphocytic leukaemia: a single-arm, single-centre, phase 2 trial [J]. The

Lancet Haematology，2022，9（12）：e878–e885.
[14] Foà R，Bassan R，Vitale A，et al. Dasatinib–Blinatumomab for Ph–Positive Acute Lymphoblastic Leukemia in Adults [J]. N Engl J Med，2020，383（17）：1613–1623.
[15] Jabbour E，Short NJ，Jain N，et al. Ponatinib and blinatumomab for Philadelphia chromosome–positive acute lymphoblastic leukaemia：a US，single–centre，single–arm，phase 2 trial [J]. The Lancet Haematology，2023，10（1）：e24–e34.
[16] Qi Y，Zhao M，Hu Y，et al. Efficacy and safety of CD19–specific CAR T cell–based therapy in B–cell acute lymphoblastic leukemia patients with CNSL [J]. Blood，2022，139（23）：3376–3386.
[17] Wang T，Tang Y，Cai J，et al. Coadministration of CD19– and CD22–Directed Chimeric Antigen Receptor T–Cell Therapy in Childhood B–Cell Acute Lymphoblastic Leukemia：A Single–Arm，Multicenter，Phase Ⅱ Trial [J]. J Clin Oncol. 2023;41（9）：1670–1683.
[18] Zhang H，Fan Z，Huang F，et al. Busulfan Plus Cyclophosphamide Versus Total Body Irradiation Plus Cyclophosphamide for Adults Acute B Lymphoblastic Leukemia：An Open–Label，Multicenter，Phase Ⅲ Trial [J]. Journal of clinical oncology：official journal of the American Society of Clinical Oncology，2023，41（2）：343.
[19] Dai YT，Zhang F，Fang H，et al. Transcriptome–wide subtyping of pediatric and adult T cell acute lymphoblastic leukemia in an international study of 707 cases [J]. Proc Natl Acad Sci U S A，2022，119（15）：e2120787119.
[20] Chen Z，Zhou K，Xue J，et al. Phosphorylation stabilized TET1 acts as an oncoprotein and therapeutic target in B cell acute lymphoblastic leukemia [J]. Sci Transl Med. 2023;15（689）：eabq8513.
[21] Brown JR，Eichhorst B，Hillmen P，et al. Zanubrutinib or Ibrutinib in Relapsed or Refractory Chronic Lymphocytic Leukemia [J]. N Engl J Med，2023，388（4）：319–332.
[22] Xu W，Zhou K，Wang T，et al. Orelabrutinib in relapsed or refractory chronic lymphocytic leukemia/small lymphocytic lymphoma patients：Multi–center，single–arm，open–label，phase 2 study [J]. Am J Hematol. 2023;98（4）：571–579.
[23] Wang E，Mi X，Thompson MC，et al. Mechanisms of Resistance to Noncovalent Bruton's Tyrosine Kinase Inhibitors [J]. N Engl J Med，2022，386（8）：735–743.
[24] Smyth E，Eyre TA，Cheah CY. Emerging Therapies for the Management of Richter Transformation [J]. Journal of clinical oncology：official journal of the American Society of Clinical Oncology，2023，41（2）：395–409.
[25] Robbe P，Ridout KE，Vavoulis DV，et al. Whole–genome sequencing of chronic lymphocytic leukemia identifies subgroups with distinct biological and clinical features [J]. Nature genetics，2022，54（11）：1675–1689.
[26] Tian Z，Liu M，Fang X，et al. Distinct Age–Related Clinical Features and Risk Assessment in Chinese With Chronic Lymphocytic Leukemia [J]. Front Oncol，2022，12：885150.
[27] Wang Z，Yan H，Boysen JC，et al. B cell receptor signaling drives APOBEC3 expression via direct enhancer regulation in chronic lymphocytic leukemia B cells [J]. Blood cancer journal，2022，12（7）：99.
[28] Lee AC，Pingali SR，Pinilla–Ibarz JA，et al. Loss of AID exacerbates the malignant progression of CLL [J]. Leukemia，2022，36（10）：2430–2442.
[29] Hu X，Zhang Y，Wang H，et al. BRD9 Facilitates Oncogenic Nrf2 Pathway and Dampens Venetoclax Sensitivity By Remodeling Chromatin Accessibility in Chronic Lymphocytic Leukemia [J]. Blood，2022，140（Supplement 1）：356–357.
[30] Hu X，Han Y，Liu J，et al. CTP synthase 2 predicts inferior survival and mediates DNA damage response via interacting with BRCA1 in chronic lymphocytic leukemia [J]. Exp Hematol Oncol. 2023;12（1）：6.
[31] Zhang W，Long J，Tang P，et al. SYT7 regulates the progression of chronic lymphocytic leukemia through interacting and regulating KNTC1 [J]. Biomark Res. 2023;11（1）：58.

[32] Qualls D, Buege MJ, Dao P, et al. Tafasitamab and Lenalidomide in Relapsed/Refractory Large B Cell Lymphoma (R/R LBCL): Real World Outcomes in a Multicenter Retrospective Study [J]. Blood, 2022, 140 (Supplement 1): 787–789.

[33] Mussetti A, Bento L, Bastos–Oreiro M, et al. Role of Allogeneic Hematopoietic Cell Transplant for Relapsed/Refractory Large B–Cell Lymphomas in the CART Era [J]. Blood, 2022, 140 (Supplement 1): 665–667.

[34] Thieblemont C, Phillips T, Ghesquieres H, et al. Epcoritamab, a Novel, Subcutaneous CD3xCD20 Bispecific T–Cell–Engaging Antibody, in Relapsed or Refractory Large B–Cell Lymphoma: Dose Expansion in a Phase I/II Trial [J]. Journal of clinical oncology : official journal of the American Society of Clinical Oncology, 2023, 41 (12): 2238.

[35] Li C, Zhou F, Wang J, et al. Novel CD19–specific γ / δ TCR–T cells in relapsed or refractory diffuse large B–cell lymphoma [J]. J Hematol Oncol. 2023;16 (1): 5.

[36] McNally D, Lytle A, Ravichandran H, et al. The Single–Cell Pathology Landscape of Diffuse Large B Cell Lymphoma [J]. Blood, 2022, 140 (Supplement 1): 162–163.

[37] Mikhaeel NG, Heymans MW, Eertink JJ, et al. Proposed New Dynamic Prognostic Index for Diffuse Large B–Cell Lymphoma: International Metabolic Prognostic Index [J]. Journal of clinical oncology : official journal of the American Society of Clinical Oncology, 2022, 40 (21): 2352.

[38] Shen R, Fu D, Dong L, et al. Simplified algorithm for genetic subtyping in diffuse large B–cell lymphoma [J]. Signal Transduct Target Ther [J]. 2023;8 (1): 145.

[39] Ansell SM, Radford J, Connors JM, et al. Overall Survival with Brentuximab Vedotin in Stage Ⅲ or Ⅳ Hodgkin's Lymphoma [J]. N Engl J Med, 2022, 387 (4): 310–320.

[40] Wu J, Song Y, Chen X, et al. Camrelizumab for relapsed or refractory classical Hodgkin lymphoma: Extended follow–up of the multicenter, single–arm, Phase 2 study [J]. Int J Cancer, 2022, 150 (6): 984–992.

[41] Advani RH, Avigdor A, Sureda A, et al. Pembrolizumab and Chemotherapy in Newly–Diagnosed, Early Unfavorable or Advanced Stage Classic Hodgkin Lymphoma: The Phase 2 Keynote–C11 Study [J]. Blood, 2022, 140 (Supplement 1): 1759–1760.

[42] Luminari S, Fosså A, Trotman J, et al. Long Follow–up of the Response–Adjusted Therapy for Advanced Hodgkin Lymphoma (RATHL) Trial (CRUK/07/033) Confirms the Safety of Both De–Escalation and Intensification of Chemotherapy [J]. Blood, 2022, 140 (Supplement 1): 766–767.

[43] Zha J, Fan L, Yi S, et al. Clinical features and outcomes of 1845 patients with follicular lymphoma: a real–world multicenter experience in China [J]. J Hematol Oncol, 2021, 14 (1): 131.

[44] Zelenetz AD, Jurczak W, Ribrag V, et al. Efficacy and Safety of Single–Agent Zandelisib Administered By Intermittent Dosing in Patients with Relapsed or Refractory (R/R) Follicular Lymphoma (FL): Final Results of the Tidal Phase 2 Study [J]. Blood, 2022, 140 (Supplement 1): 3595–3597.

[45] Wang T, Sun X, Qiu L, et al. The Oral PI3K δ Inhibitor Linperlisib for the Treatment of Relapsed and/or Refractory Follicular Lymphoma: A Phase II, Single–Arm, Open–Label Clinical Trial [J]. Clinical Cancer Research. 2023 Apr 14;29 (8): 1440–1449.

[46] Zhang L, Liu X, Wang X, et al. Anti–PD–1–Antibody (Tislelizumab) Combined with Deacetylase Inhibitor (Chidamide), Lenalidomide and Etoposide for the Treatment of Refractory/Relapsed Extranodal Natural Killer/T Cell Lymphoma, Nasal Type (r/r–ENKTL): Preliminary Results from a Prospective, Multicenter, Single –Arm, Phase II Trial [J]. Blood, 2021, 138 (Supplement 1).

[47] Jacobsen ED, Zinzani PL, Zain J, et al. Duvelisib in Patients with Relapsed/Refractory Peripheral T–Cell Lymphoma from the Phase 2 Primo Trial Expansion Phase: Impact of Prior Treatment and Expanded Safety Analysis [J]. Blood, 2022, 140 (Supplement 1): 9387–9389.

[48] Wang ML，Jain P，Zhao S，et al. Ibrutinib–rituximab followed by R–HCVAD as frontline treatment for young patients（≤ 65 years）with mantle cell lymphoma（WINDOW–1）：a single–arm，phase 2 trial［J］. The Lancet Oncology，2022，23（3）：406–415.

[49] Wang ML，Jurczak W，Jerkeman M，et al. Ibrutinib plus Bendamustine and Rituximab in Untreated Mantle–Cell Lymphoma［J］. N Engl J Med，2022，386（26）：2482–2494.

[50] Cowan AJ，Green DJ，Kwok M，et al. Diagnosis and Management of Multiple Myeloma：A Review［J］. Jama，2022，327（5）：464–477.

[51] Sonneveld P，Chanan–Khan A，Weisel K，et al. Overall Survival With Daratumumab，Bortezomib，and Dexamethasone in Previously Treated Multiple Myeloma（CASTOR）：A Randomized，Open–Label，Phase Ⅲ Trial［J］. Journal of clinical oncology：official journal of the American Society of Clinical Oncology，2023，41（8）：1600.

[52] Wang Y，Cao J，Gu W，et al. Long–Term Follow–Up of Combination of B–Cell Maturation Antigen and CD19 Chimeric Antigen Receptor T Cells in Multiple Myeloma［J］. Journal of clinical oncology：official journal of the American Society of Clinical Oncology，2022，40（20）：2246–2256.

[53] Mi JQ，Zhao W，Jing H，et al. Phase Ⅱ，Open–Label Study of Ciltacabtagene Autoleucel，an Anti–B–Cell Maturation Antigen Chimeric Antigen Receptor–T–Cell Therapy，in Chinese Patients With Relapsed/Refractory Multiple Myeloma（CARTIFAN–1）［J］. Journal of clinical oncology：official journal of the American Society of Clinical Oncology，2023，41（6）：1275–1284.

[54] Chari A，Minnema MC，Berdeja JG，et al. Talquetamab，a T–Cell–Redirecting GPRC5D Bispecific Antibody for Multiple Myeloma［J］. N Engl J Med，2022，387（24）：2232–2244.

[55] Mailankody S，Devlin SM，Landa J，et al. GPRC5D–Targeted CAR T Cells for Myeloma［J］. N Engl J Med，2022，387（13）：1196–1206.

[56] D'Souza A，Shah N，Rodriguez C，et al. A Phase I First–in–Human Study of ABBV–383，a B–Cell Maturation Antigen × CD3 Bispecific T–Cell Redirecting Antibody，in Patients With Relapsed/Refractory Multiple Myeloma［J］. Journal of clinical oncology：official journal of the American Society of Clinical Oncology，2022，40（31）：3576.

[57] Mi JQ，Zhao W，Jing H，et al. Phase Ⅱ，Open–Label Study of Ciltacabtagene Autoleucel，an Anti–B–Cell Maturation Antigen Chimeric Antigen Receptor–T–Cell Therapy，in Chinese Patients With Relapsed/Refractory Multiple Myeloma（CARTIFAN–1）［J］. Journal of clinical oncology. 2023 Feb 20;41（6）：1275–1284.

[58] Zhang J, Hu Y, Yang J, et al. Non–viral, specifically targeted CAR–T cells achieve high safety and efficacy in B–NHL［J］. Nature，2022，609（7926）：369–374.

[59] Wang T，Tang Y，Cai J，et al. Coadministration of CD19– and CD22–Directed Chimeric Antigen Receptor T–Cell Therapy in Childhood B–Cell Acute Lymphoblastic Leukemia：A Single–Arm，Multicenter，Phase Ⅱ Trial［J］. Journal of clinical oncology. 2023 Mar 20;41（9）：1670–1683.

[60] Lau E，Kwong G，Fowler TW，et al. Allogeneic chimeric antigen receptor–T cells with CRISPR–disrupted programmed death–1 checkpoint exhibit enhanced functional fitness［J］. Cytotherapy，2023，25（7）：750–762.

[61] Caruso S，Quintarelli C，De Angelis B，et al. CAR.CD123–NK Cells Have an Equally Effective but Safer Off–Tumor/on–Target Profile As Compared to CARCD123–T Cells for the Treatment of Acute Myeloid Leukaemia［J］. Blood，2022，140（Supplement 1）：7369–7370.

[62] 林志娟，徐兵 . 复发难治滤泡淋巴瘤治疗进展［J］. 白血病·淋巴瘤，2022，31（1）：16–19.

撰稿人：王　欣　金　洁　张翼鷟　陈洁平　施菊妹　王立生
张宏权　杨　敏　张　娅

纳米肿瘤学

一、概述

癌症是严重危害我国人民生命健康的重大疾病。世界卫生组织国际癌症研究机构（IARC）最新数据显示，我国癌症发病率和死亡率在近十几年来持续上升，癌症防治形势仍然十分严峻。中国抗癌协会提出“肿瘤防治，赢在整合”，推动肿瘤研究相关学者通过学科交叉和优势资源整合，共同提高我国肿瘤防治水平，服务“健康中国 2030”战略目标。

由于纳米颗粒独特的尺度效应优势和临床上不断提高的肿瘤分子影像和精准药物递送要求，两个学科间的交融日渐紧密，并产出了一批基于纳米技术的分子影像造影剂和治疗药物。在纳米肿瘤诊疗技术大量“实验台到病床”的不懈尝试中，对纳米诊疗制剂临床优势的生物学基础和优势应用场景的认识也在不断深入，并不断促进纳米诊疗新技术和制剂的发展。本报告将简要介绍我国近年来在基于纳米技术的肿瘤诊断技术、放疗技术以及纳米载体在肿瘤基因治疗、免疫治疗和临床转化方面的最新进展，同时关注人工智能和微生物等学科理论和技术在纳米肿瘤学中的最新应用。

二、纳米肿瘤学研究进展

1. 肿瘤免疫分子影像研究进展

肿瘤复杂免疫微环境限制了传统疫苗疗效。厦门大学分子影像学组科研团队利用细胞膜仿生定向展示技术构建了影像可视化树突状细胞（DCs）囊泡疫苗平台（ASPIRE），提出肿瘤免疫治疗新策略。可视化 ASPIRE 疫苗系统将 DCs 膜作为一种天然的免疫活化信号转导载体，通过表面共刺激分子表达调控，介导多重共刺激信号递送，实现多维度的抗肿瘤免疫活化。ASPIRE疫苗直接将表位递呈至$CD8^+$ T细胞，显著提高免疫活化效率。ASPIRE系统首次将CD80/86共递送作为PD-1抗体疗法的协同刺激信号，实现了T细胞功能重塑及实时成像监控，为个性化肿瘤疫苗研发提供了理论依据和创新方法。

此外，针对活性氧环境中T细胞衰竭的关键科学问题，学组科研团队通过捕获T细胞膜表面的活性氧水平可以提升T细胞免疫活性，并利用体系顺磁性变化进行磁共振成像，实现对T细胞可视化调控和预后评价。上述系列创新研究工作结合医学影像、化学生物学以及生物工程学的交叉融合优势，有望为解决免疫细胞在体原位活性调控和分子成像监控难题提供新思路。

2. 纳米肿瘤放射免疫联合治疗进展

临床肿瘤的治疗方法包括手术、化疗和放疗。但当肿瘤转移后，传统治疗方法往往效果有限。放疗虽然其在临床中得到了广泛应用，但主要针对实体瘤的局部治疗，对于转移的病灶效果不甚理想。

辐射对肿瘤微环境的影响不仅可以形成抗肿瘤效应，也会产生促肿瘤的免疫抑制微环境。基于此，苏州大学杨凯团队使用脂质体作为药物递送载体，诱导M2型巨噬细胞发生线粒体自噬，逆转免疫抑制微环境，增强放疗诱导的免疫治疗。团队还开发了一种放射性氧发生器，不仅可以实现高效的放射性核素标记，还解除肿瘤在内照射过程中对氧气依赖性的限制。此外，利用细菌促进肿瘤部位中性粒细胞浸润，增加纳米药物在细菌感染的肿瘤组织的富集，优化肿瘤微环境，增强放射免疫治疗。

杨凯团队还将^{131}I标记的αPD-L1抗体固定在细菌纤维素中，发挥持久的内放疗，同时增强癌细胞的免疫杀伤，诱导全身抗肿瘤免疫反应。因此，基于生物材料的肿瘤放射免疫治疗策略，为肿瘤治疗开辟了新的道路，有望实现临床的转化应用。

3. 人工智能解析纳米粒递送机制进展

探索纳米药物在肿瘤血管的渗透机制是领域内的关键科学问题之一，而目前还缺乏有效的方法来量化纳米药物在肿瘤的血管渗透性。为此，南开大学黄兴禄团队和合作者开发了一种基于人工智能的单血管定量分析方法，高通量量化纳米材料在肿瘤血管的渗透情况。利用这一方法，通过对建立的30多种不同肿瘤模型血管渗透情况进行数据挖掘分析，系统揭示了肿瘤血管渗透存在极大异质性。在此技术帮助下，他们也揭示了血管渗透异质性形成的生物学机制，即高、低渗透性血管分别依赖被动、主动的渗透机制。基于这些机制的解析，提出了针对高渗肿瘤和低渗肿瘤分类设计的新策略，从而为下一代个性化纳米药物的开发提供理论依据和设计原则。

另外，近年来纳米酶作为一种纳米药物在肿瘤治疗中发挥积极作用，该团队在人工智能助力纳米酶设计方面取得新进展，如：开发了一种可解释的机器学习模型，预测纳米酶的特征与类酶活性之间的关系，指导纳米酶的设计和合成，并在此基础上，进一步提出利用人工智能技术解决纳米酶设计中存在问题的新思路。

4. 基于纳米技术的肿瘤疫苗研究进展

肿瘤疫苗是一种可诱导机体特异性抗肿瘤免疫应答的治疗手段。然而，肿瘤抗原免疫原性低、胞质递送效率低等问题严重限制了肿瘤疫苗的疗效。近年来，金属免疫佐剂为改善肿瘤疫苗疗效提供了有效策略。研究表明，锰、铁等金属离子可有效促进干扰素基因刺激因子（STING）信号的激活，诱导Ⅰ型干扰素分泌，从而促进肿瘤抗原的交叉呈递以及后续T淋巴细胞活化与增殖。

基于此，中国科学院上海药物研究所于海军团队首先证明了氧化铁纳米颗粒（IONPs）可诱导细胞内活性氧生成，进而放大STING信号激活。基于此，该团队开发了一系列酸可电离共聚物，与IONPs和STING激动剂自组装构建酸可电离铁纳米佐剂文库。纳米佐剂可递送肿瘤模型抗原或自体肿瘤细胞膜抗原至引流淋巴结，在级联放大淋巴结内STING信号的同时，有效促进抗原的胞质释放与交叉呈递，最终诱导强烈的抗原特异性$CD8^+$ T淋巴细胞反应。该金属佐剂疫苗在小鼠B16黑色素瘤和MC38结直肠癌模型中表现出高效的肿瘤抑制能力。

5. 肿瘤原位治疗水凝胶植入系统进展

水凝胶药物递送体系能经一定给药方式使药物直接定位于肿瘤，提高病灶处的药物浓度，并降低全身的药物水平和脱靶效应，从而以更小的剂量有效地防止肿瘤生长、复发甚至远端转移，且有望成为更理想的术后治疗方案。鉴于此，上海交通大学王飞虎团队和合作者构建了系列基于多肽的前药水凝胶体系。该类水凝胶植入体系可显著增强化疗药物在肿瘤的滞留、诱导药物向肿瘤深层的渗透，其作为局部药物储库，单次给药可有效控制肿瘤发展，并且减轻了化疗药物的脱靶副作用。该团队进一步将前药水凝胶体系用于免疫治疗剂局部递送和肿瘤免疫治疗的研究。这种联合化疗/免疫疗法可激发强大而持久的全身抗肿瘤免疫反应，进而诱导肿瘤的消退，抑制肿瘤转移及术后复发并显著降低了免疫相关副作用，且为免疫治疗剂的瘤内递送提供了安全有效的途径。山东大学姜新义教授团队构建了一种可注射的仿生纳米免疫调节剂－水凝胶超结构递药系统，并成功应用于IDH1突变型恶性胶质母细胞瘤的术后免疫治疗。上述研究为创新水凝胶植入剂的开发奠定了基础，并为肿瘤局部治疗策略提供了新方法和新思路。

6. 基因编辑肿瘤治疗进展

癌症是一种复杂性疾病，通常伴随着基因组变化，例如原癌基因激活、抑癌基因失活或协调正常基因表达的表观基因组失调等。基因编辑作为一种新型基因疗法，可以精准灭活或者修复癌症相关基因，在肿瘤治疗中具有巨大潜力。传统的癌症治疗方法具有一定的局限性，目前一些新型的治疗手段例如细胞免疫治疗的效果受到肿瘤细胞凋亡抵抗机制和肿瘤微环境的影响，具有一定的限制性，此外将成簇规律间隔短回文重复序列相关核酸酶（CRISPR/Cas）等基因编辑元件传递到实体肿瘤进行有效的癌症治疗仍然具有挑战性。

为解决以上问题，浙江大学平渊团队与中科院过程所魏炜团队合作开发了一种非侵入性基因编辑平台，通过近红外光或聚焦超声来激活实体瘤的凋亡抵抗基因编辑，同时调控实体瘤物理和免疫微环境，突破屏障限制，通过协同作用，最终显著提升多种过继性 T 细胞（ACT）疗法对实体瘤的效果。此外，平渊组还开发了一种光热基因组编辑策略，通过 CRISPR/Cas9 介导的 PD-L1 的破坏和亚热诱导的免疫原性细胞死亡激活策略来改进免疫检查点阻断治疗，发挥出原发瘤和转移瘤抑制活性作用，且对肿瘤表现出长期免疫记忆效应。

7. 微生物活性材料的肿瘤治疗进展

近年来，使用微生物治疗肿瘤显示出独特的优势，尤其是使用基因工程和材料修饰等多种手段来提高微生物的安全性和治疗效果。聂广军和赵潇团队设计了一种在阿拉伯糖诱导下，能够分泌含有肿瘤特异性抗原的细菌外膜囊泡的基因工程细菌。分泌的细菌外膜囊泡能有效地穿过肠道上皮屏障，有效地激活特异性免疫反应。这种策略对于开发口服肿瘤疫苗具有巨大的潜力。刘庄团队运用基因工程技术成功设计了一种能够表达荧光素酶的减毒沙门氏菌。细菌被原位形成的水凝胶固定在肿瘤后，在荧光素的作用下能够持续激发光敏剂 Ce6，从而实现小鼠黑色素瘤和兔子肝癌的光动力治疗，并且引发强大的抗肿瘤免疫反应，有效抑制肿瘤转移和预防肿瘤复发。张先正团队成功设计了一种能够过表达溶血素 A 蛋白的基因工程细菌，并且将 Bi_2S_3 纳米颗粒修饰在细菌表面。细菌靶向并定植在肿瘤后，表达的溶血素 A 蛋白能够将肿瘤细胞从放射抗性转化为放射敏感性，实现放疗增敏。这些研究为微生物治疗肿瘤的发展提供了新思路和方法。

8. 抗肿瘤纳米药物临床研发进展

纳米药物通过被动或主动靶向机制促进药物在肿瘤部位特异性积累、降低药物不良反应等。2022 年至 2023 年 6 月中国仅有 2 款抗肿瘤纳米药物获批上市，分别是石药集团盐酸米托蒽醌脂质体和盐酸多柔比星脂质体仿制药。盐酸米托蒽醌脂质体用于治疗复发或难治的外周 T 细胞淋巴瘤。

在抗肿瘤纳米药物的申报受理、在审及临床研究方面，2022 年至 2023 年 6 月，品种主要包括盐酸伊立替康脂质体注射液、注射用两性霉素 B 脂质体、注射用紫杉醇阳离子脂质体、注射用 JJH201601 脂质体、盐酸多柔比星脂质体注射液、注射用多西他赛聚合物胶束和顺铂胶束注射液等产品。其中注射用 JJH201601 脂质体为抗肿瘤 1 类新药，其他品种以仿制和增加适应证的 2.4 类为主。石药集团的 2 款 2.2 类新药，如果最终能够上市，将均为国际首创。

三、纳米肿瘤学学科发展趋势和展望

1. 肿瘤诊疗技术未来展望

肿瘤的早期发现和诊断是提高患者预后的关键，而在治疗过程中监测生物效应对及时调整和优化治疗方案具有重要意义。随着肿瘤生物学的发展，肿瘤分子分型对肿瘤诊断和治疗发挥着愈加重要的作用。基于荧光和放射性同位素的分子影像技术是实现上述目标的关键，并通过与化学生物学和生物工程学等的学科交叉，有望为解决免疫细胞在体原位活性的调控和分子成像监控，实现肿瘤放射性诊断和放射性免疫治疗提供新策略。在研究领域，肿瘤诊疗一体研究已取得明显进展，但这些诊疗一体化纳米药物大都仍处于临床前试验阶段，仍然需要政府、科研人员付出大量的努力，推进纳米技术在肿瘤影像学诊断和治疗中的研究从基础研究向临床应用转化。

2. 基于纳米技术的肿瘤免疫治疗展望

肿瘤治疗已进入免疫治疗时代，目前基于纳米技术的策略主要包括肿瘤纳米疫苗和抗肿瘤免疫纳米药物两类。在肿瘤疫苗研发方面，基于纳米材料的肿瘤疫苗递送载体和先天免疫与获得性免疫同时活化是未来肿瘤疫苗疗效提升与临床转化上的两个关键问题。在抗肿瘤免疫纳米药物方面，纳米药物激活或恢复抗肿瘤免疫的效果以及潜在的全身免疫副作用是临床转化的关键。由于抗肿瘤免疫的全身性治疗效果，采用肿瘤原位治疗策略治疗原发性肿瘤再引发系统性抗肿瘤免疫反应的治疗策略正在被积极探索，并且已经显示出良好的效果和安全性，并在个体化精准治疗方面具有潜在优势。目前，水凝胶递送系统在临床转化和应用方面仍存在许多挑战，包括：工业生产和安全问题、合理和有效的体外测试方法、发展合适的肿瘤模型，以获得更合适的临床转化，从而节省时间和成本。

3. 基于纳米肿瘤学的新方向

纳米技术的出现推动了许多肿瘤新疗法的出现。例如：纳米技术推动了肿瘤基因疗法的迅速发展，取得了许多突破性进展。基因编辑技术在肿瘤治疗方面具有广阔的应用前景，但是基因编辑用于肿瘤治疗通常受限于编辑效率、递送方式、潜在的脱靶性和免疫反应等问题。未来进一步研究精准基因编辑系统，对于递送策略进行优化，降低基因编辑的脱靶性、提高疗效和安全性等方面是基因编辑肿瘤治疗的主要方向。例如：①开发可控和可逆的控制方式，提高基因编辑的精确性；②发展高递送效率、高靶向特性的递送载体，以更安全和高效地发挥作用；③通过定向进化和计算机辅助改善编辑精确性；④发展新型的无 DNA 损伤的 CRISPR 系统，赋予更好的安全性与可逆性。总结而言，开发精准可控、安全高效的医学方法来治疗个体肿瘤是未来的发展方向。

纳米肿瘤学技术进一步与其他领域的交叉也为进一步提高肿瘤治疗效果带来了希望。开发人工智能与纳米药物交叉融合技术，有望：①以数据挖掘解析肿瘤纳米药物递送领域涉及的关键生物学机制，指导肿瘤纳米药物的精准设计和开发；②开发可设计肿瘤纳米药物的人工智能新模型，以数据驱动揭示纳米药物特征、肿瘤细胞互作、体内行为、肿瘤递送效率等之间的关系。开发微生物与纳米药物交叉融合技术也是未来研究的热点。目前，微生物群调节和细菌疗法的理论基础和研究模型尚待进一步完善和优化。此外，用于微生物群调节的纳米药物递送系统仍面临着巨大的挑战，若能通过纳米材料选择性编程或补充微生物的特定生理功能，则有可能进一步提高其抗肿瘤效果，并且利于其临床转化。

4. 抗肿瘤纳米药物临床转化展望

从近 2 年研发情况来看，不管是申报品种数量还是临床转化率，我国抗肿瘤纳米药物的临床转化并不乐观，进入临床Ⅲ期的品种非常有限，品种仍以仿制为主。纳米药物和脂质体的研究指导原则的发布将一定程度地促进我国抗肿瘤纳米药物的临床转化。结合中国实际情况，我国可以考虑从以下几个方面推进原创纳米药物的临床转化：①将纳米技术直接应用于创新药的产品设计中，特别是我国原创性的某些中药单体活性成分，提高创新药的成药性；②临床应用场景的筛选及优化，研究者或企业应进一步加强与临床的合作，开发应用于特定场景的 2.2 类新药；③新型纳米技术的技术积累和平台建设，特别是临床研究数据的积累；④继续克服国际上公认的抗肿瘤纳米药物转化的难题，包括生理相关的临床前肿瘤模型、纳米药物质量控制以及非临床研究的标准化、通过患者分层筛选提高特写患者对纳米药物的响应率。

四、总结

近两年来，我国在基于纳米技术的肿瘤诊疗技术方面取得了系列重要进展。在纳米肿瘤分子影像与诊疗一体方面，以厦门大学刘刚和苏州大学杨凯为代表的肿瘤分子影像与诊疗一体等研究人员开展了大量创新性研究，在原位可控的免疫激活和效应检测以及放射性核素诱导的肿瘤免疫治疗方面向临床转化迈出了坚实的步伐。在抗肿瘤纳米药物方面，我国学者也报道了诸多具有临床转化价值和潜力的肿瘤疫苗、原位水凝胶和基因治疗药物等。最近，我国学者也运用合成生物学、微生物学与人工智能技术的最新技术，发展了基于人工智能的纳米药物评价和设计技术，提出了微生物联合纳米酶疗法等肿瘤治疗新技术。在临床转化方面，在 2022 年我国抗肿瘤纳米药物有 2 款药物获批上市，多款申报临床或在临床研究阶段。虽然在数量上仍较少且以仿制为主，但逐渐出现了国际首创新药的申报和获批。因此，我国在抗肿瘤纳米药物基础研究、规模化制备技术和临床转化方面获得了长足进展。

参考文献

[1] Sahin U，Tü reci Ö，Personalized vaccines for cancer immunotherapy. Science. 2018，359：1355-1360.
[2] Liu C，Liu X，Xiang XC，et al.，A nanovaccine for antigen self-presentation and immunosuppression reversal as a personalized cancer immunotherapy strategy. Nat Nanotechnol. 2022，17：531-540.
[3] Shi CR，Zhang QY，Yao YY，et al.，Targeting the activity of T cells by membrane surface redox regulation for cancer theranostics. Nat Nanotechnol. 2023，18：86-97.

[4] Shen W, Liu T, Pei P, et al. Metabolic Homeostasis-Regulated Nanoparticles for Antibody-Independent Cancer Radio-Immunotherapy. Adv Mater 2022, 34: 2207343.

[5] Pei P, Shen W, Zhang Y, et al. Radioactive nano-oxygen generator enhance anti-tumor radio-immunotherapy by regulating tumor microenvironment and reducing proliferation. Biomaterials. 2022, 280: 121326.

[6] Ni J, Zhou H, Gu J, et al. Bacteria-assisted delivery and oxygen production of nano-enzyme for potent radioimmunotherapy of cancer. Nano Res. 2022, 15: 7355-7365.

[7] Qi Z, Pei P, Zhang Y, et al. ^{131}I- α PD-L1 immobilized by bacterial cellulose for enhanced radio-immunotherapy of cancer. J Control Release. 2022, 346: 240-249.

[8] Matsumura Y and Maeda H. A new concept for macromolecular therapeutics in cancer chemotherapy: mechanism of tumoritropic accumulation of proteins and the antitumor agent smancs. Cancer Res. 1986, 46: 6387-6392.

[9] Sindhwani S, Syed AM, Ngai J, et al. The entry of nanoparticles into solid tumours. Nat Med 2020, 19: 566-575.

[10] Zhu M, Zhuang J, Li Z, et al. Machine-learning-assisted single-vessel analysis of nanoparticle permeability in tumour vasculatures. Nat Nanotechnol 2023, doi: 10.1038/s41565-023-01323-4.

[11] Wei Y, Wu J, Wu Y, et al. Prediction and Design of Nanozymes using Explainable Machine Learning. Adv Mater 2022, 34: 2201736.

[12] Zhuang J, Midgley A, Wei Y, et al. Machine Learning-assisted Nanozyme Design: Lessons from Materials and Engineered Enzymes. Adv Mater 2023, doi: 10.1002/adma.202210848.

[13] Saxena M, van der Burg SH, Melief CJM, et al. Therapeutic cancer vaccines. Nat Rev Cancer, 2021, 21 (6): 360-378.

[14] Shemesh CS, Hsu JC, Hosseini I, et al. Personalized cancer vaccines: Clinical landscape, challenges, and opportunities. Mol Ther, 2021, 29 (2): 555-570.

[15] Lv M, Chen M, Zhang R, et al. Manganese is critical for antitumor immune responses via cgas-sting and improves the efficacy of clinical immunotherapy. Cell Res, 2020, 30 (11): 966-979.

[16] Li T, Song R, Sun F, et al. Bioinspired magnetic nanocomplexes amplifying sting activation of tumor-associated macrophages to potentiate cancer immunotherapy. Nano Today, 2022, 43: 101400.

[17] Chen F, Li T, Zhang H, et al. Acid-ionizable iron nanoadjuvant augments sting activation for personalized vaccination immunotherapy of cancer. Adv Mater, 2022, 10: 2209910.

[18] Shang Q, Dong Y, Su Y, et al. Local scaffold-assisted delivery of immunotherapeutic agents for improved cancer immunotherapy, Adv Drug Deliv Rev, 2022, 185: 114308.

[19] Wang F, Su H, Lin R, et al. Supramolecular tubustecan hydrogel as chemotherapeutic carrier to improve tumor penetration and local treatment efficacy. ACS Nano. 2020, 14: 10083-10094.

[20] Wang F, Su H, Xu D, et al. Therapeutic supramolecular tubustecan hydrogel combined with checkpoint inhibitor elicits immunity to combat cancer, Biomaterials, 2021, 279: 121182.

[21] Wang F, Su H, Xu D, et al. Tumour sensitization via the extended intratumoural release of a STING agonist and camptothecin from a self-assembled hydrogel. Nat Biomed Eng 2020, 4: 1090-1101.

[22] Wang F, Xu D, Su H, et al. Supramolecular prodrug hydrogelator as an immune booster for checkpoint blocker-based immunotherapy. Sci Adv 2020, 6: eaaz8985.

[23] Wang F, Huang Q, Su H, et al. Self-assembling paclitaxel-mediated stimulation of tumor-associated macrophages for postoperative treatment of glioblastoma. Proc Natl Acad Sci USA, 2023, 120: e2204621120.

[24] Zhang J, Chen C, Li A, et al. Immunostimulant hydrogel for the inhibition of malignant glioma relapse post-resection. Nat Nanotechnol, 2021, 16: 538-548.

[25] Weinberg R. Oncogenes and tumor suppressor genes. CA-Cancer J. Clin. 1994, 44: 160-170.

[26] Wang S, Gao C, Zheng Y, et al. Current applications and future perspective of CRISPR/Cas9 gene editing in

cancer. Mol. Cancer. 2022，21：57.
[27] Katti A，Diaz B J，Caragine C M，et al. CRISPR in cancer biology and therap. Nat. Rev. Cancer. 2022，22：259–279.
[28] Chen X，Wang S，Chen Y，et al. Non–invasive activation of intratumoural gene editing for improved adoptive T–cell therapy in solid tumours. Nat. Nanotechnol. 2023，18：933–944.
[29] Tang H，Xu X，Chen Y，et al. Reprogramming the Tumor Microenvironment through Second–Near–Infrared–Window Photothermal Genome Editing of PD–L1 Mediated by Supramolecular Gold Nanorods for Enhanced Cancer Immunotherapy. Adv. Mater. 2021，33：e2006003.
[30] Cao F，Jin L，Gao Y，et al. Artificial–enzymes–armed Bifidobacterium longum probiotics for alleviating intestinal inflammation and microbiota dysbiosis. Nat Nanotechnol，2023，doi：10.1038/s41565–023–01346–x.
[31] Yue Y，Xu J，Li Y，et al. Antigen–bearing outer membrane vesicles as tumour vaccines produced in situ by ingested genetically engineered bacteria. Nat Biomed Eng，2022，6：898–909.
[32] Yang Z，Zhu Y，Dong Z，et al. Engineering bioluminescent bacteria to boost photodynamic therapy and systemic anti–tumor immunity for synergistic cancer treatment. Biomaterials，2022，281：121332.
[33] Pan P，Dong X，Chen Y，et al. Engineered bacteria for enhanced radiotherapy against breast carcinoma. ACS Nano，2022，16：801–812.
[34] Vargason AM，AnselmoAC，Mitragotri S. The Evolution of Commercial Drug Delivery Technologies. Nat. Biomed. Eng. 2021，5（9）：951–967.
[35] https：//www.nmpa.gov.cn/.
[36] https：//www.cde.org.cn/.
[37] http：//www.chinadrugtrials.org.cn/.
[38] Shao J，Wang M，Yu G，et al. Synthetic far–red light–mediated CRISPR–dCas9 device for inducing functional neuronal differentiation. Proc Natl Acad Sci USA 2018，115：E6722–E6730.
[39] Irene de Lázaro，David J Mooney. Obstacles and opportunities in a forward vision for cancer nanomedicine. Nat Mater. 2021，20：1469–1479.

撰稿人：李亚平　崔大祥　戴志飞　申有青　常　津　吴爱国　唐　波
张鹏程　代文兵　黄兴禄　刘　刚　毛峥伟　平　渊　王飞虎
杨　凯　于海军

肿瘤大数据及真实世界研究

一、概述

恶性肿瘤是全球面临的重大健康问题之一，也是严重危害中国人民健康及社会发展的重大公共卫生问题。以随机对照试验（RCT）为主的研究方式解决了抗肿瘤新药的有效性与安全性等问题，但由于其严格要求的同质化患者、受研究周期及样本量等限制，其结果无法完全外推，难以完全符合临床实际情况，临床决策仍需要真实世界研究证据（RWE）的补充支持，因此真实世界研究（RWS）备受临床医生关注。

真实世界研究是指针对预设的临床问题，在真实世界环境下收集与研究对象健康和疾病有关的数据或基于这些数据衍生的汇总数据，通过分析，获得药物或相关器械使用情况及潜在获益-风险的临床证据的研究过程，其主要研究类型是观察性研究，也可以是干预性研究。开展真实世界研究最重要的三个环节分别是高质量的数据与治理、设计严谨的研究方案、恰当的统计分析与结果解释。近年来，真实世界研究发展速度快，支持政策陆续出台，专家共识日益完善，研究方法渐趋成熟，研究成果不断产出。本报告对2022—2023年肿瘤大数据与真实世界研究的研究进展进行回顾，分析了当前面临的主要问题，并对本学科未来发展做出展望。

二、肿瘤大数据与真实世界研究学科研究进展

1. 真实世界研究支持政策不断出台

我国国家药监局药品审评中心（简称CDE）自2018年开始启动真实世界研究相关工作，近几年在制定技术指导原则、开展应用试点以及建立工作机制等方面取得积极成效。在过去的一年里也取得一些进展，2022年7—8月，CDE相继发布了《药物真实世界研究

设计与方案框架指导原则（征求意见稿）》和《真实世界证据支持药物注册申请的沟通交流指导原则（征求意见稿）》，并于 2023 年 2 月 16 日颁布上述两项《指导原则（试行）》，以指导申办者科学合理的设计真实世界研究，促进真实世界证据在药品注册申请中的应用实践，提高研发效率。另外，2022 年 11 月 18 日，CDE 会同海南省药监局、乐城管理局联合修订了《国家药品监督管理局药品审评中心　海南省药品监督管理局　海南博鳌乐城国际医疗旅游先行区管理局开展药品真实世界研究工作实施办法》，明确了三方的职责和分工，进一步规范了申报程序、沟通交流程序，确保各项工作要求落地落实落细。截至目前，CDE 已发布 5 个真实世界研究相关《指导原则》，这一系列政策的出台，旨在通过科学严谨的方法，助力真实世界数据转化为真实世界证据。

2. 形成真实世界研究中国专家共识

中国肿瘤相关数据具有自己的特点，在病因、流行病学、治疗方式等方面与西方国家相比存在较大差异，不能完全参照西方国家数据。整合、处理、分析中国数据，才能反映中国肿瘤防治的真实现状。目前国内基于肿瘤大数据开展的真实世界研究仍然存在很多问题，缺少统一的规范。2022 年开始，国内专家意识到形成符合中国肿瘤特点的专家共识的重要性，因此，中国抗癌协会肿瘤大数据与真实世界研究专业委员会组织多学科专家，经反复讨论修改，最终发布了《肿瘤大数据与真实世界研究中国专家共识（2022 版）》，共识内容涵盖肿瘤大数据与真实世界研究的背景、分析与管理、方向规划与操作流程、基本设计、质量控制标准、证据级别分类、数据安全与隐私标准等方面，旨在发挥中国肿瘤大数据的优势，开展高质量的真实世界研究，更好地推进中国肿瘤防治工作。

3. 真实世界研究方法渐趋成熟

以真实世界数据为基础开展的真实世界研究在研究设计和研究方法上大多无明显差异，例如评估治疗组组间差异时，单变量两样本计量资料常用 t 检验，多样本计量资料常用方差分析；单变量计数资料常用卡方检验、Fisher 精确检验。双变量资料分析时常用相关分析方法或回归分析方法。由于真实世界数据来源于真实环境，数据量级大、种类多，数据混杂，故分析方法上更多注重控制和减小偏倚，最常见的如倾向性匹配分析、协变量分析、敏感性分析等。人工智能在医疗领域的流行更加丰富了研究方法的应用。人工智能方法的核心是机器学习算法，主要有监督学习、无监督学习、强化学习 3 种学习方式。机器学习算法能够通过丰富的数据学习方法概括数据特征、预测数据结果，而不必对数据分布进行假设。由于大数据的复杂性和多样性，传统的统计推断模型普遍适用性不如机器学习算法。例如，目前在临床预测模型的模型选择中，广泛使用的除了传统的线性模型，还有机器学习模型，如贝叶斯网络、支持向量机、随机森林等。

4. 真实世界研究助力多个瘤种的诊治

近年来，基于医院电子病历数据及肿瘤数据库如 SEER、TCGA、NATDSS 和 NCDB 等进行的真实世界研究陆续开展，内容涵盖多个瘤种，在过去的一年里也取得了一些成果。

2022年6月11日，中国胃肠肿瘤临床研究协作组年会上报告了国内首项大型食管癌免疫治疗真实世界研究—ESCORT研究的中期分析结果，明确了卡瑞利珠单抗在真实世界中的获益。2022年底，由中国抗癌协会肝癌专业委员会主办，全国18家肝癌中心参与的目前国内最大规模和首个前瞻性肝癌真实世界研究入组的患者数超过4000例，该研究数据成果或将促进国内外原发性肝癌诊疗规范的制定。2022年第23届世界肺癌大会上，奥希替尼的二线真实世界研究ASTRIS中国亚组结果的更新为奥希替尼在中国表皮生长因子受体T790M突变非小细胞肺癌真实人群中的二线治疗疗效再添新证据。

三、肿瘤大数据与真实世界研究学科发展趋势和展望

1. 真实世界研究政策标准日益完善

随着数字化技术、信息化平台的快速发展，真实世界研究的关注度日益增加，要产生高质量真实世界证据，既需要完整、准确和可用的数据，还需要通过科学合理的研究设计和数据分析过程。近年来，各国政府和监管机构纷纷出台政策以规范和促进真实世界研究的发展，鼓励深入挖掘医疗大数据、创新研发模式、加速药品研发、服务监管决策、评价医药产品的安全性和有效性。我国真实世界研究框架体系也持续完善，截至目前，CDE已发布5个真实世界研究相关《指导原则》以科学规范地设计真实世界研究。真实世界研究在近些年来快速发展，但仍存在数据分布零、数据异质性强、混杂和干扰因素多、伦理及安全问题，并且缺乏评判标准来衡量证据的质量、研究问题的价值和终点指标的合理性等。在未来，仍需要更详尽的政策、指南进一步指导、规范真实世界研究的开展。

2. 真实世界研究应用范围逐步扩大

真实世界研究在医药领域的应用范围正在不断扩大，以临床问题为导向的真实世界研究通常围绕疾病的病因、诊断、治疗、预后及临床预测模型等临床问题而展开。以药品相关问题为导向的真实世界研究，可应用于药品全生命周期，包括为新药注册上市提供安全性和有效性证据，为已上市药物的说明书变更提供证据，为药物上市后要求或再评价提供证据，还可发现早期药物警戒信号、发掘新药适应证、开展药品经济学研究、了解社会医药资源的配置和利用效率等。以中医药为导向的真实世界研究主要应用于评价经典名方、复方制剂及中西医结合疗法的有效性和安全性。此外，真实世界证据还可用于监管决策的其他应用，如指导临床研究设计及精准定位目标人群，还可将真实世界疾病组作为对照组，代替传统临床试验疾病组辅助临床试验设计，以降低试验成本。随着真实世界研究的不断发展与深入，其应用领域将会进一步拓展。

3. 真实世界研究数据质量不断提升

真实世界数据通常用于最初收集目的以外的其他目的，因此可能缺乏关键终点的信息，并且真实世界数据本身具有异质性，不总是用于生成监管级证据。在真实世界研究

中，原始数据的质量取决于数据完整性和准确性。影响原始数据质量的因素包括数据的收集方式（被动收集、主动收集）、收集和整理数据的人员的技能、培训和监督及其他外部因素（对数据完整性的重视程度）等。近年来，在“新冠肺炎”期间，肿瘤患者的依从性及随访受到了影响，为真实世界数据的收集和整理带来挑战。因此，提升真实世界数据质量是开展真实世界研究的一大前提。在研究设计阶段，要对各种变量的规范定义、标准化数据转换规则、严格控制纳排标准，制定完善的质量控制计划以及适当的统计学方法控制偏倚和混杂因素。在数据收集阶段，需要明确数据收集流程，并使用通用标准，遵守采集关键数据点的共同时间框架，确保源数据的准确性和真实性。在数据处理阶段，需要一致地记录数据质量问题，并通过数据清理和预处理尽可能多地解决（例如，填补缺失值的插补、对不平衡数据的过采样、去噪、跨数据库组合不同的信息片段等）。另外，我国数据库建设及数据共享机制仍有待完善，需要构建医院临床研究源数据管理平台，推动平台与医疗数据一致性融合，推动源数据电子化发展，从源头提升数据质量。

4. 人工智能普及真实世界研究

在动态的数字时代，创新势在必行。快速发展的技术是实现和融合创造价值想法的主要工具。因此，人工智能和相关技术的应用不是一种选择，而是一种趋势。目前，人工智能技术如机器学习、强化学习、深度学习等技术越来越多地应用于医疗保健，不可阻挡地推动了医疗保健需求。例如，美国马约诊所使用人工智能来筛查宫颈癌，这种基于人工智能的算法使用了来自国家癌症研究所的 60000 多张宫颈癌图像，该算法的准确率高达 91%。马萨诸塞州理工学院开发的基于深度学习的人工智能技术可以预测未来五年内乳腺癌发展的可能性。在人工智能不断发展的同时，如何更好地管理医疗保健中的人工智能应用程序尤为重要。首先，需要为人工智能应用建立信息访问和共享的法律框架。其次，必须就人工智能的关键方面达成社会共识，包括数据共享、保密性和责任。最后，在人工智能应用的开发 – 应用 – 分析阶段，需要相关领域的专家共同协作。

随着人工智能技术在医学图像分析、疾病诊断、药物研发、健康管理等方面的广泛应用与不断发展，将更好地助力真实世界研究的开展。

四、总结

近年来，随着医学研究多样化证据的需求增加和大数据、人工智能技术的支持，真实世界研究掀起了全球研究的热潮。各国政府纷纷出台相应政策支持真实世界研究的发展，我国也制定了符合中国肿瘤特点的专家共识，以指导高质量的真实世界研究的开展。当前，真实世界研究的研究方法渐趋成熟，研究成果不断产出，在肿瘤研究领域为多个瘤种的临床实践和诊疗规范的制定提供了真实世界证据。同时，真实世界研究领域本身还处在发展阶段，随着新概念的不断出现，真实世界研究领域在研究和应用上还有许多的挑战。

虽然真实世界研究的潜力巨大，但是需要以科学严谨的态度，扎实做好基础工作，制订真实世界研究相关政策及规范，扩大在医药领域的应用范围，多方面提升真实世界研究的数据质量及其适用性，加强人工智能技术的应用，在临床实践中解决更多实际问题，促进这一专业领域的健康发展。

参考文献

[1] LIU M，QI Y，WANG W，et al. Toward a better understanding about real-world evidence[J]. Eur J Hosp Pharm，2022，29（1）：8-11.

[2] SEBASTIãO Y V，ST PETER S D. An overview of commonly used statistical methods in clinical research[J]. Semin Pediatr Surg，2018，27（6）：367-374.

[3] LIU F，PANAGIOTAKOS D. Real-world data：a brief review of the methods，applications，challenges and opportunities[J]. BMC Med Res Methodol，2022，22（1）：287.

[4] SCHAD F，THRONICKE A. Real-World Evidence-Current Developments and Perspectives[J]. Int J Environ Res Public Health，2022，19（16）.

[5] DANG A. Real-World Evidence：A Primer[J]. Pharmaceut Med，2023，37（1）：25-36.

[6] BOOTH C M，KARIM S，MACKILLOP W J. Real-world data：towards achieving the achievable in cancer care[J]. Nat Rev Clin Oncol，2019，16（5）：312-325.

[7] MUDGAL S K，AGARWAL R，CHATURVEDI J，et al. Real-world application，challenges and implication of artificial intelligence in healthcare：an essay[J]. Pan Afr Med J，2022，43：3.

[8] LEE D，YOON S N. Application of Artificial Intelligence-Based Technologies in the Healthcare Industry：Opportunities and Challenges[J]. Int J Environ Res Public Health，2021，18（1）.

[9] 中国抗癌协会肿瘤大数据与真实世界研究专业委员会. 肿瘤大数据与真实世界研究中国专家共识（2022版）[J]. 中华肿瘤杂志，2022，44（12）：1330-1343.

[10] 秦雪妮，陈维生，邵华，等. 真实世界研究在医药领域的应用及研究方法[J]. 药学进展，2021，45（07）：512-523.

[11] 丁伟. 真实世界数据质量提升研究[D]. 沈阳药科大学，2022.

撰稿人：徐建明　张艳桥　惠周光　孙　颖　许剑民　付　丽　任　贺
贝锦新　陈锦飞　杜春霞　胡德胜　李　健　李　智　刘天舒
龙　江　卢瑗瑗　陕　飞　宋永喜　孙安龙　王立明　杨仕明
张　俊　张志镒　赵海涛　郑少江　郑桐森　朱　骥

肿瘤转移

一、概述

恶性肿瘤的远端转移是一个极为复杂的过程，即肿瘤细胞从原发部位逃逸，沿脉管系统扩散，最终定植于继发部位（如骨、肺、肝、脑等）形成转移灶。由于肿瘤细胞本身的异质性，使得肿瘤转移变得更加复杂且具有各自的特性。虽然目前对肿瘤转移的早期监测以及治疗手段可提高早期癌症患者的生存率，然而，一旦患者进展到转移阶段，现有治疗手段对其生存率和生活质量的改善尚不明显。因此，充分理解肿瘤细胞转移播散机制，针对转移通路中某一过程设计相应的阻断和治疗靶点对提高肿瘤转移患者的5年生存率和生活质量的改善尤为重要。肿瘤转移的研究重点是阐明转移的分子机制。转移在临床工作中的重要价值在于早期预测和发现转移并阻止转移的发生。

二、肿瘤转移学科研究进展：肿瘤转移新机制的发现

1. 国外的研究进展

肿瘤细胞离开原发灶通过血管或淋巴管到达特定的继发部位定植形成转移灶的过程被视为肿瘤转移的全过程。其始动阶段来源于微环境中的部分具有高侵袭力的肿瘤细胞，这部分肿瘤细胞可以通过多种内在或外在机制调控上皮间质转化（epithelial-mesenchymal transition，EMT）的发生，同时，EMT亦可反作用于肿瘤细胞，维持其恶性特征，比如维持肿瘤干细胞（cancer stem cell，CSC）的表型或增加本身的侵袭能力等。新近研究发现，代谢相关基因重组与EMT相关，学者在人肺癌细胞中发现磷酸化的UGPD可与HuR相互反应，从而加强SNAL1 mRNA的稳定性，而SNAL1的产生增多可进一步促进EMT的发生，因此促进肿瘤细胞的远处转移。原发灶肿瘤细胞的代谢微环境以糖酵解途径为主，MCT1

作为糖酵解途径中乳酸转运重要的蛋白分子，抑制其功能可导致小鼠黑色素瘤 PDX 模型远处转移的减少。长期补充抗氧化剂 N- 乙酰半胱氨酸和维生素 E 可促进 KRAS 驱动的肺癌转移，抗氧化剂的应用可稳定转录因子 BACH1，BACH1 继而激活己糖激酶 2 和 GAPDH 的转录，从而增加肿瘤细胞对葡萄糖的摄取、糖酵解速率以及乳酸分泌，最终导致糖酵解途径依赖的肺癌转移。

肿瘤细胞进入脉管系统对肿瘤转移至关重要。进入脉管系统的肿瘤细胞即循环肿瘤细胞（circulating tumor cell，CTC），随着液体活检（liquid biopsy）和单细胞技术（single-cell analysis）的引入和不断进步，使得科学家们可通过对外周血 CTC 的分析，在基因组、转录组、蛋白质组和功能水平上描述和监测癌症患者肿瘤异质性的动态变化。既往认为肿瘤细胞从原发灶的播散通常是沿淋巴管进入邻近的淋巴结或通过血管直接扩散到远端组织，比如肺、肝、脑等。但近来，有学者使用基因工程小鼠的乳腺癌模型证明肿瘤细胞可以侵袭淋巴结的血管，离开淋巴结进入血液循环再进一步扩散到肺。CTC 同样可以和血液中的非恶性细胞（比如淋巴细胞或肿瘤相关成纤维细胞等）一起聚集成簇以维持自身的能动性，比如 CTC 可与多形核髓样来源的抑制细胞（polymorphonuclear myeloid-derived suppressor cell，PMN-MDSC）形成物理性小簇，通过旁分泌 Nodal 信号通路诱导自身促肿瘤分化，并增加 PMN-MDSC 产生大量活性氧（reactive oxygen species，ROS）。

转移的最后阶段是肿瘤细胞离开脉管系统，定植于具体的继发器官。“种子 - 土壤”学说认为肿瘤细胞（种子）转移过程还需要遇到适宜的生长环境（土壤）才可进一步定植生存形成转移灶。因此转移前微环境（pro-metastatic niche）的形成至关重要。在胰腺癌早期阶段，血液循环中的非恶性细胞释放 IL-6，刺激肝细胞激活 STAT3 信号通路，增加 SAA 的产生，从而在肝脏形成转移前微环境，介导胰腺癌的肝转移。除此之外，肿瘤细胞定植过程中还需经历间质上皮转化（mesenchymal-epithelial transition，MET），扩增形成转移灶。骨血管 niche 中 E-selectin 的表达，可激活 Wnt 信号通路，诱导 CTC 发生 MET，促进骨转移。

综上所述，肿瘤转移具有极大异质性，不同类型的肿瘤继发转移器官各不相同，这不仅仅只涉及肿瘤细胞自身的基因突变，还与肿瘤微环境乃至转移器官本身固有细胞的遗传学和表观遗传学改变密切相关。因此，从这一角度出发，筛选靶向调控肿瘤转移不同阶段的关键性节点，将为临床肿瘤治疗提供新思路。

2. 国内的研究进展

（1）从表观遗传学角度上阐述肿瘤转移调控的新分子机制

表观遗传修饰因子的异常表达与肿瘤转移密切相关，SND1 在人类许多恶性组织中都有不同程度的上调。新近发现，在胶质瘤中 SND1 可诱导染色质拓扑结构域的交互作用，激活下游 RhoA 的转录，进而调节 CCND1、CCNE1、CDK4 和 CDKN1B 的表达，加速胶质瘤细胞 G1/S 期的转化从而增加胶质瘤的增殖和侵袭能力。Hippo 通路参与肿瘤的发生发展，组蛋白去甲基化酶 KDM3A 是该通路重要的调节因子，通过上调 YAP1 表达及促进 H3K27ac 的增强子作用，可促进结直肠癌的生长和迁移。也有学者报道 PDLIM1 可通过调节 Hippo 信号抑制 HCC 转移。同时，长非编码 RNA（long noncoding RNA，lnc RNA）已经成为肿瘤发生发展以及转移中的关键分子之一，许多研究表明 lncRNA 可以通过与蛋白的相互作用调控癌症相关信号通路，是重要的表观遗传学调控机制。在肺腺癌（lung adenocarcinoma，LAD）中，长非编码 RNA LINC00673-v3 的表达明显上调，增强 DDX3 和 CK1ε 的相互作用，引起 Dvl 磷酸化，最终通过 WNT/β-catenin 信号通路增加 LAD 的恶性侵袭能力。此外，环状 RNA（circular RNAs，circRNAs）在癌症生物学中发挥重要作用，是潜在的生物标志物和癌症治疗靶点。近来有学者发现两种新的 circRNA，F-circSR1 和 F-circSR2，均能促进肺癌细胞的迁移，而对细胞的增殖几乎没有影响。作为卵巢癌中下调最显著的 circRNA 之一，CircPLEKHM3 在腹膜转移性卵巢癌中的表达进一步降低，与预后不良相关。进一步研究表明，circPLEKHM3 通过靶向 miR-9/BRCA1/DNAJB6/ KLF4/ AKT1 轴在卵巢癌中发挥作用，可作为卵巢癌患者的预后指标和治疗靶点。

（2）肿瘤免疫微环境的相关研究进展

近年来，肿瘤的免疫治疗越来越受到人们的关注。肿瘤相关巨噬细胞（Tumor-associated macrophages，TAMs）在肿瘤免疫微环境中起着极为重要的作用。在乳腺癌细胞中，TAM 通过胞外囊泡（Extracellular vesicle，EV）传递一种髓系特异的 lncRNA-HISLA，从而加强乳腺癌细胞有氧糖酵解和抗凋亡能力。机制上而言，HISLA 阻碍 PHD2 和 HIF-1α 的相互作用，从而抑制 HIF-1α 降解；同时乳腺癌细胞糖酵解产生的乳酸又可上调 TAM 中 HISLA 的表达，由此形成 TAM- 肿瘤细胞之间的正性循环进一步增加了乳腺癌细胞的恶性程度。胰腺导管癌细胞也可能通过 M2 巨噬细胞诱导 IL-1β，从而促进肿瘤细胞 EMT 和转移，同时，选择性 COX-2 抑制剂塞来昔布能够增强吉西他滨的抗肿瘤疗效，提示 COX-2 可能成为胰腺导管癌免疫治疗的新靶点。此外，TAM 的扩增、肿瘤细胞骨桥蛋白（Osteopontin，OPN）的致癌性以及 PD-L1 的表达与肿瘤细胞的免疫逃逸密切相关。在小鼠肝细胞癌模型中发现 OPN 通过 CSF1-CSF1R 通路选择性激活巨噬细胞，且促进肝癌细胞 PD-L1 的表达，在 OPN 高表达荷瘤小鼠体内联合运用 PD-L1 抑制剂和 CSF1R 抑制剂可显著提高小鼠的抗肿瘤能力并延长其生存时间。新近研究发现，TAM 可与胶质母细胞瘤（Glioblastoma，GBM）形成杂交体（Hybrid），与胶质瘤的侵袭密切相关。除 TAM 之外，肿瘤相关成纤维细胞（cancer-associated fibroblasts，CAF）在微环境中的作用也不可忽视，CAF 通过细胞之间的接触、释放大量调节因子、合成或重塑细胞外基质等调节肿瘤细胞和其他基质细胞的生物学性质，从而影响肿瘤的发生发展、转移以及耐药。肿瘤浸润淋巴细胞（tumor-infiltrating lymphocytes，TILs）在肿瘤免疫微环境中的作用也有了新的认识，CD8+ TILs 是一种能够特异性识别和破坏肿瘤的 T 细胞亚型。学者发现了 CD8+ TILs 独特的甲基化模式，并坚定了从幼稚 T 细胞向肿瘤反应性 CD8+ TILs 转化过程中的转录因子，提示 DNA 甲基化参与形成肿瘤反应性和旁观者 CD8+ TILs。研究表明肺癌通过诱导破骨细胞分泌白介素 19（IL-19），并作用于肺癌细胞表面的白介素受体 20 亚基 B（IL20RB），进而促进肺癌细胞的增殖和骨转移。此发现为肺癌骨转移的治疗提供了新的思路。

（3）肿瘤转移过程中重要代谢特征的新发现

如前所述，恶行肿瘤的代谢重组在肿瘤转移中发挥至关重要的作用。其中，线粒体代谢在肿瘤进展中的作用也逐渐受到重视，线粒体丙酮酸载体（mitochondrial pyruvate carrier，MPC）是控制线粒体中丙酮酸转运的关键因素，在人肾细胞癌（renal cell carcinoma，RCC）中，MCP1 负性调控 HIF1α 的表达，抑制 RCC 侵袭和增殖能力，且 MCP1 高表达与患者更高总体生存率相关。脂质代谢异常与肿瘤发展亦有密切关系，固醇 O- 酰基转移酶 1（SOAT1）在部分早期肝细胞癌中高表达，其表达下调可改变细胞内胆固醇的分布，有效抑制肝癌的增殖和迁移。

（4）肿瘤干细胞的相关研究进展

肿瘤干细胞（CSC）是治疗耐药性和肿瘤进展的主要来源。乳腺 CSC 中 TSPAN8 表达上调，通过招募去泛素化酶 ATXN3 与 PTCH1 共同抑制 SHH/PTCH1 复合物的降解，促进干性基因 NANOG、OCT4 和 ALDHA1 的表达，介导乳腺 CSC 耐药，并在小鼠模型中促进肿瘤形成。糖皮质激素能够促进乳腺癌细胞中糖皮质激素受体与 TEAD4 的相互作用，促进 TEAD4 的表达，最终可维持乳腺 CSC 的干性特征，并促进肿瘤细胞转移和耐药。国内的研究表明电压门控钙通道 α2δ1 是肿瘤干细胞标志物，并调节肿瘤的转移，是一个新的靶点。

（5）肿瘤治疗疗效评估的生物标志物以及耐药性的相关研究

PARP1 抑制剂在临床上多用于卵巢癌和乳腺癌的治疗，PARP1 可诱导 BRD7（一种肿瘤抑制蛋白）的降解，导致肿瘤细胞对 DNA 损伤的化疗药物耐药，因此 BRD7 可能成为今后化疗药物和 PARP1 抑制剂联合治疗后评估疗效的生物标志物。但需提及的是，PARP1 抑制剂对肝癌的疗效甚微，学者解释这可能与肝癌高表达 EGFR 和 c-MET 有关，EGFR 和 c-MET 形成异源二聚体与 PARP1 相互作用并诱导其发生磷酸化，从而介导了 PARP1 抑制剂的耐药。在肝细胞癌中，可以通过测定 CD45 和 Foxp3 的表达水平，进行免疫表型分类，有助于对肝细胞癌患者进行正确的分类和预测预后。亦有学者提出可通过 CGP 建立 NCC-GP150 来估计循环肿瘤 DNA，研究证明这种方法可能成为抗 PD-1 和抗 PD-L1 药物治疗非小细胞肺癌患者临床获益的潜在生物标志物。

（6）抑制肿瘤转移的新靶点的发现和鉴定

表观遗传学技术：组蛋白修饰（CUT & Tag）、染色质可及性（ATAC-seq）、蛋白质 DNA 互作（CHIP-seq）等表观遗传重塑进行多层次揭示肿瘤干细胞在复发转移及耐药等方面的调控机制。染色质中组蛋白的不同修饰能够引起染色质高级结构的动态变化，促进染色质结构的开放，调节肿瘤干细胞的干性。

利用 DNA 甲基转移酶 DNMT1 介导的乳腺癌干细胞中的抑癌性 lncRNA PAS1 的沉默，

激活细胞内核糖体 DNA 的转录，增强核糖体的生物合成效率，导致肿瘤细胞基因组的不稳定性，从而促进了肿瘤的生长和复发转移。将采用体外合成的长效 PAS1-30nt-RNA 结合 DNMT1 的抑制剂，在小鼠体内抑制原位乳腺癌肝细胞的干性和肺转移及手术切除原位瘤的复发。这个新的抑制乳腺癌复发和转移的长链非编码 RNA 的功能区及甲基转移酶抑制剂，为乳腺癌复发转移提供药物靶点。

三、存在问题

1. 基础研究需向临床转化

大量基础研究成果仅局限于动物模型，且主要以机制为主，对于基础研究向临床上的转化还有很长的路要走。各种治疗靶点或新的预测分子尚需更多的临床标本进行验证。

2. 人源化动物疾病模型较少

小鼠肿瘤模型发展相对成熟，但由于小鼠和人种系不同，其很难完全模拟体内肿瘤转移的全过程。目前关于人源化的动物疾病模型较少，为了更进一步描述体内肿瘤转移的真实过程，以及肿瘤细胞与机体固有细胞（免疫细胞、肝细胞等）的相互作用，应加强相关研究。

3. 缺乏肿瘤转移过程中重要细胞谱系追踪的测定方法

缺乏肿瘤转移过程中重要细胞谱系追踪的测定方法，目前暂无法明确不同癌症类型中肿瘤间质细胞（如肿瘤相关成纤维细胞）的起源问题，采用肿瘤自发成瘤动物模型并结合不同肿瘤发育阶段的单细胞测序和空间转录组测序技术，可能是实现该类细胞示踪和靶向治疗的重要方法。

四、解决方案与建议

（1）明确科研是为临床服务的目的。在设计实验时，将临床应用价值也计算在内。除却在动物模型上得到阳性结果后，也应收集相应临床标本，从临床的角度进行进一步的验证。

（2）明确研究目的最终是解决临床肿瘤转移，唯有来自人体的病例资源可以反映疾病的真实情况。故在使用动物肿瘤模型的基础上，还应多思考能否建立相关人源化的肿瘤转移模型，更好地模拟人体内的病生变化，使研究更贴近实际。

（3）大力发展新型技术，如大视场、微尺度的分子可视化技术、多学科交叉的组学筛选技术、特异性递送的新型生物材料等，可能为本学科阐明关键科学问题提供有效工具。

（4）利用 ATAC-seq 和 Cut-Tag seq 测序阐明新的组蛋白修饰对染色质控制肿瘤干细胞干性维持基因的区域的开放状态，是该研究在技术层面的关键。

（5）制备针对新靶点（膜表面和分泌蛋白）的中和抗体和双功能抗体，并设计靶向转移相关肿瘤干细胞的新型 CAR-T 策略。

参考文献

[1] W. ED, et al. Controversies around epithelial–mesenchymal plasticity in cancer metastasis [J]. Nat Rev Cancer, 2019, 19 (12): 716–732.

[2] H. D, W. RA. Hallmarks of cancer: the next generation [J]. Cell, 2011, 144 (5): 646–674.

[3] B. T, K. R, N. MA, W. RA. EMT in cancer [J]. Nat Rev Cancer, 2018, 18 (2): 128–134.

[4] W. X, et al. UDP–glucose accelerates SNAI1 mRNA decay and impairs lung cancer metastasis [J]. Nature, 2019, 571 (7763): 127–131.

[5] A. Tasdogan, et al. Metabolic heterogeneity confers differences in melanoma metastatic potential [J]. Nature, 2020, 577 (7788): 115–120.

[6] W. C, et al. BACH1 Stabilization by Antioxidants Stimulates Lung Cancer Metastasis [J]. Cell, 2019, 178 (2): 330–345.e22.

[7] K. L, O. Id, P. K, O. Id. Unravelling tumour heterogeneity by single–cell profiling of circulating tumour [J]. Nat Rev Cancer, 2019, 19 (10): 553–567.

[8] B. M, et al. Lymph node blood vessels provide exit routes for metastatic tumor cell [J]. Science, 2018, 359 (6382): 1408–1411.

[9] P. ER, et al. Lymph node metastases can invade local blood vessels, exit the node, and colonize [J]. Science, 2018, 359 (6382): 1403–1407.

[10] S. ML, et al. PMN–MDSCs Enhance CTC Metastatic Properties through Reciprocal Interactions via [J]. Int J Mol Sci, 2019, 20 (8): 1916.

[11] L. JW, et al. Hepatocytes direct the formation of a pro–metastatic niche in the liver [J]. Nature, 2019, 567 (7747): 249–252.

[12] E. M, et al. Bone vascular niche E–selectin induces mesenchymal–epithelial transition and Wnt [J]. Nat Cell Biol, 2019, 21 (5): 627–639.

[13] L. Yu, et al. The novel chromatin architectural regulator SND1 promotes glioma proliferation and invasion and predicts the prognosis of patients [J]. Neuro Oncol, 2019, 21 (6): 742–754.

[14] H. Y. Wang, et al. Histone demethylase KDM3A is required for enhancer activation of hippo target genes in colorectal cancer [J]. Nucleic Acids Res, 2019, 47 (5): 2349–2364.

[15] Z. Huang, et al. PDLIM1 Inhibits Tumor Metastasis Through Activating Hippo Signaling in Hepatocellular Carcinoma [J]. Hepatology, 2020, 71 (5): 1643–1659.

[16] H. Y. Guan, et al. Long noncoding RNA LINC00673–v4 promotes aggressiveness of lung adenocarcinoma via activating WNT/beta–catenin signaling [J]. Proc. Natl. Acad. Sci. U. S. A, 2019, 116 (28): 14019–14028.

[17] K. Wu, et al. Circular RNA F–circSR derived from SLC34A2–ROS1 fusion gene promotes cell migration in non–small cell lung cancer [J]. Mol. Cancer, 2019, 18 (1): 98.

[18] L. Zhang, et al. CircPLEKHM3 acts as a tumor suppressor through regulation of the miR–9/BRCA1/DNAJB6/KLF4/AKT1 axis in ovarian cancer [J]. Mol. Cancer, 2019, 18 (1): 144.

[19] F. Chen, et al. Extracellular vesicle–packaged HIF–1 alpha–stabilizing lncRNA from tumour–associated macrophages regulates aerobic glycolysis of breast cancer cells [J]. Nat Cell Biol, 2019, 21 (4): 498–510.

[20] Q. Chen, et al. Tumour cell–derived debris and IgG synergistically promote metastasis of pancreatic cancer by

inducing inflammation via tumour-associated macrophages [J]. Br J Cancer, 2019, 121 (9): 786-795.

[21] Y. Zhu, et al. Disruption of tumour-associated macrophage trafficking by the osteopontin-induced colony-stimulating factor-1 signalling sensitises hepatocellular carcinoma to anti-PD-L1 blockade [J]. Gut, 2019, 68 (9): 1653-1666.

[22] M. F. Cao, et al. Hybrids by tumor-associated macrophages x glioblastoma cells entail nuclear reprogramming and glioblastoma invasion [J]. Cancer Lett, 2019, 442: 445-452.

[23] X. M. Chen, E. W. Song. Turning foes to friends: targeting cancer-associated fibroblasts [J]. Nat Rev Drug Discov, 2019, 18 (2): 99-115.

[24] Y. L. Yan, et al. The effects and the mechanisms of autophagy on the cancer-associated fibroblasts in cancer [J]. J Exp Clin Cancer Res, 2019, 38 (1): 171.

[25] D. Kadel, et al. Current perspectives of cancer-associated fibroblast in therapeutic resistance: potential mechanism and future strategy [J]. Cell Biol Toxicol, 2019, 35 (5): 407-421.

[26] R. Yang, et al. Distinct epigenetic features of tumor-reactive CD8+ T cells in colorectal cancer patients revealed by genome-wide DNA methylation analysis [J]. Genome Biol, 2019, 21 (1): 2.

[27] He Y, Luo W, Liu Y, et al. IL20RB mediates tumoral response to osteoclastic niches and promotes bone metastasis of lung cancer [J]. J Clin Invest, 2022, 132 (20): e157917.

[28] X. P. Tang, et al. Mitochondrial pyruvate carrier 1 functions as a tumor suppressor and predicts the prognosis of human renal cell carcinoma [J]. Lab Invest, 2019, 99 (2): 191-199.

[29] Y. Jiang, et al. Proteomics identifies new therapeutic targets of early-stage hepatocellular carcinoma [J]. Nature, 2019, 567 (7747): 257-261.

[30] R. Zhu, et al. TSPAN8 promotes cancer cell stemness via activation of sonic Hedgehog signaling [J]. Nat Commun, 2019, 10 (1): 2863.

[31] L. He, et al. Glucocorticoid Receptor Signaling Activates TEAD4 to Promote Breast Cancer Progression [J]. Cancer Res, 2019, 79 (17): 4399-4411.

[32] K. S. Hu, et al. Poly (ADP-ribosyl) ation of BRD7 by PARP1 confers resistance to DNA-damaging chemotherapeutic agents [J]. Embo Rep, 2019, 20 (5): e46166.

[33] Q. Z. Dong, et al. EGFR and c-MET Cooperate to Enhance Resistance to PARP Inhibitors in Hepatocellular Carcinoma [J]. Cancer Res, 79 (4): 819-829.

[34] Q. Zhang, et al. Integrated multiomic analysis reveals comprehensive tumour heterogeneity and novel immunophenotypic classification in hepatocellular carcinomas [J]. Gut, 2019, 68 (11): 2019-2031.

[35] Z. Wang, et al. Assessment of Blood Tumor Mutational Burden as a Potential Biomarker for Immunotherapy in Patients With Non-Small Cell Lung Cancer With Use of a Next-Generation Sequencing Cancer Gene Panel [J]. JAMA Oncol, 2019, 5 (5): 696-702.

[36] Tong Liu, et al. Single cell profiling of primary and paired metastatic lymph node tumors in breast cancer patients [J]. Nature Communications, 2022, 13 (1): 6823.

[37] Wenhui Chu, et al. The EZH2-PHACTR2-AS1-Ribosome Axis induces Genomic Instability and Promotes Growth and Metastasis in Breast Cancer [J]. Cancer Res, 2020, 80 (13): 2737-2750.

[38] Yenan Fu, et al. The DNMT1-PAS1-PH20 axis drives breast cancer growth and metastasis [J]. Signal Transduction and Targeted Therapy, 2022, 7 (1): 81.

撰稿人：张宏权　梁　莉　聂勇战　张志谦　胡国宏　苏士成　钦伦秀
时　雨　战　军　卞修武

学术名词中英文对照表

英文缩写	英文全称	中文全称
^{177}Lu	Lutetium–177	镥 –177
ACAA1	Acetyl–CoA acyltransferase 1	乙酰辅酶 A 酰基转移酶 1
ACLY	ATP citrate lyase	ATP 柠檬酸裂合酶
ACSL5	Acyl–CoA synthetase long chain family member 5	长链脂酰辅酶 A 合成酶 5
ADC	Antibody–Drug Conjugate	抗体 – 药物偶联物
ADT	androgen deprivation therapy	雄激素剥夺疗法
AEs	adverse events	不良事件
AI	Artificial Intelligence	人工智能
AIE	Aggregation–Induced Emission	聚合诱导发射
AITL	Angioimmunoblastic T–cell lymphoma	血管免疫母细胞 T 细胞淋巴瘤
ALK	anaplastic lymphoma kinase	间变性淋巴瘤激酶
ALL	Acute lymphoblastic leukemia	急性淋巴细胞白血病
AML	Acute myelogenous leukemia	急性髓系白血病
APBI	Accelerated Partial Breast Irradiation	加速部分乳腺照射
AR	androgen receptor	雄激素受体
Arg	L–Arginine	L– 精氨酸
ARID1A	AT rich interactive domain 1A	AT 丰富结合域 1A
ART	Adaptive Radiation Therapy	自适应放疗
ASCO	American Society of Clinical Oncology	美国临床肿瘤学会
ASCT	Autologous Stem Cell Transplan–Tation	自体造血干细胞移植
ASPIRE	Antigen self–presentation and immunosuppression reversal	囊泡疫苗平台
ATR	Ataxia telangiectasia and Rad3–related	共济失调毛细血管扩张突变基因 Rad3 相关激酶
AZA	Azacytidine	阿扎胞苷
B–ALL	Acute B–lymphoblastic leukemia	急性 B 淋巴细胞白血病
BCC	Basal Cell Carcinoma	基底细胞癌
BCMA	B–cell maturation antigen	B 细胞成熟抗原
BCMA	B–cell maturation antigen	靶向 B 细胞成熟抗原
BED	Biological Equralent Dose	生物等效剂量
BEV	Bevacizumab	贝伐珠单抗
BNCT	Boron neutron capture therapy	硼中子俘获治疗
BsAb	Bispecific–antibody	双特异性抗体
BTK	Bruton tyrosine kinase	布鲁顿氏酪氨酸激酶
BTKi	Bruton's Tyrosine Kinase inhibitor	布鲁顿酪氨酸激酶抑制剂
Bv	Brentuximab vedotin	维布妥昔单抗
CAF	Cancer Associated Fibroblast	肿瘤相关成纤维细胞
CAR	Chimeric–Antigen receptor	嵌合抗原受体

续表

英文缩写	英文全称	中文全称
CAR–T	Chimeric antigen receptor – T cells	嵌合抗原受体 – T 细胞
Cas9	CRISPR associated protein 9	CRISPR 相关蛋白 9
CBCT	Cone beam CT	锥形束 CT
CBI	Immune checkpoint blocker	检查点阻断免疫疗法（CBI）
CCA	cell cycle pathway activation	细胞周期通路激活型
CCI	Charlson comorbidity index	查尔森共病指数
CCL2	chemokine（C–C motif）ligand 2	趋化因子 CC 配体 2
CCR	Clinical complete response	临床完全缓解
CCR2	chemokine（C–C motif）receptor 2	趋化因子 CC 受体 2
CCRT	concurrent chemoradiotherapy	同步放化疗
CDE	Center for drug evaluation	药品审评中心
CDK	cyclin–dependent kinase	细胞周期依赖性激酶
CDK	Cyclin–dependent kinases	周期蛋白依赖性激酶
CDK4/6	Cyclin–Dependent Kinase 4/6	周期蛋白依赖性蛋白激酶 4/6
CDs	Carbon dots	碳点
Ce6	Chlorin e6	二氢卟吩
Ce6@IDCDs	Ce6–loaded pH–sensitive carbon dots	负载 Ce6 的 pH 敏感碳点
cfDNA	cell–free DNA	游离 DNA
CGA	Comprehensive geriatric assessment	老年综合评估
C–HIPEC	China Hyperthermic Intraperitoneal Chemotherapy	中国腹腔热灌注化疗
cHL	Classical Hodgkin lymphoma	经典型霍奇金淋巴瘤
CI	Confidence Interval	可信区间
circRNAs	circular RNAs	环状 RNA
CKB	China Kadoorie Biobank	中国慢性病前瞻性研究
CLCP	Ce6/Lins@CaCO3–PEG	装载二氢卟吩碳酸钙纳米粒子
CLL	Chronic lymphocytic leukemia	慢性淋巴细胞白血病
CLL/SLL	Chronic lymphocytic leukemia/Small lymphocytic lymphoma	慢性淋巴细胞白血病 / 小淋巴细胞淋巴瘤
CML	Chronic myeloid leukemia	慢性髓性白血病
CMR	Complete molecular remission	完全分子学缓解
CNN	convolutional neural networks	卷积神经网络
CNSL	Central nervous system lymphoma	中枢神经系统淋巴瘤
CPMV	Cowpea Mosaic Virus	豇豆花叶病毒
CPS	Combined positive score	联合阳性分数
CR	Complete remission	首次完全缓解
CR	Complete remission	完全缓解
CRC	colorectal cancer	结直肠癌

续表

英文缩写	英文全称	中文全称
CRE	clinical response evaluations	临床反应评估
CRISPR	Clustered regularly interspaced short palindromic repeats	簇状规则间隔的短回文重复序列
CRS	Cytokine release syndrome	细胞因子释放综合征
CRS	Cytoreductive Surgery	细胞减灭术
CRu	Unconfirmed complete remission	未确定的完全缓解率
CSA	Cross Sectional Area	横截面积
CSC	cancer stem cell	肿瘤干细胞
CTC	circulating tumor cell	循环肿瘤细胞
ctDNA	circulating tumor DNA	循环肿瘤 DNA
CTL	Cytotoxic T lymphocyte	细胞毒性 T 淋巴细胞
CTLA	Cytolytic T lymphocyte-associated antigen	溶细胞性 T 淋巴细胞相关抗原
CTLA4	Cytotoxic T – L ymphocyte A ntigen 4	细胞毒性 T 淋巴细胞相关蛋白 4
CUP	cancer of unknown primary	原发不明肿瘤
CUPLR	Cancer of Unknown Primary Location Resolver	原发不明肿瘤起源分类器
CUPPA	cancer of unknown primary prediction algorithm	原发不明肿瘤预测算法
DA	Daunorubicin+Ara-C	柔红霉素
DAC	Decitabine	地西他滨
DAE	device-assisted enteroscopy	器械辅助小肠镜
DALY	Disability Adjusted Life Year	伤残调整生命年
DC	Dendritic cell	树突状细胞
DCR	disease control rate	疾病控制率
DDLPS	dedifferentiated liposarcoma	去分化脂肪肉瘤
DDR	DNA damage repair	DNA 损伤修复基因
DDR1	Discoidin Domain Receptor 1	盘状结构域受体 1
DDR2	Discoidin Domain Receptor 2	盘状结构域受体 2
DDRs	Discoidin Domain Receptors	盘状结构域受体
DFS	Disease Free Surviva	无病生存期
DIBH	Deep Inspiration Breath Hold	深吸气屏息技术
DIEP	Deep Inferior Epigastric Artery Perforator	腹壁下动脉穿支皮瓣（乳房重建术）
DIPG	Diffuse intrinsic Pontine Glioma	弥漫内生桥脑胶质瘤
DLBCL	Diffuse large B-cell lymphoma	弥漫性大 B 细胞淋巴瘤
DLT	dose limiting toxicity	剂量限制毒性
DMG	Difffude Midline Glioma	弥漫中线胶质瘤
dMMR	Deficient mismatch repair	错配修复蛋白缺失
DMR	Deep molecular response	深度分子学反应
DNA	Deoxyribo Nucleic Acid	脱氧核糖核酸
DoR	duration of response	缓解持续时间

续表

英文缩写	英文全称	中文全称
DT	desmoid tumor	硬纤维瘤
DTI	Diffusion Tensor Imaging	弥散张量成像
EBN	Engineered Apoptosis–Bioinspired Nanoparticles	工程化细胞凋亡仿生纳米颗粒
EBUS–TBNA	endobronchial ultrasound–guided transbronchial needle aspiration	支气管内超声引导下经支气管针吸活检术
EBV	Epstein–Barr virus	EB 病毒
ecDNA	extrachromosomal DNA	染色体外 DNA
ECM	Extra Cellular Matrix	细胞外基质
EDGE	endoscopic ultrasound–directed transgastric ERCP	超声内镜引导下经胃 ERCP 术
EFS	Event–Free Survival	事件无生存期
EGFR	Epidermal Growth Factor Receptor	表皮生长因子受体
EMA	European Medicines Agency	欧洲药品管理局
EMT	Epithelial–Mesenchymal Transition	上皮间质转化
ENKTL	Extranodal natural killer/T–cell lymphoma	结外 NK/T 细胞淋巴瘤
EOPPC	Extra - Ovarian Primary Peritoneal Carcinoma	卵巢外原发性腹膜癌
EPR	Enhanced permeability and retention	增强渗透滞留效应
ERBB2（HER2）	Human epidermal growth factor receptor 2	表皮生长因子受体 2
ERCP	endoscopic retrograde cholangiopancreatography	内镜逆行胰胆管造影术
ESCC	Esophageal Squamous Cell Carcinoma	食管鳞状细胞癌
ESD	endoscopic submucosal dissection	内镜黏膜下剥离术
ESGE	European Society of Gastrointestinal Endoscopy	欧洲消化内镜学会
ESMO	European Society for Medical Oncology	欧洲肿瘤内科学会
ES–SCLC	Extensive–Stage Small Cell Lung Cancer	广泛期小细胞肺癌
EUS–BD	endoscopic ultrasound–guided biliary drainage	超声内镜引导下胆汁引流术
EUS–FNA	endoscopic ultrasound–guided fine–needle aspiration	超声内镜下细针穿刺术
EUS–FNB	endoscopic ultrasound–guided fine–needle biopsy	超声内镜下细针活检术
EUS–GBD	EUS–guided gallbladder drainage	超声内镜引导下胆囊引流术
EUS–GE	EUS–guided Gastroenterostomy	超声内镜引导下胃肠吻合术
EUS–PD	EUS–guided pancreatic drainage	超声内镜引导下胰管引流术
EV	extracellular vesicle	胞外囊泡
FAP	fibroblast activation protein	成纤维激活蛋白
FDA	Food and Drug Administration	食品药品监督管理局
FDG–PET/CT	fluorodeoxyglucose–positron emission tomography/computed	氟脱氧葡萄糖 - 正电子发射断层显像 / 计算机断层显像
FFS	Failure–free survival	无治疗失败生存率
FGFR	Fibroblast Growth Factor Receptor	成纤维细胞生长因子受体

续表

英文缩写	英文全称	中文全称
FISH	fluorescence in situ hybridization	荧光原位杂交
FIT	faecal immunochemical test	粪便免疫化学检测
FL	Follicular Lymphoma	滤泡性淋巴瘤
FM	Fat Mass	脂肪量
FPM	first primary malignancy	第一原发恶性肿瘤
GA101	Obinutuszumab	奥妥珠单抗
GBD	Global Burden of Diseases，Injuries，and Risk Factors Study	全球疾病、伤害和风险因素负担研究
GBM	Glioblastoms Multiform	多形性胶质母细胞瘤
GD2	disialoganglioside	双唾液酸神经节苷脂
GIL	Gilteritinib	吉瑞替尼
GLIM	Global Leadership Initiative on Malnutrition	全球领导人营养不良倡议
GPRC5D	G protein–coupled receptor，family C，group 5，member D	G 蛋白偶联受体家族 C 组 5 成员 D
GVHD	Graft versus host disease	移植物抗宿主病
HCC	hepatocellular carcinoma	肝细胞癌
HER2	Human Epidermal Growth Factor Receptor 2	人表皮生长因子受体 2
HER3	Human Epidermal Growth Factor Receptor 3	人表皮生长因子受体 3
HGSOC	High–Grade Serous Ovarian Cancer	高级别浆液性卵巢癌
HIF–1 α	Hypoxia–inducible factor 1 α	乏氧诱导因子 1 α
HIPEC	Hyperthermic Intraperitoneal Chemotherapy	腹腔热灌注化疗
HMGB	High Mobiliby Group Box	高迁移率族蛋白 B
HpD	Hematoporphyrin derivatives	血卟啉衍生物
HR	Hormone–receptor	激素受体
HRD	homologous recombination deficiency	同源重组修复缺陷
HRR	Homologous Recombination Repair	同源重组修复
IARC	International Agency for Research on Cancer	国际癌症研究机构
iB–NHL	Indolent B–cell non Hodgkin's lymphoma	惰性 B 细胞非霍奇金淋巴瘤
IBRT	Image–Guided Brachytherapy	图像引导下的近距离放射治疗
ICANS	Immune Effector Cell–Associated Neurotoxicity Syndrome	免疫效应细胞相关神经毒性综合征
iCCA	intrahepatic cholangiocarcinoma	肝内胆管癌
ICD	Immunogenic cell death	免疫原性细胞死亡
ICG	Indocyanine Green	吲哚菁绿
ICI	Immune Checkpoint Inhibitor	免疫检查点抑制剂
IDH1	Isocitrate dehydrogenase 1	异柠檬酸脱氢酶 1
IDS	interval debulking surgery	间歇性肿瘤细胞减灭术
IFN–I	Interferon type I	I 型干扰素
IFN γ	Interferon gamma	干扰素 γ

续表

英文缩写	英文全称	中文全称
IGF1	Insulin–like growth factor 1	胰岛素样生长因子 1
IGF–1R	Insulin–like growth factor 1 receptor	胰岛素样生长因子 1 受体
IHT	Intratumour heterogeneity	肿瘤内异质性
IM	immune modulation	免疫调节
IMRT	Intensity–Modulated Radiation Therapy	调强放射治疗
IONPs	Iron oxide nanoparticles	氧化铁纳米颗粒
IPMN	intraductal papillary mucinous neoplasm	导管内乳头状黏液瘤
irAEs	Immune–related Adverse Reactions	免疫相关不良反应
IRF1	Interferon regulatory factor 1	干扰素调节因子 1
IRT	Internal radioisotope therapy	内部核素治疗
IS	immune suppression	免疫抑制
IV	Intravenous injection	静脉给药
KAT8	K（lysine）acetyltransferase 8	赖氨酸乙酰转移酶 8
KRAS	Kirsten rat sarcoma viral oncogene homolog	Kirsten 大鼠肉瘤病毒癌基因同源物
LAD	lung adenocarcinoma	肺腺癌
LAG–3	Lymphocyte–Activation Gene 3	淋巴细胞活化基因 3
LA–NSCLC	Locally Advanced Non–Small Cell Lung Cancer	局部晚期非小细胞肺癌
LAR	Iuminal Androgen Receptor	腔面雄激素受体亚型
LBM	lean body mass	瘦体重
L–CR	Local–complete response	局部完全缓解
LED	Light–emitting diode	发光二极管
LITT	Laser Interstitial Thermotherapy	激光间质热疗
LMS	leiomyosarcomas	平滑肌肉瘤
lnc RNA	long noncoding RNA	长非编码 RNA
LoF	Loss–of–Function	功能丧失
LSD1	Lysine–Specific Demethylase 1	赖氨酸特异性去甲基化酶 1
LTPA	Daily sitting time and leisure–time physical activity	每日坐姿时间和休闲时间身体活动
M2	Alternatively activated macrophage	替代活化巨噬细胞
MAF	Minor Allele Frequency	次等位基因频率
MAHE	Major Hematologic Adverse Event per week	每周主要血液学不良事件
MB	Medulloblastoma	随母细胞瘤
MBSs	malignant biliary strictures	恶性胆道狭窄
MC5R	Melanocortin 5 Receptor	黑素皮质激素 5 受体
MCC	Merkel Cell Carcinoma	默克尔细胞癌
MCL	Mantle cell lymphoma	套细胞淋巴瘤
MCRC	Metastatic colorectal cancer	转移性结肠癌
mCRPC	metastatic castration resistant prostate cancer	转移性去势抵抗性 CRPC

续表

英文缩写	英文全称	中文全称
MDFNet	multimode data fusion diagnosis network	多模式数据融合诊断网络
mDoR	Median Duration of Response	中位缓解持续时间
MDS	Myelodysplastic syndrome	骨髓增生异常综合征
MDT	Multi-disciplinary team	多学科团队
MET ex14	MET Exon 14 Skipping Mutation	MET 外显子 14 跳跃突变
MET	mesenchymal-epithelial transition	间质上皮转化
METABRIC	Molecular Taxonomy of Breast Cancer International Consortium	乳腺癌国际联盟的分子分类学
mHSPC	metastatic hormone-sensitive prostate cancer	转移性去势敏感性前列腺癌
MIE	Minimally invasive esophagectomy	微创食管癌切除术
MM	Multiple Myeloma	多发性骨髓瘤
MMR	Major molecular response	主要分子生物学缓解
Mn-FGQDs	Manganese-doped fluorinated graphene quantum dots Graphene quantum dots	Mn 掺杂石墨烯量子点
mOS	Median Overall Survival	中位总生存期
MOSE	macroscopic On-site evaluation	现场大体评估
MPC	mitochondrial pyruvate carrier	线粒体丙酮酸载体
mPFS	Median Progression-Free Survival	中位无进展生存期
MPM	Malignant Peritoneal Mesothelioma	恶性腹膜间皮瘤
MPR	major pathologic response	主要病理缓解
MRD	Minimal residual disease	微小残留病
MRD	Molecular Residual Disease	分子残留病
MRI	Magnetic Resonance Imaging	多模态磁共振成像
MSI	microsatellite instability	微卫星不稳定性
MSI-H	Microsatellite instability-high	高度微卫星不稳定
MT	muscle thickness	肌肉厚度
MTD	maximum tolerated dose	最大耐受剂量
MVM	Multivitamin-multimineral	多种维生素和矿物质
MZL	Marginal Zone lymphoma	边缘区淋巴瘤
NAFLD	Nonalcoholic fatty liver disease	非酒精性脂肪性肝病
Nano-ISML	nanoprobes and mage-segmentation- based machine learning	人工智能单血管定量分析法
NCCN	National Comprehensive Cancer Network	美国国立综合癌症网络
nCRT	neoadjuvant chemoradiotherapy	新辅助治疗
NGS	Next-generation sequencing	第二代测序
NHL	non-Hodgkin lymphoma	非霍奇金淋巴瘤
NK	natural killer cell	自然杀伤细胞

续表

英文缩写	英文全称	中文全称
nmCRPC	non-metastatic castration-resistant prostate cancer	非转移去势抵抗性前列腺癌
NMIBC	non-muscle- invasive bladder cancer	非肌层浸润性膀胱癌
NMSC	Nonmelanoma skin cancer	非黑色素瘤皮肤癌
non-pCR	non-Pathologic Complete Response	非病理学完全缓解
NOSES	natural orifice specimen extraction surgery	经自然腔道取标本的结直肠癌根治术
NOTCH1	Notch homolog 1	Notch 同源物 1
NPR	non- progression rate	无进展率
NRF2（NFE2L2）	nuclear factor erythroid-derived 2-like 2	转录因子 NF-E2 相关因子 2
NSCLC	Non-Small cell lung Carcinoma	非小细胞肺癌
NTRK	neurotrophin receptor tyrosine kinase	神经营养因子受体酪氨酸激酶
NUFIP1	Nuclear FMR1 interacting protein 1	核 FMR1 交互蛋白 1
OCSC	Ovarovarian Cancer Stem Cells	卵巢癌干细胞
OE	Open esophagectomy	开放食管切除术
OFA	opioid-free anesthesia	无阿片类药物麻醉
OLK	oral leukoplakia	口腔白斑病
OPMD	oral potentially malignant disorder	口腔潜在恶性疾患
OPN	osteopontin	肿瘤细胞骨桥蛋白
ORR	objective response rate	客观缓解率
OS	overall survival	总生存期
OSCC	Oral squamous cell carcinoma	口腔鳞状细胞癌
PACA	polyacrylic acid-chitosan-ALA	聚丙烯酸 - 壳聚糖 -ALA 水凝胶
PARP	poly ADP ribose polymerase	多腺苷二磷酸核糖聚合酶
PARPi	poly（ADP-ribose）polymerase inhibitor	腺苷二磷酸核糖聚合酶抑制剂
PBF	Percentage of body fat	体脂百分比
PBO	Placebo	安慰剂
PBT	Proton Beam Therapy	质子放疗
PC	prostate cancer	前列腺癌
PCNSL	Primary central nervous system lymphoma	原发性中枢神经系统淋巴瘤
pCR	Pathologic Complete Response	病理完全缓解
pCUP	provisional diagnosis of cancer of unknown primary	初诊原发不明肿瘤
PD	Progressive Disease	疾病进展
PD-1	Programmed cell death protein 1	程序性死亡受体 1
PDGFR	Platelet-derived growth factor receptor	血小板衍生生长因子受体
PD-L1 TPS	PD-L1 Tumor Proportion Score	PD-L1 肿瘤比例评分
PD-L1	Programmed cell death ligand 1	程序性死亡配体 1
PD-L1	programmed cell death ligand-1	程序性死亡配体 -1

续表

英文缩写	英文全称	中文全称
PDO	Patient–Derived Organoids	患者来源的类器官
PDT	Photodynamic therapy	光动力疗法
PEG	Polyethylene glycol	聚乙二醇
PENL	Primary extranodal lymphoma	原发性结外淋巴瘤
PET–CT	positron emission tomography – computedtomography	正电子发射断层显像–X线计算机体层成像仪
PFS	progress free survival	无进展生存期
PGEA	Poly（glycidyl methacrylate）	聚甲基丙烯酸缩水甘油酯
PHF14	PHD finger 14	PHD 锌指蛋白 14
PI3K	phosphatidylinositol 3–hydroxy kinase	磷脂酰肌醇 3– 羟激酶
PIMA	purse–indigitation mechanical anastomosis	钱包式机械吻合术
PINK1	PTEN induced putative kinase 1	PTEN 诱导假定激酶 1
PIPAC	Pressurized Intraperitoneal Aerosol Chemotherapy	腹腔内加压雾化化疗
PM	Peritoneal Metastases	腹膜转移
pMBRT	Proton minibeam radiotherapy	迷你束质子放射治疗
PMN–MDSC	polymorphonuclear myeloid–derived suppressor cell	多形核髓样来源的抑制细胞
PMP	Pseudomyxoma Peritonei	腹膜假性黏液瘤
POD24	Progression of disease of twenty–four mouths	24 个月内疾病进展
Pola	Polatuzumab vedotin	维泊妥珠单抗
PONV	postoperative nausea and vomiting	术后恶心呕吐
PPAR γ	Peroxisome proliferator–activated receptor γ	过氧化物酶体增殖物激活受体 γ
PPC	Primary Peritoneal Carcinoma	原发性腹膜癌
PR	Partial response	部分缓解
PRC1	Polycomb repressive complex 1	多梳蛋白抑制复合物 1
PRS	Polygenic risk score	多基因风险评分
PS	Photosensitizer	光敏剂
PSA	prostate specific antigen	前列腺特异抗原
PSMA	prostate specific membrane antigen	前列腺特异性膜抗原
PSR	platinum sensitive recurrence	铂敏感复发
PTBD	percutaneous transhepatic biliary drainage	经皮经肝胆管引流术
PTCL	Peripheral T–cell lymphoma	外周 T 细胞淋巴瘤
PTM	Post–translational modification	翻译后修饰
QOL	quality of life	毒性和生活质量
Quiz	Quizartinib	奎扎替尼
R0	Resectable 0	肿瘤完全切除
RCC	renal cell carcinoma	肾细胞癌
RCDs	Red–emissive carbon dots	红光发射碳点

续表

英文缩写	英文全称	中文全称
RCT	Randomized Controlled Trial	随机对照试验
recL	Right recurrent nerve lymph nodes	右喉返神经淋巴结
recR	Left recurrent nerve lymph nodes	左喉返神经淋巴结
RFS	Recurrence-free survival	无复发生存期
ROS	Reactive oxygen species	活性氧
ROSE	rapid on-site evaluation	快速现场评估
RS	radiomics score	影像组学评分
RTKs	Receptor Tyrosine Kinases	胶原活化的受体酪氨酸激酶
RWE	Real-world evidence	真实世界证据
RWS	Real-world study	真实世界研究
SABR	Stereotactic Ablative Radiotherapy	立体定向消融
SBRT	Stereotactic Body Radiation Therapy	立体定向放疗
SCC	Squamous Cell Carcinoma	鳞状细胞癌
SCD1	Stearoyl-CoA desaturase 1	硬脂酰辅酶 A 去饱和酶 1
scEC&T-seq	Single-cell extrachromosomal circular DNA and transcriptome sequencing	单细胞染色体外环状 DNA 和转录组测序
SCLC	Small cell lung cancer	小细胞肺癌
SD	Stable Disease	病情稳定
SDR	Standard dose rate	标准剂量率
SERS	Surface-Enhanced Raman Scattering	表面增强拉曼散射
SETD2	SET domain containing 2	含 SET 域 2
SGO	Society of Gynecologic Oncology of Gynecologic Oncology	美国妇科肿瘤学会
sgRNA	Small guide RNA	向导 RNA
SIOG	International Society for Geriatric Oncology Oncology	国际老年肿瘤学会
SIRT6	Sirtuin 6	沉默调节蛋白 6
SLN	sentinel lymph node	前哨淋巴结
SNNS	sentinel node navigation surgery	前哨淋巴结导航手术
SNP	Single Nucleotide Polymorphism	单核苷酸多态性
SOC	standard of care	标准治疗
SPMs	second primary malignancies	第二原发恶性肿瘤
SRT	Stereotactic Radiotherapy	立体定向放疗
STING	Stimulator of interferon genes	干扰素基因刺激蛋白
TALENs	Transcription activator-like（TAL）effector nucleases	转录激活因子样效应核酸酶
TAM	Tumor-Associated Macrophages	肿瘤相关巨噬细胞
TCGA	The Cancer Genome Atlas Program	癌症基因组图谱
TCR	T cell receptor	T 细胞受体
TCR-T	T-cellreceptor engineered T	T 细胞受体工程化 T

续表

英文缩写	英文全称	中文全称
THPP	5，10，15，20-Tetrakis（4-Hydroxyphenyl）-21H，23H-Porphine	四羟基苯基卟啉
TIGIT	T cell immunoreceptor with Ig and ITIM domains	T 细胞免疫球蛋白和 ITIM 结构域蛋白
TIL	tumor infiltrating lymphocyte	肿瘤浸润淋巴细胞
TIVA	total intravenous anesthesia	全凭静脉麻醉
TKI	Tyrosine kinase inhibitor	酪氨酸激酶抑制剂
TKI	tyrosine kinase inhibitor	小分子酪氨酸激酶抑制剂
TLS	tertiary lymphoid structures	三级淋巴结构
TMA	traditional mechanical anastomosis	传统器械吻合术
TMAO	trimethylamine N-oxide，TMAO	氧化三甲胺
TMB	tumor mutation burden	肿瘤突变负荷
TME	total mesorectal excision	全直肠系膜切除术
TME	Tumor Microenvironment	肿瘤微环境
TMZ	Temozolomide	替莫唑胺
TNT	total neoadjuvant therapy	全程新辅助治疗
TOO	tissue of origin	组织起源
TP53	Tumor protein 53	肿瘤蛋白 53
tpCR	total pathological Complete Response	总病理完全缓解率
TPS	Tumor cell proportion score	肿瘤细胞阳性比例分数
Treg	Regulatory T cell	调节性 T 细胞
Tregs	regulatory T cells	调节 T 细胞
TRG	Tumor Regression Grade	肿瘤回归分级
TROP-2	Trophoblast Surface Antigen 2	人滋养细胞表面抗原 2
TROP-2	Tumor-Associated Calcium Signal Transducer 2	肿瘤相关钙信号转导蛋白 2
TTF	Tumor Treating Field	肿瘤治疗电场
uHDR	Ultra-high dose rate	超高剂量率
UKB	UK Biobank	英国生物库
UMI	Unique Molecular Identifier	唯一分子标识符
UPSUPS	undifferentiated pleomorphic sarcoma	未分化多形性肉瘤
USP22	Ubiquitin specific peptidase 22	泛素特异性肽酶 22
VDR	vitamin D receptor	维生素 D 受体
VEGF	Vascular Endothelial Growth Factor	血管内皮生长因子
VEGFR	vascular endothelial growth factor receptor	血管内皮生长因子受体
VEN	Venetoclax	维奈克拉
VMAT	Volumetric Modulated Arc Therapy	容积调强放疗
WBRT	Whole Brain Radiotherapy	全脑放疗
WGS	whole genome sequencing	全基因组测序

续表

英文缩写	英文全称	中文全称
WHO	World Health Organization	世界卫生组织
XPO1	exportin 1	核输出蛋白 1
ZFNs	Zinc finger nucleases	锌指核酸酶

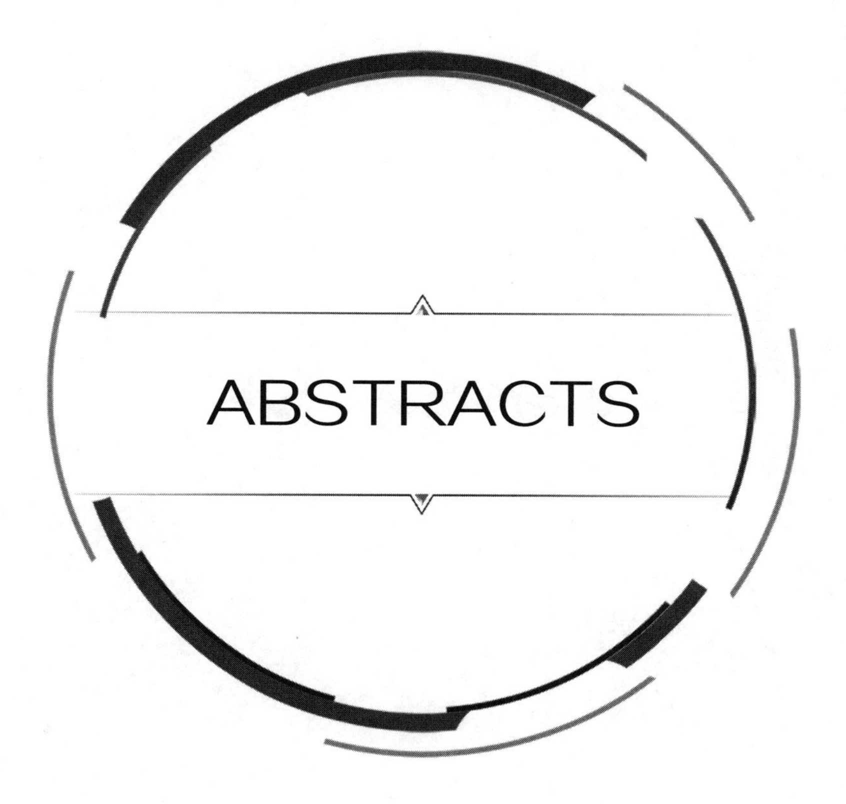

ABSTRACTS

Comprehensive Report

Advances in Processing of Malignant Tumor

Malignant tumor is a type of disease characterized by abnormal cell differentiation, abnormal proliferation, and loss of growth control. The occurrence of malignant tumors is a multi-factor, multi-step, complex and long biological process. Oncology is a discipline that studies the occurrence, development, prevention, diagnosis and treatment of tumors. In the past century, especially since the 1940s, with the development of science and technology, as well as the increase in the incidence and mortality of malignant tumors, people have increased their awareness and attention of the harmfulness of tumors, increased efforts in tumor research, and the basis of tumors. Both theoretical and clinical research have developed rapidly. It has not only become an independent discipline, but also formed many sub-disciplines. The scope of research involves multiple disciplines including basic medicine, clinical medicine, preventive medicine, physiology, biochemistry, psychology, sociology, economics and other areas related to tumors. At present, malignant tumors have become the first major disease affecting human life and health, and the global burden of malignant tumors continues to increase. As our country's population continues to age and the ecological environment and lifestyle change, the incidence and mortality of cancer continue to rise. For highly heterogeneous diseases such as tumors, the promotion of standardized diagnosis and treatment is the key to improving the overall level of diagnosis and treatment. It is also an important measure to develop high-quality cancer diagnosis and treatment and improve the 5-year survival rate of patients. In the past five years, the Chinese Anti-Cancer

Association has actively implemented the Healthy China strategy, adhering to the core concept of "cancer prevention and treatment, winning through integration", and completed the task of "building a big army, holding conferences, writing big books, establishing big rules, creating big journals, and opening big journals". Guided by the two development goals of "expanding the team" and "improving academics" proposed by Academician Fan Daiming, in order to promote the construction of local guidelines in our country, the Chinese Anti-Cancer Association organized more than 13,000 experts to compile my country's first integrated tumor diagnosis and treatment guidelines. This report systematically summarizes the period from January 1, 2018 to June 30, 2023 in our country. An overview of the development of important disciplines in the discipline of malignant tumors in terms of technical methods, academic theories, research progress, talent training, academic structure, research teams, etc. At the same time, the research progress at domestic and abroad is also compared, and the future development trends and prospects of the subject are proposed. This comprehensive report mainly covers the latest research progress in the following common malignant tumors: lung cancer, breast cancer, gastric cancer, colorectal cancer, esophageal cancer, primary liver cancer, pancreatic cancer, biliary tract carcinomas, gastrointestinal stromal tumors, urinary tract malignant tumors, cervical cancer, ovarian cancer, endometrial cancer, head and neck malignancies, hematological malignancies, bone and soft tissue sarcomas, cancer of multiple primaries, neuroendocrine carcinoma, as well as tumor endoscopy and tumor markers.

In recent years, with the development of targeted and immunotherapy and innovations in genetic testing and radiotherapy technology, the 5-year survival rate of lung cancer has improved, reaching about 17%~32%. Progress in targeted therapy for lung cancer is mainly focused on the expansion of indications, treatment options after resistance to common mutation targets, and the development of new drugs for rare mutation targets. Progress in immunotherapy is mainly focused on the expansion of indications and multiple treatments that are organically combined with radiotherapy, MDT, etc.

Breast cancer is the most common malignant tumor among Chinese women. Progress in the treatment of breast cancer is mainly focused on domestically produced targeted drug treatments such as DAWNA-1 research and PEONY research. Clinical trials have been widely carried out, and international guidelines are constantly being rewritten. In terms of basic research, the Fudan classification of triple-negative breast cancer provides a new research direction for the precise treatment of triple-negative breast cancer.

In recent years, basic research on the pathogenesis of gastric cancer is no longer limited to mutations or expression changes of a certain gene, but has shifted to the multi-gene/multi-locus or even the whole-genome level. Minimally invasive surgical treatment of gastric cancer has been explored for more than 30 years. Especially in the past decade, the Chinese Laparoscopic Gastrointestinal Surgery Study (CLASS) group has launched a series of high-level clinical studies on laparoscopic gastric cancer surgery, leading the paradigm innovation in this field. The discovery of combined treatment models and new therapeutic targets has further improved the efficacy of targeted therapy for gastric cancer. ADC drugs have become the standard treatment option for late-line treatment of HER2-overexpressing advanced gastric cancer. Immune checkpoint inhibitors (ICIs) have shown better efficacy than traditional treatments in both first-line and late-line treatment of advanced gastric cancer.

At present, the proportion of minimally invasive surgery in domestic hospitals at all levels is constantly increasing, and it has become the mainstream of colorectal cancer surgery. Optimizing the neoadjuvant chemo-radiotherapy model for rectal cancer, strengthening concurrent chemo-radiotherapy regimens, full neoadjuvant treatment, and short-course radiotherapy combined with chemotherapy can further improve the efficacy and give more patients the opportunity to preserve organs. Targeted therapy remains an important treatment for metastatic colorectal cancer. As the main signaling pathway in the occurrence and development of colorectal cancer, research on molecular targeted therapy of metastatic colorectal cancer targeting the RAS-RAF-MEK pathway continues to be in-depth.

In recent years, the role of microorganisms in the occurrence and development of cancer has become a research hotspot. ERAS has obvious advantages in reducing postoperative complications, accelerating patient recovery, shortening hospitalization time, reducing medical expenses, and increasing patient satisfaction. Total thoracolaparoscopic radical esophagectomy is currently the most minimally invasive radical esophagectomy. A form of philosophy. Targeted therapy targeting EC genomic drivers has become a research hotspot. As a new treatment option in addition to surgery, radiotherapy and chemotherapy, immunotherapy has rewritten the treatment landscape of esophageal cancer. The immune combination therapy model is not only the main application model in current clinical practice, but also a direction that needs to be explored in depth in the future.

In recent years, artificial intelligence (AI)-assisted pathological diagnosis has developed rapidly in liver cancer, including automatically extracting lesion areas, determining disease types, analyzing diseases more accurately, and processing some details and characteristic textures that are difficult to distinguish with the naked eye. At present, surgical treatment of liver cancer is still an important means for long-term survival of liver cancer patients, mainly including liver resection and liver transplantation. Molecular targeted drugs are the main means of treating advanced liver cancer. In recent years, research on molecular targeted drugs for liver cancer has made many new progress. With further exploration in clinical trials, immunotherapy has also become an important treatment method for neoadjuvant therapy and conversion therapy. In China, multiple immune checkpoint inhibitor single drugs have been approved for second-line treatment of liver cancer.

In terms of early diagnosis of pancreatic cancer, extracting immune signatures to evaluate precancerous lesions (IPMN) has become a potential means. In addition, serum markers can also be used to predict risk. In recent years, minimally invasive techniques such as laparoscopy and robotic surgery have been widely used in the surgical treatment of pancreatic cancer. The combined use of chemotherapy and immunotherapy improves treatment outcomes. It has become a clinical trial program that has attracted much attention at present. Targeted therapy is an important treatment for advanced pancreatic cancer. Since the first EGFR-targeting drug for pancreatic cancer, Erlotinib, was approved in 2005, research on targeted therapy for pancreatic cancer has continued to advance.

Currently, how to perform appropriate regional lymph node dissection and ensure negative corresponding margins for individual patients is an important part of precision biliary surgery. At the same time, with the development of new medical devices such as 3D laparoscopy and robots, BTC's minimally invasive treatment continues to achieve surgical innovation in this field. In the past decade, many studies have been carried out around the ABC-02 phase III trial, but the GC regimen is still the standard first-line treatment for advanced patients. As the understanding of BTC gene mutation spectrum, different subtype characteristics, immune escape, etc. gradually deepens, it is worth looking forward to the combination of chemotherapy with other treatments such as targeted immunity to improve the efficacy.

Tumor morphology guides the pathological diagnosis of GIST, but immunohistochemistry (IHC) is required. Therapeutic management of GIST includes surgical and systemic therapies and requires a multidisciplinary. For drug-resistant/metastatic refractory GIST, multi-kinase inhibitors (MKIs) have been tried in the treatment of GIST. The use of ICIs has become a new hope for the treatment of refractory and drug-resistant GIST.

In terms of prostate cancer, with the development of surgical technology and the popularization of robotic laparoscopy technology, robot-assisted laparoscopic radical prostatectomy can shorten the operation time and reduce intraoperative blood loss. Research on CAR-T therapy targeting PSCA is ongoing. Phase I clinical studies of KLK2 CAR-T are also underway. The TITAN study shows that apalutamide combined with ADT can effectively prolong the OS of patients. In terms of bladder cancer, radical cystectomy (RC) is the standard surgical treatment for muscle-invasive bladder cancer (MIBC). RC48-ADC showed good efficacy and safety in HER2+ locally advanced/mUC patients. ICIs have been used as second-line treatment for patients with unresectable and metastatic MIBC, and as first-line treatment for patients who cannot tolerate platinum and are PD-L1 positive. In terms of renal cancer, 3D reconstruction combined with robot-assisted partial nephrectomy has been a hot topic in the past few years. Targeted therapy remains the first-line treatment strategy for advanced renal cancer.

Since the LACC trial, many studies have confirmed that open radical hysterectomy is safer than minimally invasive surgery in the treatment of early cervical cancer. Radiotherapy for cervical cancer includes external beam radiation and brachytherapy. The three-dimensional inter-tissue implant brachytherapy that has emerged in recent years has the importance of using inter-tissue implant needles to improve coverage and fully ensure dose coverage of high-risk clinical target areas. Immunotherapy represents a new treatment option for cervical cancer with survival benefit in patients with recurrence.

In order to delay the recurrence of epithelial ovarian cancer, a number of drugs are currently approved for first-line maintenance treatment of epithelial ovarian cancer. Currently, various clinical evidence and domestic and foreign guidelines show that the drugs recommended for first-line maintenance treatment of epithelial ovarian cancer mainly include PARP inhibitors and anti-angiogenic drugs. ICIs have been clinically studied in both first-line and late-line treatment of advanced ovarian cancer. Unfortunately, no breakthrough efficacy has been achieved in first-line treatment. Patients with platinum-resistant recurrent ovarian cancer and high expression of folate receptor α can consider using the FRα-targeting antibody conjugate drug Mirvetuximab Soravtansine.

The choice of traditional adjuvant therapy is mainly based on the patient's risk factors. In 2022, ESMO guidelines include molecular sub-typing into risk grouping. For patients with high-risk, radiotherapy and chemotherapy are not ideal for improving their survival prognosis, but new targeted immune drugs can significantly improve the patient's prognosis. Aiming at different molecular targets, current targeted drugs for endometrial cancer mainly include: anti-angiogenic drugs, anti-HER2 targeted drugs, and anti-DNA repair drugs. Immunotherapy for endometrial cancer has also made great progress in recent years.

Uncovering the characteristic landscape of the immune microenvironment of osteosarcoma is crucial to improving the effectiveness of immunotherapy of osteosarcoma, and basic research continues to make progress. The development of existing medical 3D printing technology provides ideas for precise resection and personalized reconstruction of pelvic tumors. For advanced osteosarcoma, a consensus has been reached on the treatment of anti-angiogenic targeted drugs. The GALLANT study suggests metronomic chemotherapy combined with ICIs for the second/third-line treatment of advanced sarcoma. Cell therapy is expected to open a new journey in the treatment of advanced sarcoma.

After decades of stagnation, several promising therapies for newly diagnosed and relapsed DLBCL have received FDA approval or are in the final stages of development, including enhanced monoclonal antibodies, ADCs, and bispecifics antibodies, etc. Currently, CAR-T cell therapy has received widespread attention as a second-line treatment for R/R DLBCL. ICIs have made significant progress in the field of lymphoma in recent years. Hodgkin lymphoma has mainly progressed in patients with advanced or refractory disease in recent years. In recent years, targeted therapy, immunotherapy and cell therapy have provided new treatment strategies for acute leukemia.

The pathogenesis of CMP is still not fully understood, and multiple factors may be involved. There are no internationally unified standards and norms for the diagnosis and treatment of CMP, and empirical diagnosis and treatment methods are currently used in clinical practice.

In addition to surgical treatment, a large number of clinical trials related to medical treatment are ongoing or have achieved good results. In terms of targeted therapy, our country's self-developed surufatinib has established its position in NET through large-scale clinical trials, and its role in NEC is still being explored. The treatment of ICIs in NENs is still in the clinical exploration stage. In addition, my country's self-developed PD-1 serplulimab has also achieved gratifying results (ASTRUM-005).

At present, there have been some studies on cetuximab combined with immunotherapy to achieve good efficacy in recurrent/metastatic head and neck squamous cell carcinoma, and have been included in guideline recommendations. Initial results of immunotherapy in perioperative treatment of HNSCC. As an emerging treatment model, neoadjuvant targeted therapy is expected to increase the R0/1 resection rate of locally advanced thyroid cancer and improve patient prognosis. In recent years, with the advancement of molecular detection technology and clinical breakthroughs in targeted drugs and ICIs, the management of anaplastic thyroid cancer has entered the era of precision diagnosis and treatment.

With the development of endoscopic diagnosis and treatment technology and the continuous development of new endoscopic instruments, endoscopic technology plays an increasingly important role in the diagnosis and treatment of malignant tumors.

In terms of CTC molecular typing, progress at home and abroad is more significant, and research on therapeutic targets, especially targets CLDN18.2 and HER2, is particularly hot. In recent years, single-cell omics has been widely used to study various types of cancer, providing new insights into tumor evolution and drug resistance mechanisms.

Through the development of medicine in recent years, the treatment level of malignant tumors has been significantly improved. The improvement of the overall treatment level of malignant tumors is due to our deepening understanding of their biological behaviors and the progress of comprehensive treatments including surgery, chemotherapy, radiotherapy, endocrine therapy, targeted therapy, and immunotherapy. In terms of basic research, although there is still a certain gap with foreign countries, Chinese scholars have made significant progress in the pathogenesis and molecular classification of malignant tumors in recent years. Taking breast cancer as an example, Fudan University Cancer Hospital independently developed a multi-gene sequencing platform and drew China's first breast cancer gene mutation map for 1,000 people. It comprehensively analyzed the clinical characteristics and genomic characteristics of breast cancer in China and found that identified unique precise treatment targets for breast cancer in China. Professor Shao Zhimin's team has drawn the world's largest multidimensional omics map of triple-negative breast cancer and proposed the "Fudan Classification", which has pointed out a new direction for the precise diagnosis and treatment of triple-negative breast cancer. In terms of clinical research on new drugs, due to the long-term leading position of European and American countries in the field of new drug treatment research, related drugs have certain advantages in the quality of overseas clinical trials and the speed of new drug review. In recent years, domestic reforms in pharmaceutical administration, clinical trials, new drug approval and other aspects, especially since 2017, China has officially joined the International Council for Harmonisation of Technical Requirements for Pharmaceuticals for Human Use(ICH), providing better opportunities for Chinese researchers. With the joint efforts of a large number of Chinese researchers, and with the continuous accumulation of clinical experience and data in China, clinical trial data on Chinese patients are rapidly improving in terms of quality and influence. With the enhancement of domestic innovative drug research and development capabilities and the improvement of the international influence of local researchers, more and more "Chinese data" have appeared on the world stage and are constantly rewriting international guidelines.

There are nearly 4 million new cases of malignant tumors in China each year, and 2.34 million cancer deaths. Overall, the incidence of malignant tumors is on the rise. Especially for tumors related to environmental lifestyle, the overall mortality rate is on the rise. The "Healthy China 2030" Planning Outline sets out the important goal of increasing the overall 5-year survival rate of malignant tumors by 15% by 2030. In order to achieve the goal of "Healthy China 2030", high-quality development of the discipline of malignant tumors is very necessary. The development trends and prospects of malignant tumors are mainly reflected in the following aspects: deepening the development of precision prevention; optimization of individualized and efficient screening strategies; precise exploration of adjuvant/neo-adjuvant treatment of early operable malignant tumors; molecular target exploration and genetic testing help achieve precise treatment of malignant tumors; surgical treatment of malignant tumors is developing towards precision, standardization, minimally invasive, appearance-focused, and function-preserving; immunotherapy is in the ascendant; domestic original drugs are constantly coming out and clinical research is booming; combination therapy based on different treatment strategies is expected to optimizing treatment options; artificial intelligence will have greater room for development in the subject of malignant tumors; and tumor science will continue to play an important role in the prevention and treatment of malignant tumors.

Written by Xiaobing Chen, Caiyun Nie, Hu Zhou, Tiejun Yang, Yingjun Liu,Zhen He

Report on Special Topics

Advances in Research on Common Types of Tumors

Malignant tumors have become one of the major diseases that seriously threaten the health of the Chinese population. The 2019 National Cause of Death Surveillance Report shows that malignant tumors rank first among the causes of death, accounting for 24.09% of all deaths among residents. In the past ten years, the incidence and death of malignant tumors in our country have continued to increase, and the trends of different malignant tumors vary greatly. The cancer spectrum structures in various regions are significantly different, and the prevention and control situation we face is severe. Judging from the number of cases, lung cancer ranks first in the incidence of malignant tumors in our country. In 2016, there were approximately 828,100 new cases of lung cancer in our country, with a crude incidence rate of 59.89/100,000 and the Chinese standard population (ASIRC) rate of 36.46/100,000. Other high-incidence malignant tumors are colorectal cancer, gastric cancer, liver cancer, female breast cancer, etc. The top five malignant tumors account for approximately 57.27% of all malignant tumors. Lung cancer is the leading cause of cancer in men, with approximately 549,800 new cases in 2016. Other high-incidence malignant tumors in men are liver cancer, gastric cancer, colorectal cancer, and esophageal cancer. The top 10 malignant tumors account for approximately 82.33% of all malignant tumors in men. Breast cancer ranks first among women, with approximately 306,000 new cases in 2016. Other high-incidence malignant tumors in women are lung cancer, colorectal cancer, thyroid cancer, and gastric cancer. The top 10 malignant tumors in women account for approximately all malignant tumors in women 78.90%. Sorted by the number of deaths, lung cancer ranks first among malignant tumor deaths in our country. In 2016, there were approximately 657,000 deaths from lung cancer in our country, with a mortality rate of 4751/100,000. The order of death from other major malignant tumors is liver cancer, gastric cancer, colorectal cancer, esophageal cancer, etc. The top five malignant tumor deaths accounted for approximately 69.25% of all malignant tumor deaths. The order of death causes of malignant tumors is slightly different between men and women. For men, they are lung cancer, liver cancer, stomach cancer, esophageal cancer, colorectal cancer, etc., and for women, they are lung cancer, stomach cancer, liver cancer, colorectal cancer, breast cancer, etc. The top 10 causes for men and women are deaths from malignant tumors accounted for 87.60% and 80.43% of all malignant tumor deaths in men and women respectively. The burden of malignant tumors in China is still heavy, with obvious regional and gender differences in the burden of malignant tumors. The cancer spectrum structure still shows the coexistence of cancer spectrum in developed countries and cancer spectrum in developing countries. The situation of malignant tumor prevention and control is grim.

Written by Xiaobing Chen, Caiyun Nie, Hu Zhou, Tiejun Yang, Yingjun Liu, Zhen He

Advances in Research on The Diagnosis and Treatment of Tumors

In the past decade or so, the incidence and death of tumors in our country have continued to increase. Effective tumor prevention and control is related to the realization of national health in our country. The latest cancer report released by the National Cancer Center shows that in 2016, there were approximately 4.064 million new cases of malignant tumors and 2.4135 million deaths from malignant tumors in our country. This means that on average, more than 10,000 people will be diagnosed with new cancers every day. Globally, one in every four cancer patients is a Chinese patient; one in every three patients who die from cancer is a Chinese patient. Based on the current situation of our country's uneven medical resources and weak standardization of diagnosis and treatment, our country's anti-cancer work is important and arduous. The promotion of standardized diagnosis and treatment of tumors is the key to improving the overall level of diagnosis and treatment. In this context, the CACA Guidelines for Holistic Integrative Management of Cancer (CACA) came into being. CACA guidelines occupy an important position in the cancer prevention and treatment system. In the diagnosis and treatment of tumors, the CACA guidelines emphasize the concept of integration and highlight the core concepts of "assessment, support, control, protection, and survival" with the ultimate goal of prolonging survival time and improving quality of life. Among them, assessment means "evaluation", and any technology must conduct an overall and comprehensive evaluation of the patient before use. Support refers to strengthening the foundation and supporting treatment. In order to achieve the best treatment effect, at different stages before, during and after treatment , it is very necessary to provide appropriate conditioning to the patient. Control means that the ultimate goal of treatment is to control the growth of tumors and reshape the new balance of the human body's internal environment. It does not emphasize that tumors must be completely eliminated. Everyone has cancer cells. It is impossible to eliminate them all, and it is not necessary to do so. Protection refers to "organ protection". Many cancer patients eventually progress or even die because the tumors cause damage to normal organs, so it is necessary to pay attention to the protection of important organs. Survival means that the evaluation of treatment effect should not be limited to the reduction of tumor mass and improvement of laboratory indicators, but should be based on the ultimate goal of prolonging survival time and improving quality of life.

Advances in Research on Basic Research of Tumors

Currently, significant progress has been made in basic research on malignant tumors. In terms of basic research, although there is still a certain gap with foreign countries, Chinese scholars have made significant progress in the pathogenesis and molecular classification of malignant tumors in recent years. In terms of drug research, domestic reforms in pharmaceutical administration, clinical trials, new drug approval and other aspects, especially since 2017, China has officially joined the International Council for Harmonisation of Technical Requirements for Pharmaceuticals for Human Use (ICH), providing Chinese researchers with more good environment. With the joint efforts of a large number of Chinese researchers, and with the continuous accumulation of clinical experience and data in China, clinical trial data on Chinese patients are rapidly improving in terms of quality and influence. With the enhancement of domestic innovative drug research and development capabilities and the improvement of the international influence of local researchers, more and more "Chinese data" have appeared on the world stage and are constantly rewriting international guidelines. The ultimate goal of basic research is to achieve precise treatment of tumors, including screening of benefit groups, formulation of combination treatment strategies, and exploration of drug resistance mechanisms. Driven by multi-omics approaches, malignant tumors have achieved molecular typing from DNA to RNA to protein. More precise targeted therapies are gradually emerging. In the future, tumor treatment requires more accurate diagnosis, classification and decision-making, and further carry out clinical trials based on translational research and develop more new targets and new drugs to improve the outcomes of tumor patients. Therefore, making full use of high-throughput sequencing, NGS, single-cell sequencing and other technologies to analyze the intrinsic changes of tumors and guide treatment plans is of great significance to better guide clinical individualized treatment and prognosis judgment. At the same time, basic research also faces some problems and challenges. The pathogenesis of malignant tumors involves abnormal changes at multiple levels such as genome, transcriptome, proteome, and epigenetic modifications. However, our current basic research on malignant tumors is still mostly limited to mutations or expression changes of a certain gene. It is still common for basic research on malignant tumors to work alone. In terms of drug research, due to the long-term leading position of western countries in the field of new drug treatment research, related drugs have certain advantages in the quality of overseas clinical trials and the speed of new drug review. But we believe that through our efforts, basic cancer research will continue to flourish and help precise cancer treatment.

索 引

G

H

J

K

L

M

N

P

Q

R

S

W

X

Y